Radiologie

Farbatlanten der Zahnmedizin

Herausgeber: Klaus H. Rateitschak

Band 5

Radiologie

Friedrich A. Pasler

718 Abbildungen

1991
Georg Thieme Verlag Stuttgart · New York

Anschriften

Prof. Dr. med. Friedrich A. Pasler
Facharzt für Zahnheilkunde
Professeur Honoraire de l'Université de Genève
Ancien Professeur Ordinaire à la Faculté de Médecine
Wangweg 4
CH-3855 Brienz

Prof. Dr. Klaus H. Rateitschak,
Vorstand der Abteilung für Kariologie und Parodontologie
des Zahnärztlichen Institutes Basel,
Petersplatz 14, CH-4051 Basel

CIP-Titelaufnahme der Deutschen Bibliothek

Farbatlanten der Zahnmedizin /
Hrsg.: Klaus H. Rateitschak. –
Stuttgart ; New York : Thieme.
NE: Rateitschak, Klaus H. [Hrsg.]

Bd. 5. Radiologie /
Friedrich A. Pasler.
[Zeichn.: Joachim Hormann]. –
1991
NE: Pasler, Friedrich Anton

Zeichnungen:
Joachim Hormann, Stuttgart

Rüdigerstraße 14,
D-7000 Stuttgart 30
Printed in Germany
Satz: G. Müller, Heilbronn,
gesetzt auf Berthold 7000
Druck: K. Grammlich, Pliezhausen

ISBN 3-13-725601-1   1 2 3 4 5

Farbatlanten der Zahnmedizin

Bereits erschienene Bände (Subskriptionsmöglichkeit)

deutsch:

① K.H. & E.M. Rateitschak, H.F. Wolf
Parodontologie

② A.H. Geering, M. Kundert
Total- und Hybridprothetik

③ G. Graber
Partielle Prothetik

⑤ F. A. Pasler
Radiologie

⑥ P. Riethe
Kariesprophylaxe und konservierende Therapie

⑧ T. Rakosi, I. Jonas
Kieferorthopädie: Diagnostik*

Color Atlas of Dental Medicine

englisch:

① K.H. & E.M. Rateitschak, H.F. Wolf, T.M. Hassell
Periodontology

② G. Graber
Removable Partial Dentures

In Vorbereitung:

- N.P. Lang
  Kronen- und Brückenprothetik
- T. Rakosi, I. Jonas
  Kieferorthopädie: Therapie*
- L. Tronstad, C. Löst
  Endodontologie
- H.F. Sailer, G. Pajarola
  Orale Chirurgie
- H. Spiekermann
  Implantologie
- R. Ewers, A. Bumann
  Funktionslehre und Kiefergelenk

* Freiwillige Subskriptionsmöglichkeit

Wichtiger Hinweis: Medizin als Wissenschaft ist ständig im Fluß. Forschung und klinische Erfahrung erweitern unsere Kenntnisse, insbesondere was Behandlung und medikamentöse Therapie anbelangt. Soweit in diesem Werk eine Dosierung oder eine Applikation erwähnt wird, darf der Leser zwar darauf vertrauen, daß Autoren, Herausgeber und Verlag größte Mühe darauf verwandt haben, daß diese Angabe genau dem *Wissensstand bei Fertigstellung des Werkes* entspricht. *Dennoch ist jeder Benutzer aufgefordert,* die Beipackzettel der verwendeten Präparate zu prüfen, um in eigener Verantwortung festzustellen, ob die dort gegebene Empfehlung für Dosierungen oder die Beachtung von Kontraindikationen gegenüber der Angabe in diesem Buch abweicht. Das gilt besonders bei selten verwendeten oder neu auf den Markt gebrachten Präparaten und bei denjenigen, die vom Bundesgesundheitsamt (BGA) in ihrer Anwendbarkeit eingeschränkt worden sind. Benutzer außerhalb der Bundesrepublik Deutschland müssen sich nach den Vorschriften der für sie zuständigen Behörde richten.

Dem Andenken meiner Eltern
und dem Verständnis meiner Frau Margrit
in Dankbarkeit gewidmet

Vorwort

In den letzten Jahrzehnten haben sich die Zahnheilkunde und die Zahnersatzkunde über die arbeitstechnische Bewältigung der Behandlung entstandener Zahnschäden und ihrer Folgen hinaus immer mehr zu einer umfassenden und hochdifferenzierten Zahnmedizin entwickelt, die in der Zukunft zwangsläufig zur Oralmedizin werden wird. Die Schwerpunkte haben sich verlagert und liegen heute immer deutlicher auf der Prophylaxe und der Frühdiagnose und damit im weitesten Sinne auf der Frühbehandlung aller möglichen Fehlentwicklungen, Fehlfunktionen und Erkrankungen des Kausystems.

Die dadurch notwendig gewordene Erweiterung und Verfeinerung der Untersuchungsmethoden haben auch der Röntgendokumentation neue Impulse gegeben. Sie ist nun nicht länger nur „ergänzender Befund", sondern unabdingbarer Bestandteil einer kreativen Untersuchungsstrategie zur Erstellung einer möglichst perfekten Diagnose und einer ganzheitlichen oralen Behandlungsplanung unter Berücksichtigung eines sinnvollen Strahlenschutzes.

Aus dieser Philosophie ergibt sich wie von selbst eine Neubewertung der zur Verfügung stehenden Aufnahmemethoden: Die bis in unsere Zeit übliche Erstuntersuchung mit dem aus einzelnen Zahnfilmen zusammengesetzten Röntgenstatus genügt den heutigen Anforderungen nicht und ist in allen Altersstufen und bei allen Fragestellungen durch eine Übersichtsaufnahme zu ersetzen, die dem Zahnarzt bei minimaler Strahlenbelastung des Patienten ein hohes Maß an diagnostischer Sicherheit bietet. So ist die Orthopantomographie als Basis jeder verantwortungsbewußten Untersuchungsstrategie – eingebunden in das grundlegende System der Patientenführung – die sinnvolle Ergänzung einer praxisorientierten Prophylaxe geworden.

Infolge der rasanten Entwicklung der modernen Elektronik kann die Industrie von heute dem Zahnarzt neben dem altbekannten Zahnröntgengerät Apparate anbieten, die neben der klassischen Orthopantomographie und der damit kombinierbaren Fernröntgentechnik eine ganze Anzahl von konventionellen Schädelaufnahmen und zonographischen Ausschnittprojektionen ermöglichen. Darüber hinaus müssen dem Zahnarzt unserer Tage – zumindest theoretisch – auch die weiterführenden Untersuchungsmethoden bekannt sein, die der speziell ausgerüstete Allgemeinradiologe einsetzen kann, um besondere Fragestellungen in unserem Arbeitsbereich zu beantworten.

Für den Zahnarzt gilt es nun, dieses Arsenal von Möglichkeiten optimal zu nutzen, d.h. systematisch und strahlensparend unter Praxisbedingungen anzuwenden. Das hierzu erforderliche Umdenken auf eine effiziente und professionelle radiologische Untersuchungsstrategie verändert den Stellenwert der Röntgendiagnostik im Spektrum der allgemeinen wie der spezialisierten zahnärztlichen Tätigkeiten und erfordert eine intensivere Beschäftigung mit der Materie, wobei mit dem Begriff der Untersuchungsstrategie der exakt geplante Einsatz einer logischen und rationellen Abfolge bewährter radiologischer Untersuchungsmethoden zur optimalen Diagnosefindung unter Vermeidung nutzloser Strahlenbelastungen gemeint ist.

Die Themen dieses aus der Praxis geschriebenen und reich illustrierten Buches orientieren sich vor allem an den Bedürfnissen des praktizierenden Zahnarztes und können zur Verbesserung der notwendigen interdisziplinären Kommunikation auch der Information des Radiologen bei zahnmedizinischen Fragestellungen dienen. Darüber hinaus ist das Werk behilflich, einen Überblick über die richtige Anwendung bewährter moderner Untersuchungsmethoden in größeren räumlichen Zusammenhängen zu gewinnen.

Neben der Darstellung der einwandfreien Anwendung einer optimalen Aufnahme- und Ausarbeitungstechnik unter Praxisbedingungen bildet die sichere Erkennung der normalen Strukturen im projizierten Raum und ihre klare Unterscheidung von pathologischen Röntgenzeichen ein Hauptthema von grundsätzlicher Bedeutung für die Interpretation und wurde deshalb ausführlich behandelt. Der diagnostische Teil ist der besseren Übersichtlichkeit wegen aus typischen Erscheinungsformen häufiger pathologischer Veränderungen zusammengestellt worden und folgt damit der grundlegenden Erkenntnis, daß das röntgenpathologische Erscheinungsbild ein und derselben Läsion je nach Alter und Geschlecht, je nach dem Entwicklungsstand der Veränderung zum Zeitpunkt der Dokumentation, je nach der Lokalisation in unterschiedlichen Umgebungsstrukturen und je nach der feingeweblichen Ausstattung z. T. erheblich variieren kann und deshalb kaum je vollständig und mit allen möglichen Aspekten darzustellen ist.

Zur Illustration wurden hauptsächlich Routineaufnahmen aus dem täglich anfallenden Material und dem Archiv der Röntgenabteilung des Zahnärztlichen Institutes der Universität Genf verwendet, um damit auch die täglich anfallenden Probleme und ihre Lösungsmöglichkeiten aufzuzeigen.

Die Existenz des erst vor Jahresfrist in zweiter Auflage erschienenen Taschenbuches der „Zahnärztlichen Radiologie" vom gleichen Autor und aus demselben Verlagshaus hat die Möglichkeit geboten, die Auswahl der Themen entsprechend der Aufgabenstellung zu gewichten und ihre Ausstattung mit erweitertem Bildmaterial zu vervollständigen.

Ohne die verständnisvolle Geduld von Herausgeber und Verleger, ohne die kundige Beratung und Hilfe durch die Herren Dr. D. Bremkamp, Prof. Dr. K. Rateitschak und Dr. H. Wolf, ohne die großzügige Unterstützung durch die Herren H. Falk und W. Krapp von der Firma Siemens AG in Erlangen, der Herren F. A. Herbst und M. Müther von der Firma Siemens AG in Bensheim und durch Herrn J. Langhart von der Firma Kodak SA in Lausanne wäre meine Arbeit nicht zu bewältigen gewesen.

Das erfreuliche Zusammenwirken mit den Mitarbeitern des Georg Thieme Verlages war auch menschlich ein Erlebnis. Ich bedanke mich vor allem bei den Herren K.-H. Fleischmann und R. Zepf sowie bei Frau Goppelsröder und Frau R. Stockinger, insbesondere auch bei Herrn W. Stahl, Reproanstalt Porupsky, Stuttgart, die sich bei der Produktion, der grafischen Gestaltung, der Drucklegung und der hervorragenden drucktechnischen Umsetzung der Röntgenbilder des Atlasses besonders eingesetzt haben.

Bedanken möchte ich mich auch für das Verständnis und die Unterstützung durch die Dekane der Medizinischen Fakultät der Universität Genf, die Herren Prof. Dr. med. A. Cruchaud und Prof. Dr. med A. Cuendet.

Dank gebührt auch allen meinen Kollegen aus den verschiedenen Fachbereichen die meine Arbeit mit ihrem Bildmaterial unterstützt haben.

Mein besonderer Dank gilt aber nicht zuletzt allen meinen Mitarbeiterinnen und Mitarbeitern an der Röntgenabteilung des Zahnärztlichen Institutes und der Equipe der Fotografen am Dokumentationszentrum des Kantonsspitals in Genf, die oft unter schwierigsten Umständen Außerordentliches geleistet haben.

Brienz, im Herbst 1990 F. A. Pasler

Inhaltsverzeichnis

Radiologische Untersuchung des Patienten in der zahnärztlichen Praxis

Orthopantomographie als Basisinformation und ihre Komplettierung durch Spezialaufnahmen

Ausgewählte Beispiele aus der zahnärztlichen Röntgendiagnostik

Radiologische Untersuchung des Patienten in der zahnärztlichen Praxis

Untersuchungsstrategie und aktiver Strahlenschutz

Mit der allmählichen Einführung einer systematischen Röntgenuntersuchung begann sich der konsequente Wille zur schrittweisen Optimierung der Patientenuntersuchung abzuzeichnen, also zur Perfektionierung dessen, was als Grundlage für Behandlungsplanung und Therapiekontrolle unbestritten ist. Diese Entwicklung wiederum führte allmählich zu der Erkenntnis, daß es der ärztliche Auftrag des Zahnarztes sein muß, pathologische Veränderungen möglichst im Frühstadium zu erfassen und die Frühbehandlung von Fehlentwicklungen in die Hand zu nehmen. Da jedoch kein Röntgenstatus aus Einzelbildern, wie umfangreich er auch sei, die Gesamtsituation des Kauorgans in allen seinen Teilen und in seinen Beziehungen zu benachbarten Regionen perfekt wiedergeben kann, beginnt sich nun langsam die Panoramaaufnahme als Grundlage einer systematischen und im Endeffekt nicht nur wirtschaftlichen, sondern auch strahlensparenden Befunderhebung durchzusetzen.

Röntgenologisch sind also, zumindest bei der Erstuntersuchung, nicht nur die Zähne und die Zahnanlagen, sondern auch die Kiefer mit Einschluß des Kieferwinkels und der Kiefergelenke zu untersuchen. Anderenfalls bleibt die zahnärztliche Untersuchung, die Beratung und gegebenenfalls die Therapie unvollständig und daher fehlerhaft. Das Argument, daß die Erfüllung dieser Forderung zu erhöhtem Kostenaufwand und vermehrter Strahlenbelastung führe, ist nicht stichhaltig, weil im Gegenteil die Frühdiagnose von Zahn- und Kieferanomalien sowie von Kiefererkrankungen einen letztlich kosten- und strahlensparenden Effekt zeitigt, ganz abgesehen von den unmittelbaren gesundheitlichen Vorteilen. Summiert man alle diese Argumente, so ergibt sich zwangsläufig ein klares Votum für die Anwendung der Orthopantomographie als Basisinformation, die bereits heute begonnen hat, den konventionellen Röntgenstatus aller Arten zu verdrängen und zu ersetzen. Die ergänzende Herstellung einzelner Zahnaufnahmen dient nur noch der Komplettierung der Übersichtsaufnahme bei speziellen Fragestellungen wie z. B. bei der Untersuchung und Behandlung parodontaler Erkrankungen Die Ergänzung der Orthopantomographie durch weiterführende konventionelle Schädelaufnahmen und andere bildgebende Verfahren hat unter Berücksichtigung des Strahlenschutzes in Kenntnis der aufnahmetechnischen und diagnostischen Möglichkeiten zu erfolgen oder angeordnet zu werden.

Der einzelne Zahnarzt, der den Umfang der röntgendiagnostischen Möglichkeiten seiner Praxis entsprechend seinen Vorstellungen selbst bestimmen kann, wird in Zukunft kaum an der Verantwortung für eine vollständige orale Untersuchung seines Patienten vorbeisehen können. Schließlich sind die Zahnärzte die einzige Heilberufsgruppe, die in mehr oder weniger regelmäßigen Zeitabständen die Zähne, die Mundschleimhaut und die Kiefer praktisch der gesamten Bevölkerung kontrollieren kann.

Untersuchungsstrategien

Unter dem Begriff der Untersuchungsstrategie versteht man die der jeweiligen Indikation entsprechende, rationelle Auswahl bewährter radiologischer Untersuchungsmethoden zur Vermeidung von nutzlosen Aufnahmen und unnötigen Strahlenbelastungen.
Schon heute muß festgestellt werden, daß die Anfertigung von Orthopantomographien in folgenden Fällen unerläßlich ist:

- Erstuntersuchung neuer Patienten aller Altersgruppen (auch z. B. durch Kieferorthopäden und Parodontologen)
- Frühdiagnose von Fehlentwicklungen der Zahnleiste (empfohlen vor allem im 10., 15. und 20. Lebensjahr zur Dentitionskontrolle und zur Früherfassung odontogener Zysten und Tumoren)
- Abklärung der Ursache bei fehlenden Zähnen
- Röntgenologische Beurteilung devitaler Zähne (Herdsuche)
- Verdacht auf odontogene Kieferhöhlenerkrankungen
- Durch Malokklusion verursachte Kiefergelenkbeschwerden (hier ist eine Orthopantomographie stets in habitueller Okklusion anzufertigen)
- Asymmetrien des Gesichts und der Kiefer
- Druckdolente und schmerzhafte sowie asymptomatische Schwellungen
- Schlecht heilende Extraktionswunden und Verdacht auf Osteomyelitis
- Untersuchung von nonodontogenen Zysten, Tumoren und tumorähnlichen Läsionen
- Verdacht auf intraossäres oder invasives Wachstum von Tumoren bzw. Verdacht auf Metastasen
- Parästhesien des N. mandibularis
- Untersuchung von Systemerkrankungen und Syndromen
- Kiefer-Gesicht-Frakturen und Frakturverdacht nach Unfällen
- Vor und nach der Durchführung operativer Eingriffe

Es versteht sich von selbst, daß vor der Anfertigung einer Orthopantomographie für einen neuen Patienten evtl. bereits angefertigte Aufnahmen des Vorbehandlers angefordert werden müssen, um Strahlenbelastung und Kosten auf das Notwendige zu reduzieren.
Die Erkenntnis, daß nur die Panoramaaufnahme eine komplette und perfekte Befunderhebung ermöglicht, führt nach und nach zu einer neuen Strategie der Röntgenuntersuchung, die ein kosten- und strahlensparendes Vorgehen zum Ziel hat und bei der die Einzelaufnahme in vieler Hinsicht den Status einer ergänzenden Spezialaufnahme erhält.

Diese Strategie fußt auf der Basisaufnahme der Orthopantomographie, die in vier diagnostische Regionen aufgeteilt werden kann, nämlich in:

Dentoalveoläre Region (Abb. 1)
Maxilläre Region (Abb. 2)
Mandibuläre Region (Abb. 3)
Kiefergelenkregion
mit Einschluß der retromaxillären und zervikalen Region (Abb. 4)

Die im Bedarfsfall erforderlichen zusätzlichen Spezialaufnahmen sind, je nachdem, welche Ausrüstung in der Praxis zur Verfügung steht, mit praxiseigenen Mitteln auszuführen oder korrekt an ein Röntgeninstitut oder an eine Klinik zu überweisen.

Spezialaufnahmen zur Untersuchung der dentoalveolären Region (Abb. 1)
Je nach Fragestellung sind zusätzliche Aufnahmen vom folgenden Typ indiziert:

- Bißflügelaufnahmen zur Kariesdiagnostik
- Zahnaufnahmen vom apikalen Typ zur Untersuchung periapikaler Läsionen und endodontischer Problemstellungen
- Zahnaufnahmen vom parodontalen Typ zur Parodontaldiagnostik (Apexdarstellung nicht immer erforderlich)
- Zahnaufnahmen und evtl. Aufbißaufnahmen zur Lagebestimmung bei Lokalisationsproblemen

---

Diese Aufnahmen können mit jedem Zahnröntgengerät ausgeführt werden.

Spezialaufnahmen zur Untersuchung der maxillären Region (Abb. 2)
Je nach Fragestellung sind zusätzliche Aufnahmen vom folgenden Typ indiziert:

- Aufbißaufnahmen des Oberkiefers, z. B. zur Darstellung von pathologischen Strukturdetails, je nach Indikation
- Fernröntgenaufnahmen in seitlicher und p.-a. Projektion, z. B. bei Lokalisationsproblemen im Oberkiefer
- Halbaxiale Aufnahme des Gesichtsschädels mit maximaler Mundöffnung, z. B. zur Untersuchung der Sinus maxillares bei dentogenen Affektionen
- Tomographien und Computertomographien

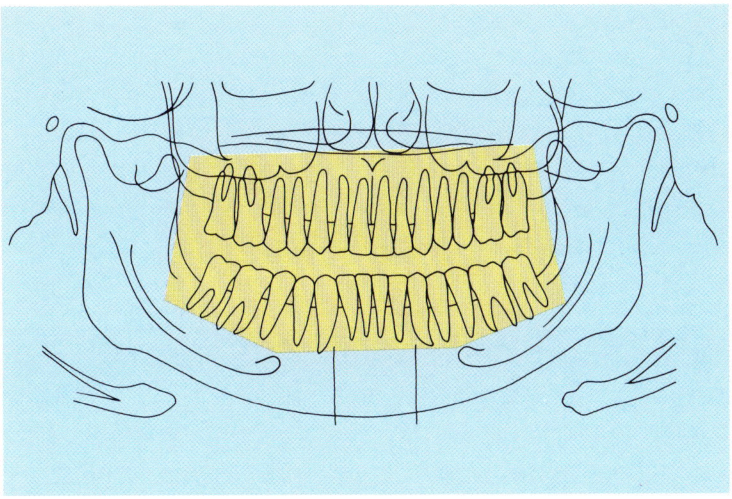

Die vier diagnostischen Regionen im Orthopantomogramm

1 Dentoalveoläre Region
Mit Filmhaltern exakt positionierte Zahn- und Aufbißaufnahmen werden bei speziellen Fragestellungen zur Komplettierung der Übersichtsaufnahme eingesetzt.

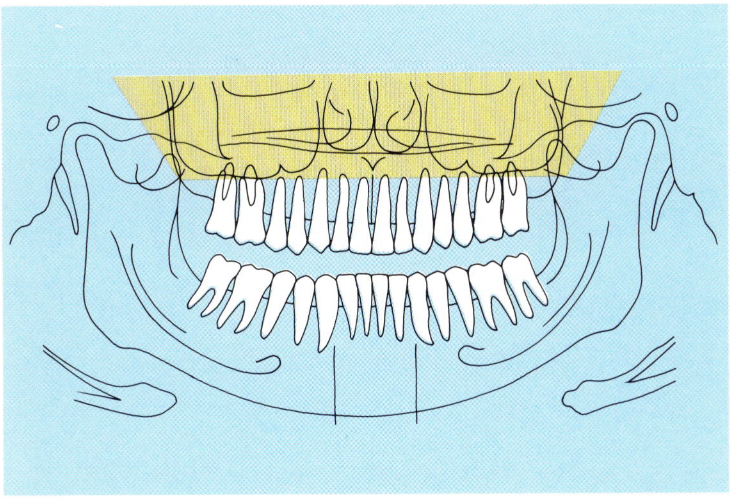

2 Maxilläre Region
Bei entsprechenden Fragestellungen werden neben Aufbißaufnahmen auch Schädelaufnahmen mit konventionellen oder modernen bildgebenden Verfahren zur Ergänzung der Übersichtsaufnahme eingesetzt.

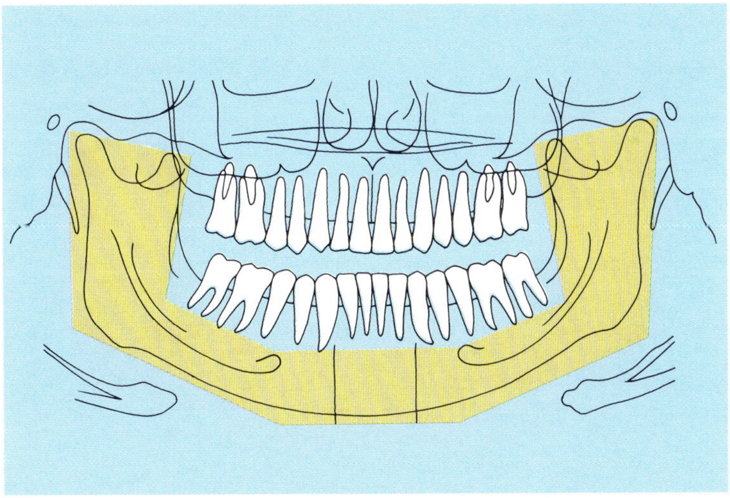

3 Mandibuläre Region
Neben der Aufbißaufnahme leistet die Unterkieferaufnahme p.-a. zur Darstellung der Frontalebene wertvolle Dienste. Bei besonderen Fragestellungen kann die Aufnahme „Unterkiefer seitlich getrennt" oder die CT die Übersichtsaufnahme sinnvoll ergänzen.

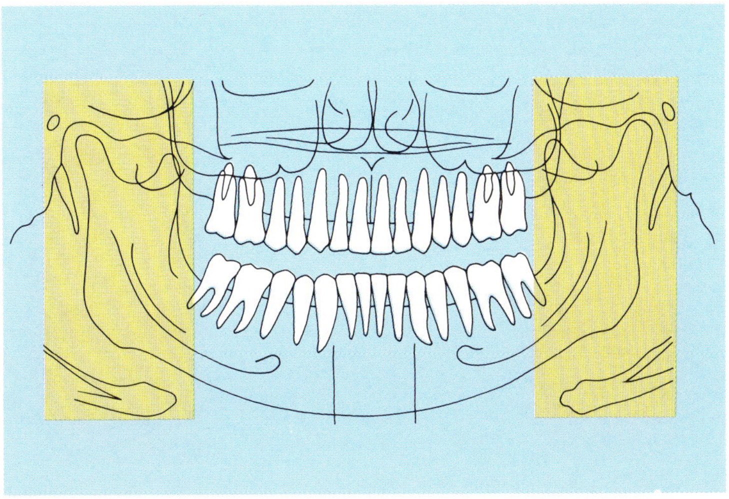

4 Kiefergelenkregion mit Einschluß der retromaxillären und zervikalen Region
Zur näheren Untersuchung der Kiefergelenke werden heute neben konventionellen Methoden zunehmend spiralige Tomographien und vor allem CT und MRT verwendet. Daneben stehen mit der Arthrographie und der Arthroskopie interventionelle Untersuchungsmöglichkeiten zur Verfügung.

Die Aufbißaufnahmen können mit jedem Zahnröntgengerät ausgeführt werden. Fernröntgenaufnahmen und halbaxiale Aufnahmen des Gesichtsschädels können in der Praxis nur mit Orthopantomographen angefertigt werden, die mit einer zusätzlichen Fernröntgenanlage ausgerüstet sind.
Im entsprechenden Fall empfiehlt sich jedoch die Überweisung an ein spezialisiertes Röntgeninstitut, weil die Ausrüstung des Radiologen eine verminderte Strahlenbelastung und eine Herabsetzung der Kosten (Krankenkassenabrechnung!) erbringt. Im übrigen wird die konventionelle Aufnahmetechnik und auch die der Tomographie heute weitgehend durch die besseren Darstellungsmöglichkeiten der Computertomographie (CT) ersetzt.

Spezialaufnahmen zur Untersuchung der mandibulären Region (Abb. 3)
Je nach Fragestellung sind zusätzliche Aufnahmen vom folgenden Typ indiziert:

- Aufbißaufnahmen des Unterkiefers, z. B. zur Darstellung von pathologischen Strukturdetails, von Zysten, Frakturen und bei Lokalisationen
- Unterkiefer-Übersichtsaufnahme p.-a. mit maximaler Mundöffnung zur frontalen Darstellung des Kiefergelenks und der aufsteigenden Äste sowie zur Lokalisation von atypisch gelagerten Weisheitszähnen (auch des Oberkiefers)

Aufbißaufnahmen jeder Art können mit jedem Zahnröntgengerät ausgeführt werden. Die Unterkieferaufnahme p.-a. kann in der Praxis nur mit Orthopantomographen angefertigt werden, die mit einer zusätzlichen Fernröntgenanlage ausgerüstet sind.
Im entsprechenden Fall empfiehlt sich jedoch (s. oben) die Überweisung an ein spezialisiertes Röntgeninstitut. Auch in diesem Fall wird die konventionelle Aufnahmetechnik und die der konventionellen Tomographie heute weitgehend durch das CT ersetzt, das nur in Fällen von Metallimplantationen und Rekonstruktionen unter Bildung von Artefakten unbrauchbar wird.

Kiefergelenkregion mit Einschluß der retromaxillären und zervikalen Region (Abb. 4)
Je nach Fragestellung sind zusätzliche Aufnahmen vom folgenden Typ indiziert:

- Das Kiefergelenk kann mit *nichtinvasiven* und *invasiven* Methoden untersucht werden. Grundsätzlich wird die nichtinvasive Untersuchungstechnik mit einer axialen Schädelaufnahme zur Bestimmung des Neigungswinkels der Kondylenachsen zur Mediansagittalebene eingeleitet
- Die folgenden Aufnahmen können aus Radiographien vom Typ Schüller bestehen
- Sie können aber auch aus einer Serie lateraler und frontaler Tomographien zusammengestellt werden
- Im weiteren kann für knochendichte Veränderungen am Kiefergelenk das CT mit Knochenfenster und für Weichteildarstellungen (Diskus!) das CT mit Weichteilfenster eingesetzt werden
- In speziellen Fällen bietet sich mit der Kernspintomographie oder magnetischen Resonanztomographie (MRT) eine weitere Möglichkeit zur nichtinterventionellen Darstellung des Diskus an
- Die interventionelle Radiologie des Kiefergelenks behauptet sich daneben noch mit den Methoden der Arthroskopie und der Arthrographie
- Die Darstellung der Speicheldrüsen wird heute trotz Konkurrenz der Computertomographie vielfach immer noch mit Hilfe der Sialographie realisiert. Als Aufnahmemethode wird neben der Orthopantomographie immer noch die Technik „Unterkiefer seitlich getrennt“ und für die Darstellung der Glandula parotis in der Frontalebene die Technik „Unterkiefer-Übersicht p.-a.“ verwendet
- Die Untersuchung der Stylohyoidkette und des Hyoids erfolgt heute noch meist mit einer besonders weichen Aufnahmetechnik vom Typ der Aufnahme „Unterkiefer seitlich getrennt“, obwohl besonders das Hyoid mit der Computertomographie gut dargestellt werden kann

---

Die konventionellen Schädelaufnahmen vom Typ der axialen Projektion und der Aufnahme nach Schüller können auch in der Praxis angefertigt werden, wenn Zusatzgeräte mit entsprechender Leistung vorhanden sind. Es ist jedoch aus den bereits angeführten Gründen besser, solche Leistungen an spezialisierte Röntgeninstitute zu überweisen, die dann auch gleich in der Lage sind, die Untersuchung – falls nötig – unter Anwendung der modernen Möglichkeiten der Röntgentechnik zu erweitern. Arthroskopien und Arthrographien unter Benützung konventioneller Tomographien (Arthrotomographien) sollten unter sterilen Kautelen ausschließlich vom Spezialisten ausgeführt werden, der dann auch die fachgerechte Interpretation gewährleisten kann.
Desgleichen ist auch die Indikation für Sialographien und Zungenbeinaufnahmen in der Praxis selten zu stellen und deshalb ebenfalls zu delegieren.

Ein überlegtes und planmäßiges Vorgehen im Sinne des hier vorgestellten Vorschlags gestattet ein in jeder Hinsicht rationelles Vorgehen. Da so die notwendigen Untersuchungen mit einem Minimum an Aufwand vorgenommen werden können, wird auch die notwendige Strahlenbelastung in Grenzen gehalten werden können, weshalb hier mit Fug und Recht von „aktivem Strahlenschutz“ gesprochen werden kann.

Orthopantomographie als Basisinformation und ihre Komplettierung durch Spezialaufnahmen

Aufnahmetechnik der Orthopantomographie

Im Rahmen dieses Buches ist es nicht möglich, die spezielle Aufnahmetechnik mit allen auf dem Markt befindlichen Geräten zu beschreiben. Allgemeine Richtlinien, die allen Geräten gemeinsam sind, lassen sich jedoch herausarbeiten. Die zur Erklärung der angewendeten Technik notwendigen Standfotos wurden mit dem Orthopantomograph 10 S und dem vielseitig verwendbaren Orthophos von Siemens realisiert.

Nur eine sorgfältig ausgeführte Aufnahmetechnik kann zu optimal interpretierbaren Aufnahmen führen. Nur die Kenntnis der technischen Möglichkeiten und Grenzen ermöglicht auch in außergewöhnlichen Fällen die Herstellung auswertbarer Röntgenbilder. Ein unsystematisches „Versuchen" nach eigenen, spontanen Ideen führt selten zum Erfolg, aber häufig zu unnötigen weiteren Strahlenbelastungen.

Neben dem normalen Orthopantomogramm sind heute mit vielen Geräten auch andere konventionelle Radiographien des Gesichtsschädels machbar. Sie eröffnen dem Spezialisten und dem engagierten Allgemeinzahnarzt viele neue diagnostische Möglichkeiten und Einsichten in erweiterte Zusammenhänge, die ihm bis heute verschlossen waren. Basierend auf den Erfahrungen mit der Fernröntgentechnik hat die Industrie mit der modernen Röhren- und Generatorentechnik, den neuen Film-Folien-Kombinationen und dem Einsatz digitaler Rechner Lösungen geschaffen, die noch vor wenigen Jahren unerreichbar schienen.

Orthopantomographen, die die Anwendung verschiedener Zonographieprogramme am liegenden Patienten ermöglichen, müssen jedoch wegen des außerordentlichen apparativen und räumlichen Aufwandes der Klinik vorbehalten bleiben. Beispiel Zonarc R (Palomex).

Eine neue Version des Orthopantomographen wie der Scanora R von E. Tammisalo erlauben neben einer Vielfalt von Zonographieprogrammen auch die Anfertigung spiraliger Tomographien am sitzenden Patienten zur Darstellung der Kiefergelenke oder des Kieferquerschnittes. Auch dieses Gerät wird wegen des hohen Aufwandes wohl hauptsächlich diagnostischen Zentren oder größeren Gemeinschaftspraxen vorbehalten bleiben. Mittelfristig gehört auch in der Praxis die Zukunft dem digitalisierten Röntgenbild.

Dieses Kapitel kann nur eine Momentaufnahme heutiger Möglichkeiten im Fluß der Entwicklung vorstellen, weshalb hier der Darstellung allgemeingültiger aufnahmetechnischer Regeln der Vorrang eingeräumt wurde.

Technik der Orthopantomographie

Die Besonderheit dieser Panoramatechnik hat PAATERO am Ende der vierziger Jahre unseres Jahrhunderts aus den Prinzipien der Tomographie entwickelt. Vor allem drei Eigenheiten charakterisieren die *klassische Tomographie:*

- Die Art der gegenläufigen Bewegung von Röhre und Film um das Objekt bestimmt den Grad der Verwischung der unerwünschten Strukturen, die sich außerhalb der Schicht befinden.
- Die Dicke der scharf dargestellten Gewebeschicht hängt vom Schichtwinkel ab.
- Die Wahl der Schichtlage wird durch die Verschiebung der Drehpunkte des Systems erreicht.

In Abwandlung dieser Prinzipien wird die *Orthopantomographie* durch folgende Eigenheiten geprägt:

- Röhre und Filmträger bewegen sich beide im Uhrzeigersinn um den in etwa elliptisch geformten Zahnbogen.
- Die mehr filmnahe oder mehr filmferne Lage sowie die Dicke der Schicht werden bestimmt durch das Verhältnis der Ablaufgeschwindigkeit der auf dem

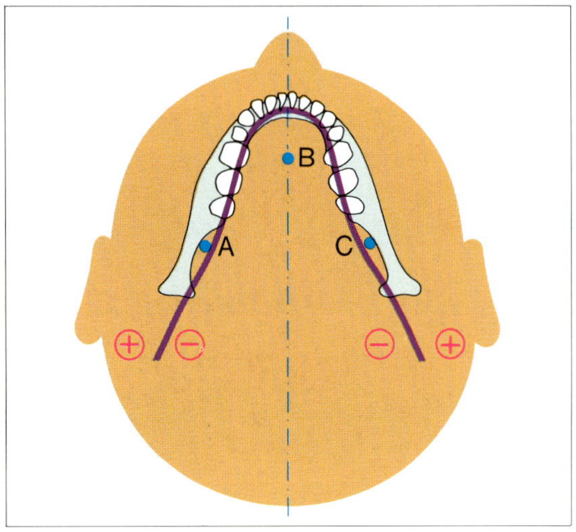

5 Lage der mittleren Position der Schichtmitte, projiziert auf den Unterkiefer
Die Schicht kann für Kinder verschmälert (–) und für Erwachsene nach Bedarf verbreitert (+) werden.

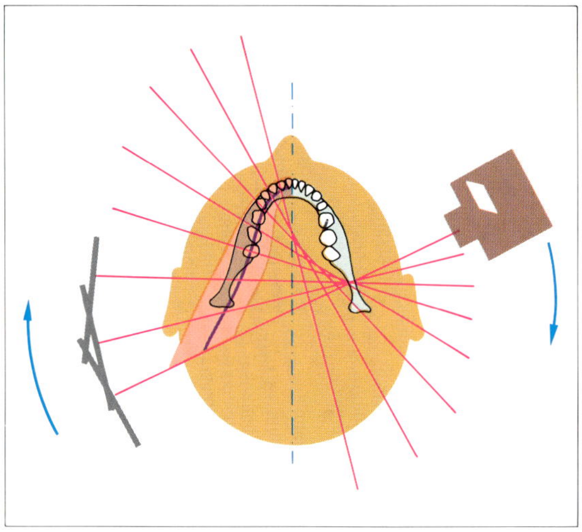

6 Schichtdicke
Das auf den Unterkiefer links projizierte Feld zeigt die Schichtdicke für den Normalfall an. Röhre und Filmkassette bewegen sich um die „Drehpunkte".

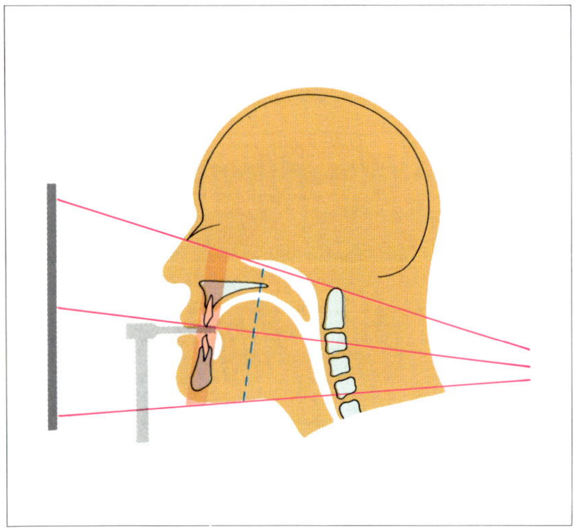

7 Strahlengang und Drehpunkt„säule" in Profilansicht.
Gestrichelte Linie = Drehpunktsäule, farbiges Feld = Schichtlage im Frontzahnbereich.

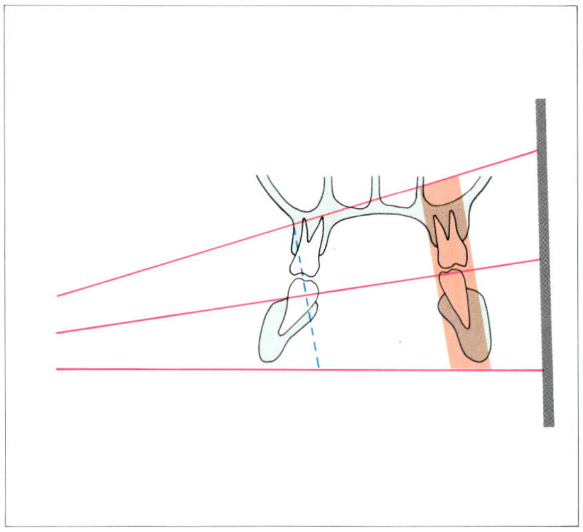

8 Strahlengang und Drehpunkt„säule" von dorsal
Gestrichelte Linie = Drehpunktsäule, farbiges Feld = Schichtlage im Unterkiefermolarenbereich rechts. Man beachte, daß der Objekt-Film-Abstand wegen der Lage des Zentralstrahls zur Filmebene größer ist als im Unterkiefer.

Vorteile der Orthopantomographie

- Umfassende, vollständige zahnärztliche Untersuchung durch Panoramadarstellung des Kausystems mit Einschluß der Kiefergelenke und der Kieferhöhlen
- Erkennung von funktionellen und pathologischen Zusammenhängen und ihrer Auswirkungen auf das Kausystem
- Übersichtliche Dokumentation zur Behandlungsplanung und Behandlungskontrolle
- Senkung der Strahlenbelastung durch Anwendung einer rationellen Untersuchungsstrategie

Filmträger beweglich montierten Filmkassette zur Ablaufgeschwindigkeit des Strahlers. Mit zunehmender Geschwindigkeit wird die Schichtebene bei gleichzeitig zunehmender Schichtdicke vom Rotationszentrum filmwärts verschoben und umgekehrt.

- Die charakteristische vertikale Schlitzebene am Gehäuse und vor dem Film eliminiert entstehende Streustrahlung.
- Der vertikale, millimeterbreite Strahl bildet z. B. bei dem Dreipunktverfahren nach Paatero drei imaginäre Drehpunkte, wenn man den Strahlenverlauf in einem horizontalen Schnittbild betrachtet. Diese imaginären Dreh„punkte", die in Wirklichkeit, räumlich gesehen, als nach innen geneigte wandernde Drehpunkt„säulen" zu verstehen sind, werden allgemein als „funktioneller Fokus" angesprochen. Diese während der Exposition wandernden Drehpunktsäulen stehen jeweils senkrecht zum Zentralstrahl und bestimmen in Abhängigkeit vom vorgegebenen Neigungswinkel des Strahlers den Neigungswinkel der Schicht zur Vertikalen.

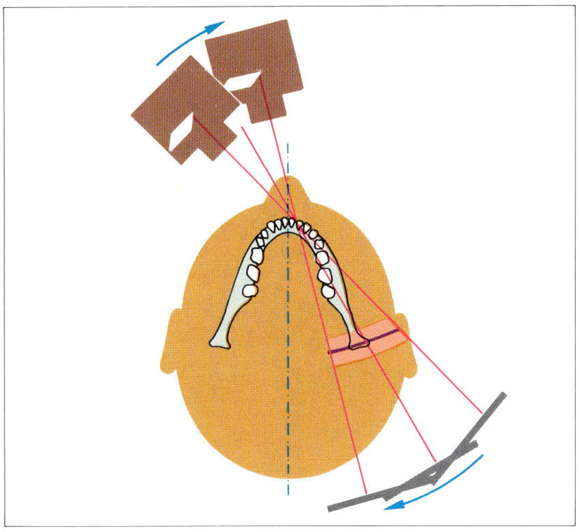

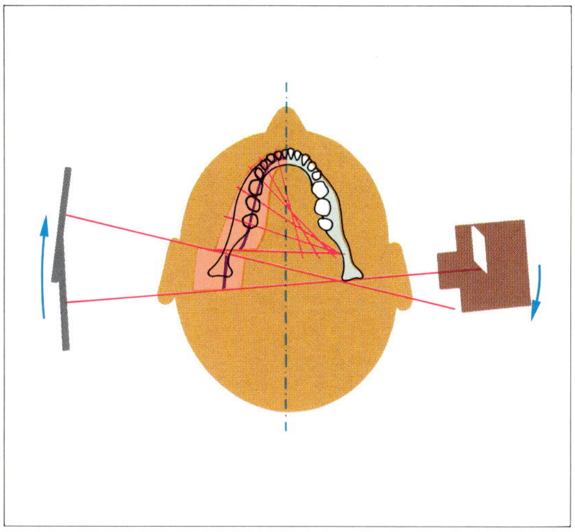

9 Kiefergelenk frontal
Das Schema zeigt die Einstellung des Strahlers und der Kassette für eine frontale Zonographie des rechten Kiefergelenks.

10 Kiefergelenk lateral
Einstellung und Bewegung von Röhre und Kassette für eine laterale Zonographie des linken Kiefergelenks.

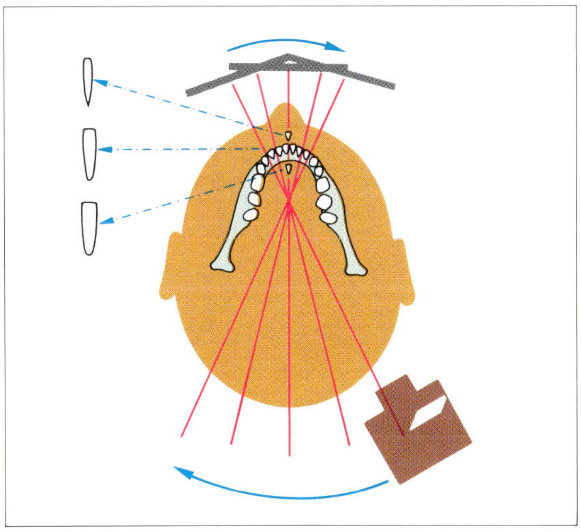

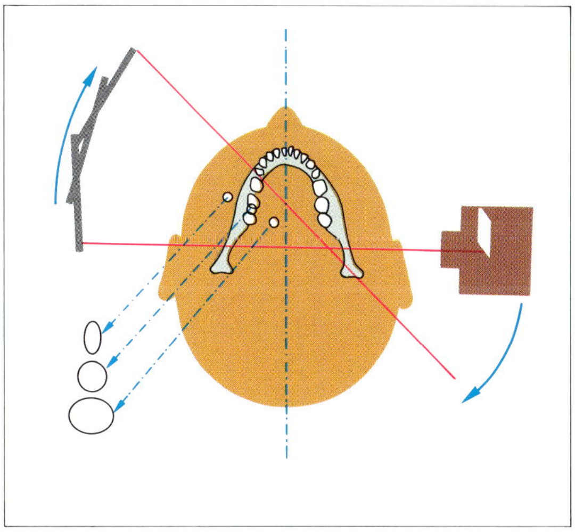

11 Verzerrung der Frontzähne
Frontzähne, die *vor* der Schicht zu stehen kommen, werden verschmälert, solche, die sich *hinter* der Schicht befinden, werden verbreitert wiedergegeben.

12 Verzerrung eines Rundkörpers
Ein *in* der Schicht befindlicher Rundkörper wird rund abgebildet. Ein *filmfern* der Schicht liegender Rundkörper wird vergrößert, queroval und verbreitert, ein *filmnah* liegender hochoval und verschmälert dargestellt.

Nachteile der Orthopantomographie

- Bei extremen Frontzahnstellungen der Klassen II und III kann die Ober- und Unterkieferfront nicht gleichzeitig optimal wiedergegeben werden
- Der Abstand Fokus-Objekt zu Objekt-Film ist nicht überall gleich, woraus ein unterschiedlicher Vergrößerungsfaktor resultiert
- Exakte Messungen sind nicht möglich.
- Außerhalb der Schicht befindliche Strukturen können die normalen Strukturen der Kiefer überlagern und pathologische Veränderungen vortäuschen

Positionierung des Patienten im Gerät

Die korrekte Positionierung entscheidet über die Qualität und die Interpretierbarkeit der Aufnahme.
Brillen, Kontaktlinsen, Haar- und Halsschmuck sowie eventuelle Prothesen (S. 22) sind zu entfernen.
Die korrekte Lage der Lichtvisiere auf der Haut (Achtung Bartträger) ist direkt und im Spiegel zu überprüfen, die Einstellung der Okklusalebene und die Einordnung der Mediansagittalebene des Hinterhaupts sind zu kontrollieren.

Im einzelnen Fall empfiehlt sich das folgende Vorgehen am Patienten:
- Hygieneschutzmaßnahmen vor dem Patienten am Gerät ausführen.
- Umlauf von Kassette und Röhre erklären.
- Bißhalter erklären und Kassette einsetzen.
- Expositionsdaten wählen.
- Schutzschürze für Orthopantomographie anlegen.
- Vorgeschobene Unterkieferposition und Zungenhaltung mit dem Patienten üben.
- Körperhaltung im Gerät erklären.

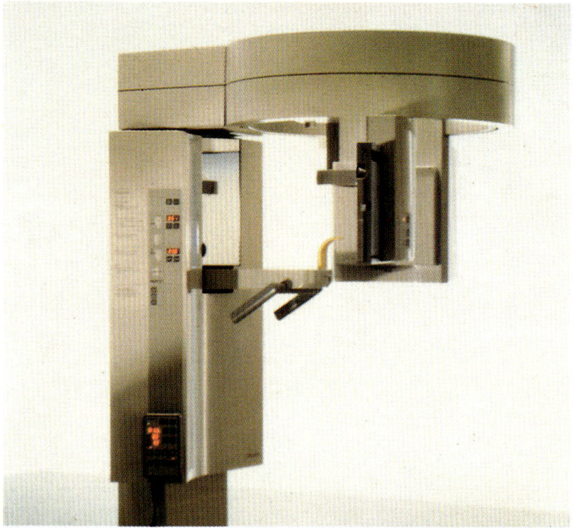

13 Orthophos
Der Orthophos von Siemens erlaubt dank moderner Technik Einstellungen für besonders schmale und breite Zahnbögen, Sinusaufnahmen, Status- und Weisheitszahnprojektionen sowie Kiefergelenkaufnahmen in lateraler und frontaler Ansicht.

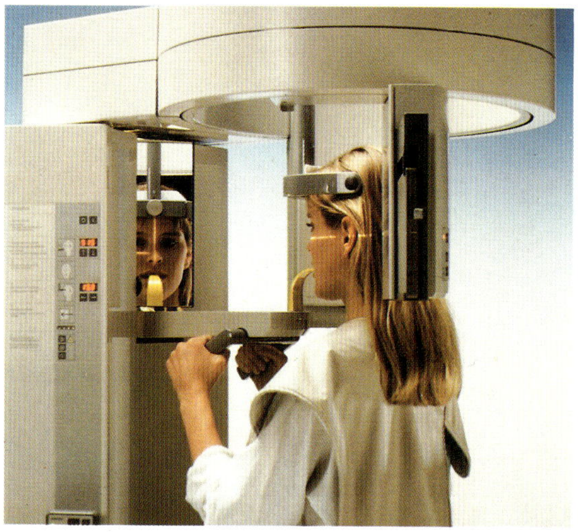

14 Im Orthophos positionierte Patientin
Man sieht deutlich das Lichtvisier und die stabile Ausführung des Cephalostaten. Das Gerät verfügt über eine handliche Flachkassette.

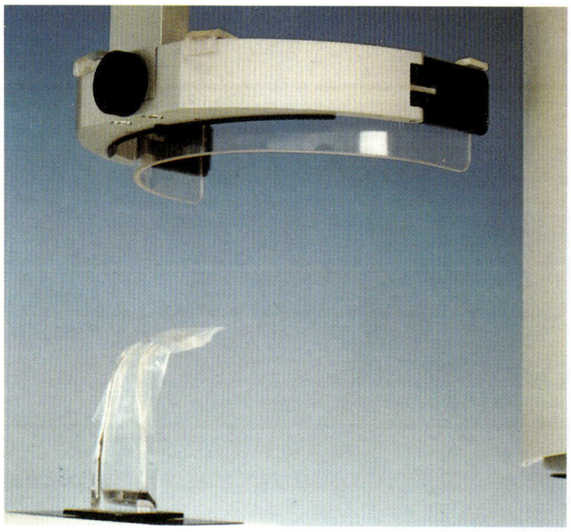

15 Cephalostat und Gebißpositionierungshilfe
Der automatisch jeder Schädelgröße angepaßte Cephalostat ist als wichtige Voraussetzung symmetrischer Einstellungen äußerst stabil konstruiert.

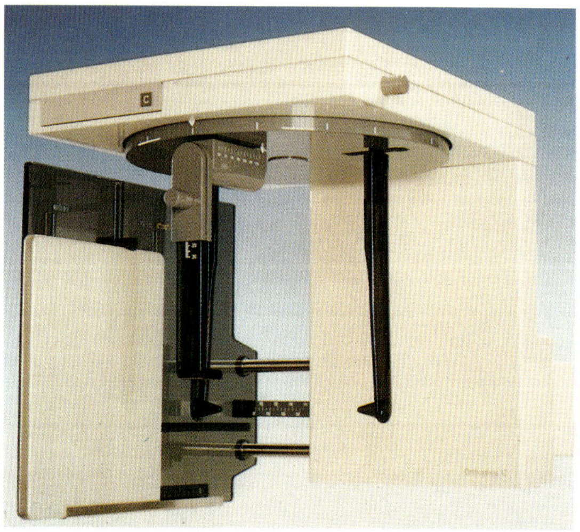

16 Fernröntgenteil
Dieser Teil des Geräts ermöglicht außer der Anfertigung von Fernröntgenaufnahmen auch die Herstellung der wichtigsten Schädelaufnahmen in den Normpositionen der Radiologie.

Einige Modifikationen der Patientenpositionierung bei speziellen Indikationen:
- Bei Kindern im Wechselgebißalter zur Darstellung von Zahnkeimen oder überzähligen Zähnen im Oberkiefer (S. 19)
- Bei parodontalen Erkrankungen (S. 18)
- Bei Kiefergelenkerkrankungen bezahnter (S. 15) oder unbezahnter Patienten (S. 22)
- Bei speziellen kieferchirurgischen Problemstellungen

- Jetzt den Patienten in symmetrischer Körperhaltung im Gerät plazieren.
- Man läßt den Patienten in die Markierung der Aufbißlehre beißen und achtet darauf, daß der Unterkiefer nicht seitlich verschoben wird (cave asymmetrische Unterkieferdarstellung!).
- Einstellung der Mediansagittalebene und der Frontzahnschicht mit Lichtvisier.
- Vorläufige waagrechte Einstellung der „Deutschen Horizontalen“ im Lichtvisier vornehmen.
- Kontrolle der Lage der Mediansagittalebene und der Schulterstellung von dorsal.
- Zähne zeigen lassen, um die Kauebene definitiv nach Indikation einstellen zu können. Im allgemeinen sollte die Kauebene *leicht* nach dorsal ansteigend verlaufen.
- Zunge dem Gaumen anpressen lassen.
- Flach weiteratmen lassen.
- Exponieren.

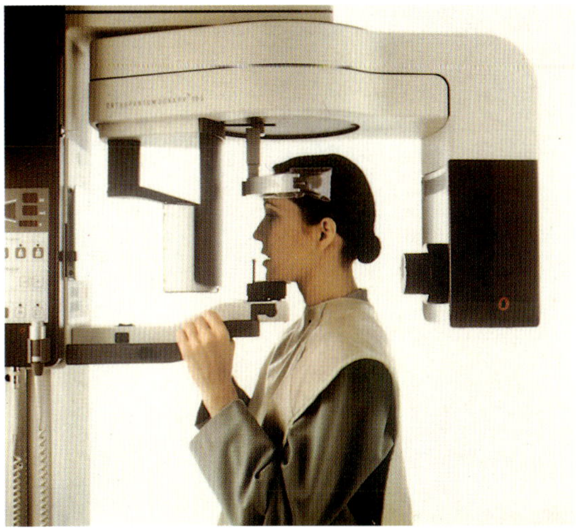

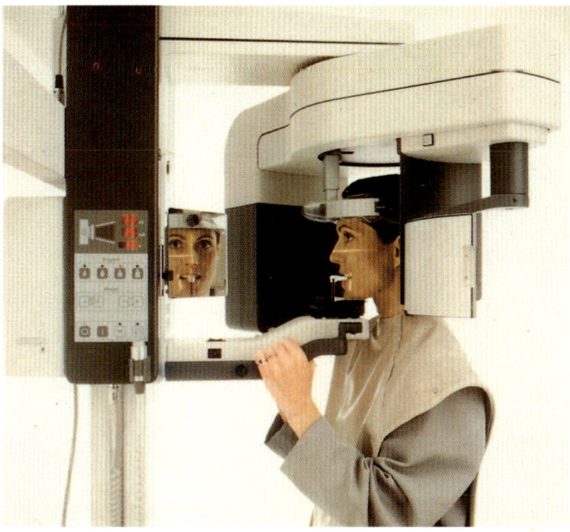

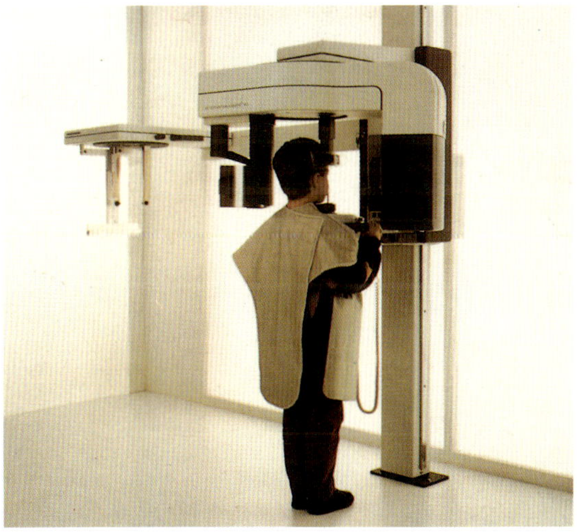

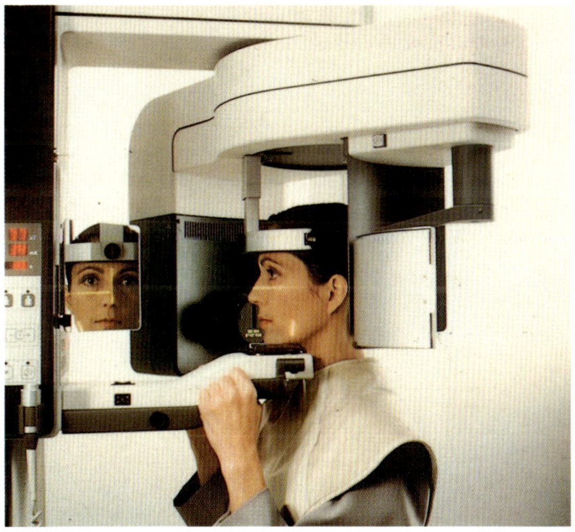

17 Profilansicht eines korrekt im Gerät (OP 10 S von Siemens) positionierten Patienten
Die Kontrolle der Positionierung aus der Profilansicht allein gibt keine Sicherheit über die Lage der Mediansagittalebene im Gerät, die über die Symmetrie der Darstellung entscheidet.

18 Seitliche Ansicht der Patientenpositionierung
Mit eingeschalteten Lichtvisieren, die die Deutsche Horizontale, die Lage der Mediansagittalebene auf dem Nasenrücken sowie die Schichtmitte im Frontalbereich markieren.

19 Korrekte Positionierung eines Patienten im Gerät
Die Füße stehen geschlossen in der Mittelachse des Geräts und etwas vor dem Körperschwerpunkt, um eine Kreuzhohlstellung mit flachem Rücken zu ermöglichen. Mit älteren Patienten ist die korrekte Positionierung vor der Aufnahme zu üben. Es lohnt sich!

20 Positionierung in habitueller Okklusion
für eine Kiefergelenkaufnahme.

Qualitätsmindernde Positionierungsfehler haben häufig folgende Ursachen:
- Asymmetrische Positionierung des Unterkiefers im Bißhalter
- Asymmetrische Positionierung der Medianebene im Cephalostat
- Nicht indikationsgerechte Einstellung der Kauebene, Frontzähne außerhalb der Schicht
- Zunge nicht dem Gaumen angepreßt
- Brillen, Kontaktlinsen, Ohr- und Halsschmuck nicht entfernt

Gesteigerte Bildqualität durch Positionierung nach Indikation

Die folgenden Beispiele zeigen Positionierungsfehler und Ratschläge zur Verbesserung der Bildqualität der Orthopantomographien.

Der Erfahrene wird schon bei der Einstellung des Schädels in der Positionierungslehre stets die Indikation zur Aufnahme bedenken und wissen, daß Abweichungen von der Norm in die eine oder in die andere Richtung mit Veränderungen der Projektionsbedingungen verbunden sind. Er wird sie in dem einen Fall zu vermeiden und im anderen zu nutzen wissen.

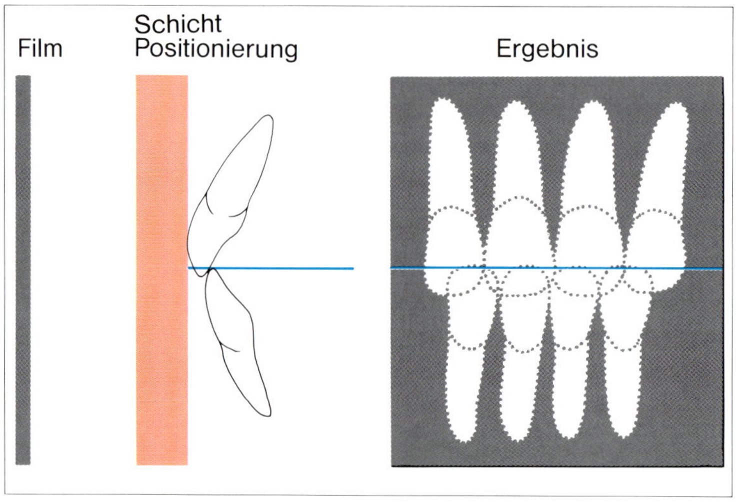

21 Positionierung im Lichtvisier
Werden die Frontzähne hinter der Schichtebene plaziert, so werden sie infolge des vergrößerten Objekt-Film-Abstandes verbreitert wiedergegeben. Weil sie außerhalb der Schicht liegen, werden sie zudem unscharf aufgezeichnet. Man vergleiche Schema (oben) und Röntgenbild im Frontzahnbereich und man beachte die Auswirkung einer asymmetrischen Einstellung der Mediansagittalen (S. 18).

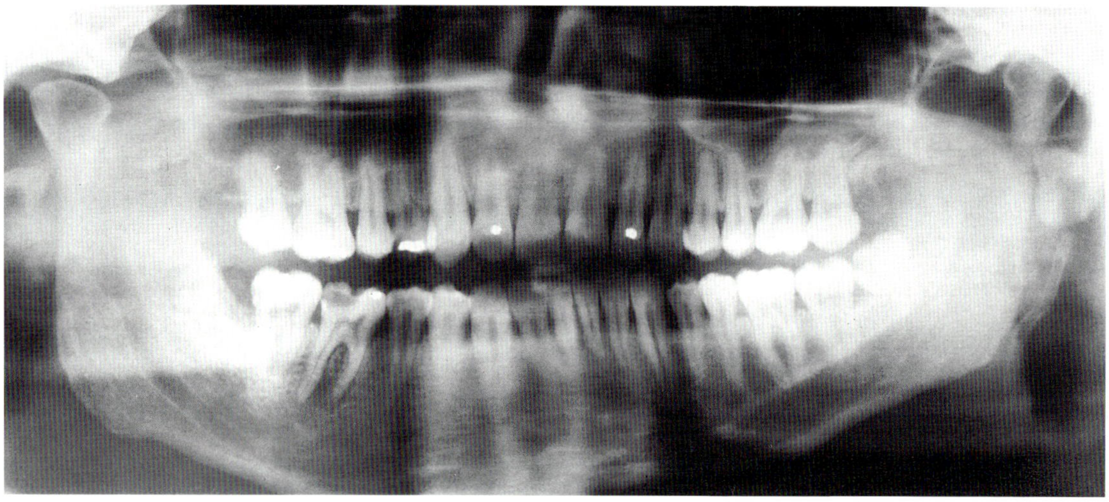

22 Positionierung im Lichtvisier
Werden die Frontzähne vor der Schichtebene plaziert, so werden sie infolge des geringeren Objekt-Film-Abstandes verschmälert wiedergegeben. Weil sie außerhalb der Schicht liegen, werden sie zudem unscharf aufgezeichnet. Man vergleiche Schema (unten) und Röntgenbild im Frontzahnbereich.

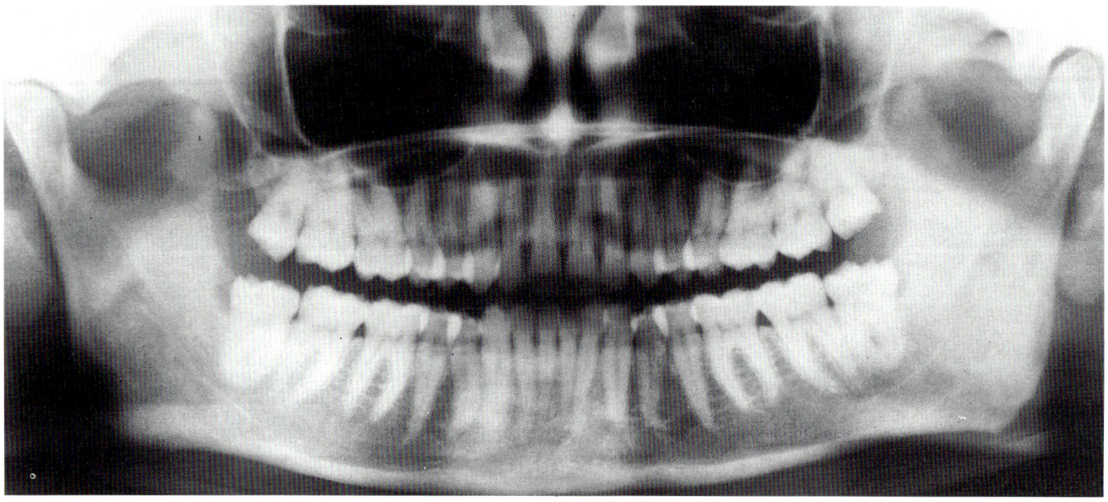

Die Mediansagittale in das frontale Lichtvisier stellen.
Die Frontzahnschicht nach Indikation ins Lichtvisier einordnen.

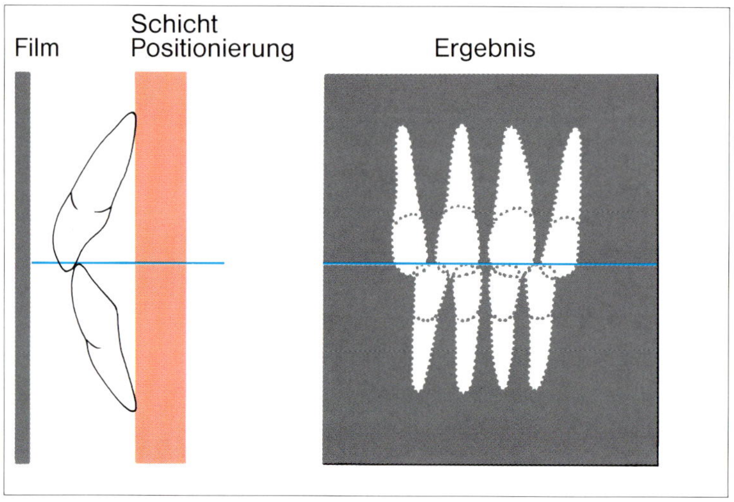

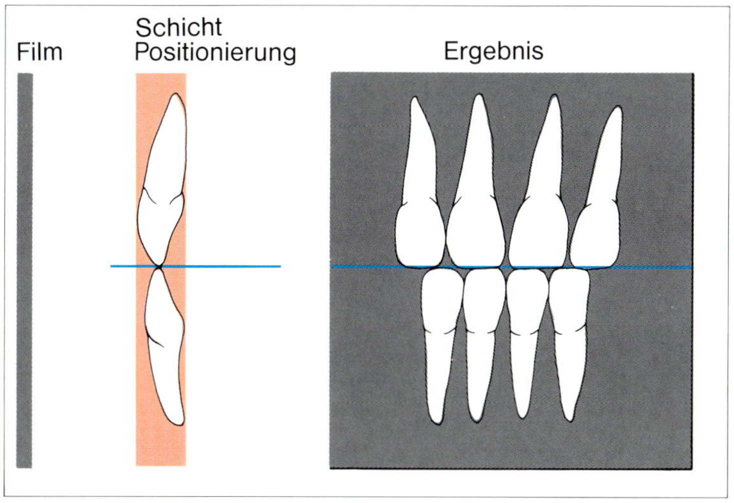

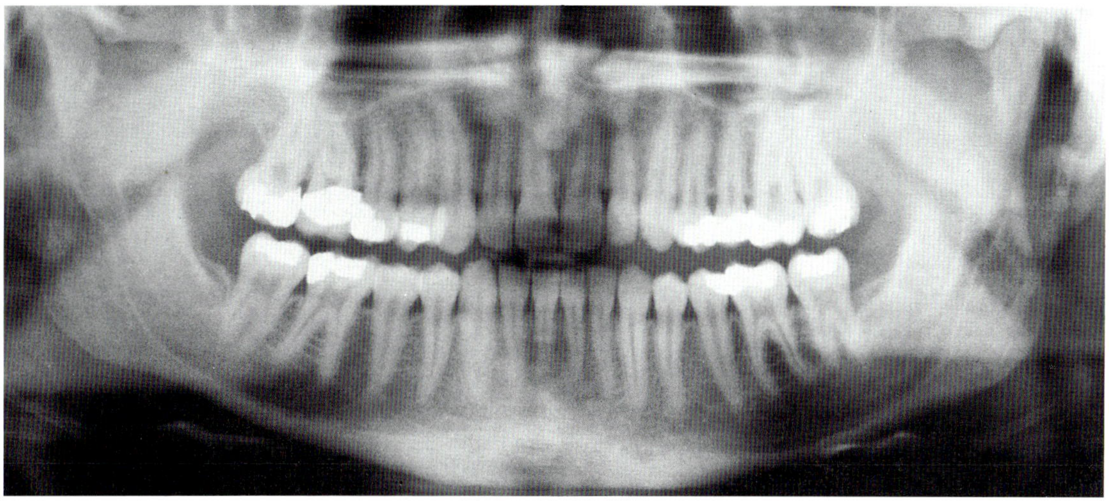

23 Positionierung im Lichtvisier
Die Einordnung der Frontzähne in die Schichtebene mit Hilfe der Aufbißlehre vergrößert die Chance, daß die Frontzähne größenrichtig und scharf abgebildet werden. Man vergleiche Schema (oben) und Röntgenbild. Wird während der Aufnahme die Zunge dem Gaumen angepreßt, so werden die Wurzeln der Frontzähne vor dem Hintergrund dieses Weichteilfilters deutlicher dargestellt.

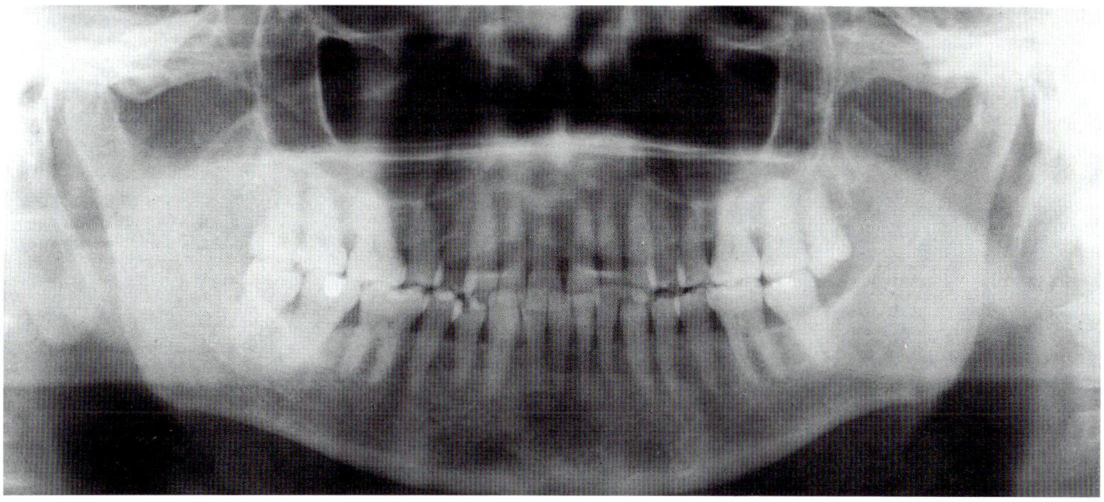

24 Positionierung im Lichtvisier
Ist die Aufnahme in Schlußbißposition erforderlich (z.B. bei Kiefergelenkbeschwerden oder Frakturen), so werden die Frontzähne häufig – weil teilweise außerhalb der Schicht stehend – in Details unscharf abgebildet werden. Man vergleiche Schema (unten) und Röntgenbild. Diese Technik wird zur Untersuchung der Bißverhältnisse in Relation zur Kondylenposition benützt.

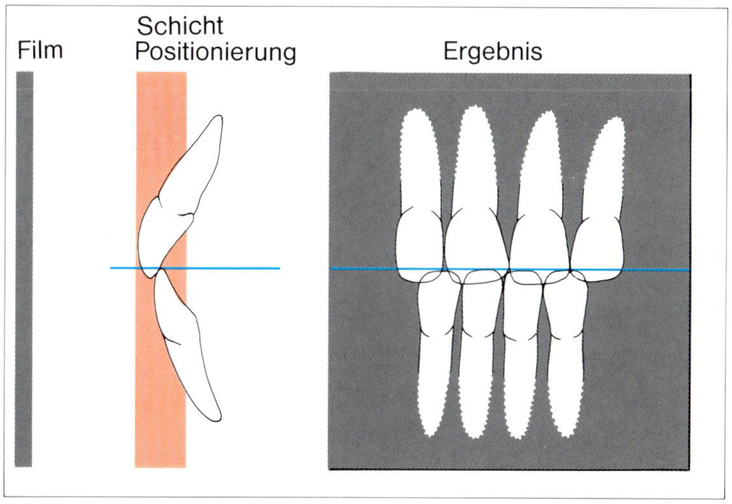

25 Fehlerhafte Positionierung
Aufnahmen mit zu weit nach rückwärts gekipptem Schädel zeigen häufig unbefriedigende Resultate: Der Nasenboden bzw. das Gaumendach verschatten die Wurzeln des Oberkiefers, und die Kiefergelenke werden nach der Seite wegprojiziert. In solchen Fällen empfiehlt sich folgendes Vorgehen: Nach der Einstellung des Schädels in der „Deutschen Horizontalen" mit Hilfe des Lichtvisiers wird die Neigung der Okklusalebene überprüft, die stark von der Deutschen Horizontalebene abweichen kann (Zähne zeigen lassen!). Weicht die Okklusalebene aus seitlicher Sicht stark von der Horizontalen ab und verläuft nach dorsal und unten, so ist die Einstellung zu korrigieren, bis die Okklusalebene leicht nach dorsal und oben zeigt.
Die Zeichnungen zeigen (oben) die Fehlpositionierung aus seitlicher Sicht und (nebenstehend) das Ergebnis schematisch.

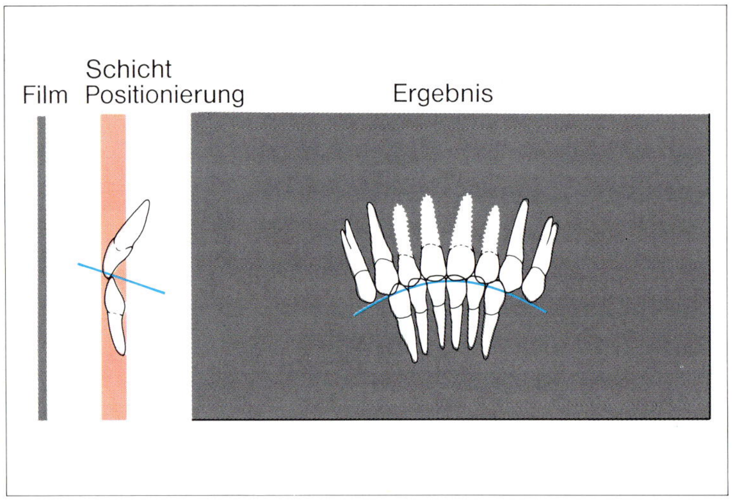

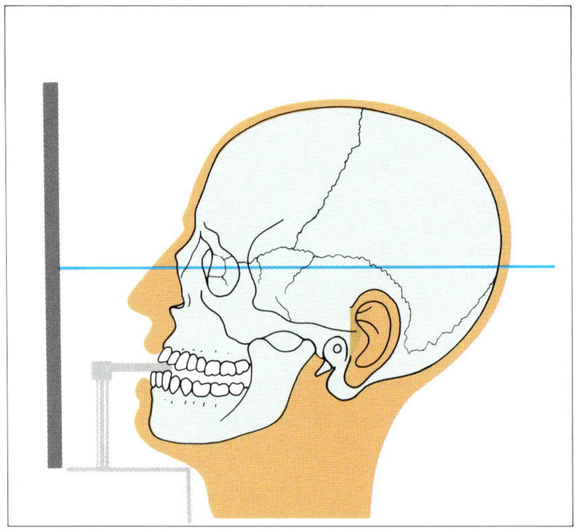

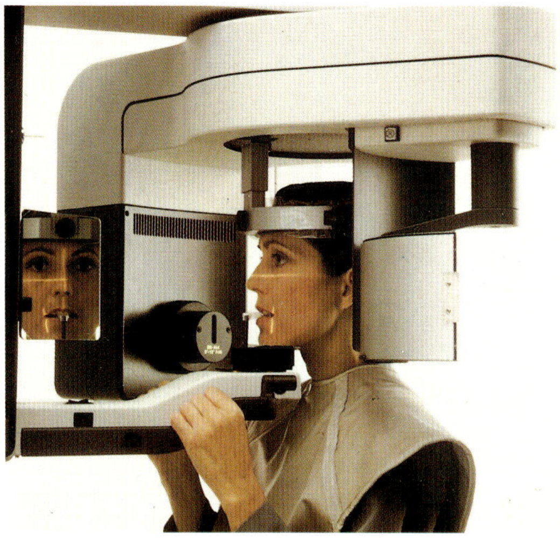

26 Fehlerhafte Positionierung
Aufnahmen mit zu weit nach vorne gekipptem Schädel zeigen häufig unbefriedigende Resultate: Die Prämolaren des Oberkiefers erscheinen „übereinandergeschoben" und die Kiefergelenke werden nach oben projiziert. In solchen Fällen empfiehlt sich folgendes Vorgehen: Nach der Einstellung des Schädels in der „Deutschen Horizontalen" mit Hilfe des Lichtvisiers wird die Neigung der Okklusalebene überprüft, die stark von der Deutschen Horizontalebene abweichen kann (Zähne zeigen lassen!). Weicht die Okklusalebene aus seitlicher Sicht stark von der Horizontalen ab und steil nach dorsal und oben, so ist die Einstellung zu korrigieren, bis die Okklusalebene leicht nach dorsal und oben zeigt.
Die Zeichnungen zeigen (unten) die Fehlpositionierung aus seitlicher Sicht und (oben) das Ergebnis schematisch.

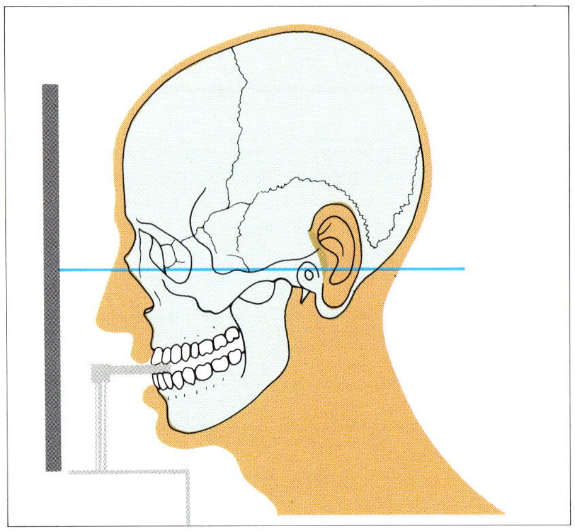

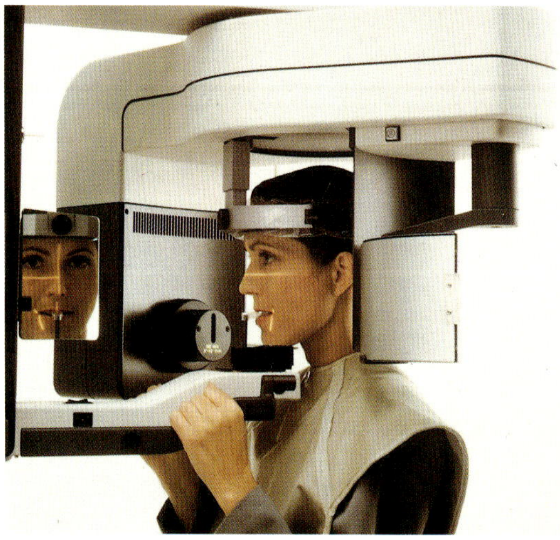

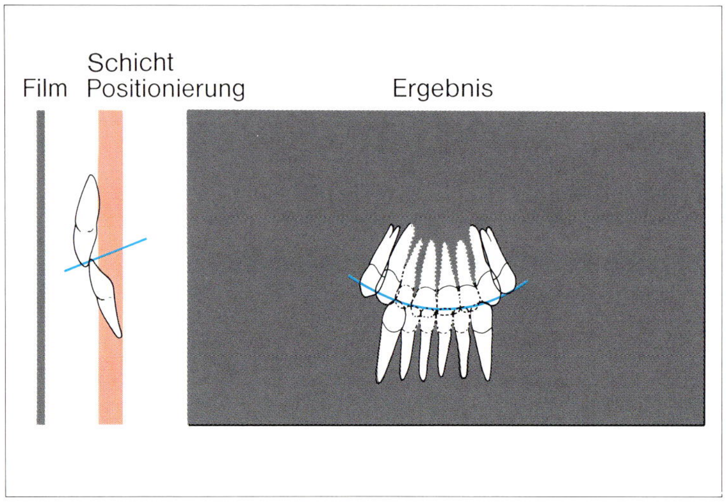

Typische Fehlpositionierungen

Die beiden folgenden Aufnahmen zeigen fehlerhafte Einstellungen zur Okklusalebene, die in Unkenntnis der projektionsbedingten Folgen zu unbefriedigenden Resultaten geführt haben.
Die Erfahrung lehrt, daß das Ergebnis trotz Beachtung der Regel, wonach *alle* Patienten in der „Deutschen Horizontalen" einzustellen sind, häufig unbefriedigend ausfällt. Wie Fernröntgenbilder beweisen, kann der Winkel zwischen der Okklusalebene und der „Deutschen Horizontalen" individuell bedeutend variieren. Der unterschiedliche Einbau des Zahnsystems in den Gesichtsschädel erfordert daher in jedem Fall eine indikationsgerechte Einordnung der Okklusionsebene in den Cephalostat, um qualitätsmindernde Fehlaufnahmen und damit unnötige Wiederholungen zu vermeiden. Dies erreicht man durch Inspektion der individuellen Verhältnisse *vor* der Aufnahme. Kieferorthopäden sei aus diesem Grund geraten, die Fernröntgenaufnahmen *vor* der Orthopantomographie anzufertigen. Muß die Herstellung der Aufnahme delegiert werden, so empfiehlt sich die Anzeichnung der Okklusalebene mit Hautstift auf der Wange.

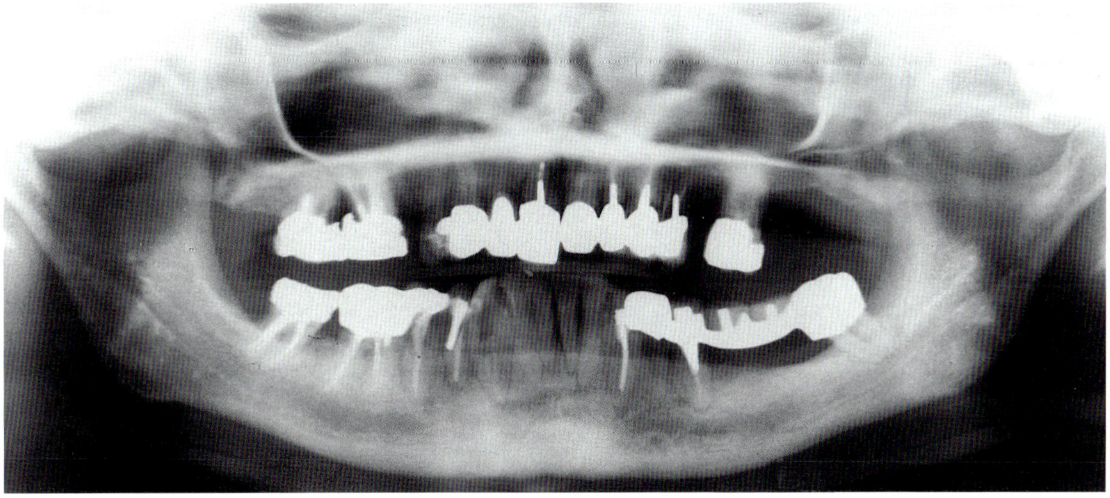

27 Fehlerhafte Positionierung
Die Aufnahme zeigt deutlich die Nachteile der fehlerhaften Positionierung mit angehobenem Kinn. Bei Kindern verhindert eine solche Positionierung die Darstellung der Zahnkeime im Oberkiefer. Bei Kiefergelenkfällen ist die Okklusion und die Stellung der Kondylen nicht beurteilbar.

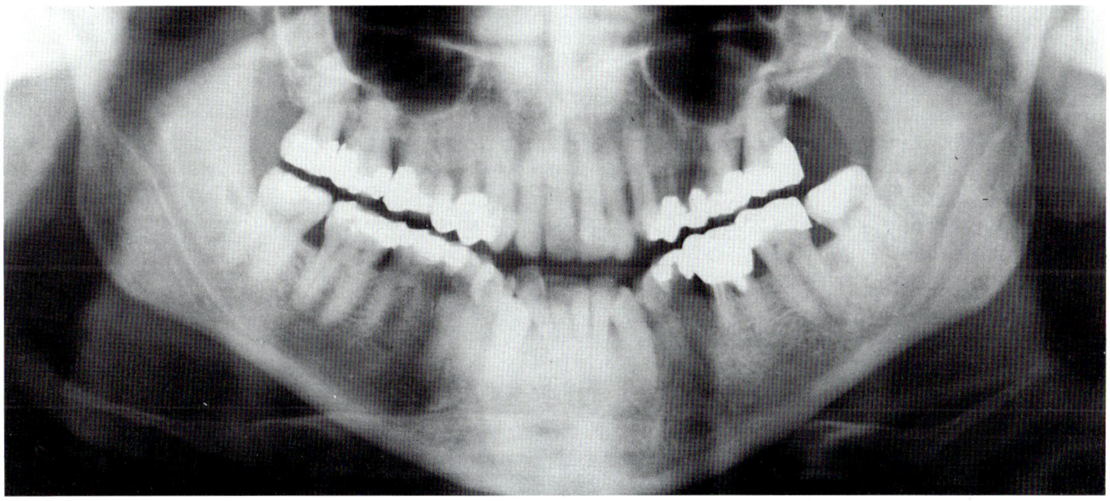

28 Fehlerhafte Positionierung
Die Aufnahme zeigt deutlich die Nachteile der fehlerhaften Positionierung mit abgesenktem Kinn. Bei Kindern ist eine solche Positionierung vorteilhaft, wenn die Zahnkeime des Oberkiefers in der Aufnahme schärfer und nicht vom Gaumendach überlagert erscheinen sollen. Diese Projektion eignet sich jedoch wegen der Überlagerungen in der Prämolarregion nicht als Basisaufnahme bei parodontalen Läsionen.

Die Einstellung der Okklusalebene ist je nach Indikation zu berücksichtigen.

Fehlerhafte Positionierung

Leider gibt es – trotz Cephalostat – kein sicheres Mittel, um eine Abweichung der Mediansagittalen nach der Seite und damit eine asymmetrische Abbildung der Strukturen des Gesichtsschädels zu verhindern. Die Positionierung des Schädels muß deshalb auch von dorsal sorgfältig überprüft werden.
Das Vorhandensein einer „Technisch bedingten Asymmetrie" verändert die Darstellung der normalen Strukturen häufig derart, daß der oft für die diagnostische Auswertung wichtige Seitenvergleich unmöglich gemacht wird.

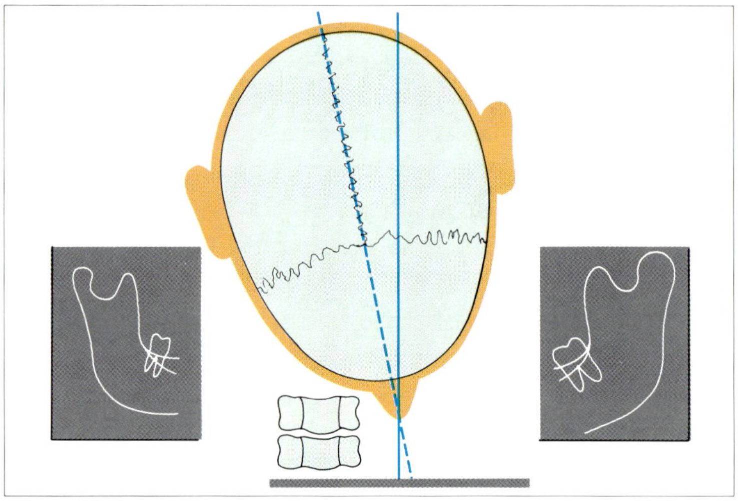

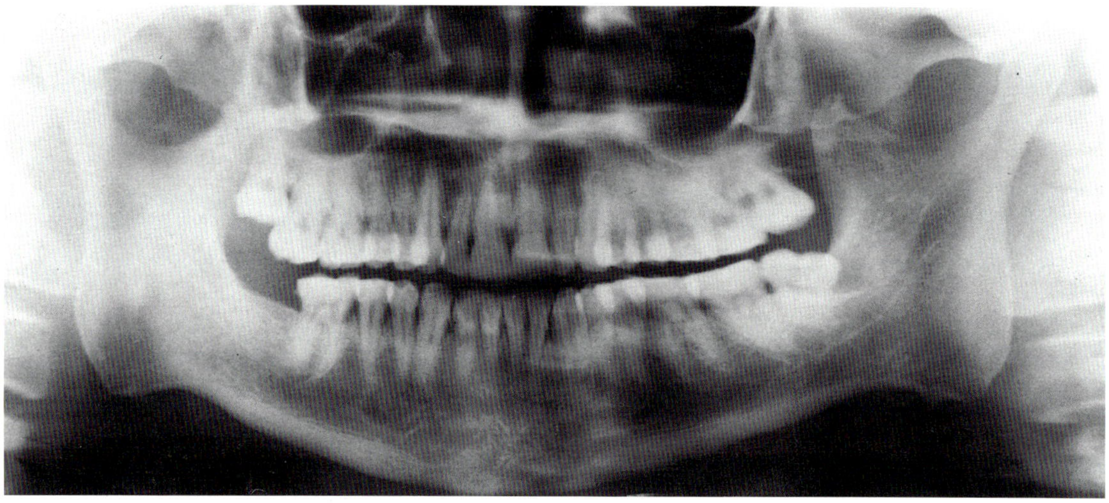

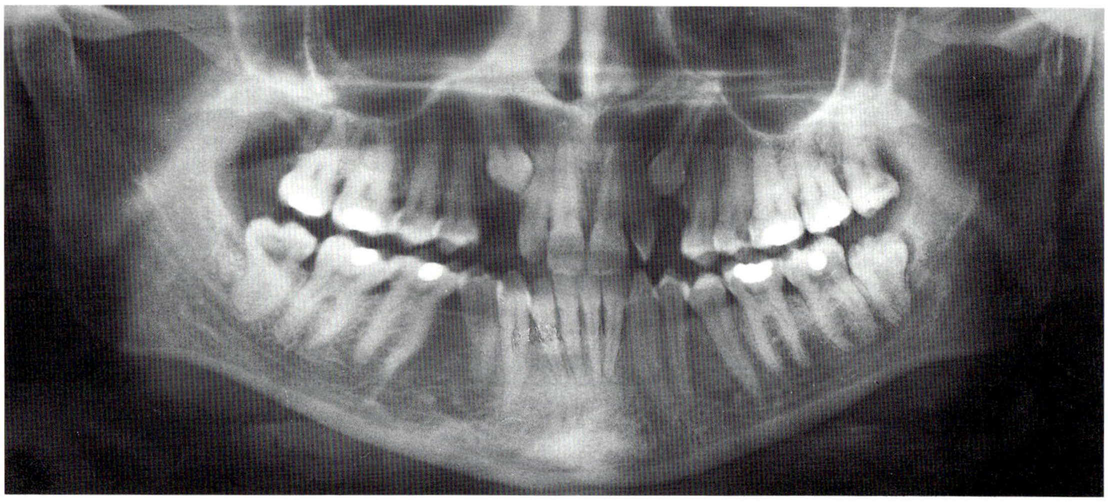

29 Technisch bedingte Asymmetrien des Gesichtsschädels in zwei Orthopantomographien
Die schematische Zeichnung zeigt die Wirkung der asymmetrischen Positionierung der Mediansagittalebene.

Oben: Verdeutlichung des Problems mit einer besonders gut sichtbaren Asymmetrie (der Patient hat sich zusätzlich bewegt).

Unten: Orthopantomographie mit einer relativ geringen Asymmetrie, die dennoch zu recht unterschiedlichen Darstellungen der Molaren und der Knochenstrukturen geführt hat. Man prüfe im Seitenvergleich die Form der Sinus maxillares und die Darstellung der unteren Nasenmuschel.

Positionierung des Schädels von dorsal palpieren, kontrollieren und korrigieren.

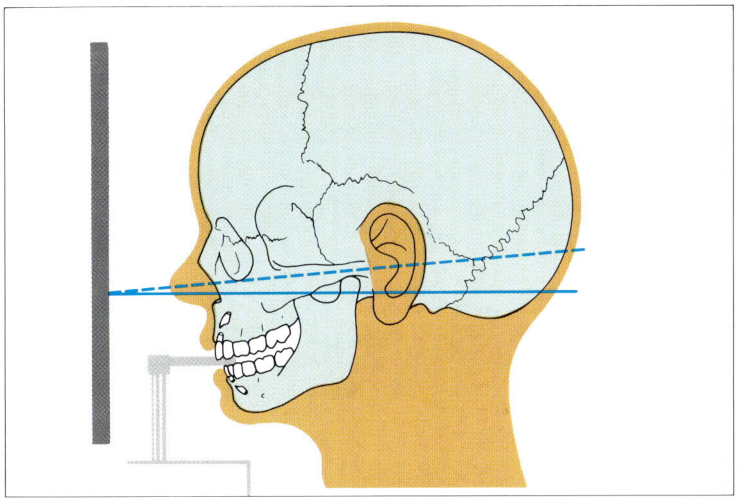

Positionierung im Wechselgebißalter

Im Wechselgebißalter müssen – je nach Indikation – die *durchgebrochenen* Zähne *oder* die *noch nicht durchgebrochenen* Zahnkeime im Schärfenbereich des vertikalen Lichtvisiers zu stehen kommen, wenn sie scharf abgebildet werden sollen. Müssen darüber hinaus retinierte oder überzählige Zähne (z.B. Mesiodentes) im Oberkiefer dargestellt werden, so muß die Region der Keimlager ohne Rücksicht z.B. auf die Wiedergabe der Kiefergelenke und mit dorsal steil ansteigender Okklusalebene positioniert werden. Die klinische Inspektion vor der Aufnahme ist unentbehrlich.

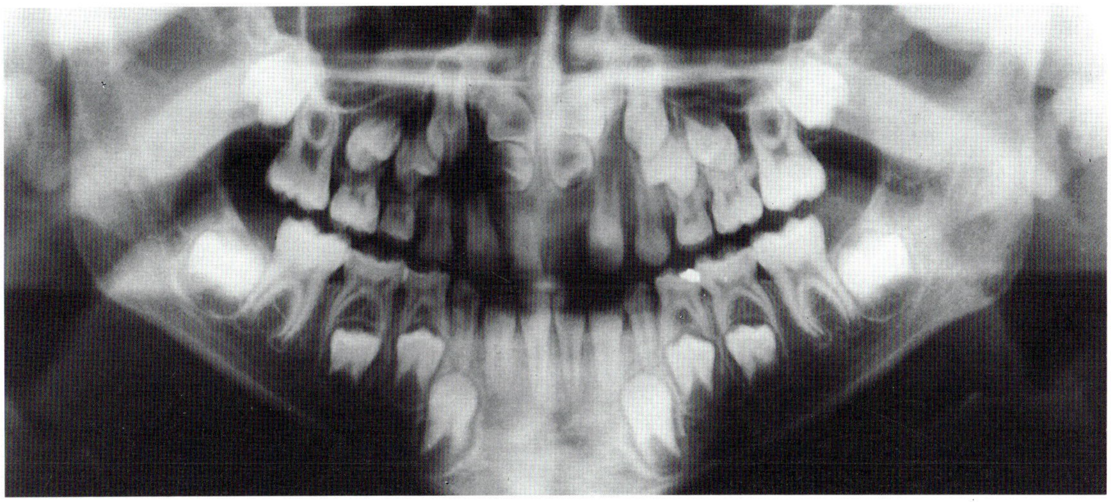

30 Verbesserte Wiedergabe der Zahnkeime des Oberkiefers bei einem 8jährigen
Die Aufnahme zeigt gut sichtbar die Doppelanlagen der oberen mittleren Schneidezähne, die nicht zur Gänze auf einen einzigen Zahnfilm projiziert werden konnten.
Die schematische Zeichnung (oben) zeigt, daß die Einstellung der Frontzahnschicht im Oberkiefer (und natürlich auch im Unterkiefer) nach spezieller Indikation vorgenommen werden kann.

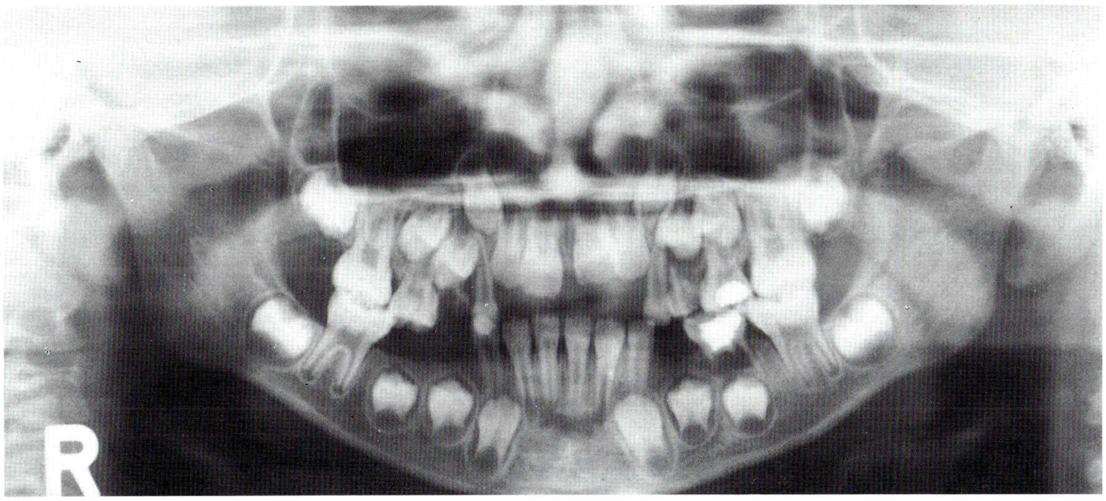

31 Orthopantomographie eines 7jährigen Mädchens
Aufnahme nach dem Durchbruch der Inzisivi mit einer etwas weniger steilen Positionierung des Schädels, die ebenfalls eine gute Übersicht erlaubt, da die Prämolaren des Oberkiefers noch nicht von den Strukturen des Gaumendaches überlagert werden.

Im Wechselgebiß die Lage der *Zahnkeime* der Frontregion vor der Aufnahme abschätzen und nach Indikation in die Schicht stellen.

Positionierung bei Parodontolysen

Bei richtiger Positionierung eignet sich die Orthopantomographie gut zur Gewinnung einer Übersichtsaufnahme bei Parodontalerkrankungen. Der flach nach oben fixierte Zentralstrahl läßt im Verein mit dem angewandten Prinzip der Tomographie meistens eine realistischere Wiedergabe des Alveolarkammes zu, als dies mit den unter den verschiedensten Winkeln projizierten Zahnaufnahmen möglich ist. Qualitativ ungenügend dargestellte einzelne Zähne können zeit- und strahlensparend mit Zielaufnahmen ergänzt werden.

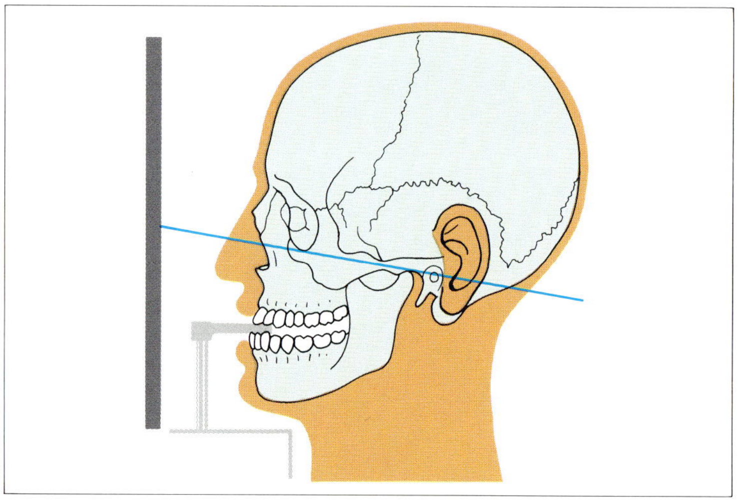

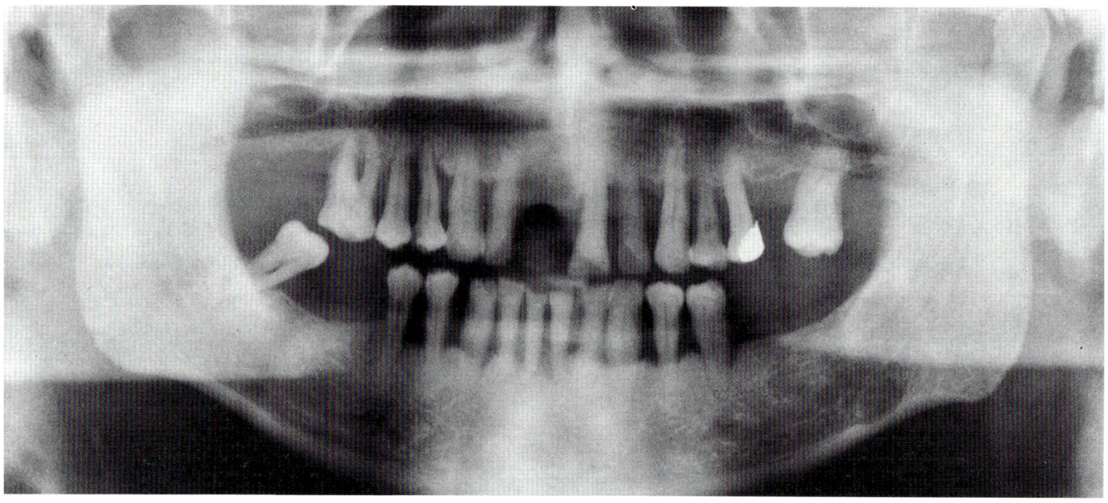

32 Korrekte Wiedergabe des Alveolarkammes
Die Wiedergabe wird verbessert, wenn man sich bemüht, die Kauebene möglichst horizontal im Cephalostat einzuordnen. Zur Komplettierung des Befundes sind dann meist nur noch einzelne spezielle Zahnaufnahmen (meist in der Prämolarenregion des Oberkiefers) nötig. Zumeist kann auf den traditionellen Parodontalstatus zugunsten einer besseren Übersicht verzichtet werden.

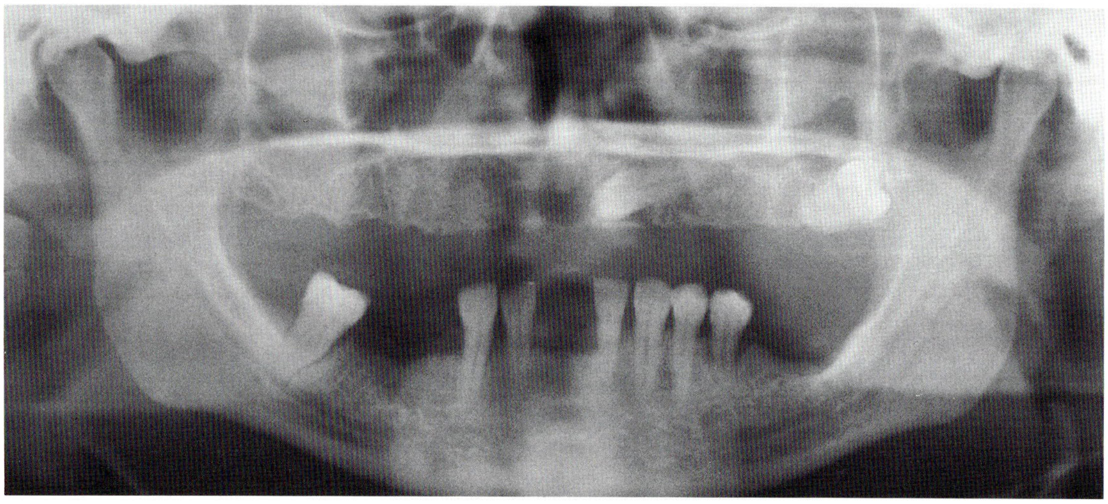

33 Vergleich des Strahlenganges bei PAR-Interpretationen mit Zahnfilm und Orthopantomogramm
Zahnaufnahmen geben (besonders bei apikaler Projektion) ein verzerrtes Bild des Alveolarkammes. Vestibuläre Anteile werden im OK nach unten und im UK nach oben projiziert. Da die Achse der unteren Molaren im allgemeinen nach lingual (Schema) und die der oberen Molaren nach vestibulär geneigt sind, ergibt das Orthopantomogramm eine realistischere Wiedergabe des Knochenverlustes.

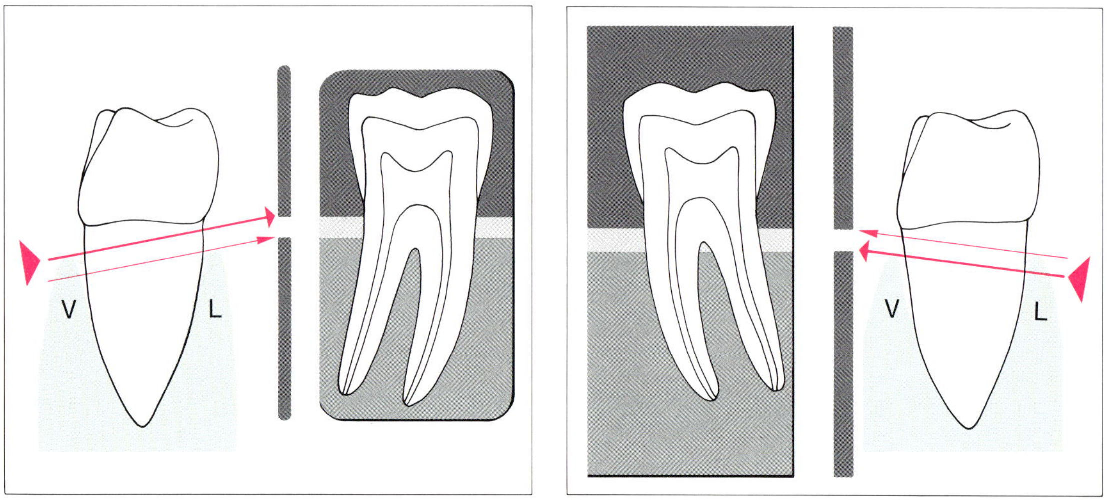

Anmerkung
Wie die nebenstehende Skizze zeigt, werden z.B. im Unterkiefer die vestibulären und die lingualen Anteile des Alveolarkammes mit Zahnaufnahmen (links) und mit der Orthopantomographie (rechts) unterschiedlich aufgezeichnet. Unter Berücksichtigung der tatsächlichen anatomischen Gegebenheiten (Achsenneigung) zeigt das OPG die Situation richtiger.

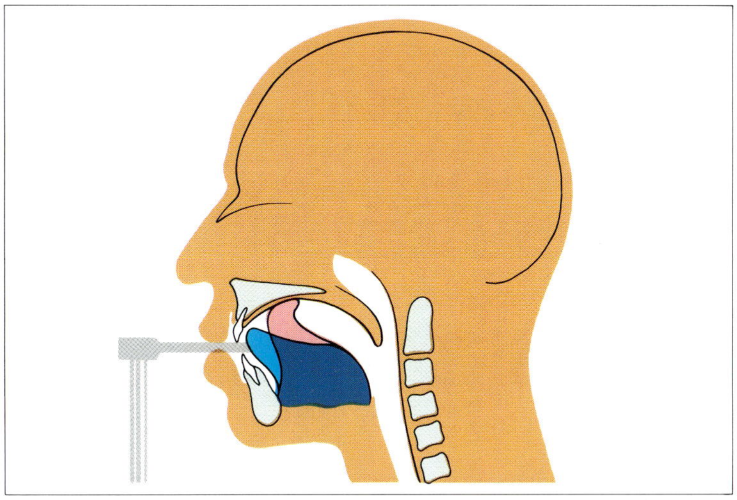

Positionierung der Zunge

Die Bildqualität und damit die Interpretierbarkeit von Orthopantomographien wird gerade in der Oberkieferfront stark von Summationseffekten beeinflußt, die von der Filterwirkung der Zunge hervorgerufen werden. Bei flacher und falscher Zungenlage sind die Wurzeln der oberen Frontzähne wegen der fehlenden Filterwirkung der Zunge oft unsichtbar und erscheinen erst bei richtiger Zungenlage infolge des entstehenden Additionseffekts deutlich. Die fehlende Filterwirkung der Zunge bewirkt dagegen einen Subtraktionseffekt.

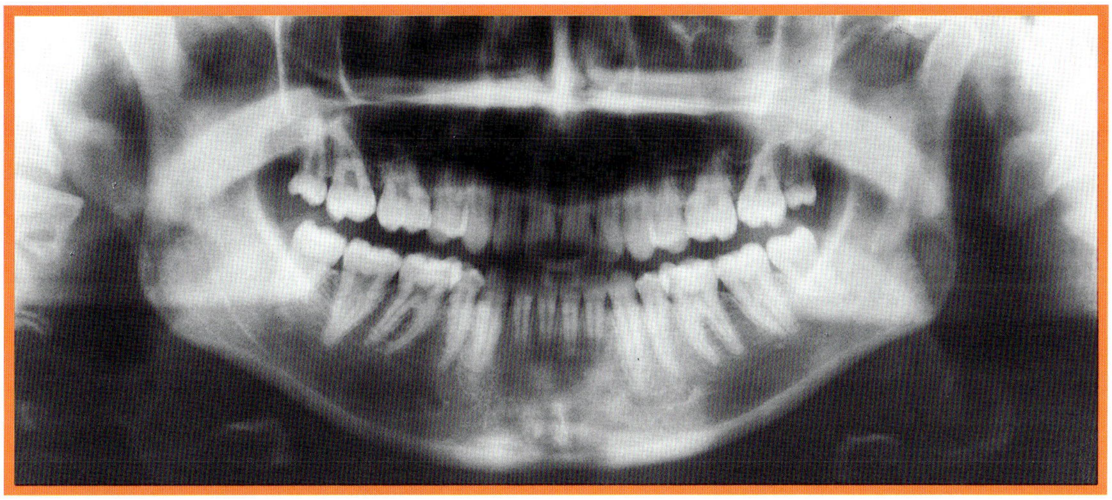

34 Fehlerhafte Zungenlage
Der Patient hat die Zungenspitze an die Kronen der Schneidezähne gepreßt und damit den Luftraum unter dem Gaumendach vergrößert (Zeichnung, Zunge in blauer Farbe dargestellt). Der strahlendurchlässige Luftraum bewirkt in der Folge eine erhöhte Strahlungsintensität im Bereich der oberen Frontzahnwurzeln, die so überbelichtet und damit unsichtbar werden.

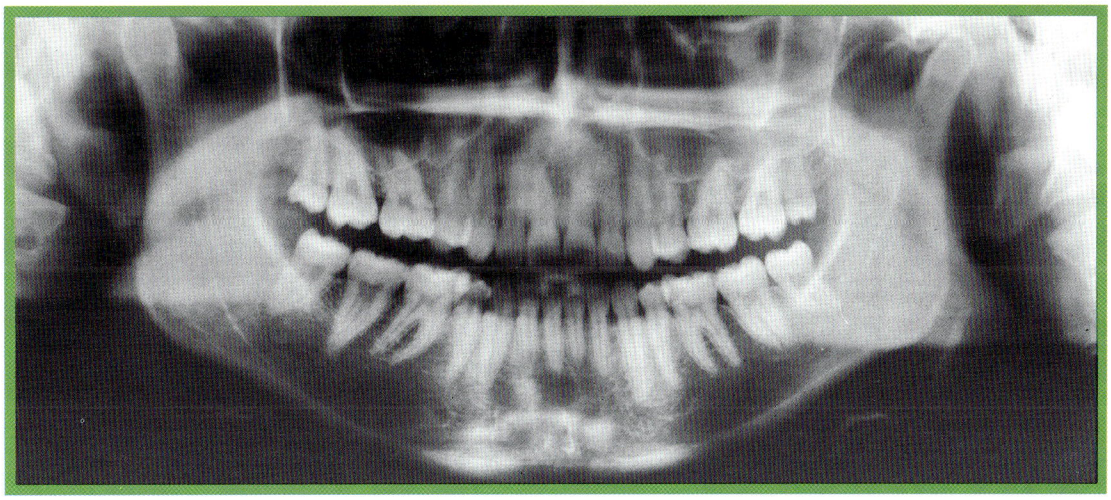

35 Richtige Zungenlage beim selben Patienten
Der Patient hat nun die Zunge richtig dem Gaumendach angepreßt. Die Zunge wirkt mit ihrer Strahlenabsorption als Filter (Zeichnung, Zunge in roter Farbe dargestellt). Die Strahlung trifft nun geschwächt auf die oberen Frontzahnwurzeln und läßt sie deutlicher hervortreten.

Der Patient kennt die Funktionsweise des Orthopantomographen nicht. Um Fehlaufnahmen und damit unnötige Strahlenbelastungen zu vermeiden, ist eine eingehende Instruktion des Patienten vor der Exposition vonnöten. Die Einübung der korrekten Zungenhaltung kostet zwar Zeit, bringt aber stets eine eklatante Verbesserung der Bildqualität im Oberkiefer.

Darstellung der Kieferkämme

Die Darstellung der Kieferkämme kann bei zahnlosen Patienten unter Umständen Schwierigkeiten bereiten, weil der meist dünne Kieferkamm des Oberkiefers leicht von der Strahlung „durchgeschlagen" wird; dies besonders dann, wenn die Zunge während der Aufnahme nicht dem Gaumendach angepreßt wurde. So können im Gegensatz zu früheren Ansichten Kunststoffprothesen als Filter mit Vorteil am Platz belassen werden, weil damit im Schlußbiß auch gleichzeitig die Lage der Kondylen in der Pfanne auf einfache Weise überprüft werden kann.

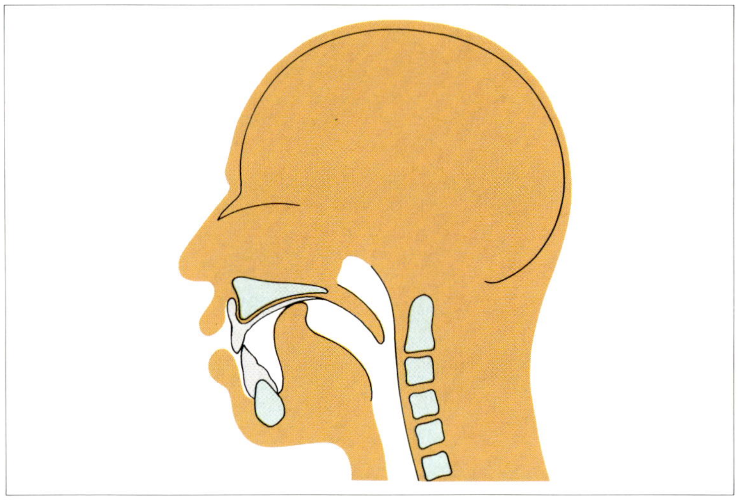

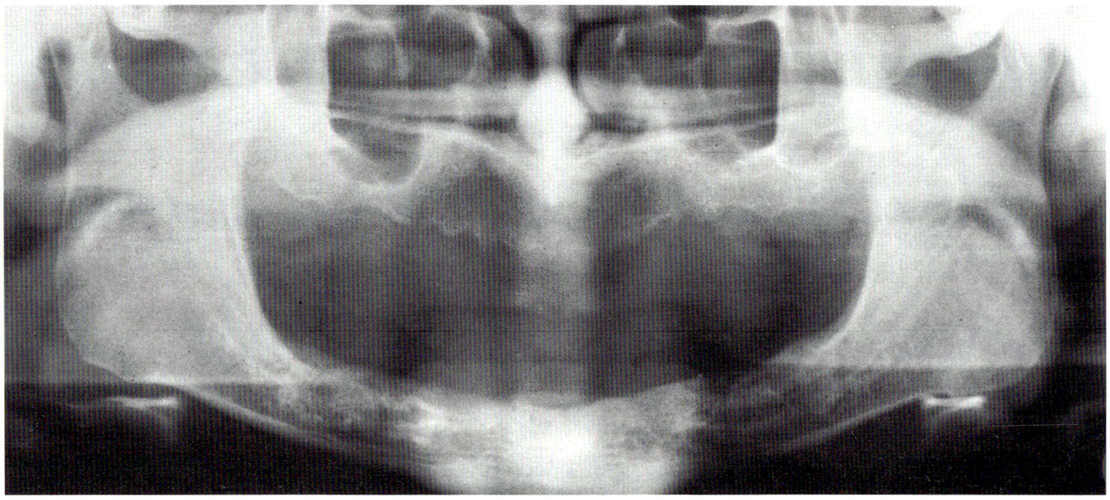

36 Verbesserte Aufnahmetechnik
Die Verbesserung der Aufnahmequalität bei zahnlosen Patienten erfordert eine sorgfältige Einstellung und eine vorsichtige Wahl der Expositionsdaten. Die Benützung der Zunge muß geübt werden.
Die Zeichnung (oben) zeigt schematisch die Verbesserung der Wiedergabe der Kieferkämme durch Ausnützung der Filterwirkung des Prothesenkunststoffs.

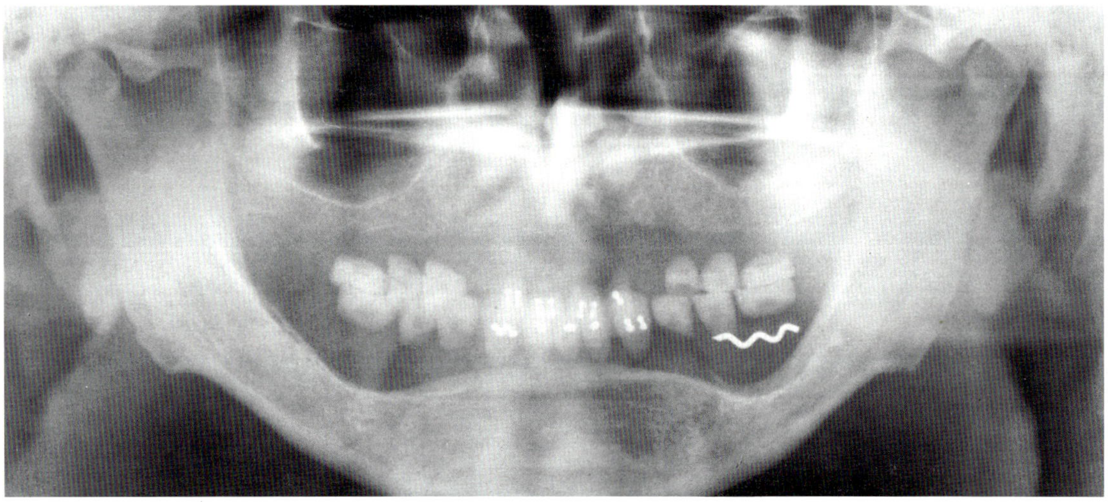

37 Patient mit Vollprothesen
Geht es um die Überprüfung der Okklusion und der Kondylenposition bei Kiefergelenkfällen, so wird empfohlen, die Prothesen – auch Metallprothesen – im Schlußbiß am Platz zu belassen. Kunststoffprothesen wirken besonders im Oberkiefer als Filter und lassen den Kieferkamm deutlich hervortreten.

Als einzige Röntgenaufnahme erlaubt das Orthopantomogramm, in Schlußbißposition aufgenommen, eine aufschlußreiche Beurteilung der Okklusion in Relation zur Kondylenposition. Es ist jedoch zu beachten, daß die individuelle Form und Achsenneigung der Gelenke eine Beurteilung erschweren kann. Bei der im Bißhalter fixierten Kopfbißposition der Frontzähne ist die Stellung der Kondylen in der Pfanne natürlich nicht zu beurteilen. Anhaltspunkte zur Beurteilung der Kondylenposition geben lediglich exakt symmetrisch hergestellte Aufnahmen in Schlußbißposition.

„Zonarc", ein Spezialgerät für Kliniken

Unfallpatienten und spezielle Fälle können im praxisüblichen Orthopantomographen nicht gelagert und daher auch nicht untersucht werden.
Dafür wurde ein Gerät entwickelt, das die zonographische Untersuchung des Gesichtsskeletts am liegenden Patienten ermöglicht. Das hier vorgestellte Gerät, ein Zonarc M 10 von Palomex, erlaubt nicht nur die Anfertigung von Orthopantomographien, sondern dank einer Vielzahl von Programmen auch von Zonographien, die etwa zylinderförmig gekrümmte Schichten aus verschiedenen Bereichen des Schädels wiedergeben können.
Dafür fordert die zweidimensionale Wiedergabe von gekrümmten Schichten vom Betrachter Raumverständnis und profunde röntgenanatomische Kenntnisse. Der an einer normalen Orthopantomographie geschulte Blick eines röntgenanatomisch erfahrenen Zahnarztes hat jedoch im Gegensatz zum Allgemeinradiologen wenig Mühe, sich zu orientieren.

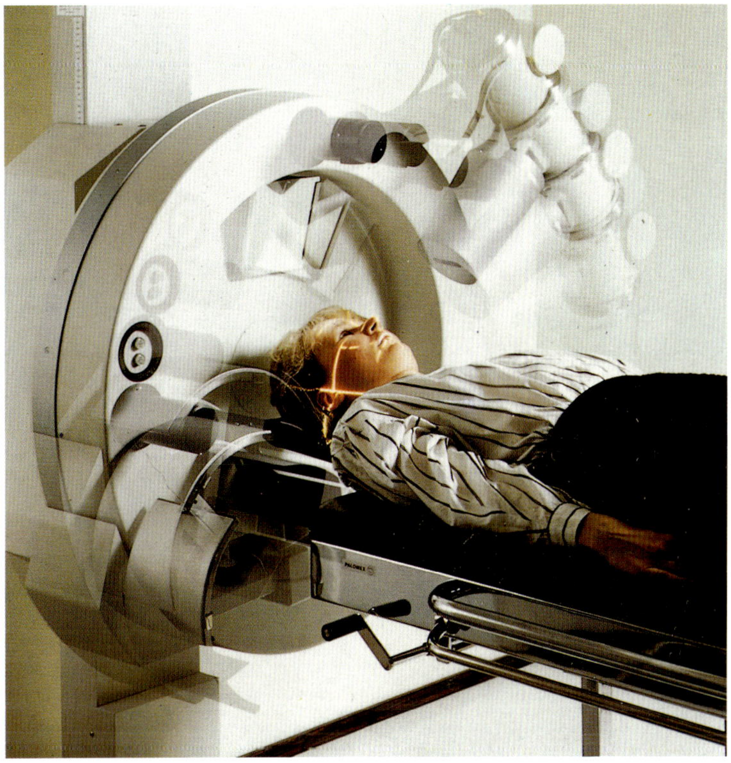

38 Zonarc, Patientenlagerung und Bewegungsablauf von Röhre und Film
Die Aufnahme zeigt die Lagerung einer Patientin ohne Benützung einer Schutzschürze (Werksaufnahme!). Die Trickaufnahme gibt jedoch einen guten Eindruck von der koordinierten Bewegung von Röhre, Filmkassette und Stativ um den Kopf der liegenden Patientin.

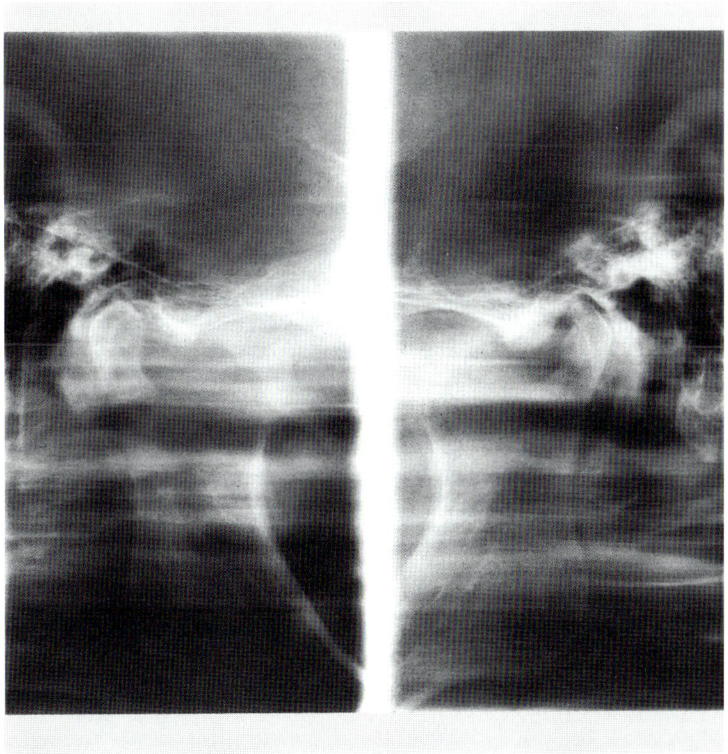

39 Gleichzeitige Darstellung der Kiefergelenke in Schlußbißposition mit dem Zonarc
Die unterschiedliche Wiedergabe der Kondylen weist in diesem Fall darauf hin, daß die Kondylenachsen asymmetrisch und in verschiedenem Winkel zur Mediansagittalebene angeordnet sind. Der rechte Kondylus zeigt arthrotische Veränderungen.

Spezialaufnahmen mit dem Fernröntgenteil

Die Technik der Fernröntgenaufnahme in der zahnärztlichen Praxis, die früher fast ausschließlich dem Kieferorthopäden und dem Kieferchirurgen vorbehalten war, konnte neuerdings wegen der außerordentlichen Fortschritte auf dem Gebiet der Röhrentechnik und der Film-Folien-Kombinationen stark vereinfacht und erweitert werden. So können heute mit dem Fernröntgenteil des Orthopantomographen die wichtigsten Schädelaufnahmen mit niederen Strahlenbelastungen und in relativ guter Aufnahmequalität auch in der Praxis angefertigt werden, was schon bald eine sprunghafte Erweiterung des zahnärztlichen Wissensstandes nach sich ziehen wird.

Panoramageräte, die dank modernster Elektronik beliebige Ausschnittprojektionen ohne entscheidende Mehrinformation ermöglichen, sind vom diagnostischen Wert her eindeutig denjenigen Apparaten unterlegen, die durch einen vernünftigen Ausbau des Fernröntgenteils zum praxisgerechten Schädelgerät die diagnostisch wichtige Informationserweiterung in der dritten Dimension anbieten.

Einstelltechnik der Schädelaufnahmen auch S. 109 ff.

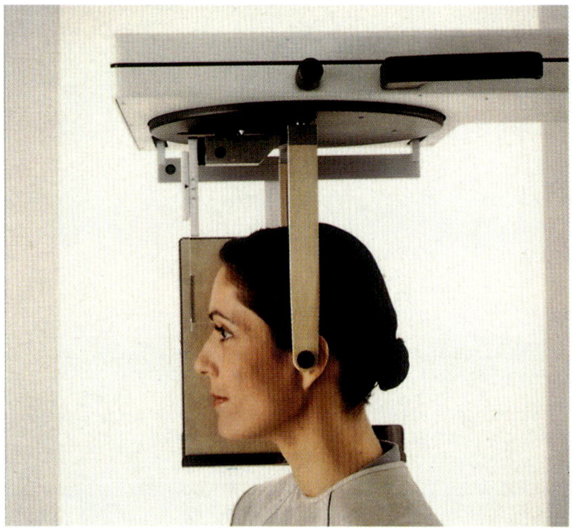

40 Die Positionierung des Patienten im Fernröntgenteil eines Orthopantomographen für eine seitliche Fernröntgenaufnahme
Man beachte die Stellung der Halswirbelsäule, durch die Überlagerungen mit dem Kieferwinkel vermieden werden können.

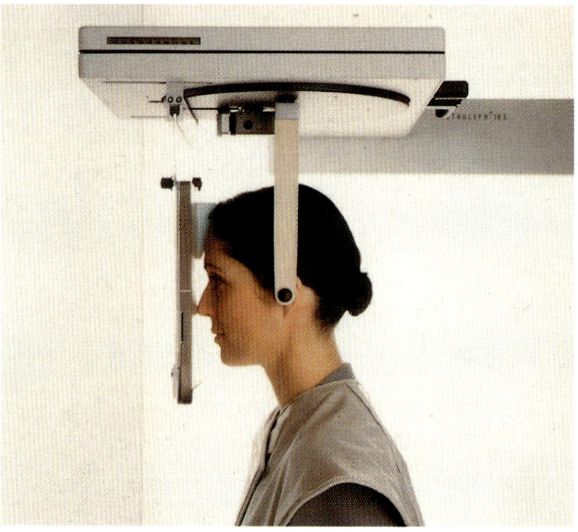

41 Positionierung des Patienten für eine Schädelübersichtsaufnahme p.-a.
Man beachte den Strahlengang, mit dessen Hilfe das Felsenbein in den unteren Teil der Orbita projiziert wird.

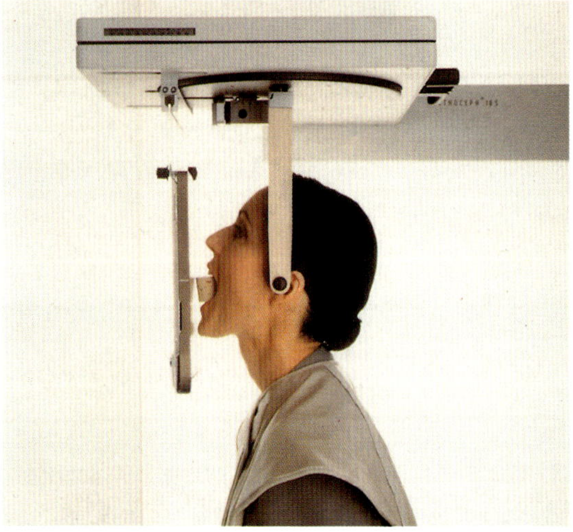

42 Halbaxiale Schädelaufnahme
Die korrekte Positionierung mit maximaler Mundöffnung zeigt den richtigen Strahlengang, mit dem die Sinus maxillares vom Felsenbein freiprojiziert werden müssen.

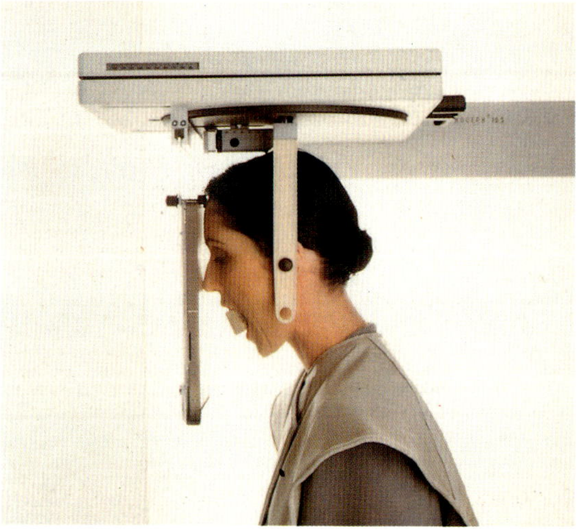

43 Unterkieferaufnahme p.-a.
Das rechte Bild zeigt die korrekte Positionierung in maximaler Mundöffnung. Die Kondylen sollten ohne Überlagerung sichtbar werden. Der Korken sichert die Mundöffnung und hilft, die Bewegungsunschärfe zu vermeiden.

Neben einer klaren Indikationsstellung muß die gewählte Schädelaufnahme nach den Normen der konventionellen Aufnahmetechnik angefertigt werden (S. 109 ff.).

Röntgenanatomie in Orthopantomographien

Die Röntgenanatomie ist die Grundlage jeder Röntgenbildinterpretation. Sie folgt eigenen Gesetzmäßigkeiten und erfordert zu ihrem Verständnis die Kenntnis der Strahlenwirkung und der normalen Anatomie des durchstrahlten Raumes in Abhängigkeit von der angewendeten Aufnahmetechnik. Analog dieser grundlegenden Erkenntnis sind für jede Art von Röntgenaufnahmen folgende Grundregeln zu beachten:

- Der *Tangentialeffekt* der Röntgenstrahlen macht im durchstrahlten Raum nur diejenigen Hartgewebe deutlich sichtbar, die entweder von großer Dicke oder Dichte sind oder die – als relativ dünne „Lamellen“ – im Moment der Aufnahme parallel oder nahezu parallel zum Zentralstrahl stehen. Die letzteren simulieren in ihrer Lage eine Hartgewebestruktur großer Dicke und erscheinen daher im Röntgenbild deutlich opak. Hartgewebestrukturen aber, die im Moment der Aufnahme quer oder nahezu quer zum Zentralstrahl stehen, werden, selbst wenn sie relativ dick sind, unter dem Einfluß der zur Durchdringung der Gewebe nötigen Expositionsdaten durchstrahlt und erscheinen im Röntgenbild transparent.

- Der *Summationseffekt* der Röntgenstrahlen läßt Hart- und Weichgewebestrukturen im durchstrahlten Raum unter den Bedingungen der verwendeten Expositionsdaten deutlicher erscheinen oder gänzlich verschwinden. So lassen z. B. die auf einen Abschnitt des Knochens projizierten Weichteile diesen dort dichter erscheinen als daneben, weil das Strahlenbündel bereits abgeschwächt auf den Knochen trifft. Ein auf einen bestimmten Abschnitt des Knochens projizierter lufthaltiger Raum aber bewirkt, daß das Strahlenbündel ungeschwächt auf den Knochen trifft, diesen leicht durchdringt („durchschlägt“) und seine typische Zeichnung auslöscht. Das erste Beispiel ist als „Additionseffekt“, das zweite als „Subtraktionseffekt“ zu verstehen und hat in diesen Fällen gar nichts mit den röntgenologischen Zeichen einer „Sklerosierung“ oder einer „Strukturauflösung“ zu tun.

Die Orthopantomographie, die im Grunde genommen wegen der je nach Kieferabschnitt verschieden dicken (aber stets mehr als 5 mm messenden) Schichten zu den Zonographien gehört, macht hier keine Ausnahme. Auch hier bestimmen der Tangentialeffekt und der Summationseffekt das Abbild der durchstrahlten Gewebe; jedoch werden, entsprechend den Prinzipien der Tomographie, alle in der Schicht befindlichen Strukturen relativ scharf und leicht vergrößert dargestellt, während alle außerhalb der Schicht befindlichen Objekte nur als unscharfe und verschmälerte oder als unscharfe, verbreiterte und vergrößerte Überlagerungen dargestellt werden, je nachdem, ob sie zwischen Schicht und Film oder zwischen Schicht und Fokus gelegen sind.

Übersicht über die im Orthopantomogramm sichtbaren anatomischen Strukturen

Die Trickaufnahme eines mazerierten Schädels zeigt die oberflächlichen Knochenstrukturen mit Ausnahme der Halswirbelsäule und des Hyoids. Man beachte, daß man eigentlich (vereinfacht überlegt) in der Mitte eine Frontalansicht zwischen zwei lateralen Ansichten des Gesichtsschädels vor sich hat. Im wirklichen Röntgenbild werden diese Oberflächen natürlich von den dahinterliegenden anatomischen Räumen und Strukturen überlagert. Entsprechend dem angewendeten Prinzip der Zonographie geht dies so weit, daß auch Strukturen wie die Halswirbelsäule oder der Kieferwinkel der gegenüberliegenden Seite die gefragten Strukturen überlagern und ihre Wiedergabe beeinträchtigen. Die Vielfalt der möglicherweise sichtbaren Strukturen ist enorm. Da niemals alle Strukturen auf einem einzigen Bild zu sehen sind, werden sie in diesem Kapitel mit Übersichten und Ausschnitten aus verschiedenen Aufnahmen möglichst umfassend im Detail präsentiert.

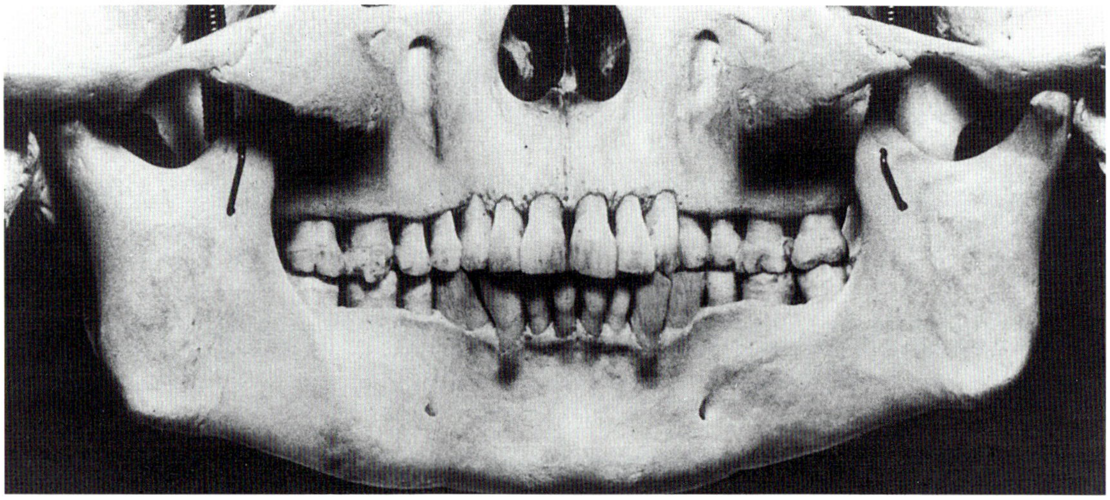

44 Fotografische Trickaufnahme
Darstellung der durch die Orthopantomographie erfaßten oberflächlichen Knochenstrukturen des Gesichtsschädels. Die tiefer gelegenen Hartgewebsstrukturen und die Weichteile fehlen.

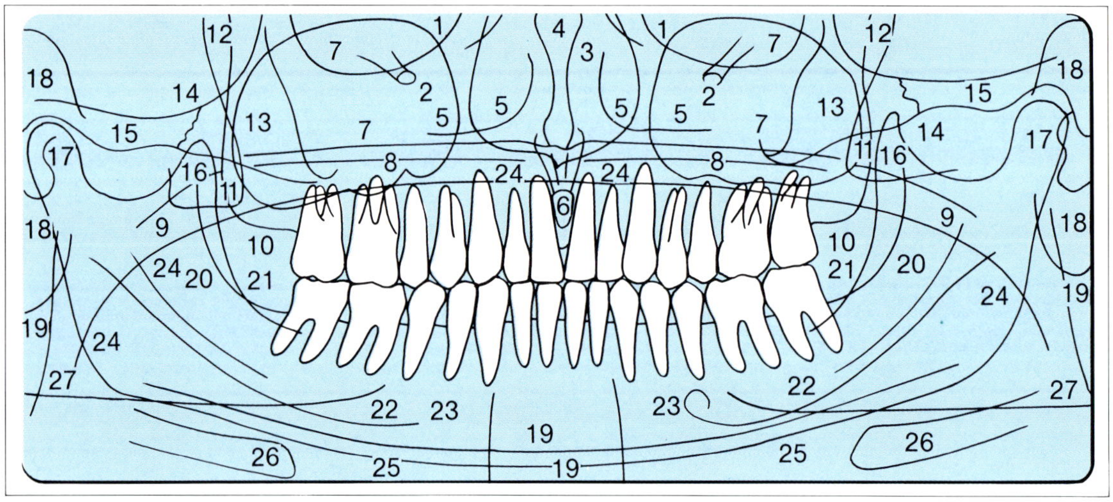

45 Strukturen des durchstrahlten Raumes schematisch
Unter den Ziffern 6 und 11 finden sich mehrere eng beieinander liegende anatomische Strukturen wegen Platzmangels in der Zeichnung unter einer Sammelnummer.

1 Orbitae
2 Canalis infraorbitalis
3 Cavum nasi
4 Septum nasi
5 Concha nasalis inferior
6 Foramen incisivum, darüber Spina nasalis anterior und Canalis nasopalatinus
7 Sinus maxillaris
8 Gaumendach und Nasenboden
9 Velum palatinum
10 Tuber maxillae
11 Processus pterygoideus (Lamina lateralis und Lamina medialis) sowie Processus pyramidalis ossis palatini
12 Fossa pterygopalatina
13 Os zygomaticum
14 Sutura zygomatico temporalis
15 Arcus zygomaticus, Tuberculum articulare
16 Processus coronoideus
17 Kondylus
18 äußeres Ohr mit äußerem Gehörgang
19 Halswirbelsäule
20 Crista temporalis mandibulae
21 Linea obliqua
22 Canalis mandibulae
23 Foramen mentale
24 Zungenrücken
25 Kompakta des Unterkieferrandes
26 Zungenbein
27 Verwischung des Gegenkiefers

Ventrale Anteile des Gesichtsschädels

Je nach dem individuellen Bau des Gesichtsschädels und der Positionierung im Gerät erscheinen die Strukturen der Orbita und der Nasenhöhle im Bild. Immer jedoch sind sie – sichtbar oder unsichtbar – am Bildaufbau beteiligt.

Am Beispiel der Concha nasalis inferior kann man sich gut vorstellen, daß das Orthopantomogramm – wie bereits erwähnt – aus zwei breiten lateralen und einer schmalen dazwischengelagerten frontalen Ansicht des Gesichtsschädels zusammengesetzt erscheint, wobei weiter medial und höher gelegene Strukturen wie z.B. die oberen Nasenmuscheln völlig unsichtbar werden. Im unteren Teil der Orbita gelegentlich sichtbare Fremdkörper befinden sich meist in der Kieferhöhle und werden – wie auch die dorsalen Sinusbegrenzungen – durch Schrägprojektion aus den obersten Anteilen des schmalen vertikalen Strahlenbündels nach oben projiziert.

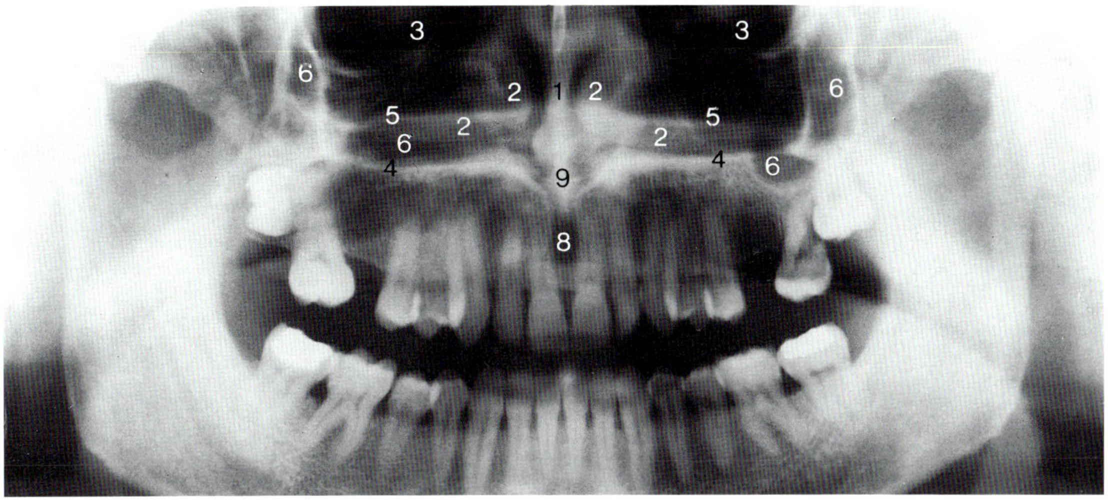

46 Strukturen der Nasenhöhle, des Nasenbodens bzw. des Gaumendaches und der ventralen Anteile der Maxilla
Die Darstellung der Begrenzungen des Nasenbodens bzw. des Gaumendaches hängt vom vertikalen Einstellungswinkel des Schädels im Cephalostat ab.

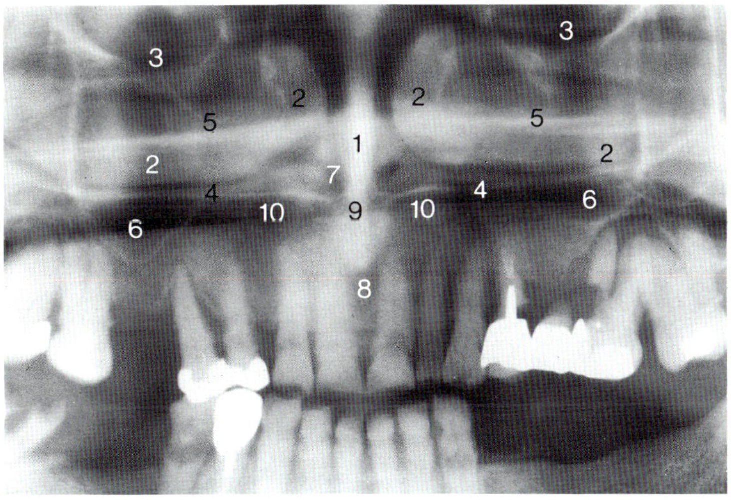

47 Gleiche Region wie vorher
Man beachte die Darstellung der Concha nasalis inferior, die gleichzeitig in Frontalansicht und in lateraler Projektion abgebildet ist. Man beachte ferner die Aufzeichnung des Canalis infraorbitalis rechts, der nur dank der Überlagerung durch die Concha sichtbar wird.

1 Septum nasi
2 Concha nasalis inferior
3 Orbita mit Canalis infraorbitalis rechts
4 laterobasale Begrenzung der Nasenhöhle
5 Pars horizontalis ossis pyramidis mit der posterioren Begrenzung der Nasenhöhle. Das Gaumendach selbst liegt, wenn überhaupt sichtbar, zwischen 4 und 5
6 Sinus maxillaris
7 nasaler Eingang zum Canalis incisivus
8 Foramen incisivum
9 Spina nasalis anterior mit Crista nasalis maxillae
10 Nasenflügel

Ventrale Anteile des Gesichtsschädels im Oberkiefer

Manchmal bilden sich auch die Weichteile deutlich ab und zeigen an, daß mit ihrem Additionseffekt jederzeit zu rechnen ist. Orbita und Kieferhöhle sind dagegen zusammen mit Nasenhöhle und Epipharynx vom Röntgenstrahl leicht zu durchdringen, schwärzen daher den Film stark und formen so selbst auf knöchernem Hintergrund Subtraktionseffekte.

Obwohl es hier primär nicht um eine Darstellung der Weichteile geht, sei es doch gestattet, mit einem entsprechenden Beispiel die Wirkung der durch Weichteile entstehenden Additionseffekte zu betonen. Dies weil ihr verschattender Einfluß eine gewisse diagnostische Bedeutung erlangen kann, besonders wenn die Expositionsdaten an oder unterhalb der unteren Grenze lagen. Im Gegensatz dazu bringen Subtraktionseffekte den Betrachter immer dann in diagnostische Schwierigkeiten, wenn die Aufnahmedaten an oder über der oberen Grenze lagen.

Die Beispiele belegen klar, welche Bedeutung eine überlegte und sorgfältig ausgeführte Aufnahmetechnik für die Interpretierbarkeit von Röntgenaufnahmen hat.

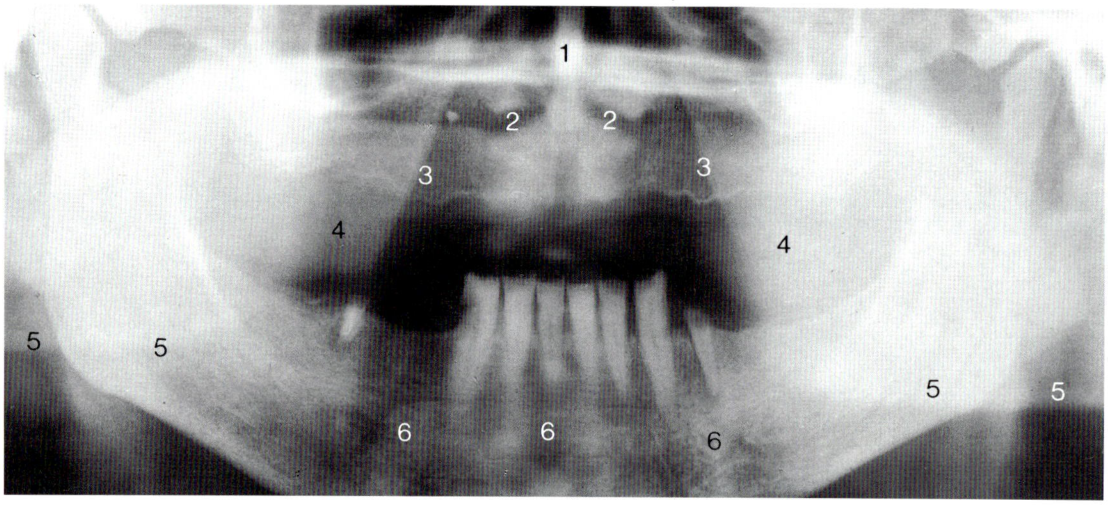

48 Additionseffekte
Durch die Überlagerung des Oberkiefers mit den Weichteilen der Wange und des Unterkiefers mit dem filmfernen Gegenkiefer sowie beider Kiefer durch Strukturen aus dem Bereich der Wirbelsäule entstehen Additionseffekte. Sichtbar ist ferner das Kinnschild der Positionierungslehre aus Plastik.

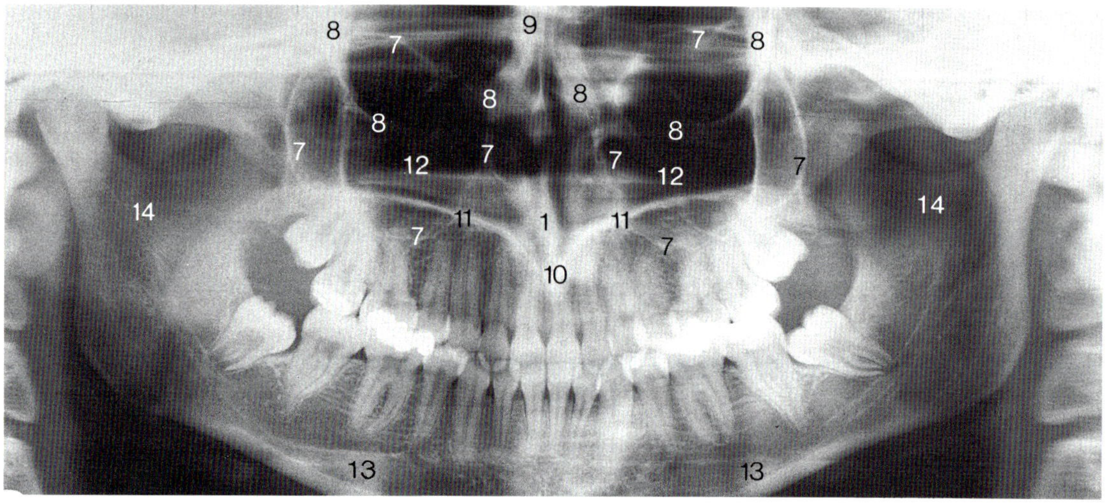

49 Subtraktionseffekte
Wirkung des Subtraktionseffektes auf die Begrenzungslinien der Orbita, die unter dem Einfluß der Überlagerung durch die lufthaltigen Kieferhöhlen zustande kommt. Die Aufnahme wurde im Schlußbiß angefertigt.

1 Septum nasi und Crista nasalis maxillae
2 Articulatio atlantooccipitalis
3 Nasolabialfalte der Wange
4 Wange
5 Corpus mandibulae filmfern
6 Positionierungslehre aus Kunststoff
7 Sinus maxillaris (Grenzen)
8 Orbita (Grenzen)
9 Os nasale
10 Spina nasalis anterior
11 laterobasale Begrenzung der Nasenhöhle
12 Pars horizontalis ossis palatini und Zungenrücken
13 Verwischungsfigur des Zungenbeins (Os hyodeum)
14 lufthaltiger Epipharynx

Variationen des Sinus maxillaris

Selbst wenn man technisch bedingte Asymmetrien beiseite läßt, stellt der individuell so unterschiedliche Bau der Nebenhöhlen noch große Ansprüche an die Interpretation. Das hier gezeigte Beispiel simuliert in der Jochbeinregion die Existenz einer zystoiden Aufhellung, die sich im CT als speziell geformter Recessus zygomaticus des Sinus erweist.

Meist findet man einen einheitlichen und nur in der Gegend des zweiten Prämolaren durch ein Septum sinuum unterteilten Raum, der mehr oder weniger ausgeprägt verschiedene Buchten erkennen läßt, die als Recessus anterior, Recessus posterior, Recessus zygomatiens oder Recessus alveolaris angesprochen werden. Seltener findet man einen durch mächtige Septen unterteilten Raum, dessen Buchten beim Vorhandensein devitaler Zähne radiologisch kaum von dentogenen Zysten zu unterscheiden sind. Aus zahnärztlicher Sicht kann die alveoläre Bucht im Orthopantomogramm meist gut beurteilt werden, keinesfalls ist die Orthopantomographie allein jedoch zur Beurteilung des Sinus als Ganzes geeignet.

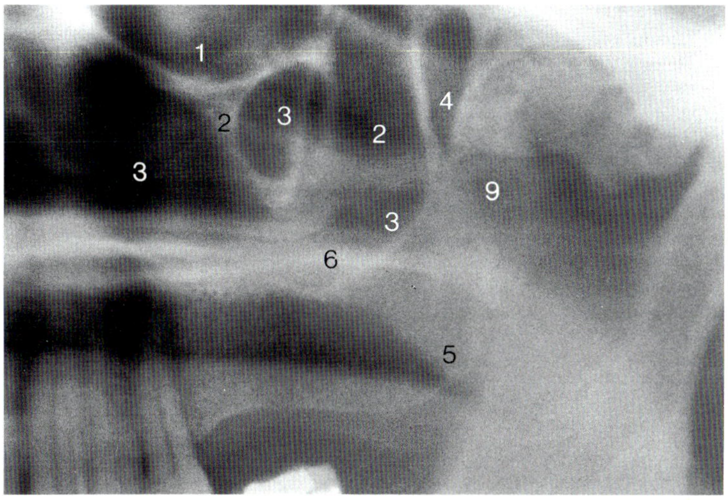

50 Ausschnitt aus einer Orthopantomographie mit zystoid geformter Aufhellung
Die Aufhellung in der Region des Recessus zygomaticus der Maxilla täuscht einen pathologischen Prozeß vor.

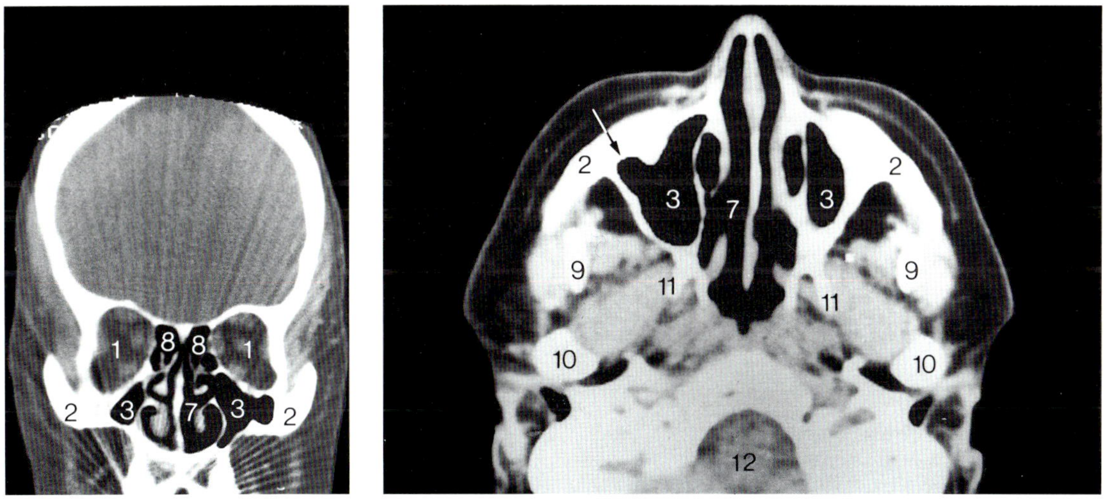

51 CT der Kieferhöhlenregion bei rekliniertem Schädel
Links: Frontaler (koronarer) Schnitt. Deutlich erkennt man die Asymmetrie des Sinus maxillaris (3) und die Ausbuchtung des linken Sinus. Man beachte die im CT erscheinenden strahligen Artefakte, wenn der Patient Träger von Metallrekonstruktionen ist.

Rechts: Axialer Schnitt mit den asymmetrischen Kieferhöhlen. Man beachte die ausgebuchtete Form des linken Sinus (Pfeil).

1 Orbita
2 Corpus ossis zygomatici
3 Sinus maxillaris
4 Fossa pterygopalatina
5 Tuber maxillae
6 Boden der Nasenhöhle und Gaumendach
7 Cavum nasi mit Conchae und Septum nasi
8 Sinus ethmoidalis
9 Processus coronoideus
10 Kondylus
11 Processus pterygoidens, Lamina lateralis und medialis
12 Foramen occipitale magnum

Retromaxillärer Raum

Überlagert vom Jochbein, dem Processus pterygoideus mit den beiden Laminae und vom Os palatinum imponiert der retromaxilläre Raum als kompliziertes röntgenanatomisches Gebilde. Besonders die laterale Lamina ist oft variantenreich ausgebildet und zeigt Knochendefekte und Foramina, die in der Gegend des Processus coronoideus Subtraktionseffekte bilden und „zystoide" Läsionen vortäuschen können (z. B. das Foramen pterygospinosum Civinini oder auch der am Foramen ovale entspringende Porus crotaphiticobuccinatorius). Die Facies temporalis ossis zygomatici bildet als „Linea innominata" den rückwärtigen Schenkel des aus Zahnaufnahmen dieser Region gut bekannten V-förmigen Schattens, der den Recessus zygomaticus des Sinus maxillaris „umrandet". Er darf nicht mit der dorsalen Sinusbegrenzung verwechselt werden, die ihrerseits in den vorderen „Schenkel" der Fossa pterygopalatina mündet.

Das Tuber maxillae und die Laminae des Processus pterygoideus werden vom Processus coronoideus überlagert, was die Beurteilung dieser Region erschwert.

52 Darstellung von Jochbein und Jochbogen
Die stets von ventral oben nach dorsal unten verlaufene Sutura zygomaticotemporalis ist nicht immer klar zu sehen. Durch die vom Röntgenstrahl durchgeschlagene Oberfläche des Jochbeinkörpers sieht man bei 1 in den Recessus zygomaticus des Sinus maxillaris.

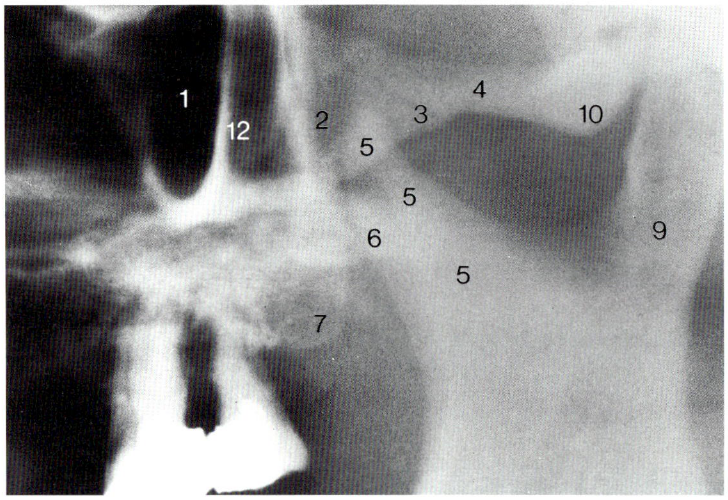

53 Darstellung des Processus pterygoideus
Ausschnitt aus einem Orthopantomogramm. Verminderte Strahlendurchlässigkeit wegen bestehender Parodontitis marginalis, ausgehend von 28 und damit deutlichere Abbildung der retromaxillären Strukturen.

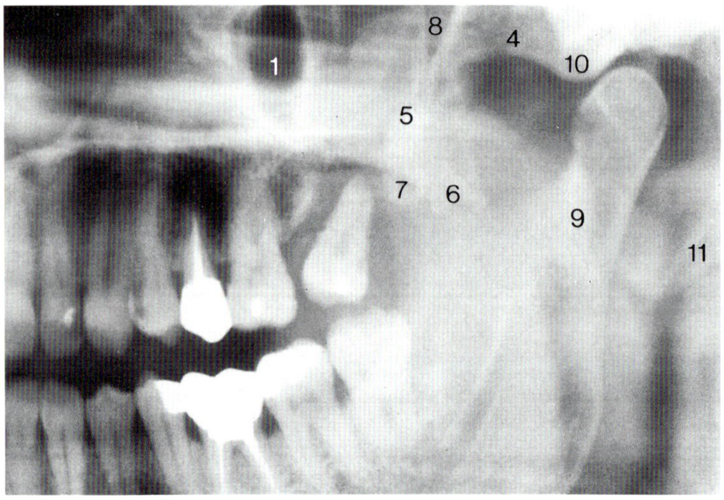

1 Sinus maxillaris, Recessus zygomaticus
2 Os zygomaticum
3 Sutura zygomaticotemporalis
4 Arcus zygomaticus
5 Processus coronoideus mandibulae
6 Processus pterygoideus ossis sphenoidis
7 Tuber maxillae
8 Fossa pterygopalatina
9 Processus articularis mandibulae
10 Tuberculum articulare ossis temporalis
11 Processus styloideus
12 Facies temporalis ossis zygomatici (Linea innominata)

Äußeres Ohr und Kiefergelenkregion

Häufig werden die Ohrmuschel und der Porus acusticus externus so auf den Processus articularis projiziert, daß die Weichteilschatten Additionseffekte ergeben und der Porus einen Subtraktionseffekt im Kondylus entstehen läßt, der häufig mit „arthritischen Erscheinungen" verwechselt wird.

Als einzige Röntgenaufnahme erlaubt das Orthopantomogramm, in *Schlußbißposition* aufgenommen, eine aufschlußreiche Beurteilung der Okklusion in Relation zur Kondylenposition. Es ist jedoch zu beachten, daß die individuelle Form und Achsenneigung der Gelenke eine Beurteilung erschweren kann. Bei fixierter Kopfbißposition der Frontzähne ist die Stellung der Kondylen in der Pfanne natürlich nicht zu beurteilen. In der Schlußposition symmetrisch hergestellte Aufnahmen können Anhaltspunkte zur Beurteilung der Kondylenposition geben, wenn der Abstand vom dorsalen Abhang des Processus articularis zur ventralen Begrenzung des Kondylus beurteilbar ist. Aussagen über die Kondylenposition und die Gelenkform am Pfannendach sind jedoch meist nicht möglich.

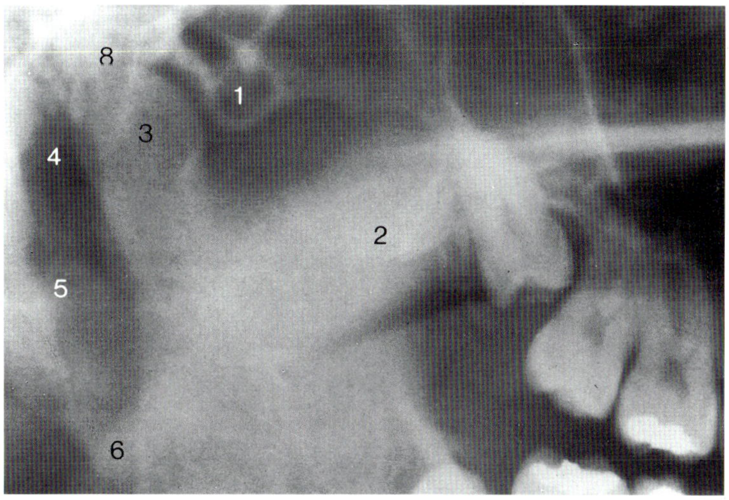

54 Besonders deutliche Darstellung eines pneumatisierten Tuberculum articulare ossis temporalis
Diese und die folgende Aufnahme zeigen die Röntgenanatomie in dieser Region. Man beachte, daß in dieser und der folgenden Aufnahme keine Schlußbißposition wiedergegeben ist.

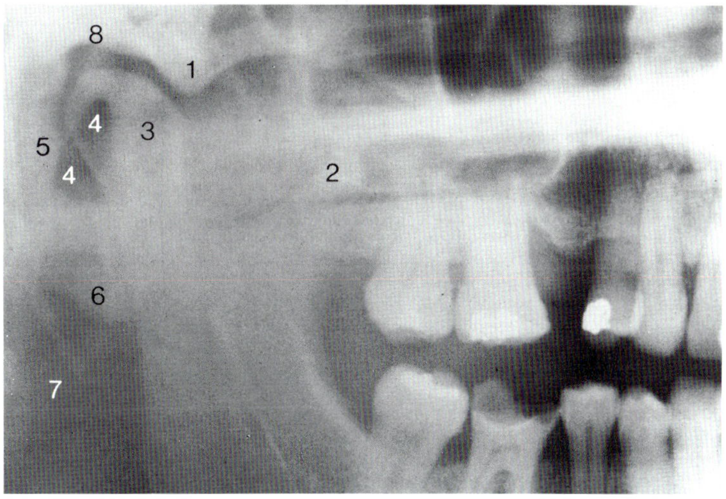

55 Subtraktionseffekt
Ausschnitt aus einem Orthopantomogramm mit einem Subtraktionseffekt, der den Kondylus überlagert und dort eine Osteolyse simuliert. Die Kenntnis der Röntgenanatomie und der Wirkung des Subtraktionseffektes verhindern Fehlinterpretationen.

1 Tuberculum articulare pneumatisiert
2 Processus coronoideus in Superposition mit dem Processus pterygoideus und Anteilen des weichen Gaumens
3 Kondylus
4 Eingang des äußeren Ohres mit Porus acusticus externus
5 Weichteile der Ohrmuschel
6 Ohrläppchen
7 Processus styloideus ossis temporalis
8 Die im OPG meist wiedergegebenen medialen Anteile der Fossa glenoidalis sind häufig von der Crista tympanica überlagert (Abb. 54)

Os palatinum im Schatten des Processus coronoideus

Neben der Lamina lateralis ossis sphenoidalis wird gelegentlich der Hamulus der Lamina medialis ossis sphenoidis und der Processus pyramidalis ossis palatini sichtbar. Der Processus coronoideus und die Anteile des weichen Gaumens überschatten die Region und bilden einen Additionseffekt.

Man vergesse nie, daß die Orthopantomographie diese Region nur in einer seitlichen Ansicht wiedergeben kann, weshalb zahlreiche und oft überraschende Summationseffekte die richtige Interpretation erschweren. Die Lösung muß stets in Aufnahmen gesucht werden, die diese Region mit Projektionsänderungen von 90° wiedergeben können. Die laterale Ansicht ist also, ob mit konventionellen Mitteln oder CT, je nach Indikation durch eine frontale oder axiale Darstellung der Region zu ergänzen. Auch die Lagebeurteilung von impaktierten oberen Weisheitszähnen hat sich notwendigerweise an dieser Erkenntnis zu orientieren.

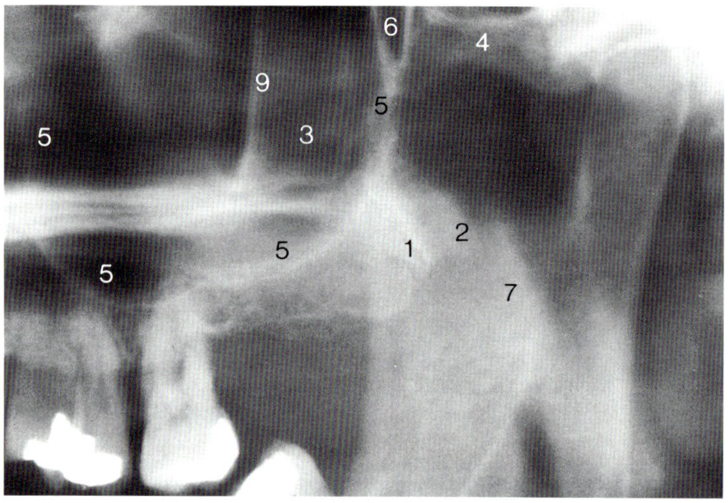

56 Deutliche Abzeichnung des Processus pyramidalis ossis palatini, posterior des Tuber maxillae
Die daran angelagerte Lamina lateralis des Processus pterygoideus ist sichtbar. Ausschnitt aus einem Orthopantomogramm.

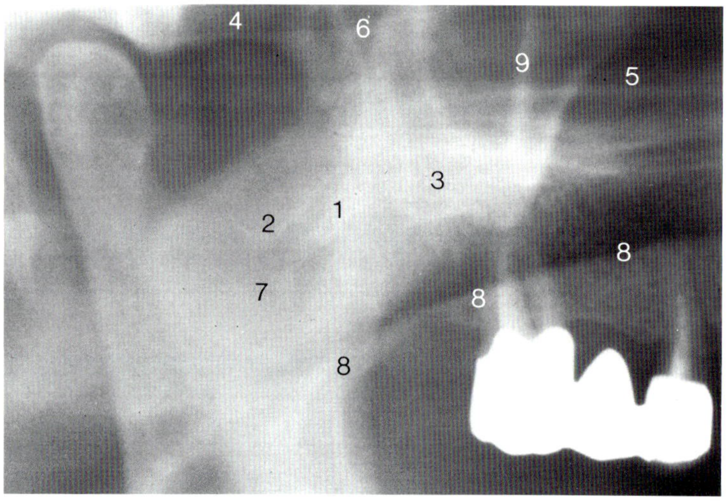

57 Überlagerungen
Ausschnitt aus einem Orthopantomogramm. Trotz der Überlagerungen durch den Muskelfortsatz der Mandibula und den weichen Gaumen sieht man neben dem Jochbeinkörper und dem Processus pterygoideus gut den Processus pyramidalis.

1 Processus pyramidalis ossis palatini
2 Lamina lateralis des Processus pterygoideus in Überlagerung mit dem Processus coronoideus
3 Corpus ossis zygomatici
4 Arcus zygomaticus
5 Sinus maxillaris (Grenzen)
6 Fossa pterygopalatina
7 Velum palatinum
8 Zungenrücken
9 Facies temporalis ossis zygomatici (Linea innominata)

Tuberregion und Halswirbelsäule

In Orthopantomogrammen praktisch nie zu sehen ist das Foramen palatinum majus, weil es quer zur Strahlenrichtung steht. Häufig dagegen sieht man das auf die Gegenseite projizierte Foramen transversarium des Epistropheus als vergrößerte, rundliche Aufhellungsfigur. Weitere Darstellungsmöglichkeiten der Halswirbelsäule können in diesem Rahmen nicht besprochen werden und sind bei Bedarf in der Spezialliteratur nachzulesen. Die Abb. 59 zeigt deutlich die Auswirkungen des durch den lufthaltigen Epipharynx ausgelösten Subtraktionseffektes auf die Darstellung der Knochenstruktur des aufsteigenden Astes.

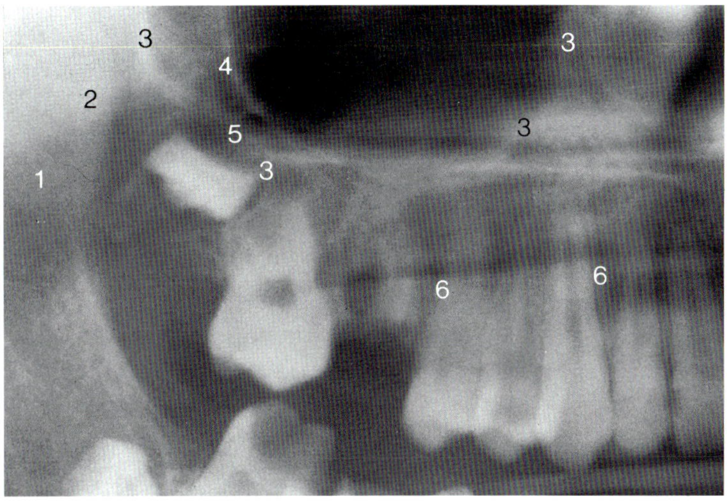

58 Tuberregion mit den dorsalen Anteilen der Kieferhöhle und dem selten dargestellten Foramen palatinum majus
Das Foramen palatinum majus zeigt sich knapp oberhalb des Keimes von 18.

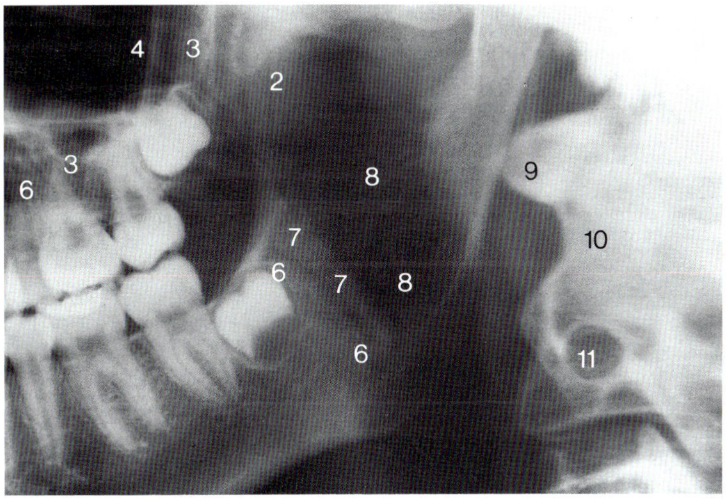

59 Kieferwirbelregion und Halswirbelsäule
Der Ausschnitt aus einem Orthopantomogramm zeigt neben dem aufsteigenden Ast und der Kieferwinkelregion einen Abschnitt der Halswirbelsäule mit dem Foramen transversarium des zweiten Halswirbels (Epistropheus).

1 Processus pterygoideus
2 Processus coronoideus
3 Sinus maxillaris (Grenzen)
4 Facies temporalis ossis zygomatici (Linea innominata)
5 Foramen palatinum majus
6 Weichteilschatten der Zunge
7 Weichteilschatten des Velum palatinum
8 lufthaltiger Epipharynx
9 Tuberculum anterius des Atlas
10 Dens axis
11 Foramen transversarium axis

Kinnregion

Häufig wird diese Region wegen der Additionseffekte – bedingt durch die Halswirbelsäule oder das Zungenbein – oder durch die Subtraktionseffekte (wenn die Fovea mentalis innerhalb der Schicht steht oder Intervertebralräume hineinprojiziert werden – unklar wiedergegeben. Klare und scharfe Aufnahmen dieser Region, wie man sie wegen des noch niedrigen Hydroxylapatitgehalts der Wirbelsäule hauptsächlich bei jüngeren Individuen antrifft, zeigen jedoch auch radiologisch deutlich den komplexen Aufbau der symphysären Strukturen nach Integration der Ossicula mentalia und dem erfolgten Durchbruch der bleibenden Frontzähne. Es erstaunt daher nicht, daß in dieser Region neben den – häufig – posttraumatischen Pseudozysten und den reparativen Granulomatosen auch ossifizierende Fibrome und Osteochondrome gefunden werden können.

Auch hier vergesse man nie daran zu denken, daß die Orthopantomographie nur ein frontales Summationsbild der Region liefern kann. Es ist im Bedarfsfall in der dritten Dimension durch Aufbißaufnahmen oder CT zu ergänzen.

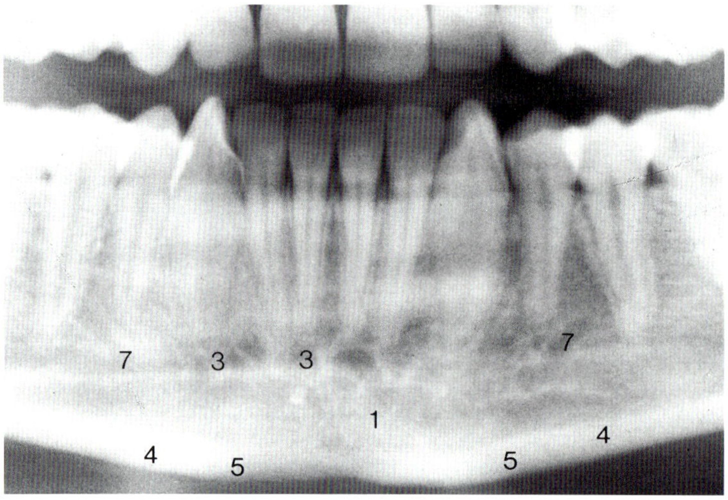

60 Kinnregion
Der Ausschnitt aus einem Orthopantomogramm gibt besonders schön alle Möglichkeiten zur Entstehung pathologischer Läsionen wieder. Die ehemalige Symphyse mit den Ossicula mentalia und das enchondrale Wachstum aus dem Meckel-Knorpel hinterließen ihre Spuren.

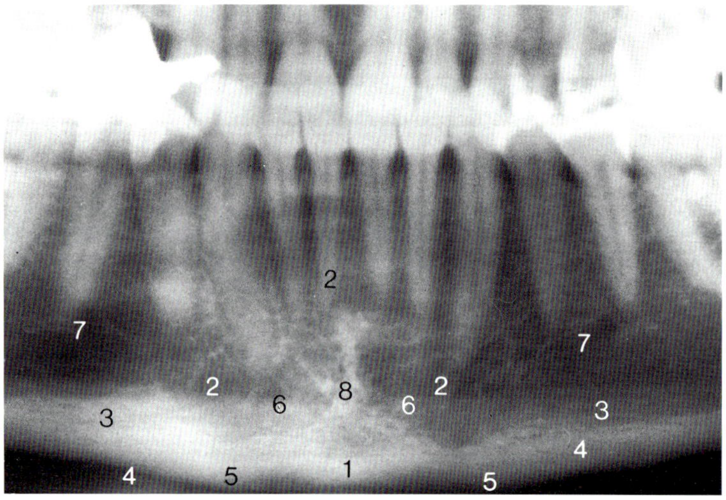

61 Kinnregion
Der Ausschnitt aus einem Orthopantomogramm zeigt erneut das Mentum mit der typischen dreieckigen Verschattung der Protuberantia und dem Schatten den Os hyoideus. Das Foramen mentale ist in der trabekelarmen Knochenstruktur des Corpus mandibulae schlecht zu sehen.

1 Protuberantia mentalis
2 Fovea mentalis
3 Schatten des Hyoids
4 Kompakta der Mandibula
5 Tuberculum mentale
6 Fovea digastrica (lingual)
7 Foramen mentale
8 Spina mentalis interna

Die Abb. 62 zeigt besonders deutlich, wie sich die zufällig genau in der Schicht stehende Fovea mentalis als unscharf begrenzter osteolytischer Bezirk abzeichnen kann. Klasse-II-Patienten und solche mit ausgeprägter Fovea zeigen dieses Phänomen gerne. Anzumerken ist, daß zystoide Veränderungen dieser Region (S. 34) stets eine klare und typische Randkontur aufzuweisen pflegen, wenn keine Entzündung vorliegt. Enossal entstandene maligne Veränderungen sind mit Ausnahme des seltenen Osteoklastoms äußerst rar.

Weitere Aufhellungen in dieser Region können auch durch die Intervertebralräume zwischen dem ersten und dem vierten Halswirbel verursacht werden. Sie sind dann als schmale, dachförmige Aufhellungen sichtbar, die je nach Positionierung des Schädels im Cephalostat auch auf die Frontzahnregion des Oberkiefers projiziert sein können (Abb. 35, 37, 66 und 67).

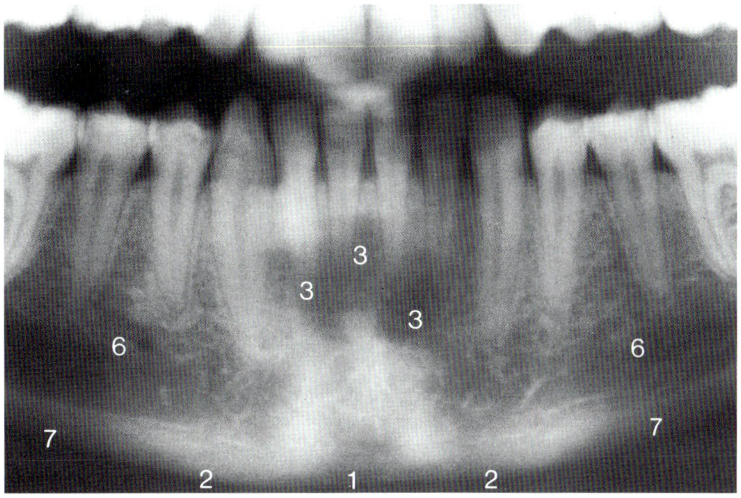

62 Deutliche Darstellung der durch die obere Partie der Fovea mentalis bewirkten Aufhellung
Ausschnitt aus einem Orthopantomogramm. Die vestibulolinguale Ausdehnung des Knochens ist an dieser Stelle besonders schmal und zeigt deshalb häufig eine gut begrenzte Aufhellung, die oft schwer von pathologischen Läsionen wie z.B. traumatischen Pseudozysten abzugrenzen ist. Periapikal am – radiologisch – vitalen 44 eine reaktive Sklerose nach Eruptionsstörung.

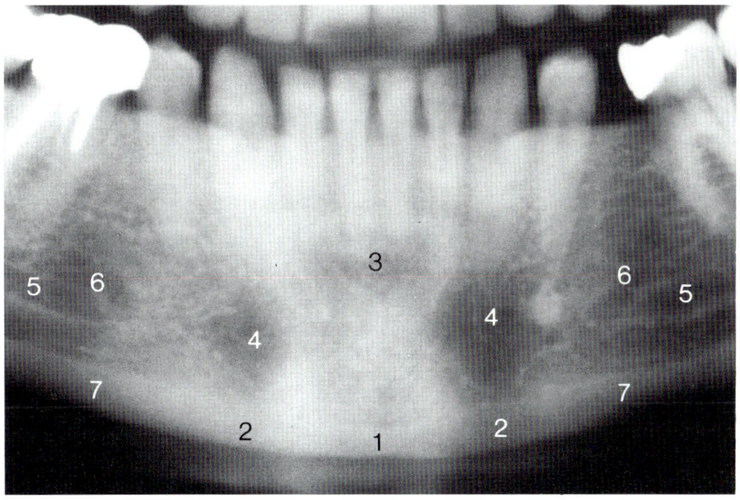

63 Klare Darstellung der tiefer am Tuberculum mentale gelegenen Anteile der Fovea mentalis
Ausschnitt aus einem Orthopantomogramm. Die Fovea mentalis erscheint besonders häufig als täuschende Aufhellung, wenn die Fovea selbst in der Schicht positioniert wurde. Man beachte die kleine Enostose unterhalb des 34.

1 Protuberantia mentalis
2 Tuberculum mentale
3 Fovea mentalis (obere Anteile)
4 die Protuberanz umgebende Fovea mentalis in ihren unteren Anteilen
5 Canalis mandibulae
6 Foramen mentale
7 Kompakta des Unterkieferrandes

Kinnregion und Corpus mandibulae

Der Ausschnitt aus einem Orthopantomogramm zeigt ebenfalls eine Ansicht der Kinnregion mit einer weiteren Variante zum Thema der Aufhellungen.

Eine besonders ausgeprägte Fovea submaxillaris kann unterhalb der sich deutlich abzeichnenden Linea mylohyoidea häufig als stark aufgehellter und schwach trabekularisierter Bereich beobachtet werden, der nicht selten in Zahnröntgenbildern mangels Übersicht als zystische Veränderung angesprochen wird. Der Canalis mandibulae ist im stark aufgehellten Korpus oft gar nicht und wenn, dann nur durch seinen Boden identifizierbar. Andererseits kann die Linea mylohyoidea den Verlauf des Canalis mandibulae überlagern und seine Auffindung erschweren.

64 Fovea digastrica
Der Ausschnitt aus einem Orthopantomogramm zeigt die für den Ansatz der Mm. digastrici lingual ausgeprägten Vertiefungen, die beidseitig gelegene Fovea digastrica. Links der Mitte am Unterkieferrand ein kleines Osteom.

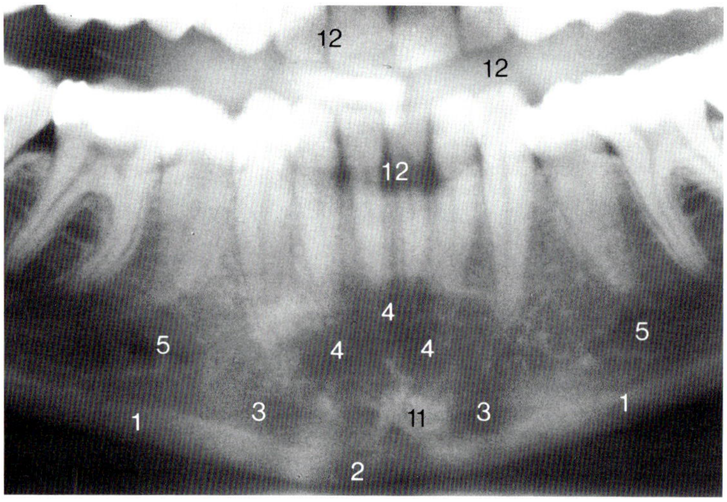

65 Linea mylohyoidea
Das Orthopantomogramm zeigt im Unterkiefer rechts und links eine deutlich ausgeformte Linea mylohyoidea, den Ansatz des M. mylohyoideus, mit tiefer Fovea submaxillaris, die als Aufhellungszone imponiert.

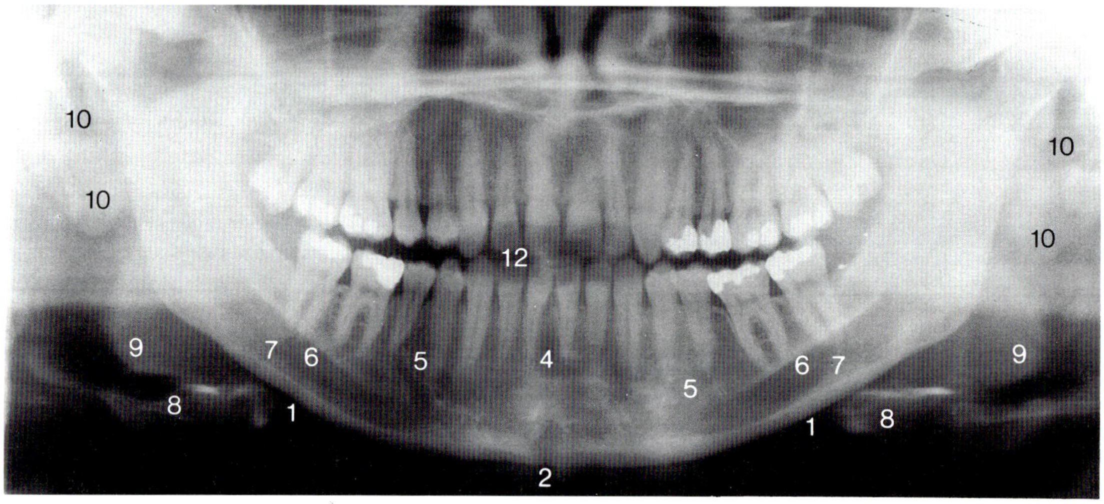

1 Kompakta der Mandibula
2 Protuberantia mentalis
3 Fovea digastrica
4 Fovea mentalis
5 Foramen mentale
6 Linea mylohyoidea
7 Fovea submaxillaris
8 Os hyoideum
9 Zungengrund
10 äußerer Gehörgang und Weichteile
11 kleines Osteom
12 Mundöffnung mit Lippenrot

Canalis mandibulae, Ramus und HWS

Das Foramen mandibulare ist meist infolge der Überlagerung durch den Gegenkiefer nur schwach zu erkennen. Ausnahmen wie das tiefe und deshalb gut sichtbare Foramen der Abb. 66 sind nicht die Regel. Der Verlauf des Canalis mandibulae ist bei jüngeren Individuen vom Eintritt bis auf die Höhe des zweiten Molaren mit seinem Boden und seinem Dach meist gut erkennbar. Von dort bis zum Foramen mentale ist er wegen der Porosität der Kanalwände, der Überlagerung durch die stark aufhellende Fovea submaxillaris und den Mangel an Trabekel in diesem Bereich selten zu sehen und wenn, dann nur durch die feine Verschattungslinie des Bodens verfolgbar. Das vestibulär liegende Foramen mentale wird von der lingualen Knochenstruktur überlagert und erscheint zwar selten deutlich, aber topographisch richtiger als in Zahnaufnahmen.

Neben den Additionseffekten durch die Überlagerung des Ramus mit dem Kieferwinkel der Gegenseite zeigen sich – besonders bei tiefer Inspiration kurz vor oder während der Exposition – gerne störende Subtraktionseffekte durch den lufthaltigen Epipharynx.

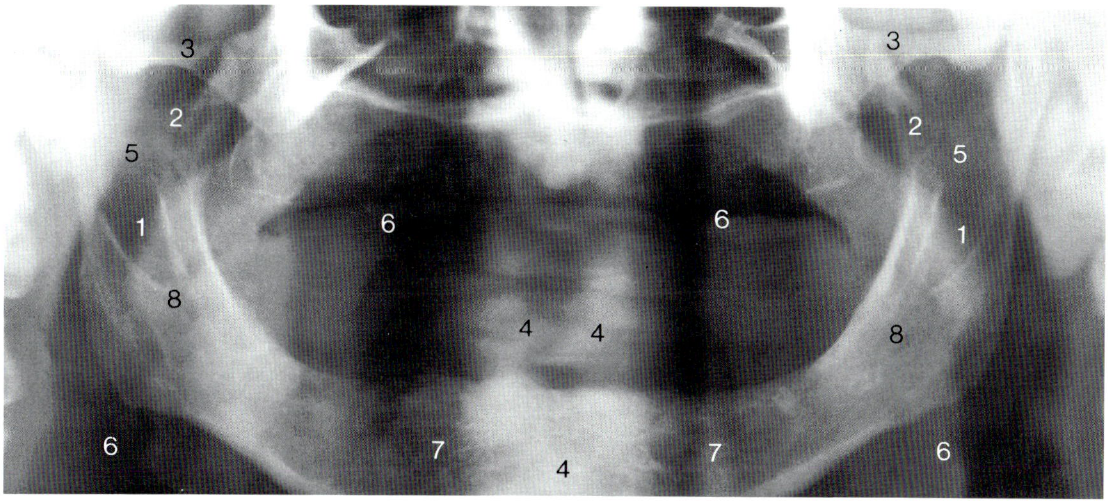

66 Foramen mandibulare
Das Orthopantomogramm zeigt ein besonders tief und weit geformtes Foramen mandibulare, das bei unscharfer Darstellung der aufsteigenden Äste eine Osteolyse simulieren kann, weil die tiefe Delle nur von einer lateralen Knochenplatte ohne Knochenbälkchen bedeckt ist. Man beachte auch die Darstellung und Superposition der – altersbedingt – stark hydroxylapatithaltigen Halswirbelsäule.

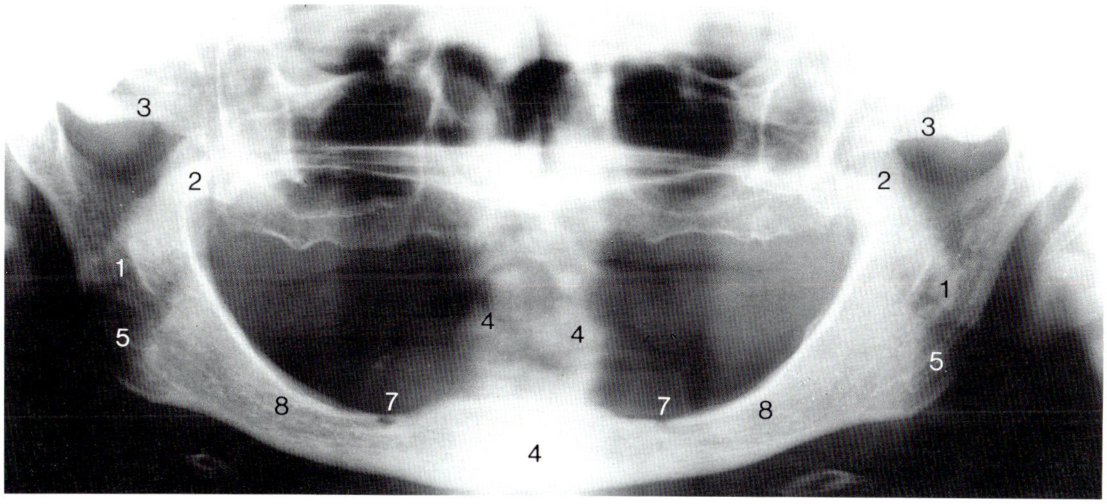

67 Verlauf des ventralen Anteils des Canalis mandibulae an einem zahnlosen Patienten
Die Atrophie des Processus alveolaris mandibulae führt dazu, daß das Foramen mentale nun auf dem Kieferkamm zu liegen kommt. Man beachte die in beiden Abbildungen durch den lufthaltigen Epipharynx verursachten Subtraktionseffekte.

1 Foramen mandibulare
2 Processus coronoideus
3 Arcus zygomaticus
4 Halswirbelsäule (HWS) in frontaler Ansicht
5 Subtraktionseffekt durch den lufthaltigen Epipharynx
6 Zungengrund und Zungenrücken
7 Foramen mentale
8 Canalis mandibulae

Canalis mandibulae und retromolare Strukturen

Mit dem Zahnröntgengerät werden die Strukturen des Korpus und die retromolare Region meist zu steil von kaudal anvisiert. Dazu kommt noch, daß die Achsenstellung der Molaren nach lingual geneigt orientiert ist. Aus diesem Grund ergibt sich durch die Aufnahmetechnik der Orthopantomographie – diese Region wird von lingual her mit leicht nach oben gerichtetem Strahlengang auf den Film projiziert – eine weniger verzerrte Ansicht. Der Abstand des Alveolarkammes zum Kanal und zum Foramen mentale wird, wenn diese trotz der entstehenden Summationseffekte überhaupt erkennbar sind, richtiger wiedergegeben. Besseres können z.B. Implantologen nur von einer lateralen Tomographie erwarten, wenn die Bedingungen einer exakten Lagerung des Schädels mit paralleler Positionierung des Kanals zum Film und einer weichen Exposition erfüllt werden, da mit dieser Technik allein die Summationseffekte bei Nativaufnahmen und Zonographien ausgeschaltet werden können.

Bei der Interpretation der retromolaren Strukturen ist zu beachten, daß der linguale Schenkel des Trigonum retromolare nach oben projiziert wird.

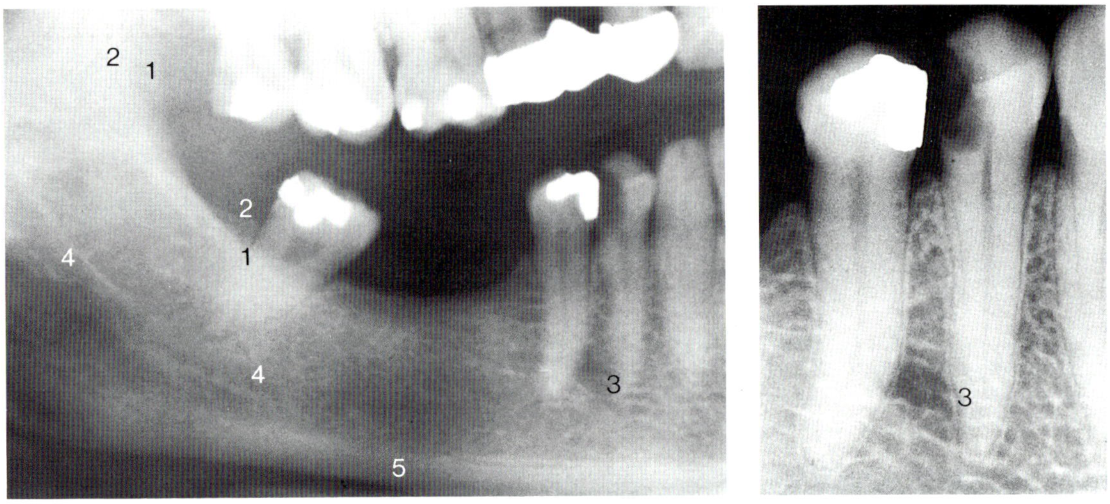

68 Lage des Foramen mentale
Man beachte: Es liegt – richtig – tiefer als in der Zahnaufnahme.
Die Linea obligua externa bildet mit der Crista temporalis das Trigonum retromolare.
Links: Orthopantomogramm.
Rechts: Zahnaufnahme.

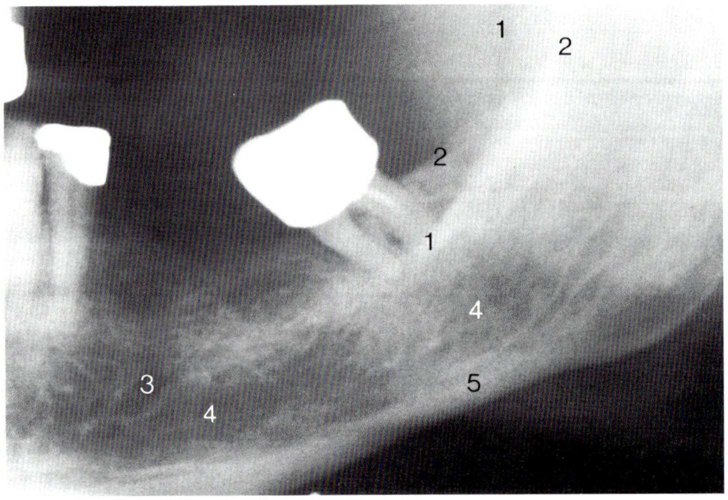

69 Röntgenanatomie im dorsalen Abschnitt des Corpus mandibulae am Übergang zum Kieferwinkel
Diese und die vorherige Abbildung zeigen, daß der Canalis mandibulae oft nicht in allen seinen Abschnitten deutlich erkennbar darzustellen ist.

1 Linea obliqua externa (Fortsetzung des Margo anterior des aufsteigenden Astes nach unten und außen)
2 Crista temporalis mit Trigonum retromolare
3 Foramen mentale
4 Canalis mandibulae
5 Kompakta der Mandibula

Zungenbein und zervikaler Raum

Bewegt der Patient das Zungenbein während der Exposition durch Schlucken, so erscheint es meist stark verwischt und als Additionseffekt dem Korpus aufprojiziert. Dieser Additionseffekt, der besonders häufig bei Progenien mit flachem Kieferwinkel oder bei zu steiler Positionierung des Unterkiefers nahe der Halswirbelsäule gesehen werden kann, zeigt u. U. große Ähnlichkeit mit einem größeren Stein im Ausführungsgang der Glandula submandibularis, weshalb die Erkennung von offensichtlichen Positionierungsfehlern in diesem Zusammenhang von einiger Bedeutung erscheint.

Gelegentlich wird sogar die Epiglottis als Additionseffekt auf dem Cornu majus des Zungenbeins sichtbar. Mit der konventionellen Aufnahmetechnik „Unterkiefer seitlich getrennt“ kann bei tieferer Zentralstrahlführung und weicher Exposition eine weitere Darstellungsmöglichkeit des Zungenbeins empfohlen werden (S. 40). Posttraumatische degenerative Veränderungen am Zungenbein sind schwer zu erfassen. Sie können gelegentlich mit axialen oder seitlichen Projektionen in Filmtomographien oder CT wiedergegeben werden.

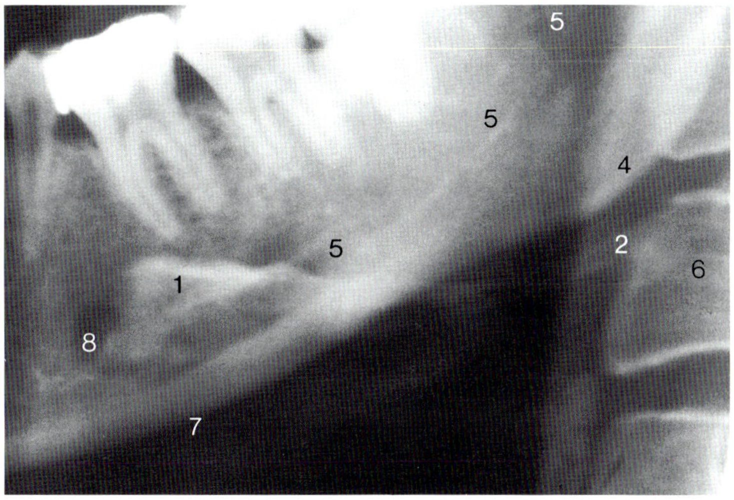

70 Additionseffekt im Corpus mandibulae
Ausschnitt aus einem Orthopantomogramm mit einem Additionseffekt im Corpus mandibulae, verursacht durch Überlagerung mit dem Zungenbein. Der Unterkiefer ist hier steil und nahe der Halswirbelsäule positioniert. Bei ausgeprägten Progenien mit flachem Kieferwinkel läßt sich jedoch der hier gezeigte Additionseffekt kaum vermeiden.

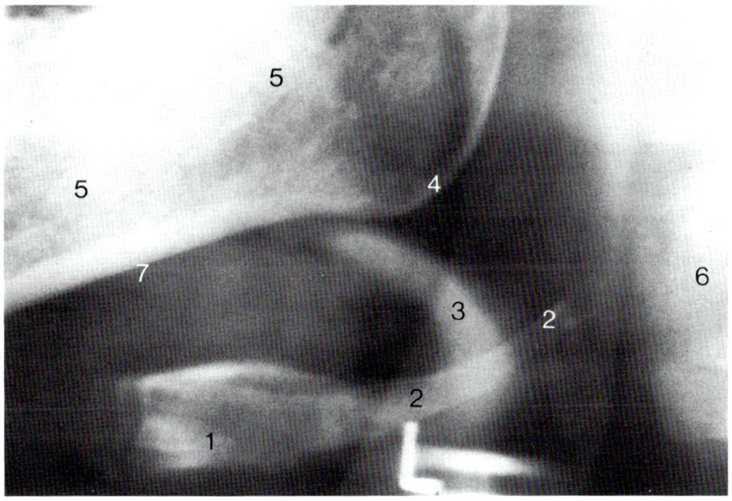

71 Region des Zungenbeins mit Überlagerung durch die Epiglottis
Das Zungenbein ist unverzerrt und in Ruhestellung, weil der Unterkiefer flach nach vorne geschoben und weit von der Halswirbelsäule entfernt positioniert wurde.
Man beachte daneben die typische, dünne Kompakta am Kieferwinkel.

1 Corpus ossis hyoidis
2 Cornu majus ossis hyoidis (das Cornu minus bleibt fast stets unsichtbar)
3 Epiglottis
4 Kieferwinkel
5 Canalis mandibulae
6 HWS (Halswirbelsäule)
7 Kompakta des Unterkieferkörpers
8 Foramen mentale

Zungenbein und Subtraktionseffekte aus der Schädelbasis

Sehr selten hat man Gelegenheit, das Cornu minus des Zungenbeins, das mit dem Korpus gelenkig verbunden sein kann und die bewegliche Aufhängung des Os hyoideum über das Lig. stylohyoideum am Processus styloideum sichert, in einer Orthopantomographie zu sehen.
Ebenfalls außerordentlich selten zu beobachten sind Summationseffekte aus der Schädelbasis, die in der Gegend der Incisura semilunaris als mehr oder weniger scharf begrenzte rundliche Aufhellung sichtbar werden können. Es handelt sich dabei um normal-anatomische Varianten wie das Foramen pterygospinosum Civinini oder den Porus crotaphiticobuccinatorius (S. 30), die heute bei entsprechenden Fragestellungen mit einem axialen CT unterhalb der Schädelbasis unschwer nachgewiesen werden können.

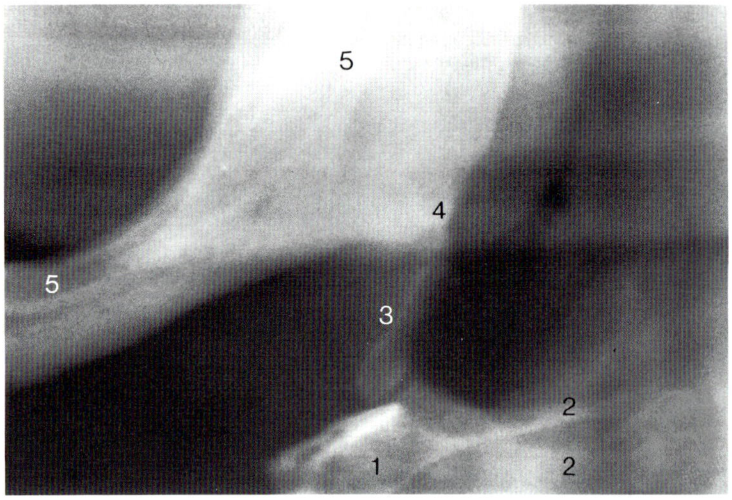

72 Seltene Darstellung des Cornu minus ossis hyoidis
Das dem Corpus ossis hyoidis mit gelenkartiger Verbindung aufgesetzte Cornu minus ist Teil der Aufhängung des Zungenbeins an der Schädelbasis. Verletzungen des Bandapparates, der gelegentlich mehr oder weniger vollständig zur Stylohyoidkette verknöchern kann, können Anlaß für klinisch nicht relativierbare Okklusionsbeschwerden sein.

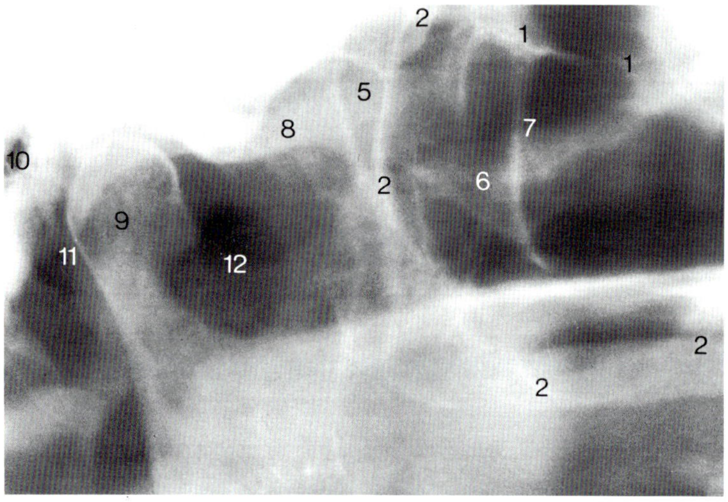

73 Vergrößerte Aufhellungsfigur über der Incisura semilunaris
Ausschnitt aus einem Orthopantomogramm. Die Aufhellung wird als typischer Subtraktionseffekt aus der Schädelbasis gebildet. Auch das seltene Foramen pterygospinosum Civinini oder der Porus crotaphiticobuccinatorius an der Schädelbasis können Aufhellungen im aufsteigenden Ast verursachen.

Zu Abb. 72:

1 Corpus ossis hyoidei
2 Cornu majus
3 Cornu minus
4 Kieferwinkel
5 Canalis mandibulae

Zu Abb. 73:

1 Orbita (Grenzen)
2 Sinus maxillaris (Grenzen)
5 Fossa pterygopalatina
6 Os zygomaticum
7 Linea innominata
8 Arcus zygomaticus
9 Kondylus
10 Porus acusticus internus
11 äußerer Gehörgang
12 Aufhellung aus der Schädelbasis

Kieferwinkel und Processus styloideus

Nicht selten bildet sich entweder lateral aus dem Ansatz des M. masseter oder lingual aus dem Ansatz des M. pterygoideus medialis ein deutliches Tuberkulum heraus, das von Anatomen Processus anguli mandibulae genannt wird. Genau an dieser Stelle kann sich jedoch auch ein peripheres Osteom bilden.
Das Lig. stylohyoideum kann teilweise oder – unter Bildung einer sog. Stylohyoidkette – ganz verknöchern. Oft sind mehrere gelenkartige Verbindungen zu sehen. Das heute gerade bei den sogenannten banalen Verkehrsunfällen so häufige Schleudertrauma führt nicht selten zu lange Zeit unerkannt bleibenden Verletzungen des Lig. stylohyoideum und der knöchernen Anteile der Stylohyoidkette.

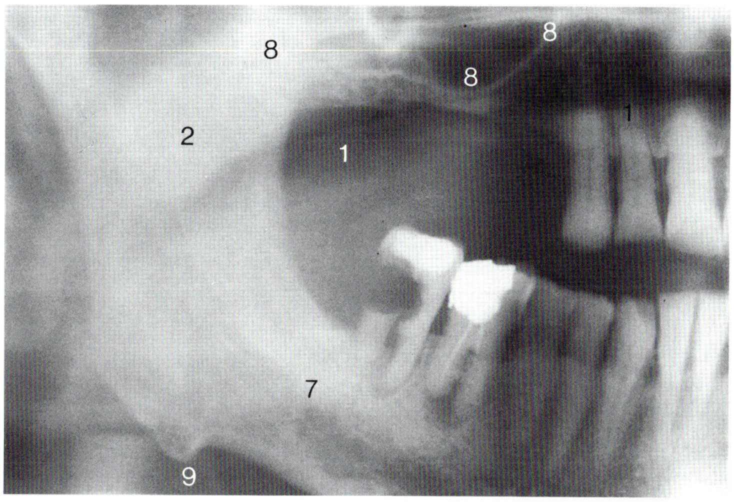

74 Processus anguli mandibulae
Ausschnitt aus einem Orthopantomogramm mit einem sog. Processus anguli mandibulae, der sich möglicherweise lateral aus dem Ansatz des M. masseter oder lingual aus dem Ansatz des M. pterygoideus medialis herausbildet.

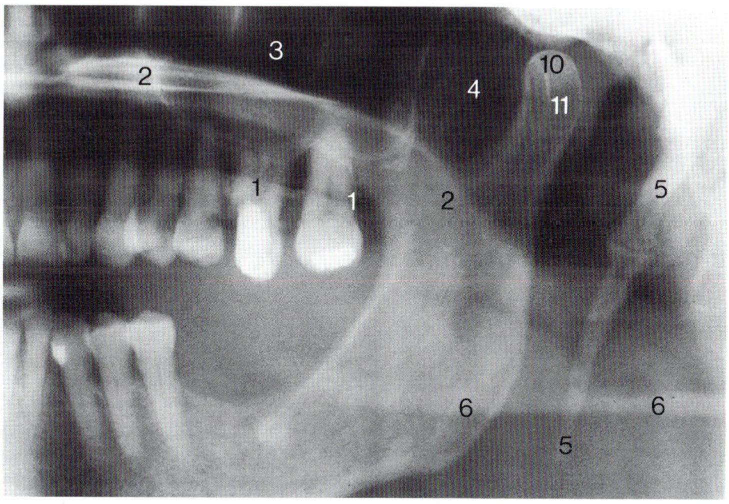

75 Langer Processus styloideus
Der Processus styloideus hat eine beinahe vollständige Stylohyoidkette bis zum Cornu minus des Zungenbeins ausgebildet. Man beachte die Aufhellungen durch lufthaltige Räume in diesem Bild.

1 Zungenrücken
2 Nasenboden mit Gaumendach und Velum palatinum
3 beide Kieferhöhlen in Superposition mit der Nasenhöhle erzeugen eine starke Aufhellung
4 lufthaltiger Epipharynx mit der Region der Choanen
5 Processus styloideus mit gelenkiger Verbindung
6 Verschattung durch den filmfernen Unterkiefer
7 Linea mylohyoidea
8 Sinus maxillaris (Grenzen)
9 Processus angulus mandibulae
10 Kondylus (medialer Pol)
11 Kondylus (lateraler Pol)

Untersuchung von Kindern und Jugendlichen mit dem Orthopantomogramm

Dank der Auswirkungen der zahnmedizinischen Maßnahmen zur Kariesprophylaxe nehmen die Zahnkrankheiten ab. Bißflügelaufnahmen zur Untersuchung der Zahnkronen auf Karies sind zur Untersuchung der Kiefer ungeeignet. Die Methode der Wahl zur Untersuchung der Kiefer auf Anomalien und pathologische Prozesse ist die Orthopantomographie. Sie sollte wenigstens im 9., im 15. und um das 20. Lebensjahr routinemäßig angewendet werden.

Vereinfachend zusammengefaßt, können im kindlichen und jugendlichen Alter folgende Fehlentwicklungen erwartet werden:

- Störungen der entwicklungsgeschichtlich vorprogrammierten Morphogenese der Knochenstrukturen der Kiefer einschließlich der Kiefergelenke im frühkindlichen Alter sowie im Verlauf des ersten und zweiten Dezenniums unter Bildung typischer Tumoren und tumorartiger Läsionen;

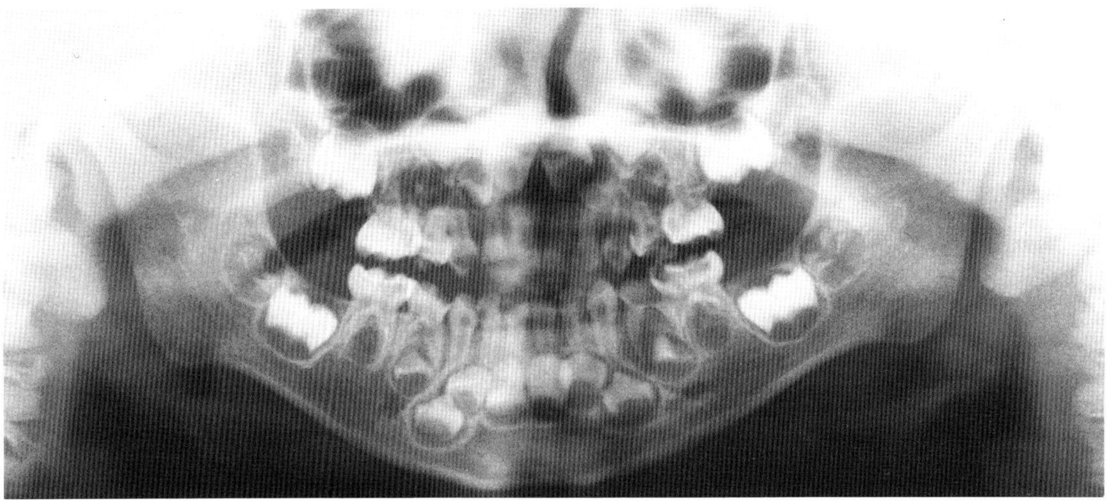

76 Orthopantomographie eines 3 1/2jährigen Mädchens mit Milchgebiß
Während die Bildung der Zahnkrone an den Sechsjahrmolaren abgeschlossen ist, hat an den zweiten Molaren erst die Höckerbildung eingesetzt.

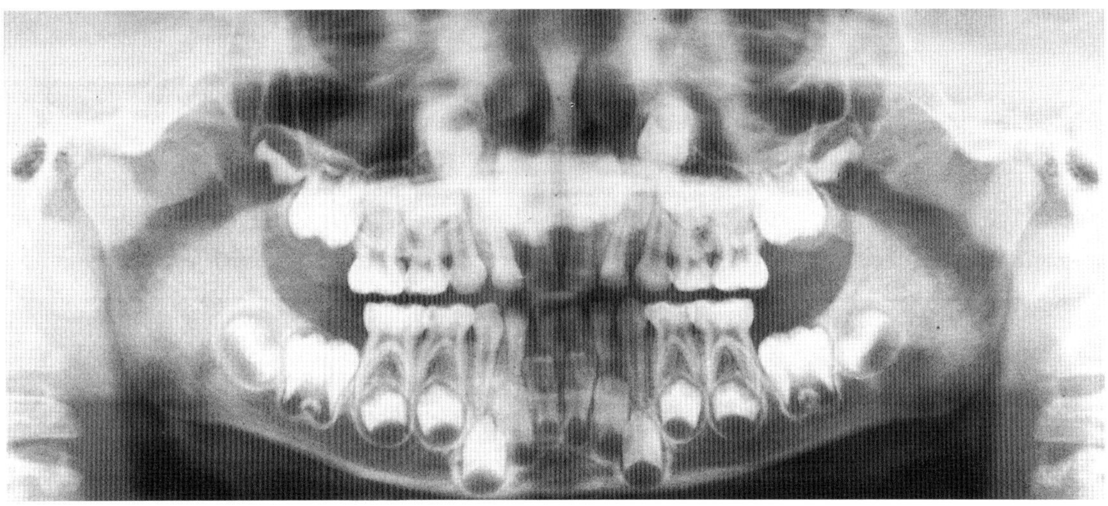

77 Orthopantomographie eines 5jährigen Knaben mit Milchgebiß
Während an den Sechsjahrmolaren, den Inzisiven und den Canini die Wurzelbildung bereits im Gange ist, hat die Bildung der Zahnkronen an den zweiten Molaren noch nicht ihren Abschluß gefunden. Die Sinus maxillares zeichnen sich deutlich ab.

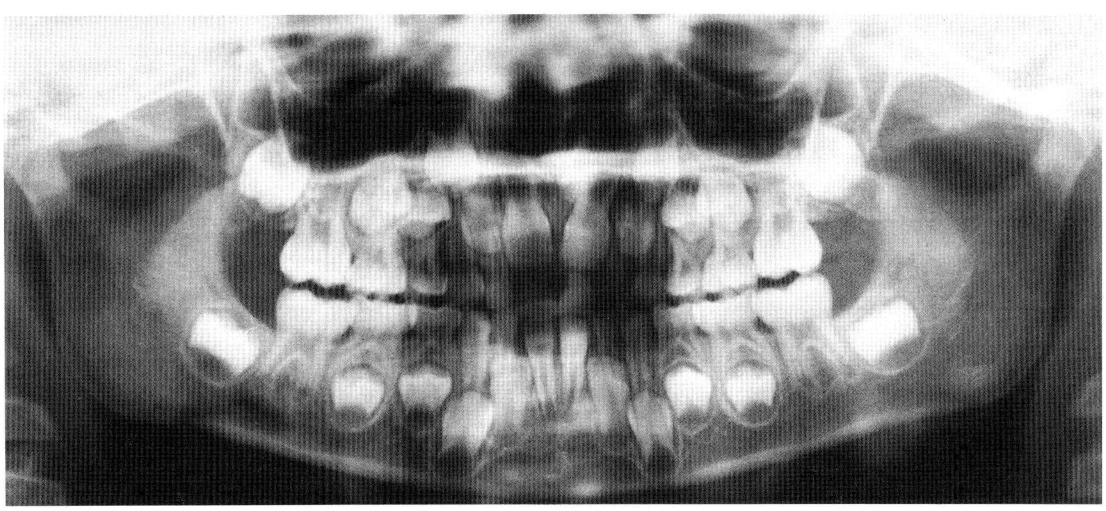

78 Orthopantomographie eines 6jährigen Mädchens im beginnenden Wechselgebißalter
Die Sechsjahrmolaren und teilweise auch die Inzisivi sind durchgebrochen, und die Wurzelbildungen nähern sich ihrem Abschluß. Der Processus articularis beginnt sich sichtbar zu verlängern.

- Fehlleistungen der Zahnleiste in der wachstumsintensiven Phase des Wechselgebißalters mit Unter- oder Überzahl von Zahnanlagen sowie der Bildung typischer odontogener Zysten und Tumoren, vor allem im zweiten Dezennium;
- Dysgnathien;
- Systemkrankheiten.

Eine weitere Rolle spielen natürlich auch eventuell auftretende Zahnkrankheiten und Entzündungen der Kiefer.

Eine Auswahl an Orthopantomographien vom 3 1/2jährigen Kind bis zum 18jährigen Jugendlichen zeigt die Entwicklung der Zähne und der maxillofazialen Strukturen im kindlichen Gesichtsschädel. Man beachte besonders die Entwicklung der Sinus maxillares im frühkindlichen Schädel und die Entwicklung des aufsteigenden Astes mit der Ausbildung der Kiefergelenke.

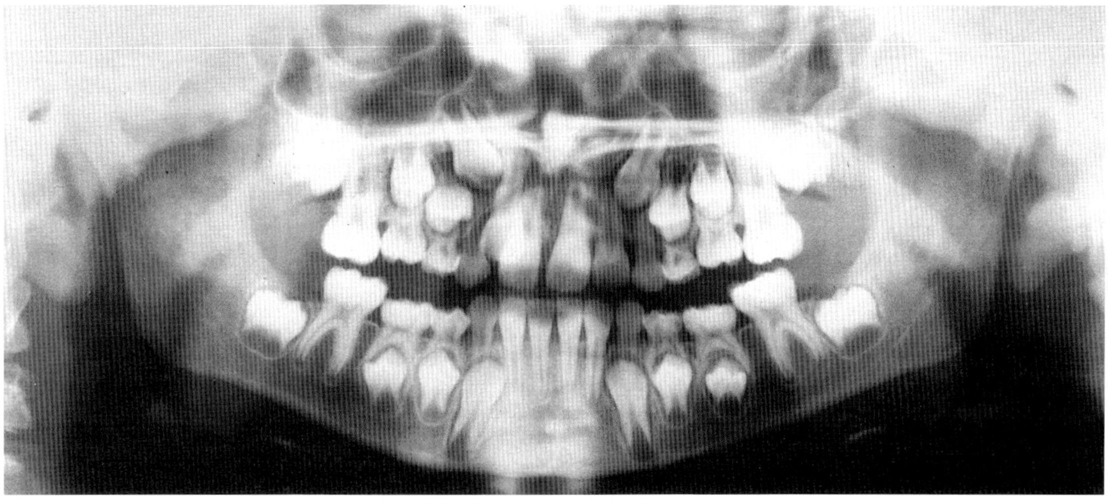

79 Orthopantomographie eines 8jährigen Mädchens mit Wechselgebiß
An den Sechsjahrmolaren formen sich die Apices. Die Wurzelbildung der übrigen Zähne schreitet fort.

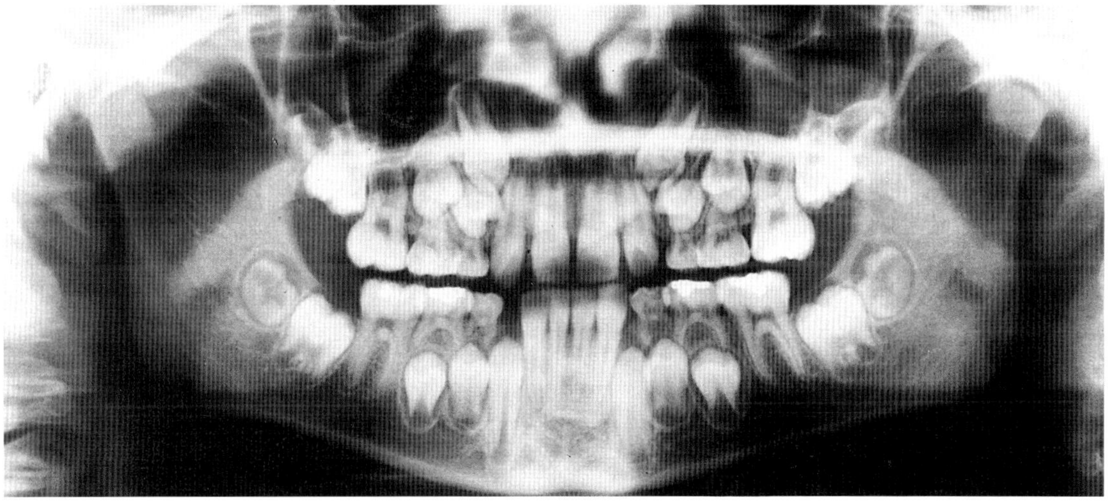

80 Orthopantomographie eines 10jährigen Mädchens mit Wechselgebiß
An den Sechsjahrmolaren ist die Bildung der Foramina apicalia abgeschlossen. Die Kronen der überaus variablen Weisheitszähne erscheinen.

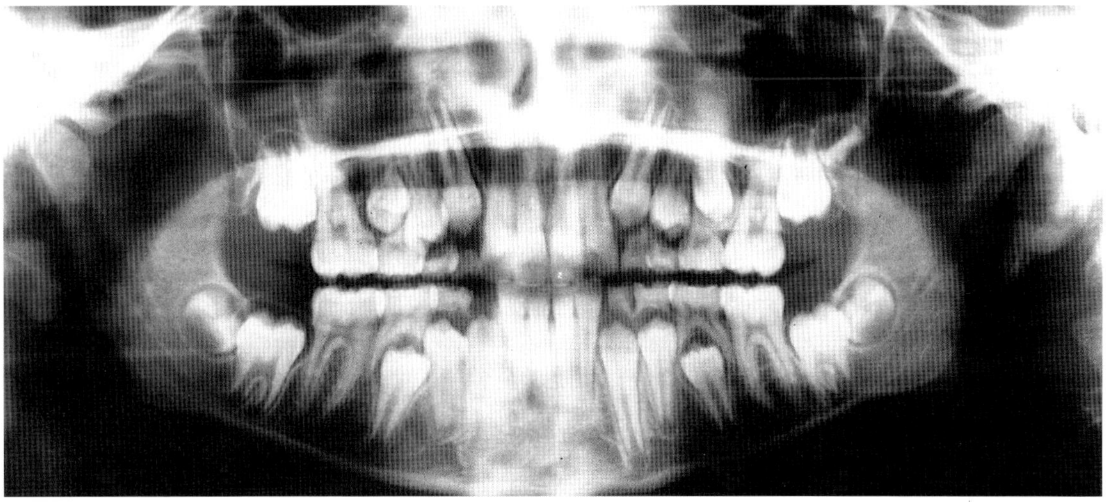

81 Orthopantomographie eines 12jährigen Mädchens mit Wechselgebiß
Die Milcheckzähne und die Milchmolaren werden von den nachdrängenden bleibenden Zähnen anresorbiert. Die Zwölfjahrmolaren brechen durch. Die Kondylen zeigen nicht mehr die kindliche, runde Form.

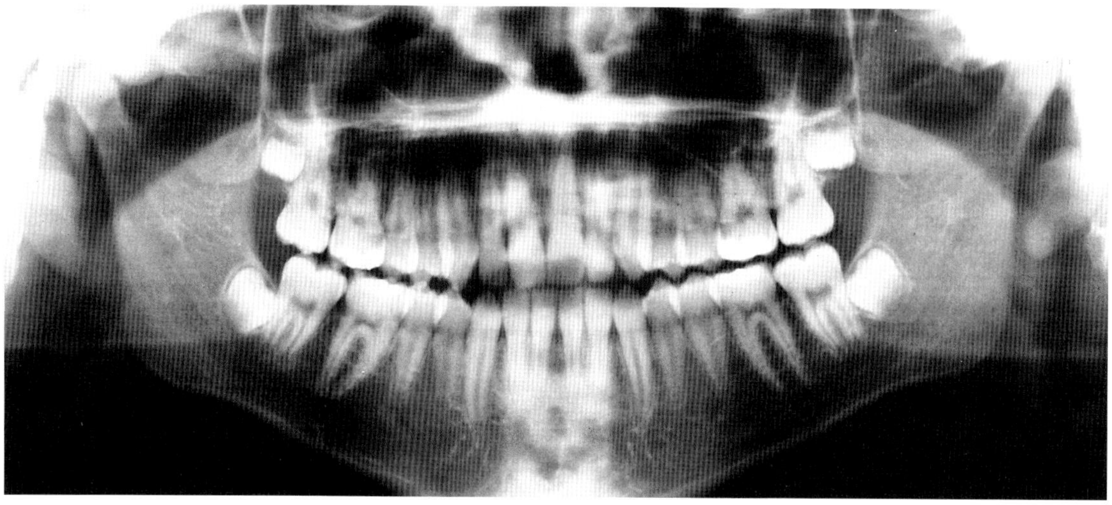

82 Orthopantomographie eines 14jährigen Jungen mit bleibendem Gebiß
An den jetzt durchgebrochenen Zähnen haben sich die Apices und teilweise auch die Foramina apicalia geformt.

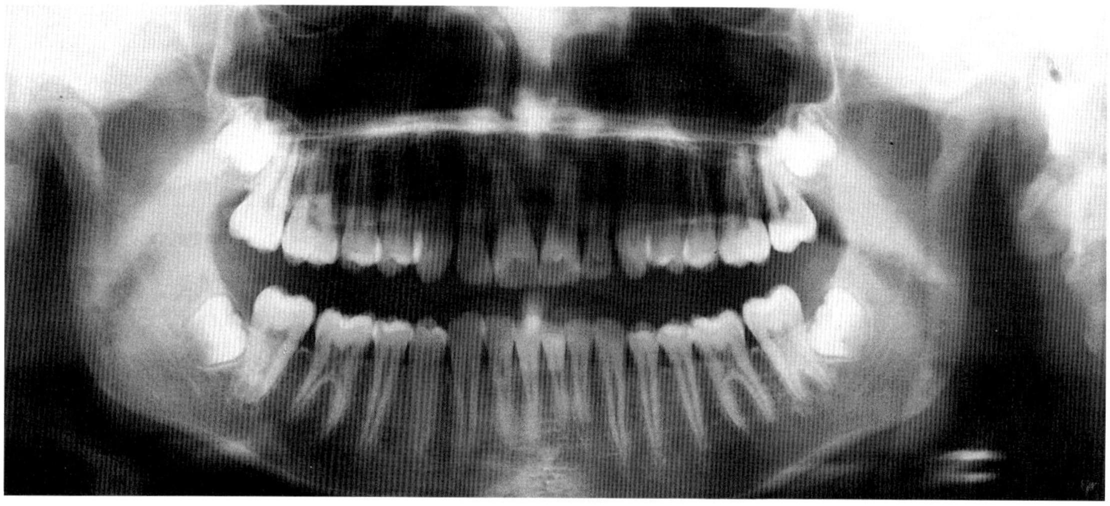

83 Orthopantomographie eines 16jährigen Mädchens mit bleibendem Gebiß
An den zuletzt durchgebrochenen Zähnen verengen sich in der Reihenfolge des Durchbruchs die Wurzelkanäle. Die äußerst variablen Weisheitszähne sind in verschiedenen Entwicklungsstadien zu sehen.

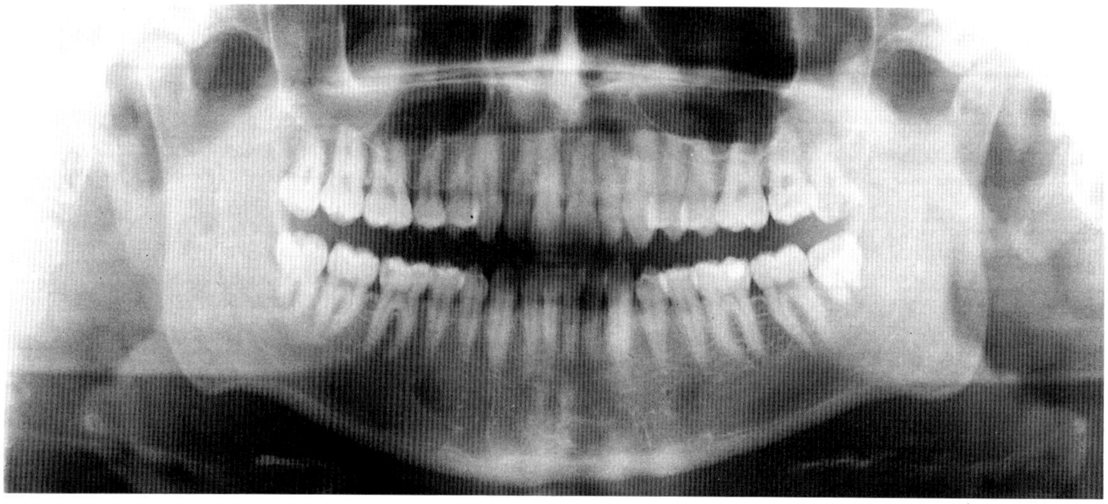

84 Orthopantomographie eines 18jährigen Jungen mit abgeschlossenem Gebißwachstum

Bildung und Durchbruch der Milchzähne schematisch

Der Durchbruch der Milchzähne erfolgt im allgemeinen in den folgenden Monaten:

Inzisivi zentral	6. – 8. Lebensmonat
Inzisivi lateral	8. – 12. Lebensmonat
Canini	15. – 20. Lebensmonat
Erster Milchmolar	12. – 16. Lebensmonat
Zweiter Milchmolar	20. – 40. Lebensmonat

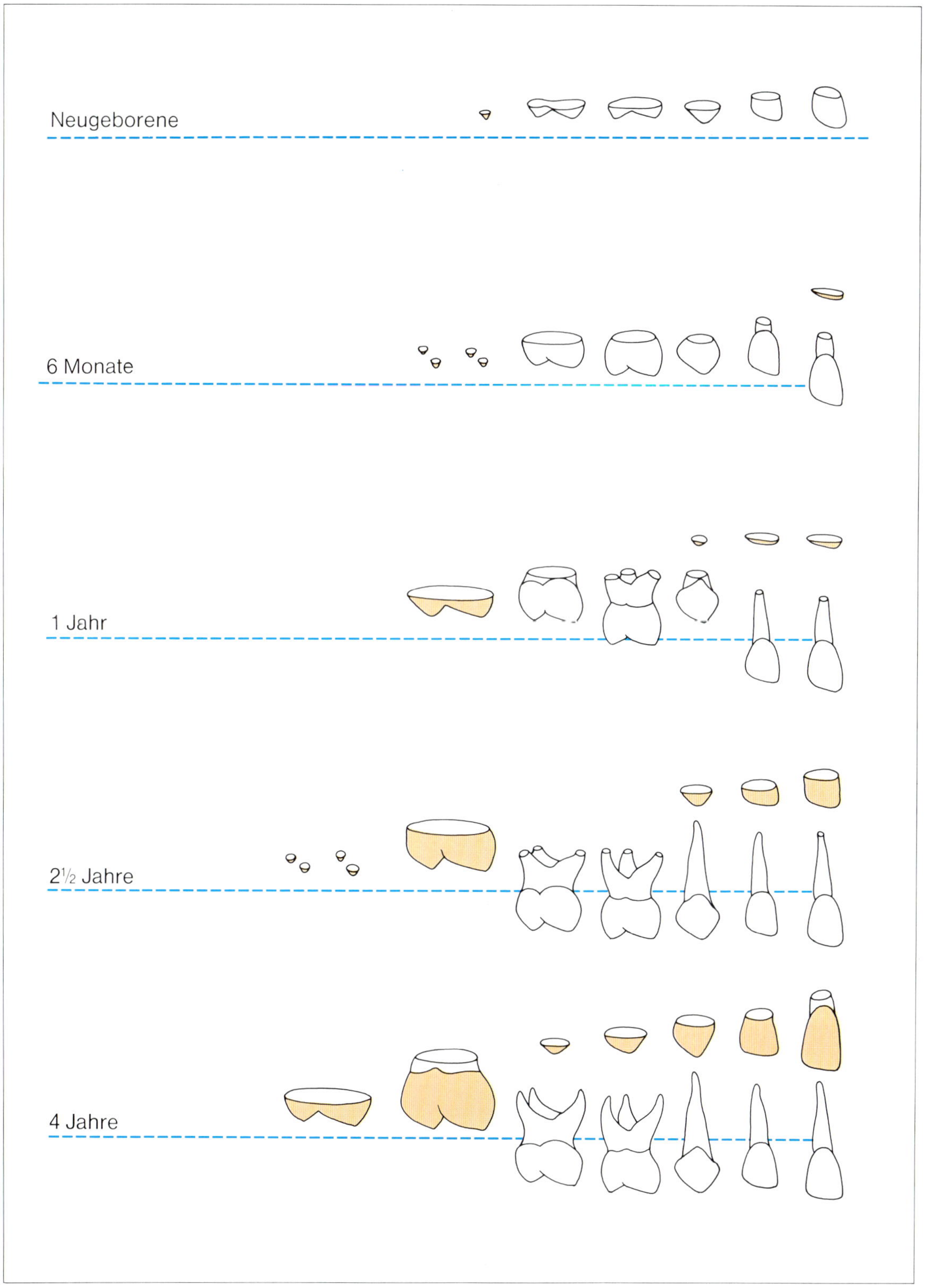

85 Bildung und Durchbruch der Milchzähne des Oberkiefers.
Die Durchbruchzeiten im Unterkiefer sind plus oder minus analog.

Bildung und Durchbruch der bleibenden Zähne schematisch

Der Durchbruch der bleibenden Zähne erfolgt im allgemeinen in den folgenden Lebensjahren:

Inzisivi zentral	6. – 8. Lebensjahr
Inzisivi lateral	6. – 8. Lebensjahr
Canini	10. – 14. Lebensjahr
Erster Prämolar	9. – 12. Lebensjahr
Zweiter Prämolar	10. – 13. Lebensjahr
Erster Molar	6. – 7. Lebensjahr
Zweiter Molar	10. – 13. Lebensjahr
Weisheitszahn	16. – 30. Lebensjahr

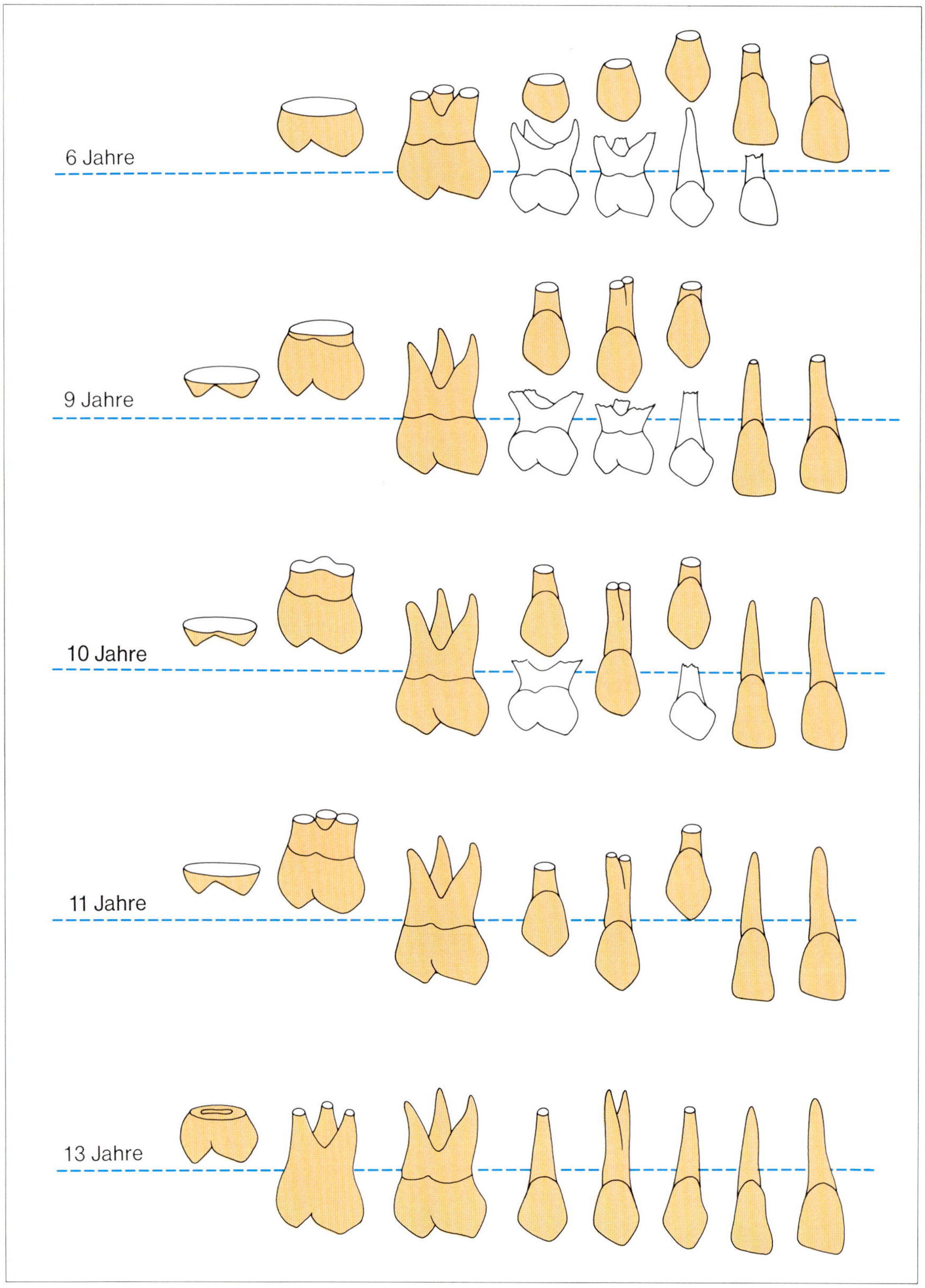

86 Bildung und Durchbruch der bleibenden Zähne des Oberkiefers
Die Durchbruchzeiten im Unterkiefer sind plus oder minus analog.

Die Bißflügelaufnahme

Die Bißflügelaufnahme oder das Bite-wing, wie es auch genannt wird, ist wohl die wichtigste Zusatzaufnahme zur Basisinformation, die man durch die Orthopantomographie erhält. Obwohl dank der modernen Prophylaxe die Kariesentstehung entscheidend eingedämmt werden konnte, muß der Kariesfrühdiagnose mit Hilfe der Bißflügelaufnahme weiterhin eine zentrale Bedeutung bei der rechtzeitigen Auffindung beginnender Approximalkaries zuerkannt werden. Einschränkend zeigt die praktische Erfahrung, daß mit der Röntgenuntersuchung Fissurenkaries relativ spät, vestibuläre und linguale bzw. palatinale Läsionen jedoch kaum zu sehen sind, weshalb die klinische Inspektion in diesen Fällen vorzuziehen ist. Warum dies so ist, erklärt sich aus der Wirkungsweise der Röntgenstrahlen: Nur die tangential vom Strahl getroffenen Zahnflächen, die nicht von allzu dichter und gesunder Zahnsubstanz überlagert sind, können bereits geringe Substanzverluste als Aufhellungen signalisieren. Quer zum Strahl stehende Zahnflächen (Klasse V) oder massiv von der ganzen Dicke der intakten Krone überlagerte Flächen, wie z. B. bei Fissurenkaries, zeigen beginnende Läsionen gar nicht an. Die Orthopantomographie zeigt bei exakter Positionierung aufgrund der Wirkungsweise des tomographischen Prinzips Substanzverluste an Zähnen oft mit überraschender Deutlichkeit. Dies darf jedoch kein Grund dafür sein, die Kariesüberwachung mit Hilfe der Bißflügelaufnahme zu vernachlässigen.

Zusammengefaßt kann die Bißflügelaufnahme folgende Informationen liefern:
- Frühdiagnose vor allem von Approximalkaries,
- Überprüfung des Randschlusses von Füllungen und Kronen im approximalen Raum,
- Hinweise auf bestehende Wurzelbehandlungen im Seitenzahnbereich,
- Dokumentation des Zahnsteinbefalls in den approximalen Räumen des Seitenzahnbereiches,
- Zustand des Alveolarkammes im Seitenzahnbereich bei idealen Projektionsverhältnissen,
- Bestehen von Malokklusionen im Seitenzahnbereich, verursacht durch Zahnlücken, fehlende Antagonisten oder Vorkontakte.

Die Darstellung von Karies und Malokklusionen erfordert eher eine härtere und die Wiedergabe von Randschlüssen sowie zervikalen und parodontalen Problemen eher eine weichere Exposition. Entsprechend dem Alter des Patienten wird man Bißflügelfilme verschiedener Formate einsetzen. Stets sollte die Seitenzahnreihe vom Kaninus (distal) bis über den zweiten Molaren hinaus erfaßt werden. Um den Alveolarkamm so vollständig wie möglich darzustellen, muß die Filmhöhe optimal genutzt werden, weshalb Filmhalter mit Aufbißflächen, die Papierstärke überschreiten, abzulehnen sind. So verwendet, ergänzt die Bißflügelaufnahme nicht nur die Basisuntersuchung mit Hilfe der Orthopantomographie, sondern dient auch als „kleiner Röntgenstatus" der regelmäßigen und strahlensparenden Kontrolle des Gebißzustandes im Seitenzahnbereich.

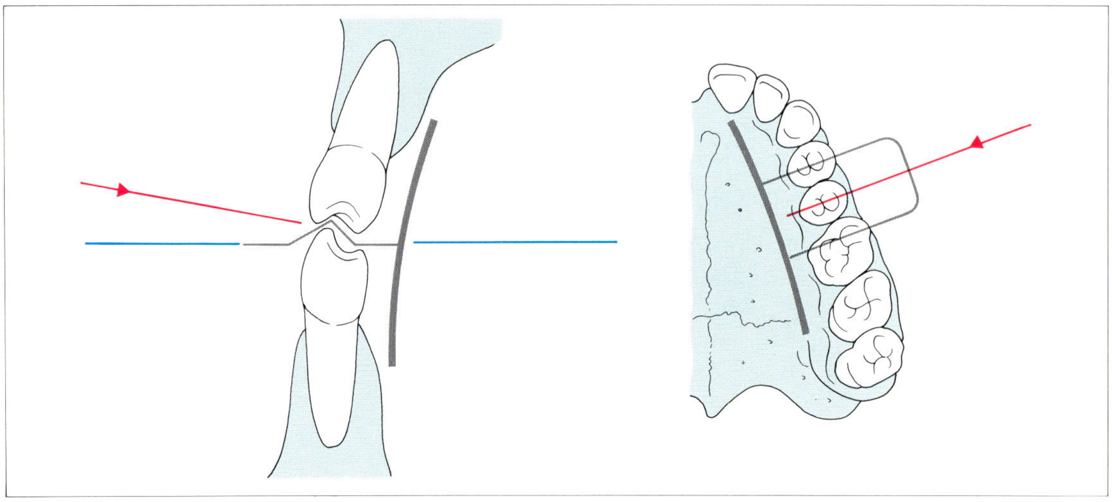

87 Korrekte Filmlage und Strahlenführung schematisch
Für Jugendliche und Erwachsene mit dem langen Bite-wing-Film von Kodak. Die Papierlasche der Filmpackung darf nicht straff angezogen werden. Der Zentralstrahl passiert entweder den oberen Fünfer oder den Sechser.

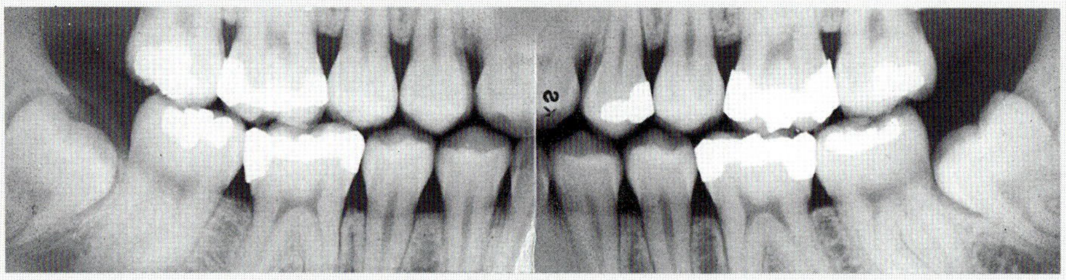

88 Beispielhaftes Resultat
Es wurde erzielt mit dem langen Bißflügelfilm von Kodak (2,5 x 5,5 cm). Wird die Papierlasche zu straff angezogen, so wird die distale Filmkante beim Schlußbiß nach unten gedrückt. Wird der Film zu weit vorne angesetzt, so wird die mesiale Filmkante beim Schlußbiß nach oben gedrückt. Beide Fehler ergeben eine Schräglage des Films.

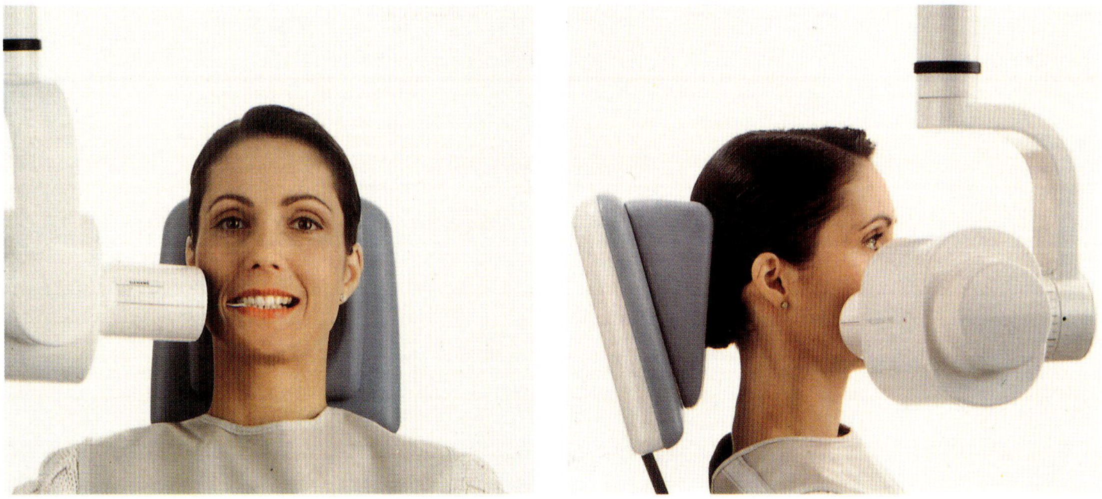

89 Korrekter Strahlengang in En-face- und Profilansicht
Man beachte Kopfhaltung und Lage der Filmachse. In der *Vertikalen* bildet der Zentralstrahl einen Winkel von etwa 5–7° mit der Horizontalebene.
In der *Horizontalen* wird er „mesialexzentrisch" für das Auge, aber senkrecht auf die Filmfläche eingestellt.

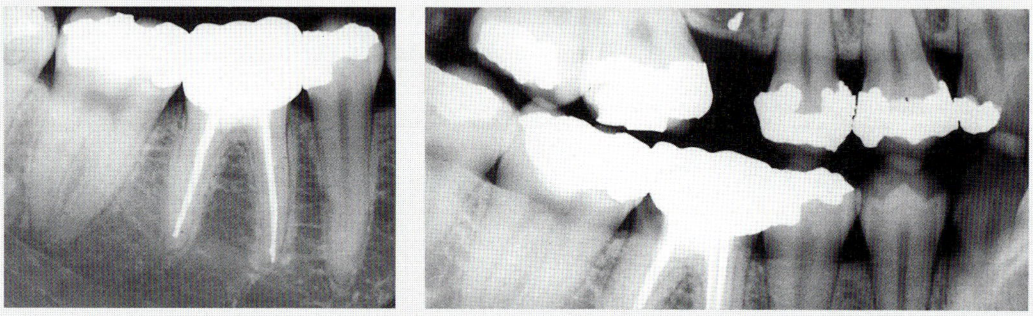

90 Bedeutung des koronal eingerichteten Strahlenganges im Vergleich zur apikalen Projektion
Die Aufnahme *rechts* zeigt die Überlegenheit des koronalen Strahlenganges bei der Aufdekkung kariöser Läsionen im zervikalen Bereich des 46 gegenüber der apikalen Projektion (*links*).

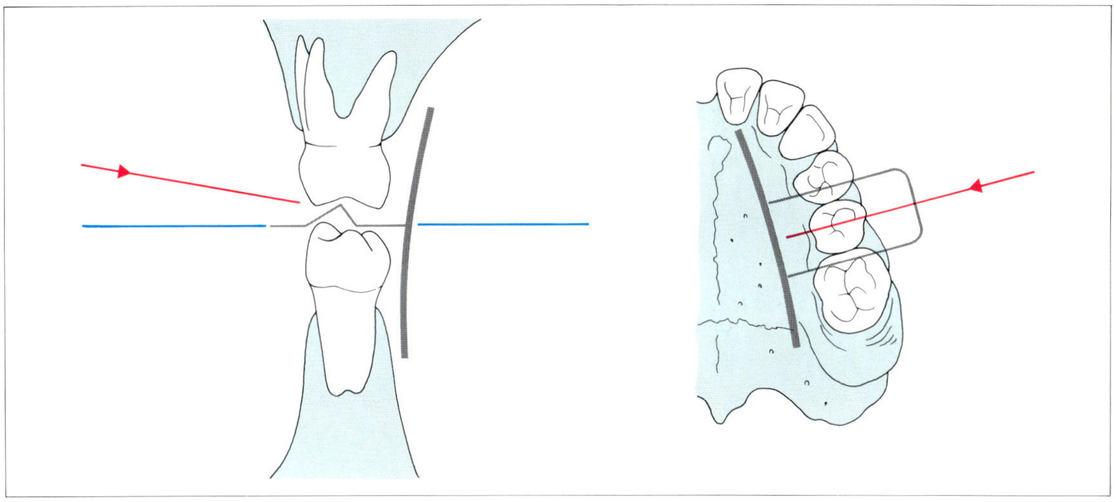

91 Korrekte Filmlage und Strahlenführung schematisch
Für Kinderfilm oder normalen Zahnfilm. Die Papierlasche der Filmpackung darf nicht straff angezogen werden. Der Zentralstrahl passiert den ersten oder zweiten Milchmolaren.

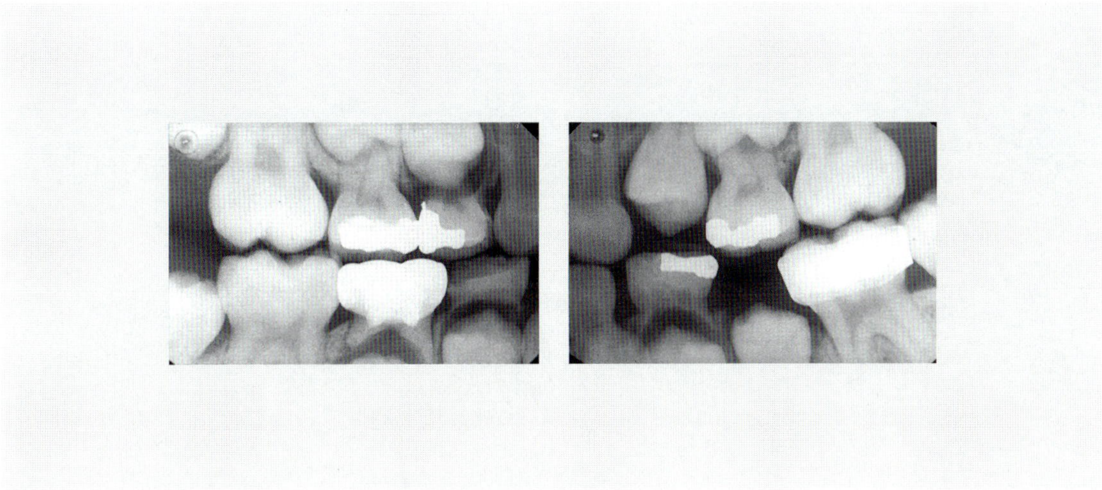

92 Beispielhaftes Resultat einer Bißflügelaufnahme
Kinderfilm der Größe 2 x 3 cm von Kodak.

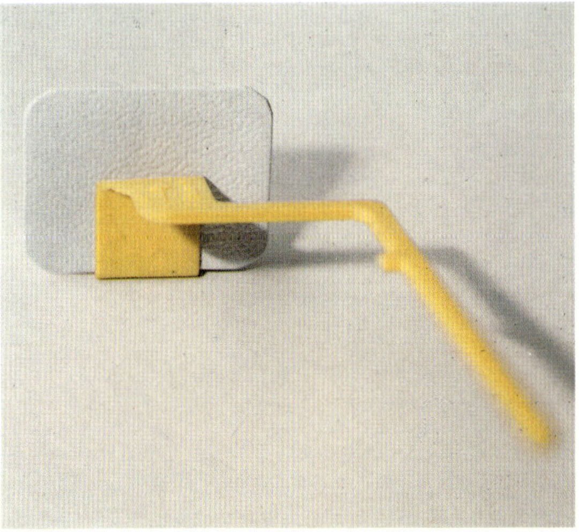

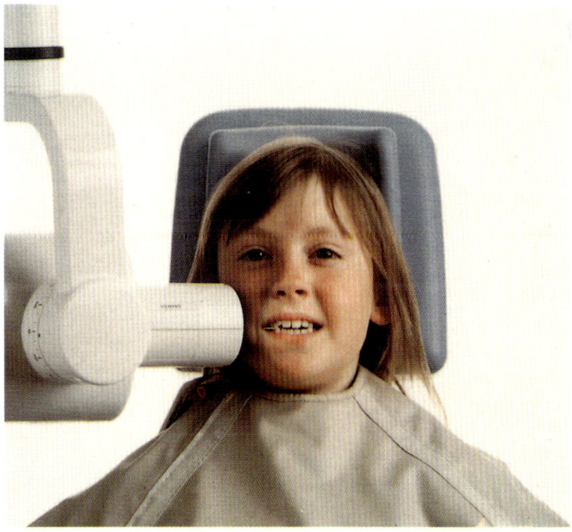

93 Filmhalter nach Klauser
Er ermöglicht eine gute Positionierung des Films der Größe 3 x 4 cm, allerdings erkauft durch Verzicht auf vollständige Ausnützung der Filmhöhe.

94 Korrekter Strahlengang en face bei Kindern
Der Zentralstrahl wird mit einer Neigung von etwa 5° eingerichtet. Man beachte Kopfhaltung und Lage der Filmlasche.

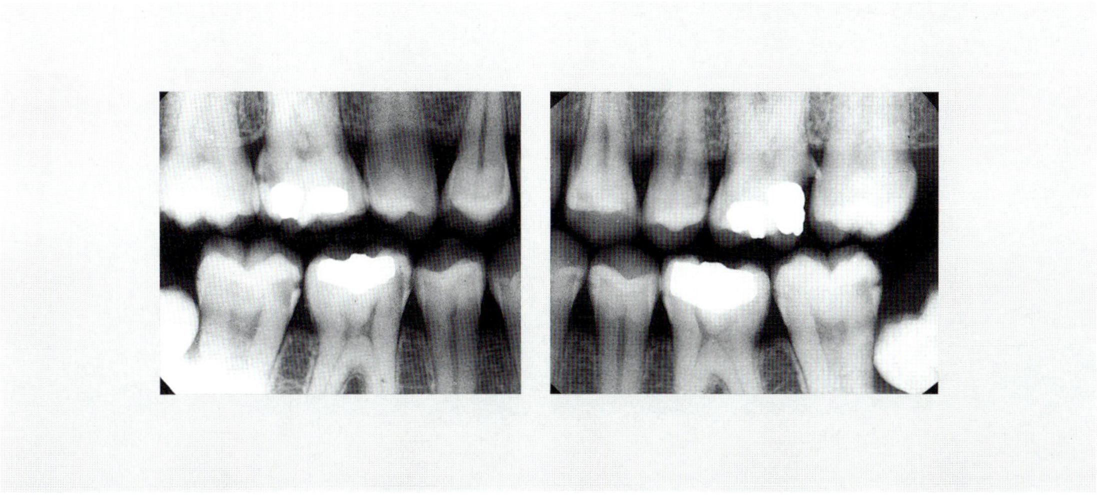

95 Bißflügelfilm für Kinder
Am Ende des Wechselgebißalters kann ein normaler Zahnfilm (3 x 4 cm) für die Bißflügelaufnahme verwendet werden. Hier sieht man Approximalkaries bei 17m, 16d, 25d, 26d, 37d, 37m, 36m, 35m, 34d, 46m, 47m, 47o und 47d.

Beispiele zur Bite-wing-Diagnostik

Die Bißflügelaufnahmen dieser Seite zeigen, daß der lange Bißflügelfilm von Kodak bei der Untersuchung älterer Jugendlicher oder Erwachsener unbestreitbare Vorteile gegenüber dem normalen Zahnfilm aufweist. Sorgfältige technische Ausführung lohnt den Zeitaufwand. Ein idealer Bißflügelfilm, der auch tiefere parodontale Einbrüche im gesamten Zahnbereich reproduzierbar wiedergeben könnte, sollte jedoch etwa 3,5 x 5 cm messen.

Ein weiteres Mal sei hier die Wichtigkeit der richtigen Wahl der Expositionsdaten am Beispiel der Abb. 96 betont: Bei harter Belichtung werden z. B. die approximalen Partien des Zahnhalses im Sinne eines „Burn-out-Effektes“ durchgeschlagen, d. h., der Zahn wird dort im Röntgenbild geringgradig verschmälert. So entsteht bei harter Exposition ein überdeutlicher und durch das schattengebende Metall in seiner optischen Wirkung verstärkter „Überschuß“, der im Zweifelsfalle mit klinischen Mitteln nachzuprüfen ist.

96 Diagnostische Möglichkeiten mit Bißflügelaufnahmen
Die beiden Aufnahmen, die von verschiedenen Patienten stammen, zeigen in typischer Weise überstehende Füllungs- und Kronenränder im approximalen Bereich, Approximalkaries verschiedener Grade und eine sekundäre Karies als Folge eines mangelhaften Kontaktpunktes zwischen 47 und 46 (*links*).

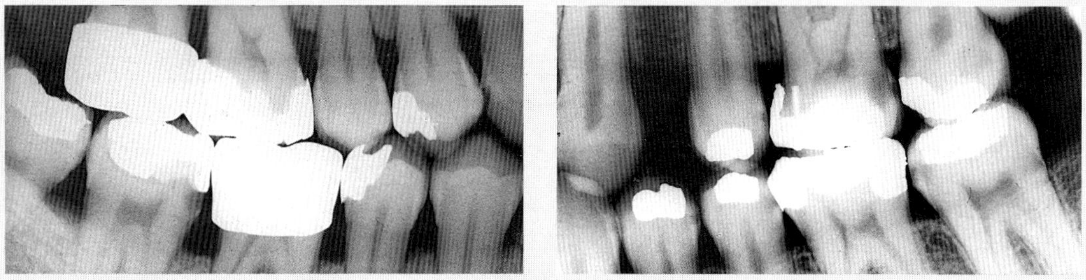

97 Diagnostische Möglichkeiten mit Bißflügelaufnahmen
Die beiden *Aufnahmen* zeigen nicht nur verschiedene Stadien von Approximalkaries, sondern auch den Zustand der Füllungen, überstehende Ränder der Stiftkronen, einen elongierten 48 und eine Parodontolyse im Gefolge einer fortgeschrittenen marginalen Parodontitis. Mit einer Filmhöhe von etwa 3,5 cm (die in den ISO-Normen fehlt), könnte eine ideale Wiedergabe auch von parodontalen Läsionen im Seitenbereich erreicht werden.

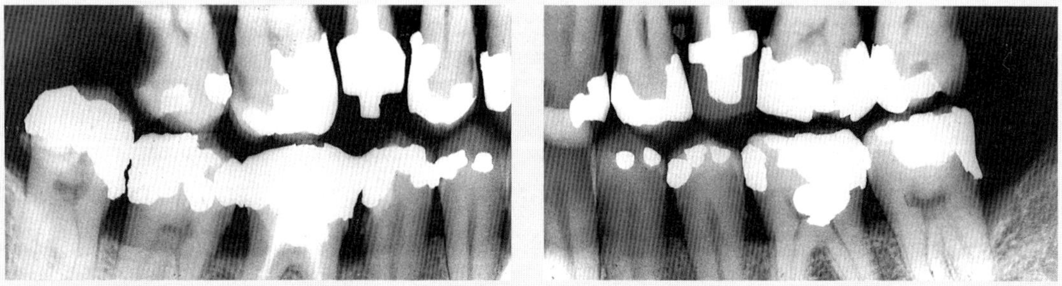

98 Mit dem normalen Zahnfilm angefertigte Bißflügelaufnahme
Gebißzustand eines 20jährigen Mannes 2 Wochen nach einer konventionellen Untersuchung mit Spiegel und Sonde und Entlassung „ohne Befund“.

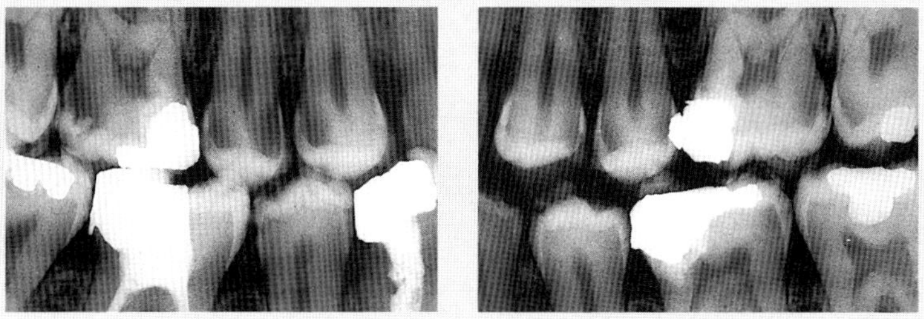

Apikale und parodontale Aufnahmetechnik

Folgende Gründe sprechen für eine unterschiedliche Darstellung der apikalen und der parodontalen Aufnahmetechnik:

- Die größte Schärfe und die geringste Verzeichnung zeigen sich im Röntgenbild dort, wo der Zentralstrahl die Gewebe passiert hat.
- Nur diejenigen Gewebe sind optimal sichtbar, die entsprechend ihrer Dicke (oder Dichte) exponiert worden sind.

Um qualitativ hochwertige apikale oder parodontale Zahnaufnahmen zu erhalten, muß also der Zentralstrahl entweder den Apex oder den Alveolarkamm passieren. Die Expositionsdaten müssen entweder entsprechend der Dicke des Knochens in Apexhöhe oder zur Wiedergabe des dünnen Alveolarkammes gewählt werden. In äußerster Konsequenz heißt das, daß für die apikale Aufnahme die Abbildung der Zahnkrone mit dem Alveolarkamm und für die parodontale Aufnahme die Wiedergabe des Apex unwichtig sein muß.

In der Praxis wird jedoch niemand bewußt auf die gleichzeitige Abbildung der Zahnkrone oder des Apex verzichten wollen, wenn es sich um die Anfertigung eines konventionellen Status handelt. Seit der Einführung der Orthopantomographie als Basisaufnahme beginnen sich nun allerdings neue Ideen zum gezielten Einsatz der Zahnaufnahme abzuzeichnen. Da sich aber dieses Gedankengut einer modernen Untersuchungsstrategie aus verschiedenen Gründen noch nicht allgemein durchsetzen konnte, muß die Lösung für den weiterhin nötigen Einsatz des konventionellen Status in einem technisch möglichst ausgewogenen Kompromiß gesucht werden. Um dieses Ziel zu erreichen, ist die konsequente Gewöhnung an die tägliche Arbeit mit einem Filmhalter, der eine optimale Positionierungshilfe gewährleistet, unerläßlich. Hier haben sich vor allem Systeme bewährt, bei denen der Film im rechten Winkel zum Zentralstrahl am Tubus fixiert werden kann, so daß die separate, mühsame und „freihändige" Einstellung von Film und Zentralstrahl entfällt und durch eine kompakte Zielvorrichtung ersetzt wird. Neben einer so verbesserten konventionellen Aufnahmetechnik, die auch der Qualitätssicherung bei verminderter Strahlenbelastung dient, zeigen die Möglichkeiten der Subtraktionsradiographie oder der Radiovisiographie Ansätze zu technischen Neuerungen, die ihre Bewährungsprobe in der täglichen Praxis jedoch erst noch bestehen müssen.

Wie bereits erwähnt, haben sich die Expositionsdaten nach der Fragestellung zu richten. Sie müssen bei apikalen Problemen entsprechend der Dicke des Knochens, der den Apex umgibt, gewählt werden. Bei parodontalen Fragestellungen müssen sie demgegenüber im Verhältnis zur Dicke des interdental sichtbaren Alveolarkammes herabgesetzt werden.

Röntgenstatus in den verschiedenen Lebensaltern

Je nach den diagnostischen Fragestellungen, die sich in den einzelnen Wachstumsphasen und Lebensabschnitten aufdrängen, gelangen verschiedene Typen von intraoralen Röntgenstaten zur Anwendung. Da das Platzangebot für die intraorale Aufstellung der Filme je nach Lebensalter und diagnostischem Einsatz recht unterschiedlich ist, wurden verschiedene Formate von Zahnfilmen entwickelt. Die so im Laufe der Jahrzehnte aus der klinischen Erfahrung heraus entwickelten Vorschläge sollten möglichst standardisiert zur Anwendung gelangen und nicht nach Gutdünken geändert werden.

Zur Sicherung einer hohen Bildqualität und zur Vermeidung zusätzlicher Strahlenbelastungen durch Wiederholung der Aufnahmen muß auch die angewendete Aufnahmetechnik durch Standardisierung perfektioniert werden. Mit der regelmäßigen Benützung eines geeigneten Filmhalters – auch für jede Einzelaufnahme – lassen sich die zahlreichen Fehlerquellen bei der „freihändigen“ Positionierung von Film und Zentralstrahl vermeiden.

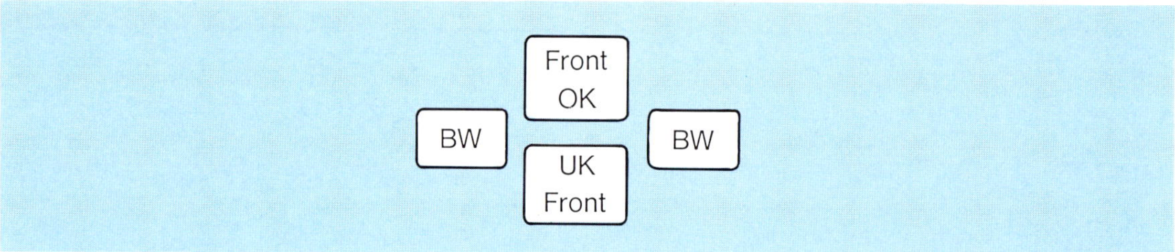

99 Status bei Kleinkindern
Der Status wird aus zwei Zahnfilmen (Mitte) und zwei kleinen Bißflügelaufnahmen aus Filmen der Größe 2 x 3 cm zusammengesetzt. Die Zahnfilme werden wie Aufbißfilme eingelegt.

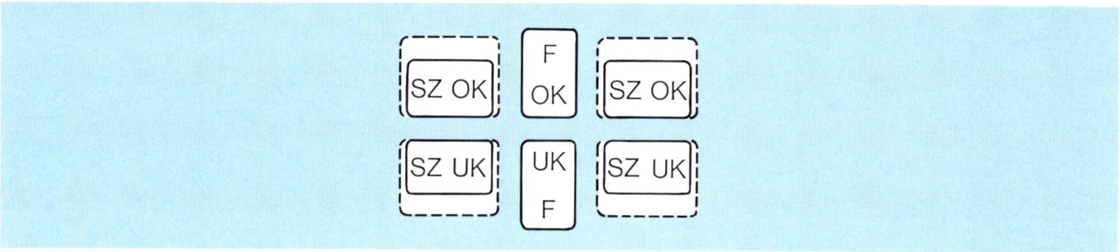

100 Status für etwa 6jährige
Der Status wird entweder (für kleinere Kinder) aus Filmen der Größe 2 x 3 cm oder (für größere Kinder) aus zwei Filmen 2 x 3 cm und vier Filmen 3 x 4 cm (gestrichelt) zusammengesetzt.

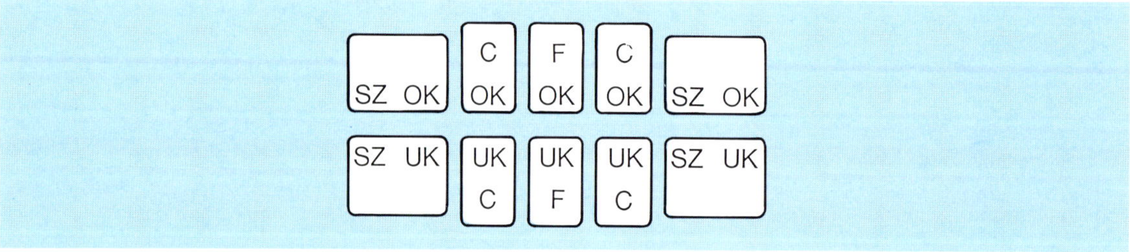

101 Status für Kinder im Wechselgebißalter
Mit je drei schmalen Kinderfilmen stellt man die Frontregionen (F) und die Eckzahnregionen (C) dar. Mit dem normalen Zahnfilm werden die Prämolaren und der erste Molar (Stützzone SZ) abgebildet.

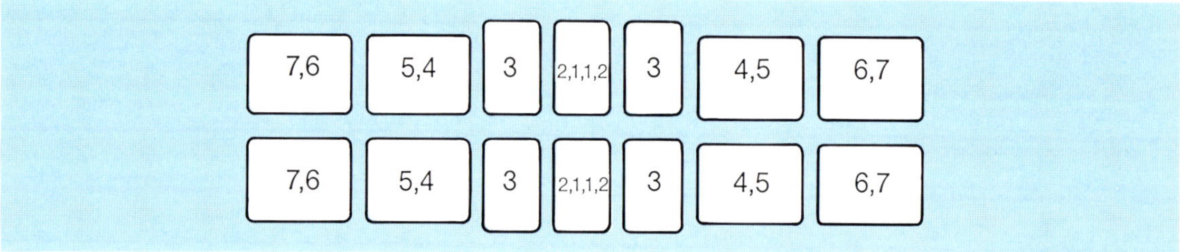

102 Status für Kinder gegen Ende des Wechselgebißalters
Der vorhergehende 10-Bilder-Status wird um je eine Aufnahme in der Molarregion erweitert. Dieser Status eignet sich bereits außerordentlich gut für Erwachsene mit schmalem Frontzahnbogen.

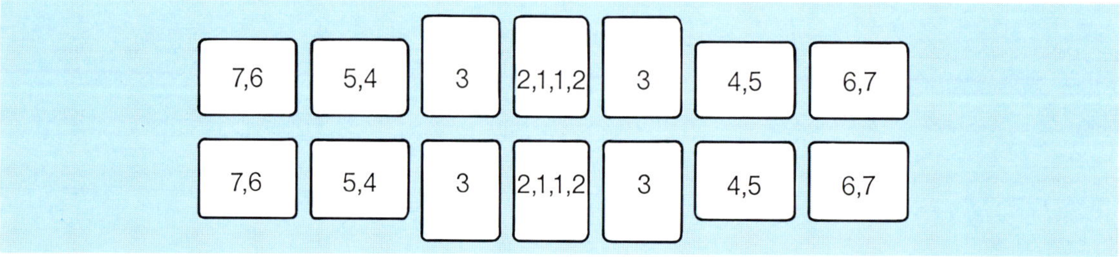

103 Typischer 14-Bilder-Status für Erwachsene
Es fehlt hier lediglich die Darstellung der Weisheitszähne, die ja in Form und Lage äußerst variabel sind und deshalb meist spezielle Anforderungen an die Aufnahmetechnik stellen.

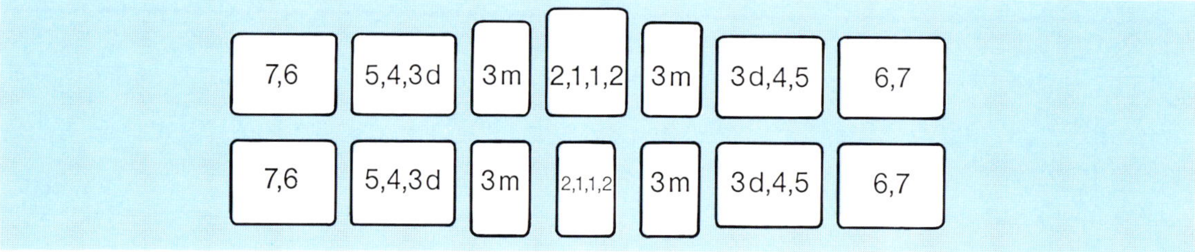

104 Reduzierter PAR-Status mit 14 Bildern
Verwendet man z. B. das Rechtwinkelsystem von Beycodent nach Pasler als Zielgerät, so kann man die Anzahl der Aufnahmen gegenüber einem normalen PAR-Status mit 18 Bildern um vier Bilder reduzieren.

Apikaler und parodontaler Status beim Erwachsenen

Die folgenden Seiten zeigen die Ausführung eines sowohl für die apikale als auch für die parodontale Aufnahmetechnik geeigneten 14-Bilder-Status am Erwachsenen, unter Verwendung von Filmhaltern, die die Nachteile der freihändigen Positionierung vermeiden helfen. Neben dem einfachen und bewährten Filmhalter „Emmenix" der Hager Werke wird die Ausführung korrekter Zahnaufnahmen in apikaler und parodontaler Projektion mit einem Zielgerät demonstriert, das bei einiger Übung deutliche Qualitätssteigerungen gegenüber den freihändigen Einstellungsmethoden ergibt.

Dies wird durch ein System erreicht, bei dem der Film mit auswechselbaren und sterilisierbaren Filmhaltern über einen drehbaren Adapterring mit dem Tubus jedes Röntgengeräts verbunden werden kann. So ist der Film stets im rechten Winkel zum Zentralstrahl und im Zentrum des perfekt ausgeblendeten Strahlenbündels fixiert, wodurch die richtige Positionierung von Gerät und Film sowie ein maximaler Strahlenschutz bei jeder Aufnahme gesichert ist.
Gezeigt wird das in Deutschland von Beycodent gelieferte Rechtwinkelsystem nach Pasler.

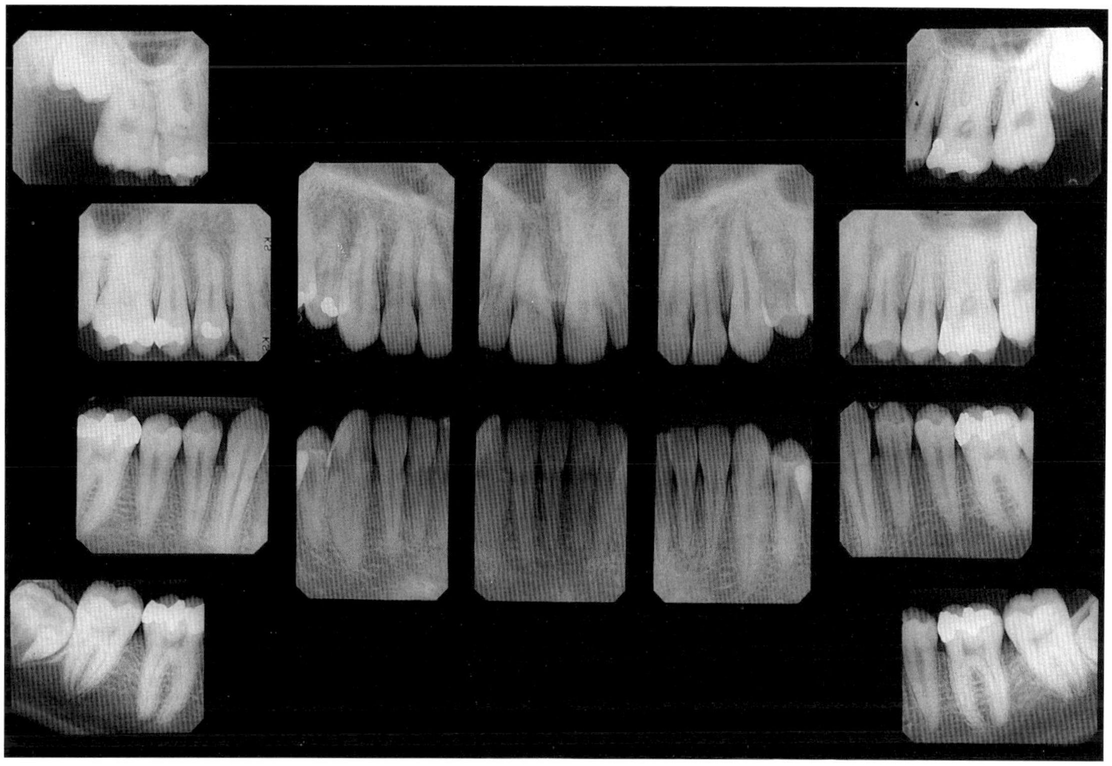

105 Apikaler 14-Bilder-Status für einen Erwachsenen
Der Zentralstrahl ist auf den Apex gerichtet, die Darstellung des Limbus alveolaris ist von sekundärer Bedeutung. Die Weisheitszähne sind wegen ihrer äußerst variablen Lage stets mit speziellen Aufnahmen aufzusuchen und darzustellen, falls keine Orthopantomographie vorliegt.

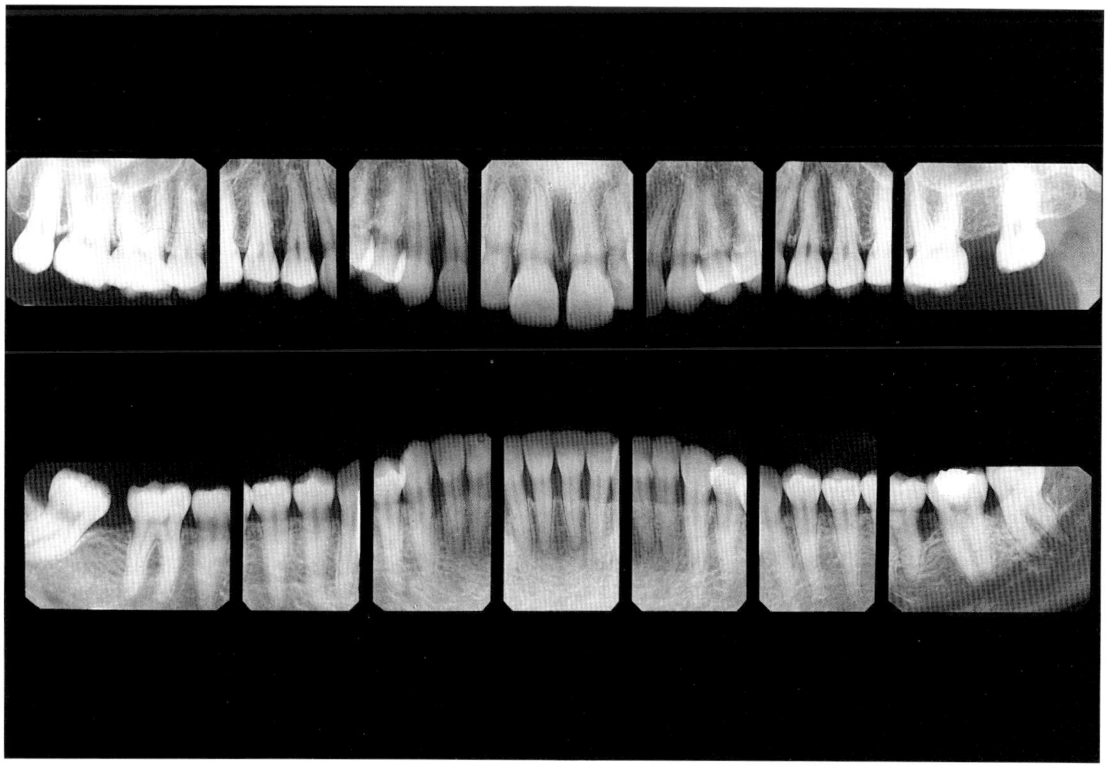

106 Parodontaler 14-Bilder-Status für einen Erwachsenen
Der Zentralstrahl ist auf den Limbus alveolaris gerichtet, die Darstellung des Apex ist von sekundärer Bedeutung. Die Belichtungsdaten wurden gesenkt.

Oberkiefer Frontzahnregion

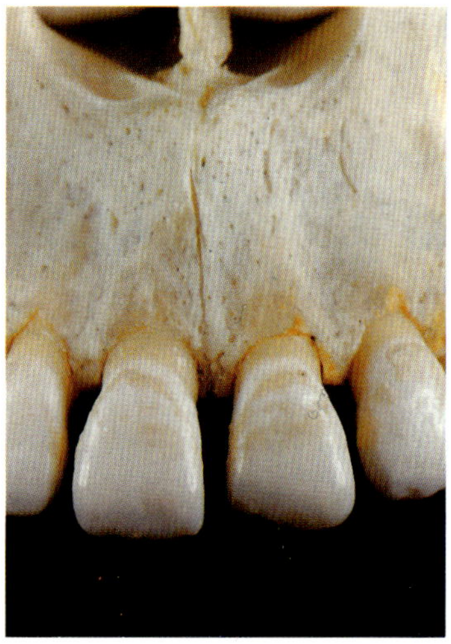

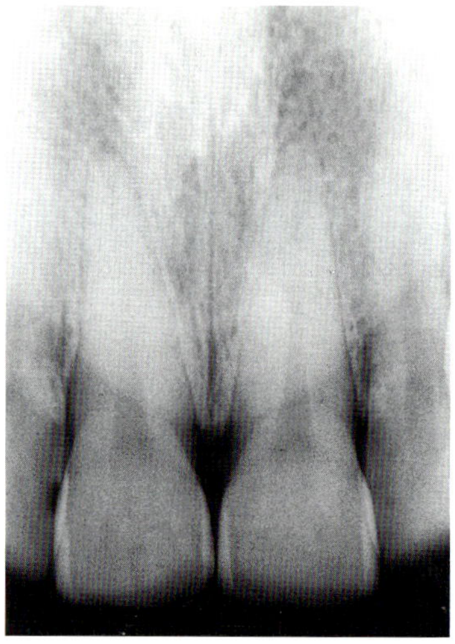

107 Foto und Röntgenaufnahme der Region
Je nach Indikation und Alter des Patienten wird ein Zahnfilm des Formats 2 x 3 cm oder 3 x 4 cm gewählt und im Hochformat verwendet.

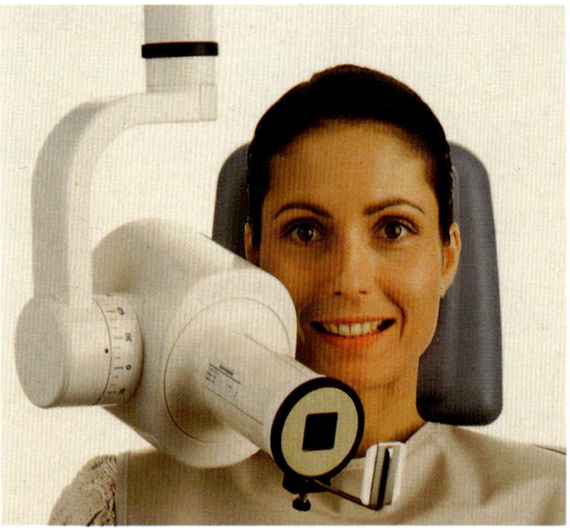

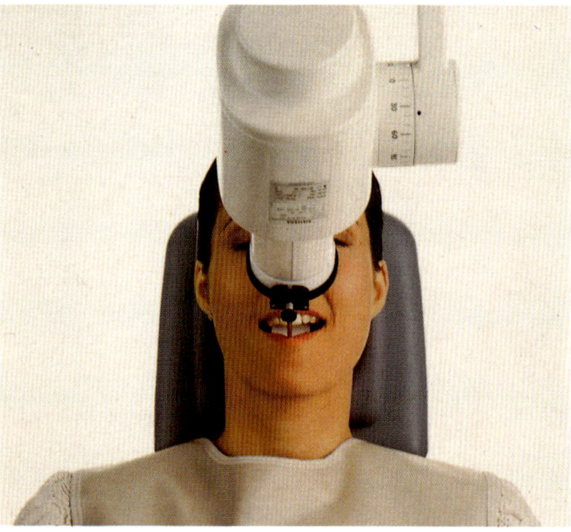

108 Filmhalter für die von Pasler modifizierte Rechtwinkeltechnik
Dieser Filmhalter besteht aus einem drehbaren Adapterring und vier auswechselbaren Filmhaltern aus Metall, die gleichzeitig als Zielvorrichtung dienen. Zwei davon sind für die vier Seitenzahnregionen und zwei (in verschiedenen Größen) sind für die Frontzahnregionen vorgesehen. Der rechtwinkelig zum Zentralstrahl fixierte Film ist drehbar im Adapterring feststellbar. Die Strahlenbelastung ist durch eine Bleiblende auf das Minimum reduziert.

109 Einstellung für die Oberkiefer-Frontregion
Ansicht von vorne. Man beachte die Kopfhaltung und die symmetrische Positionierung des Geräts.

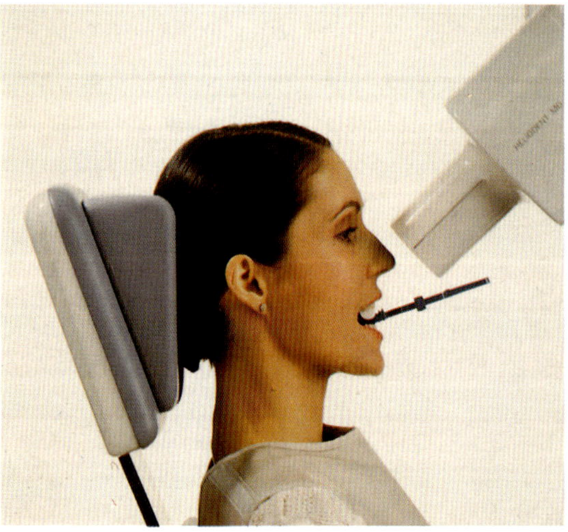

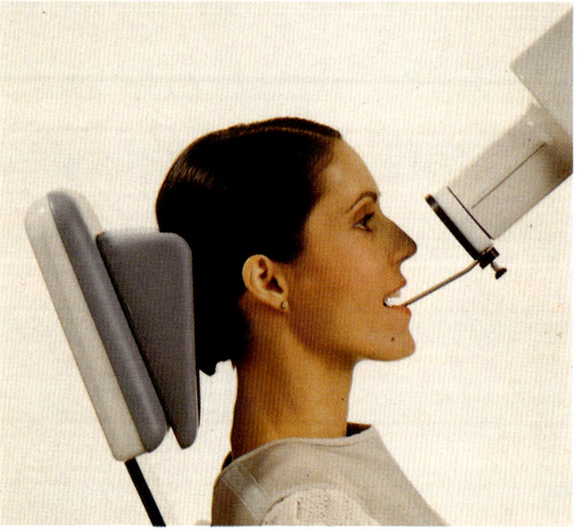

110 Einstellung für die Oberkiefer-Frontregion
Ansicht von seitlich. Das *linke* Bild zeigt die Verwendung des Filmhalters „Emmenix“, das *rechte* die Einstellung mit dem Filmhalter nach Pasler. Man beachte die Kopfhaltung für Einstellungen im Oberkiefer.

Die Vorbereitung des Patienten auf die Anfertigung eines Status oder nur eine Röntgenaufnahme ist psychologisch von großer Wichtigkeit. Mit Vorteil probt man das Einlegen der Filme und läßt die Patienten sich entspannen. Oberflächenanästhetika gezielt und sparsam verwenden. Man achte auf die richtige Kopfhaltung, bei Oberkieferaufnahmen ist die Bipupillarlinie und die Kauebene des Oberkiefers waagrecht einzustellen. Unter Sicht der Augen visiere man das Ziel im richtigen horizontalen und vertikalen Winkel an und lasse sich nicht durch schematische Gradangaben verwirren.

Oberkiefer Eckzahnregion

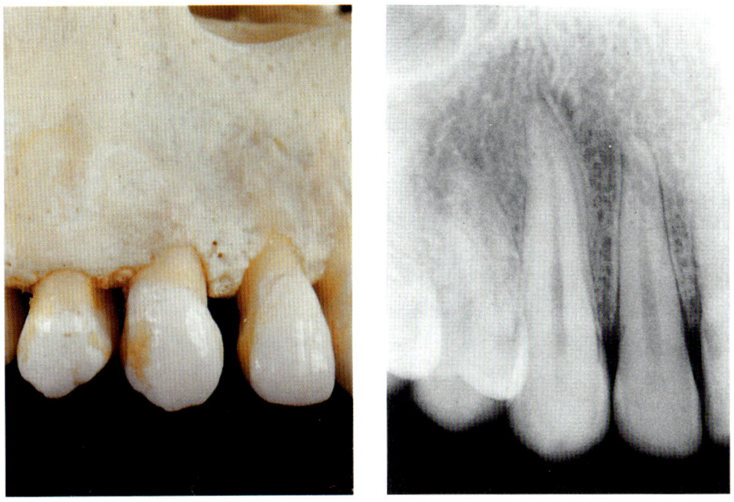

111 Foto und Röntgenaufnahme der Region für eine einfache Darstellung des Kaninus
Der Film im Format 2x3 cm oder 3x4 cm wird im Hochformat verwendet.

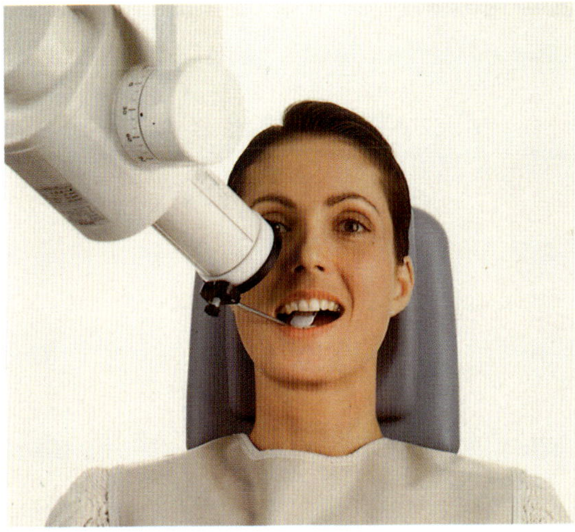

112 Einstellung für eine orthoradiale Darstellung des oberen Eckzahnes im „apikalen“ Status

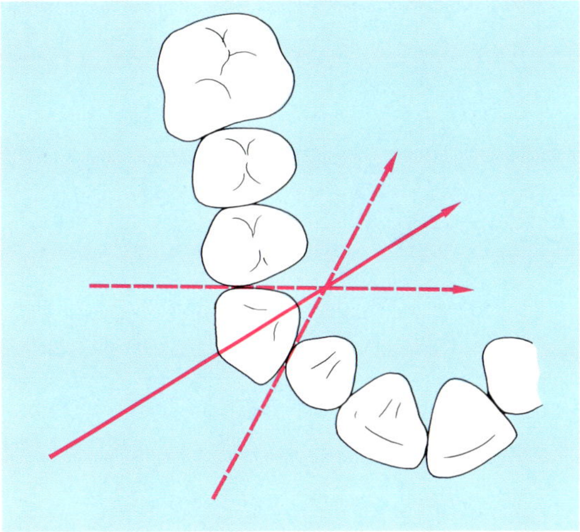

113 Strahlenführung schematisch im horizontalen Winkel
Mitte: orthoradialer Strahlengang im Vergleich mit der notwendigen mesialen und distalen Auslenkung des Zentralstrahls für eine optimale Darstellung der Septen.

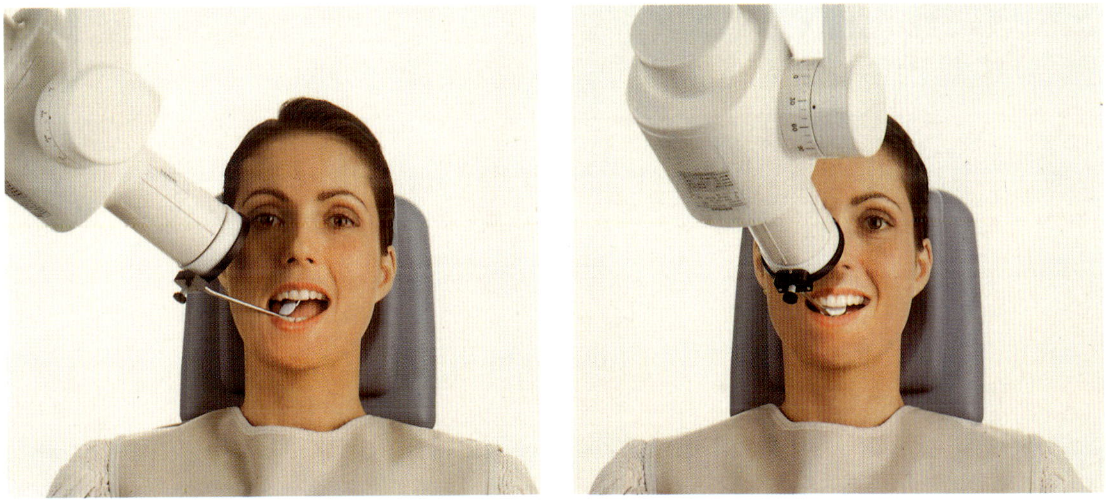

114 Exzentrische Einstellungen für die Darstellung des distalen und mesialen Septums am oberen Kaninus

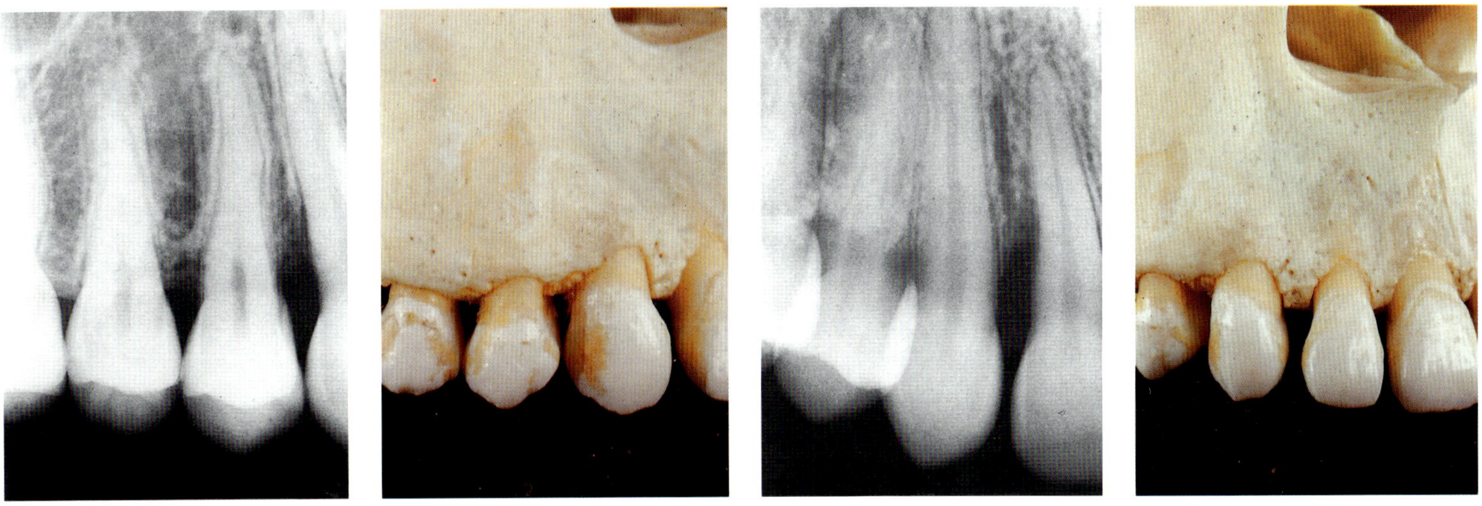

115 Röntgenaufnahmen und Fotos einer „parodontalen“ Einstelltechnik am oberen Eckzahn
Das richtige „Anvisieren“ im horizontalen Winkel ist von entscheidender Bedeutung.

Oberkiefer Prämolarenregion

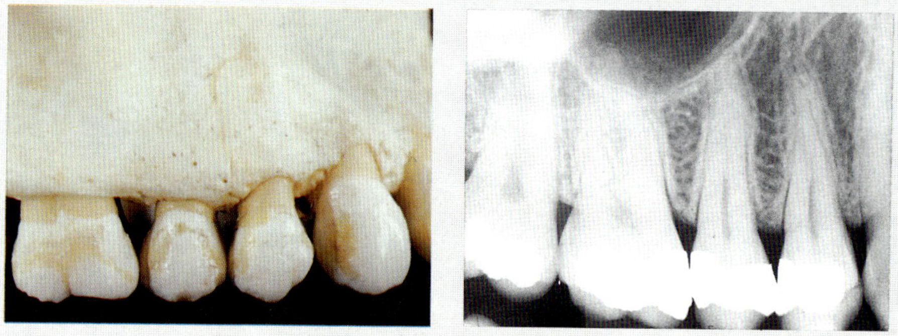

116 Foto und Röntgenaufnahme der Region
Es wird ein Film des Formats 3 x 4 cm im Querformat verwendet. Das Foto zeigt die Prämolarenregion in orthoradialer Projektionsansicht.

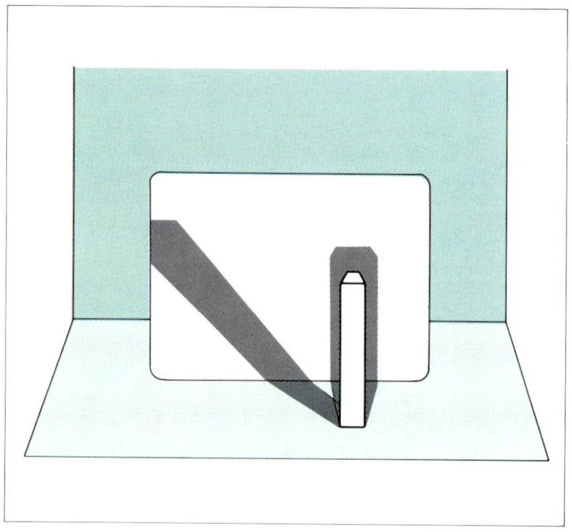

117 Richtige (orthoradiale) und falsche (mesialexzentrische) Strahlenführung für Prämolaren
Der Vierkantstab wird hier einmal „orthoradial" und einmal „mesialexzentrisch" auf die Filmfläche projiziert, um die Auswirkungen zu zeigen.

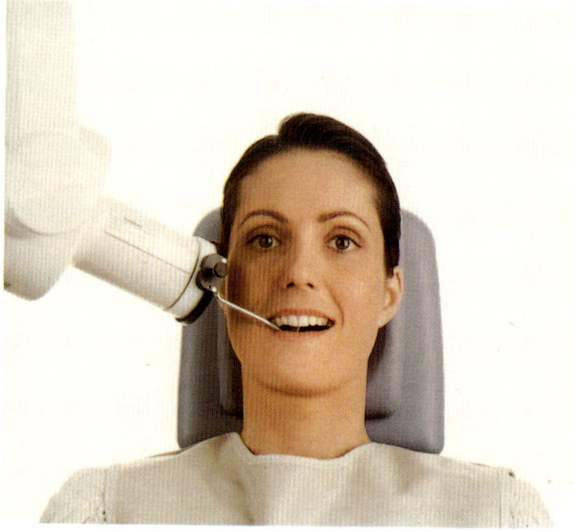

118 Einstellung für die Oberkiefer-Prämolarenregion
Man beachte die Kopfhaltung und die Positionierung des Filmhalters.

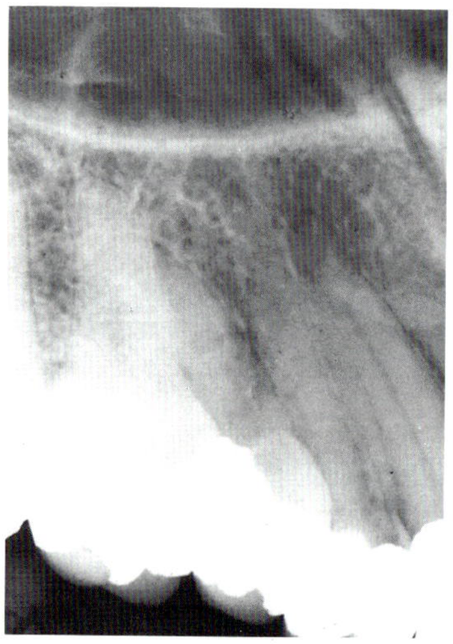

119 Typische Fehlaufnahme der Eckzahn- und Prämolarenregion
Die Region wurde nicht nur zu steil von oben, sondern auch zu sehr mesialexzentrisch anvisiert.
Diese Fehlaufnahme kommt in ähnlicher Weise häufig auch bei Molarenaufnahmen vor; die so anvisierten Zähne werden übereinander projiziert.

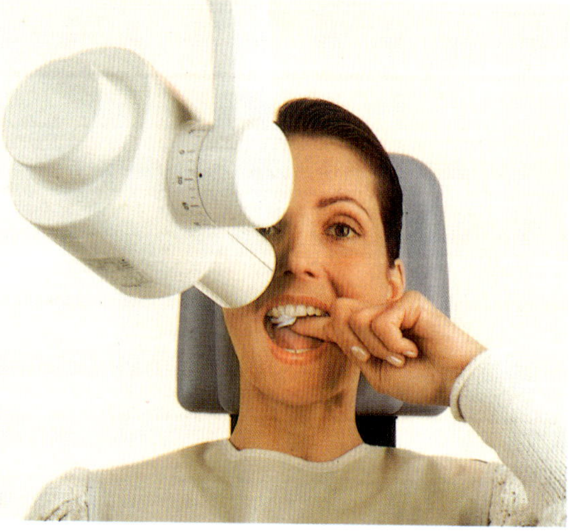

120 Fehleinstellung der Oberkiefer-Prämolarenregion
Der falsch eingestellte horizontale Winkel projiziert die Zähne übereinander.

Von größter Wichtigkeit ist die richtige Wahl des *horizontalen* und *vertikalen* Einstellwinkels.
Im Seitenzahnbereich der Kiefer gilt es also einmal den horizontalen Einstellwinkel im Sinne einer orthoradialen Projektion zu beachten, um die fehlerhafte mesialexzentrische Einstellung zu vermeiden. Gleichzeitig muß aber auch der vertikale Winkel (S. 57) richtig gewählt werden, um Verzerrungen der Zähne und Summationseffekte mit anderen Strukturen zu verhindern.
Ein Zielgerät erleichtert die Konzentration auf die entscheidenden Handgriffe.

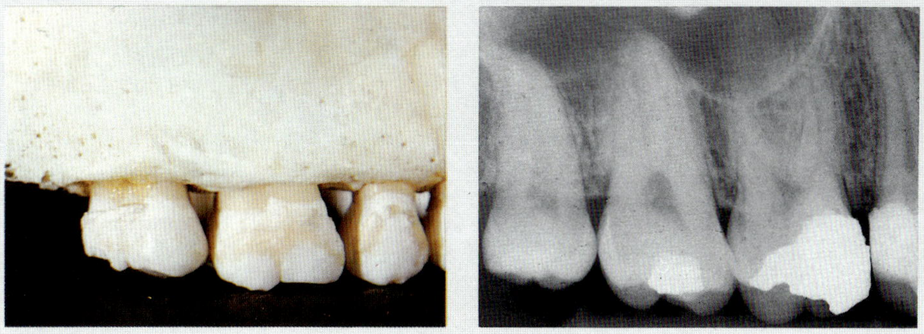

Oberkiefer Molarenregion

121 Foto und Röntgenaufnahme der Region
Es wird ein Film des Formats 3 x 4 cm im Querformat verwendet.
Das Foto zeigt die richtige Projektionsansicht im horizontalen und im vertikalen Winkel. Die Wurzelregion ist vom Jochbein freiprojiziert.

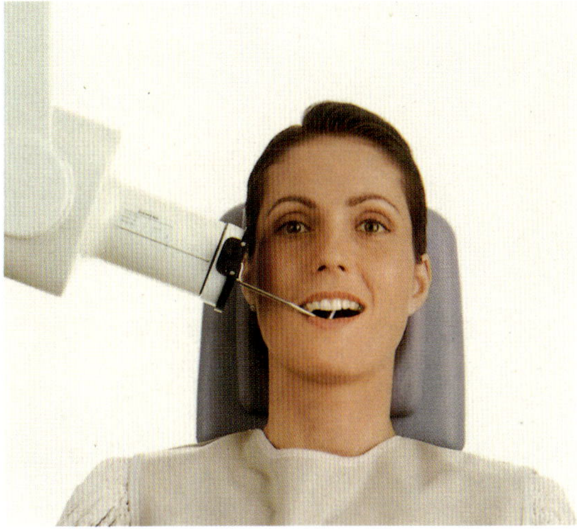

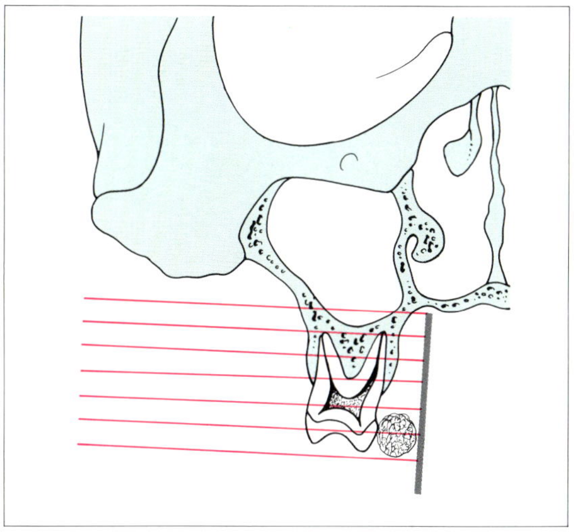

122 Einstellung für die Oberkiefer-Molarenregion
Man beachte die Positionierung des Filmhalters und die Einstellung des horizontalen und des vertikalen Winkels im Sinne des Fotos der Abb. 121.

123 Anatomisch richtige Einstellung für die Oberkiefer-Molarenregion schematisch
Die Molarenregion wird vom Jochbein freiprojiziert.

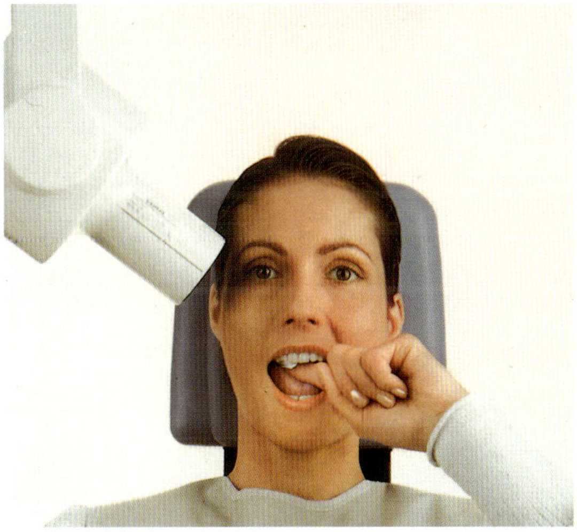

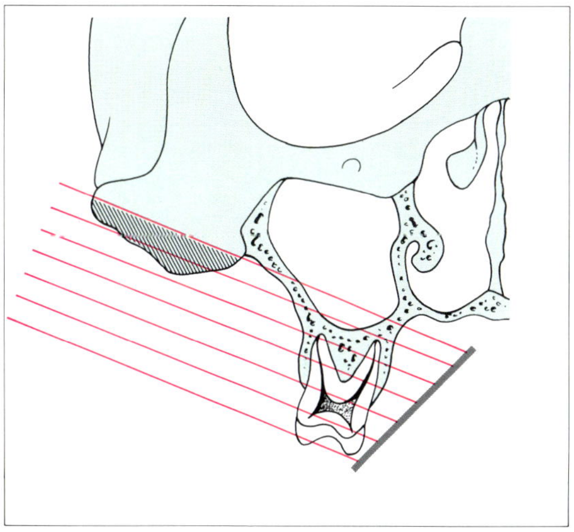

124 Fehleinstellung für die Oberkiefer-Molarenregion
Mit dem gewählten steilen Winkel projiziert man das Jochbein auf die Wurzeln der Molaren.

125 Schema einer typischen Fehlprojektion
Die Molarenregion wird vom Jochbein überlagert.

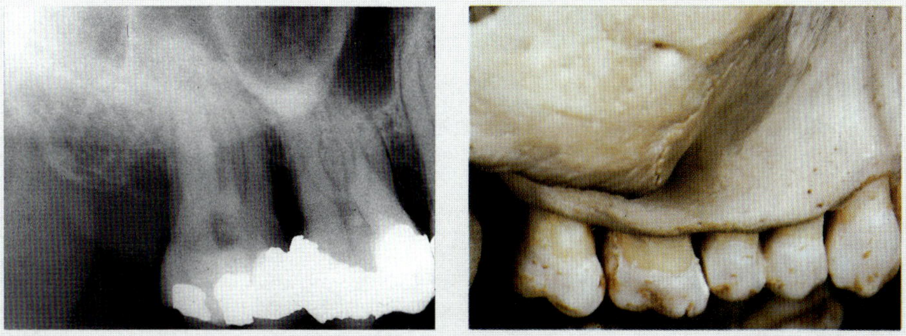

126 Typische Fehlaufnahme der Oberkiefer-Molarenregion bei zu steil gewähltem vertikalen Winkel
Die nebenstehende Fotografie zeigt die anatomischen Verhältnisse bei steiler Projektion.
Das Foto zeigt die falsche (zu steile) Projektionsansicht. Die Molarenwurzeln sind (s. Röntgenbild) vom Jochbein überlagert.

Unterkiefer Frontzahnregion

127 Foto und Röntgenaufnahme der Region
Je nach Indikation und Alter des Patienten wird ein Zahnfilm des Formats 2 x 3 cm oder 3 x 4 cm gewählt und im Hochformat verwendet.

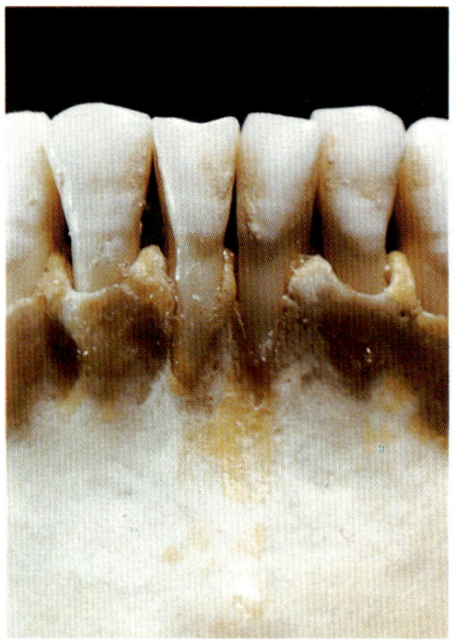

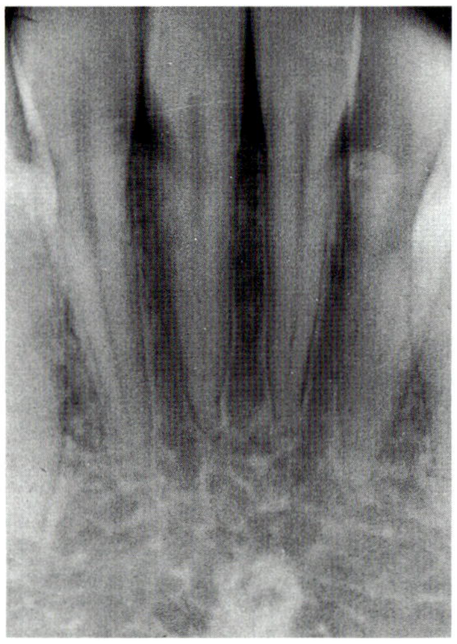

128 Einstellung der Unterkieferfront ohne Filmhalter

129 Einstellung für die Unterkieferfrontregion mit Halter
Ansicht von vorne. Man beachte die Kopfhaltung und die symmetrische Positionierung des Geräts.

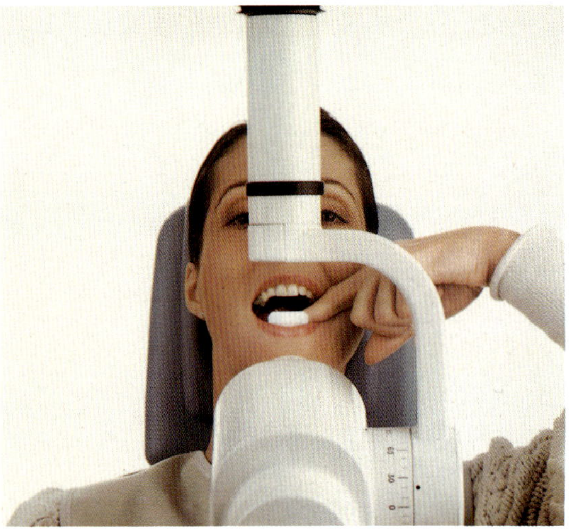

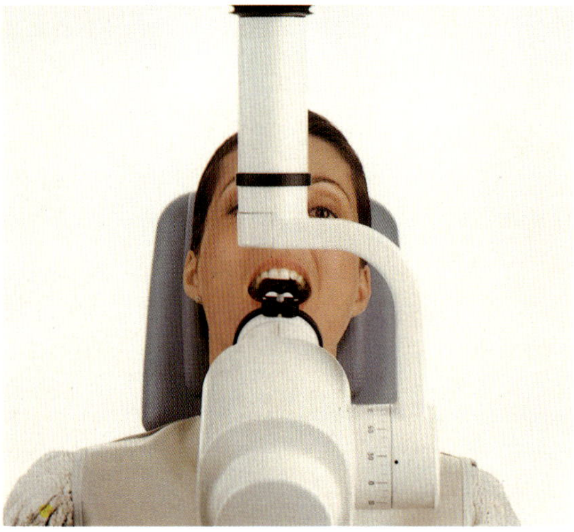

130 Einstellung der Unterkieferfront ohne Filmhalter

131 Einstellung für die Unterkieferfrontregion mit Halter
Ansicht von seitlich. Man beachte die Kopfhaltung für Einstellungen im Unterkiefer. Mit dem Filmhalter kann der Zentralstrahl wegen der parallelen Aufstellung des Films flacher geführt werden.

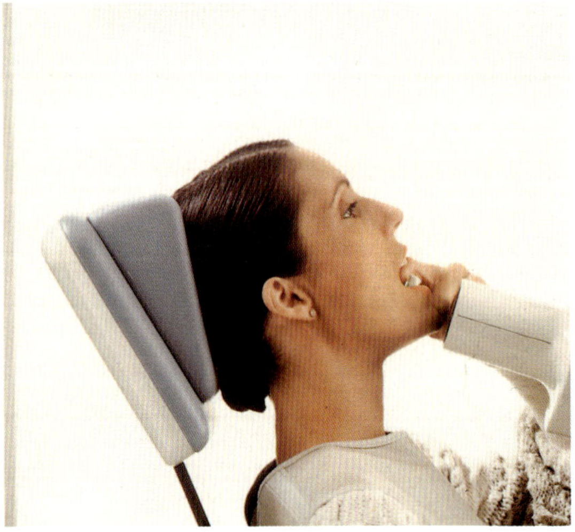

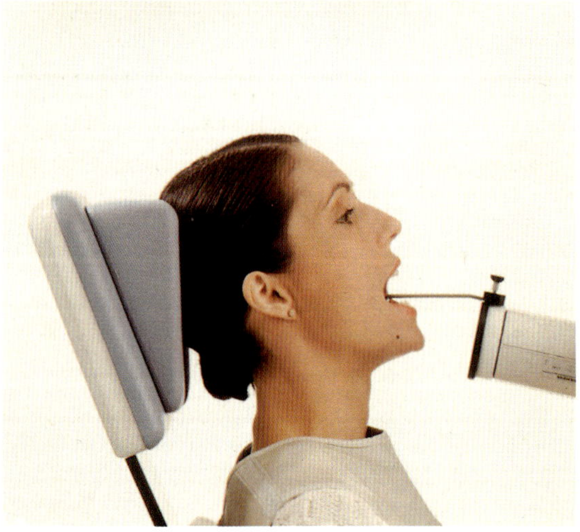

Ein Filmhalter gestattet eine unverbogene Aufstellung des Films dort, wo aus anatomischen Gründen Platz vorhanden ist. Es ist falsch, den Film der Zahnreihe und dem Alveolarfortsatz anzupressen. Im Oberkiefer sind die Zahnfilme in Gaumenmitte und im Unterkiefer zungenwärts zu plazieren. So wird im Unterkiefer der Film nicht am Ansatz, sondern in der Tiefe des Mundbodens aufgestellt. Läßt man nun den Patienten schließen, so entspannt sich die Mundbodenmuskulatur und erleichtert die Plazierung der Filme. Im Oberkiefer verwende man Oberflächenanästhetika.

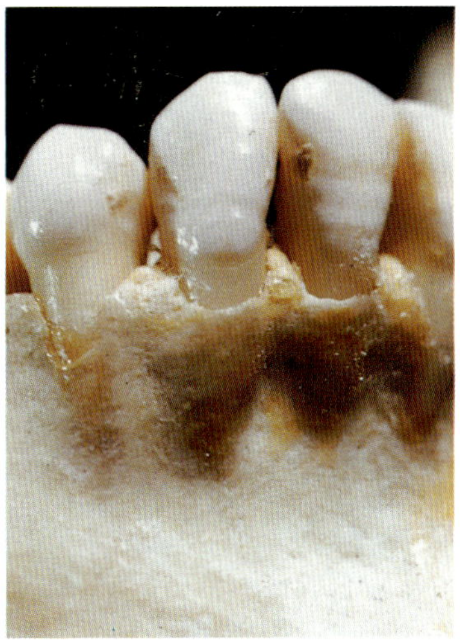

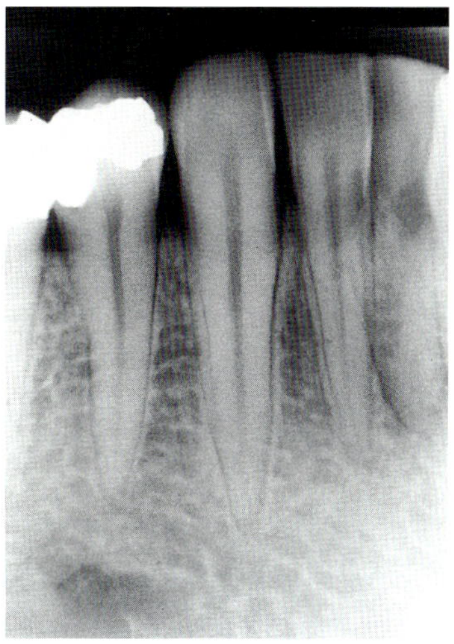

Unterkiefer Eckzahnregion

132 Foto und Röntgenaufnahme der Region für eine einfache Darstellung des Kaninus
Der Film im Format 2 x 3 cm oder 3 x 4 cm wird im Hochformat verwendet.

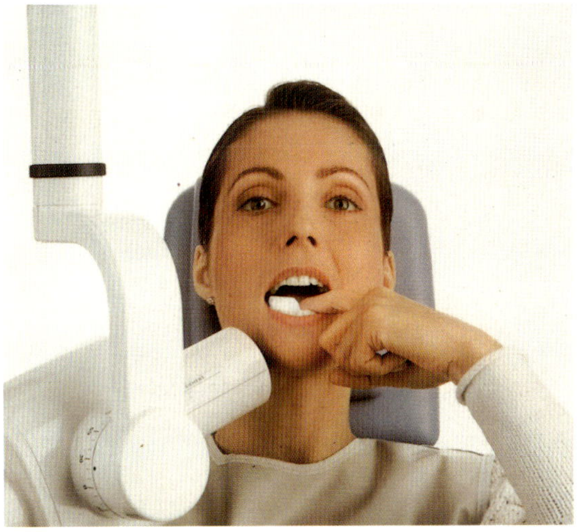

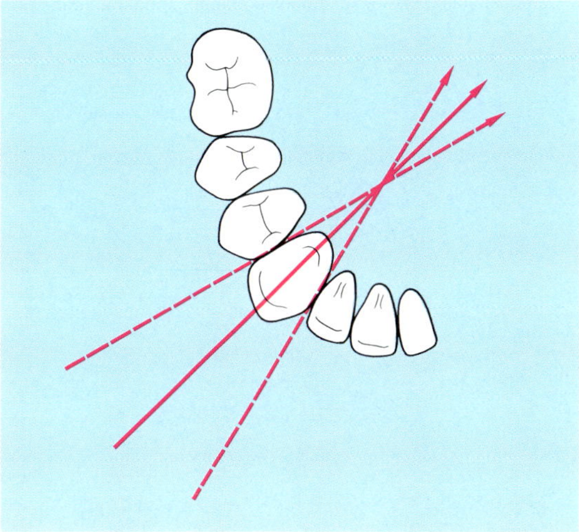

133 Einstellung für eine Darstellung des unteren Eckzahnes ohne Filmhalter
Der Film kann nur dann unverbogen plaziert werden, wenn der Patient im Moment der Filmaufstellung den Mund etwas schließt und damit den Mundboden entspannt.

134 Schema einer orthoradialen sowie einer mesial- und distalexzentrischen Strahlenführung beim apikalen (Mitte) und beim parodontalen Status

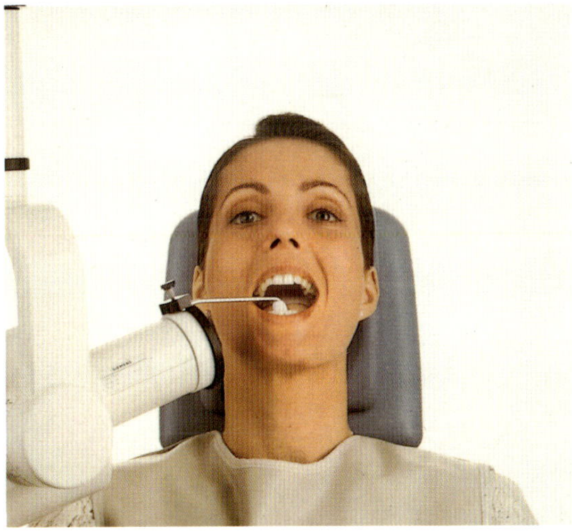

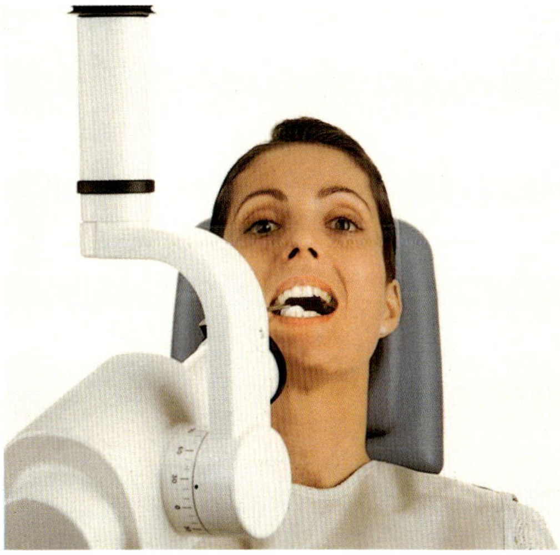

135 Exzentrische Einstellungen für die Darstellung des distalen und des mesialen Septums am unteren Kaninus

136 Röntgenaufnahmen und Fotos einer parodontalen Einstelltechnik am unteren Eckzahn
Es werden Filme des Formats 2 x 3 cm im Hochformat verwendet. Man visiere das entsprechende Septum beim Einrichten des Zentralstrahls an. Man beachte die Interdentalräume der beiden Fotos!

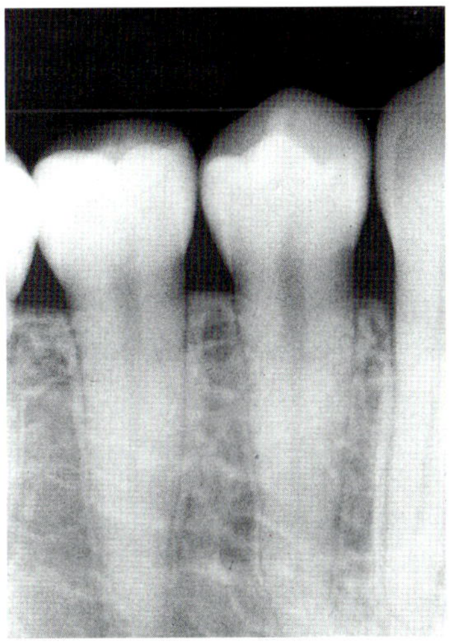

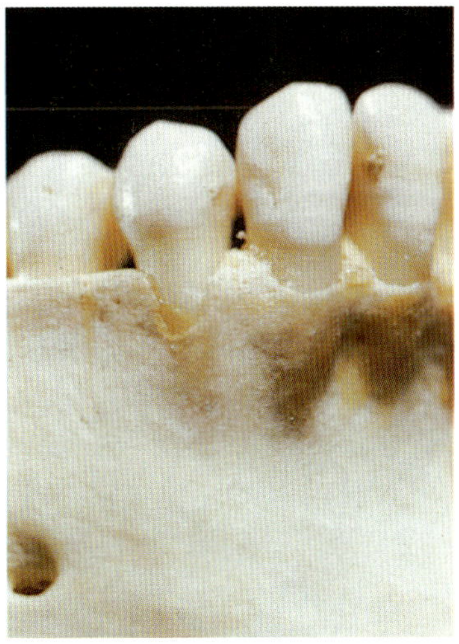

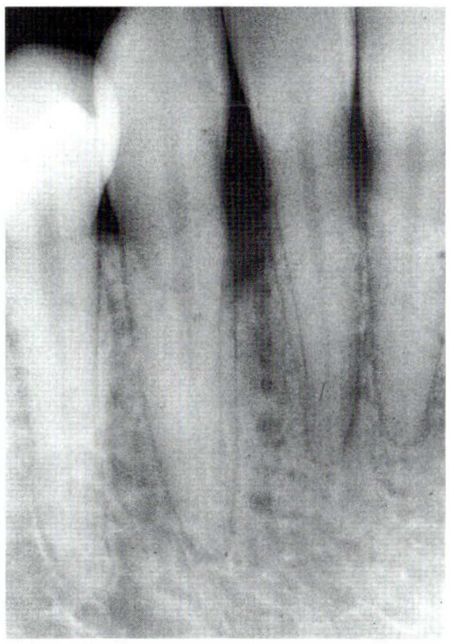

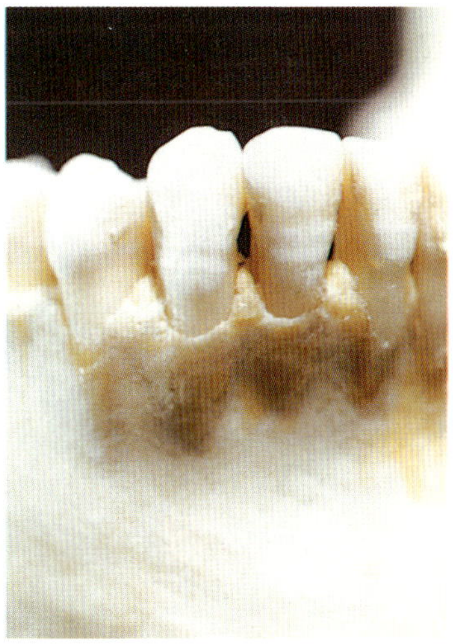

Unterkiefer Prämolarenregion

137 Foto und Röntgenaufnahme der Region
Es wird ein Film des Formats 3 x 4 cm im Querformat verwendet. Man beachte die Wiedergabe der Prämolarenregion in der Projektionsrichtung, die eine laterale Ansicht der Seitenzahnreihe zeigt.

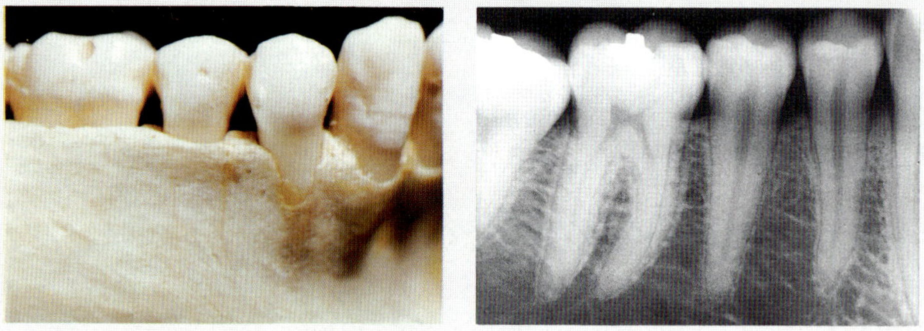

138 Einstellung für die Unterkiefer-Prämolarenregion
Man beachte die Positionierung des Filmhalters im horizontalen und vertikalen Winkel. Die am Filmhalter angebrachte Fixierschraube erlaubt eine exakte Korrektur der Filmlage zur Kauebene.

139 Variation der Einstelltechnik bei stark mesial stehendem Vierer (rechts)
Ein Rechtwinkeltechnik-Halter ermöglicht eine erleichterte Positionierung des Films am Zungenbändchen.

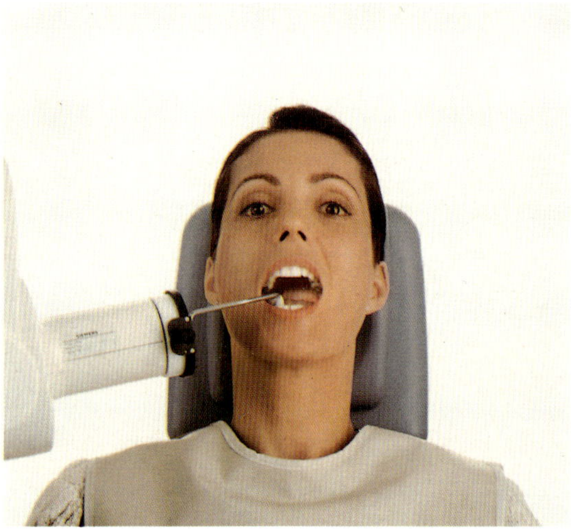

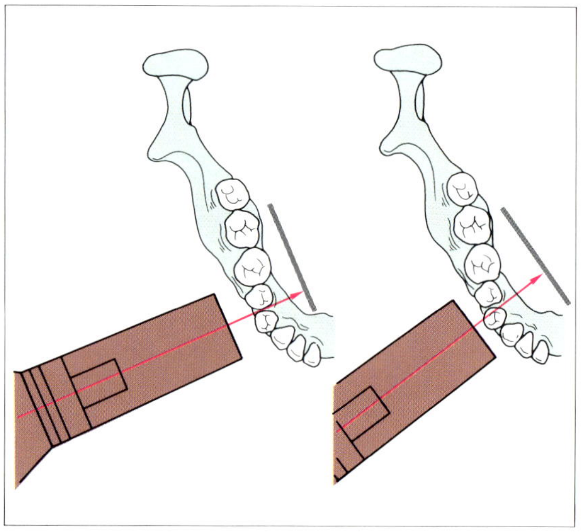

140 Filmhalter „Emmenix“
Mit diesem Filmhalter (s. auch Abb. 110) kann der Zahnfilm besonders im Unterkiefer ebenfalls gut positioniert werden. Bei geschlossenen Zahnreihen dient der Griff des Halters als Indikator zur richtigen Einstellung des horizontalen Winkels. Der Zentralstrahl ist rechtwinkelig zum Film (und zum Griff des Halters) anzuordnen.

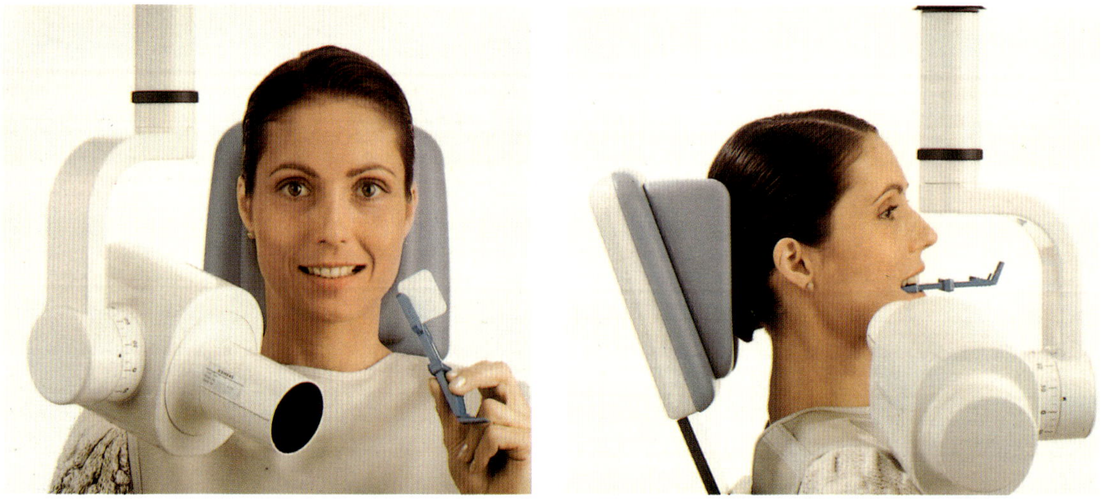

Bei Zahnaufnahmen im Unterkiefer ist zu beachten:
- Filmhalter benützen, um die Filme unverbogen zungenwärts aufstellen zu können
- Richtiges Filmformat wählen, um die Filme nicht verbiegen zu müssen
- Der Patient soll während der Filmpositionierung den Mund etwas schließen, um den Mundboden zu entspannen
- Zur Erleichterung der Einstellung des Zentralstrahls sollte der Halter als Zielgerät dienen können

Unterkiefer Molarenregion

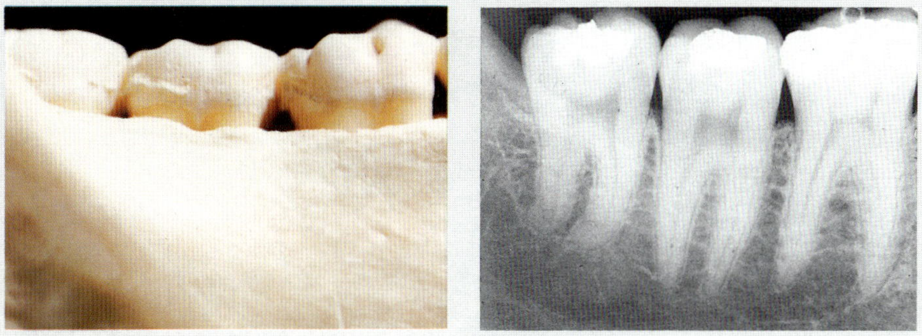

141 Foto und Röntgenaufnahme der Region
Es wird ein Zahnfilm des Formats 3 x 4 cm im Querformat verwendet.

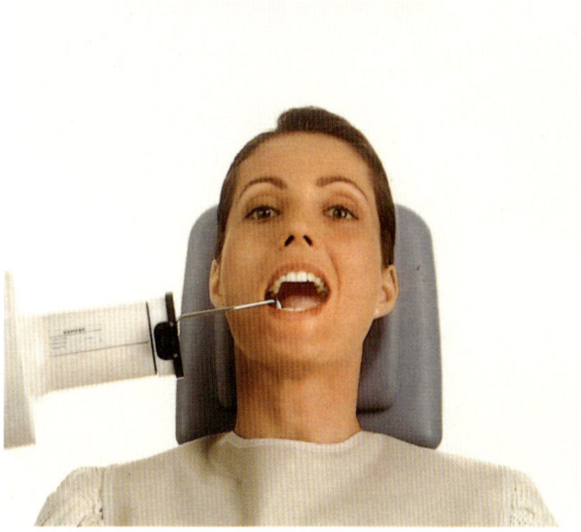

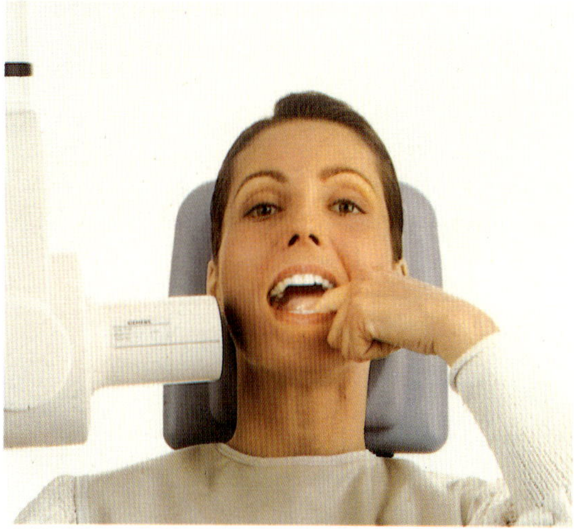

142 Einstellung für die Unterkiefer-Molarenregion
Man beachte die korrekte Kopfhaltung für Aufnahmen im Unterkiefer und die richtige Positionierung des Filmhalters im horizontalen und vertikalen Winkel. Gezeigt ist hier die Einstellung für den 46. Für den 47 wählt man meist eine nahezu horizontale Strahlenführung.

143 Einstellung ohne Halter
Man beachte Kopf- und Handhaltung. Bei plötzlichen Schluckbewegungen kann der Film vom Patienten nicht festgehalten werden.

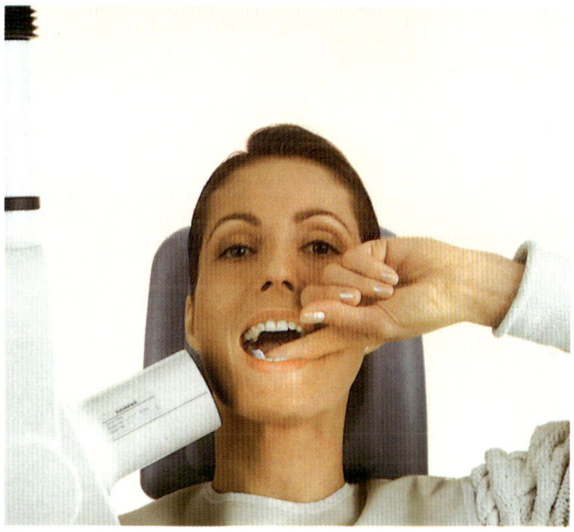

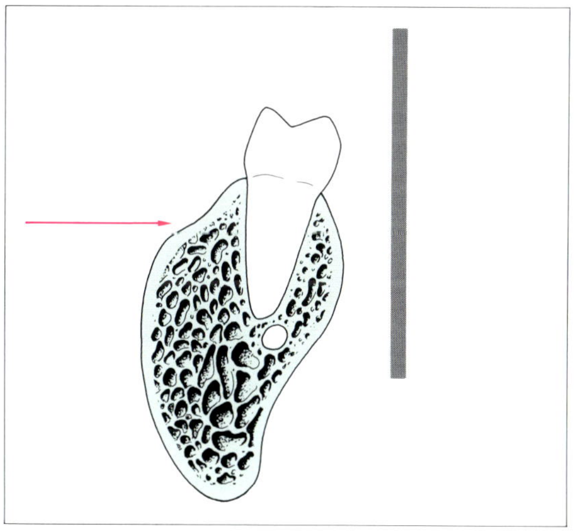

144 Fehleinstellung für die Unterkiefer-Molarenregion
Im Bestreben, die Molarenwurzeln komplett darzustellen, wird meist zu steil von unten projiziert.

145 Schema der Einstellung
Das Schema zeigt, daß z.B. der zweite Molar leicht nach lingual geneigt steht. Für ihn ist meist ein vertikaler Winkel von etwa 0° indiziert.

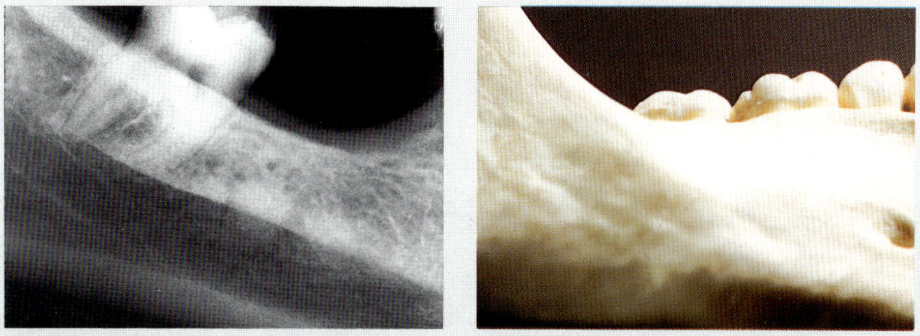

146 Typische Fehleinstellung mit zu steiler vertikaler Projektion
Das Situationsfoto rechts simuliert eine solche Fehleinstellung. Solche Projektionen zeigen die Molaren verkürzt und mit großer Krone. Die Linea mylohyoidea ist häufig deutlich zu sehen.

Weisheitszähne

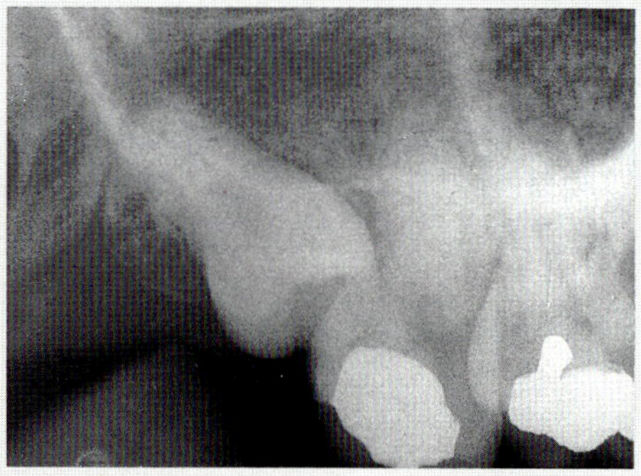

147 Röntgenaufnahme eines querliegenden oberen Weisheitszahnes
Weisheitszähne weisen in Form und Lage eine außergewöhnliche Variationsbreite auf, so daß ihre komplette Darstellung mit Zahnfilmen häufig mißlingt. Hier ist die Orthopantomographie, evtl. ergänzt durch spezielle Lokalisationsaufnahmen, das Aufnahmeverfahren der Wahl.

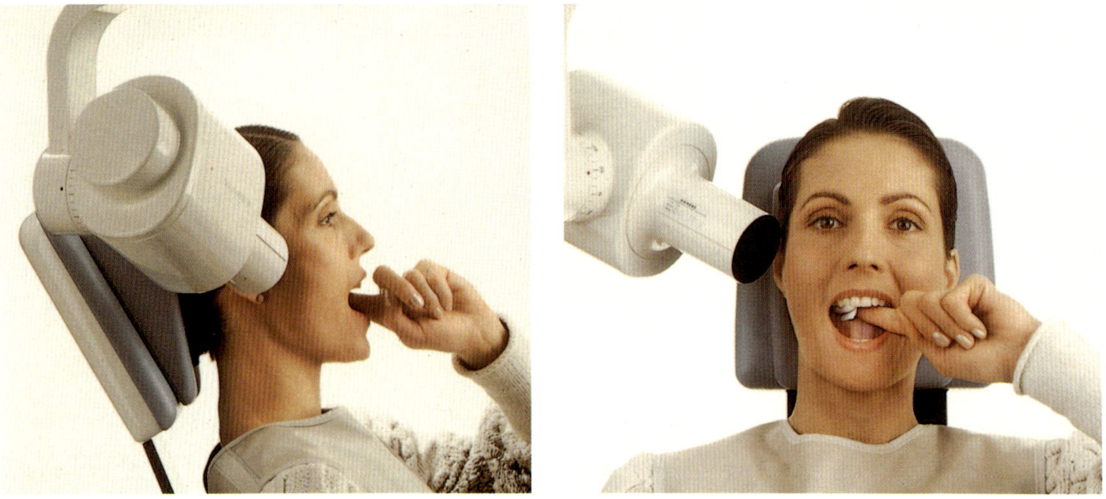

148 Einstellungen für die Darstellung eines oberen Weisheitszahnes
Wird der Zahn nicht ganz erfaßt, so liegt das nie daran, daß der Film nicht weit genug rachenwärts plaziert wurde. Es liegt im Gegenteil allein an der Führung des Zentralstrahls, der das gefragte Objekt von hinten oben nach vorne unten auf den Zahnfilm projizieren muß. In diesen Fällen wird auch ein Filmhalter versagen. Nur die Beherrschung einer einwandfreien Projektionstechnik führt zum Ziel.

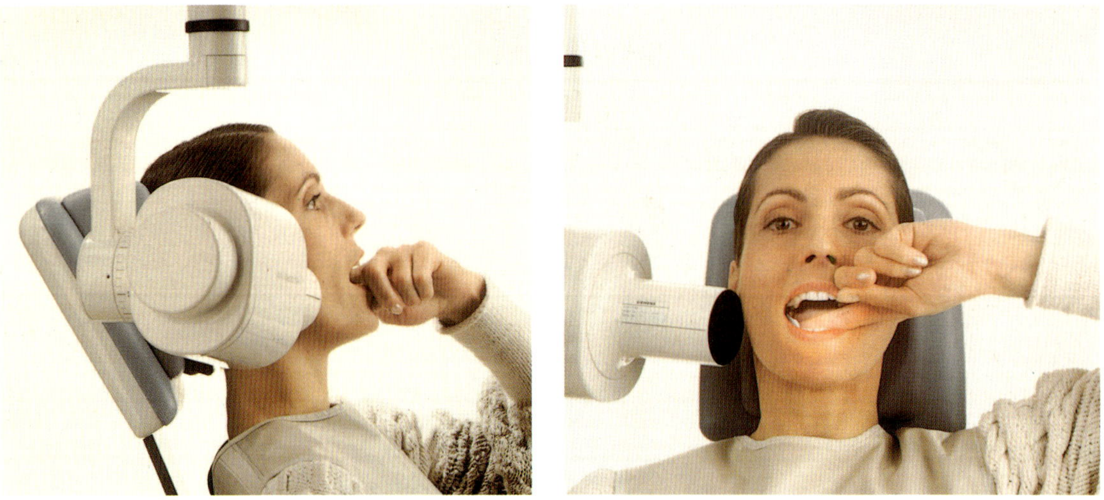

149 Einstellungen für die Darstellung eines unteren Weisheitszahnes
Wird der Zahn nicht ganz erfaßt, so liegt das wiederum nicht an der Filmlage, sondern an der Strahlenführung. Der Zentralstrahl muß das gefragte Objekt in einer Richtung auf die Filmebene projizieren, die als etwas von hinten oben nach vorne unten gerichtet beschrieben werden kann. Man merke sich: Der Zahn muß mit dem Zentralstrahl auf den Film projiziert werden. Zielen können, ist (fast) schon alles.

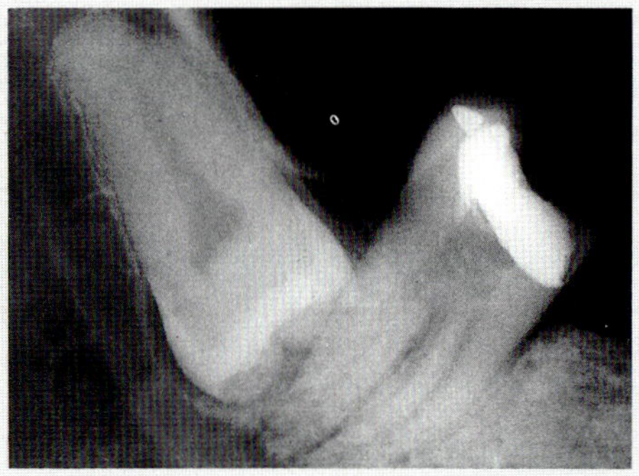

150 Röntgenaufnahme eines querliegenden unteren Weisheitszahnes
Wie im Oberkiefer wird ein Zahnfilm des Formats 3 x 4 cm im Querformat verwendet. Im übrigen gilt auch für den unteren Weisheitszahn vollinhaltlich der Text der Abb. 147.

Aufnahmetechnik mit dem Aufbißfilm

Spezielle Aufbißfilme und, z. B. bei Kindern, auch normale Zahnfilme können sowohl intraoral als auch extraoral verwendet werden, um die dritte Dimension diagnostisch zu erschließen.

Intraoral eingesetzte Aufbißaufnahmen ermöglichen eine – in bezug auf die Zahnachse – axiale (Unterkiefer) oder nur bedingt axiale (Oberkiefer) Projektion der Kiefer, die sonst mit jeder anderen Aufnahmetechnik (wie z. B. mit Zahnaufnahmen oder mit der Orthopantomographie) ausschließlich orthoradial oder exzentrisch erfaßt werden können. Die Erschließung der dritten Dimension ist bei richtiger Indikationsstellung und technisch einwandfreier Anwendung von eminenter diagnostischer Bedeutung. Sie findet vor allem Anwendung in der Lokalisationstechnik, aber auch in der Tumor- und Frakturdiagnostik. Bedingung ist allerdings die Ausführung einer streng axialen Projektion in bezug auf die Zahnachsen des gefragten Kieferabschnitts. Die Verwendung von Aufbißaufnahmen mit nicht exakt axial geführtem Strahlengang (wie z. B. im Oberkiefer) kann z. B. bei Lokalisationsaufnahmen retinierter Zähne zu Fehldiagnosen Anlaß geben.

Bei zahnlosen Patienten dient die intraoral verwendete Aufbißaufnahme im Ober- und Unterkiefer vor allem zur Kontrolle der Leerkiefer auf Wurzelreste, retinierte Zähne, Zysten, Tumoren und tumorähnliche Läsionen in Praxen, die noch nicht über einen Orthopantomographen verfügen. Bei Kleinkindern kann der Zahnfilm als kindgerechter Aufbißfilm verwendet werden. Da es sich hier vor allem um eine vereinfachte Darstellung der Frontzähne – häufig nach Unfällen – handelt, muß die Projektion der Zähne im Sinne der konventionellen Halbwinkeltechnik gehandhabt werden. Steht jedoch ein Filmhalter des Rechtwinkelsystems zur Verfügung, so kann eine nahezu berührungs- und schmerzfreie Positionierung von Film und Zentralstrahl in allen Frontregionen praktiziert werden. Für ängstliche oder verunglückte Kleinkinder kann die Anwendung dieser Methode psychologische Vorteile bieten.

Die extraorale Anwendung des Aufbißfilms kann für verschiedene spezielle Fragestellungen eingesetzt werden. Hier ist einmal die seitliche Projektion des Os nasale und der Oberkieferfrontregion nach Unfällen oder bei ektopischen oberen Frontzähnen anzumerken. Daneben können auch seitliche Weichteilaufnahmen der Lippen hergestellt werden. Des weiteren kann der Aufbißfilm zur überlagerungsfreien Darstellung der Kinnregion in Ergänzung einer Orthopantomographie, z. B. nach Unfällen, eingesetzt werden. Man beachte, daß der Aufbißfilm als folienlos verwendeter „Zahnfilm" relativ hoher Belichtungszeiten bedarf, die jedoch bei Verwendung der von Kodak speziell für diese Zwecke geschaffenen kleinen Kassette in Grenzen gehalten werden können (X-Ray Intra-Oral Cassette, ca. 6 x 8 cm mit Verstärkerfolie „Regular"). Wenig bekannt ist bei Kinderzahnmedizinern der vom Format her äußerst praktische Film der Agfa-Gevaert (Agfa Dentus M 2 4 x 5 cm).

Aufbißaufnahme Oberkiefer Übersicht

151 Foto und Röntgenaufnahme
Verwendet wird meist der Aufbißfilm der Größe 7,5x5,5 cm im Querformat. Für Kleinkinder kann man den Zahnfilm 3x4 cm benützen und für spezielle Aufgaben den Zahnfilm 4x5 cm von Agfa.

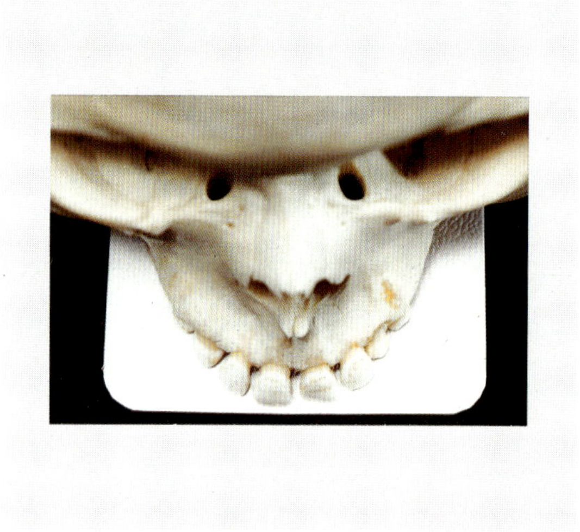

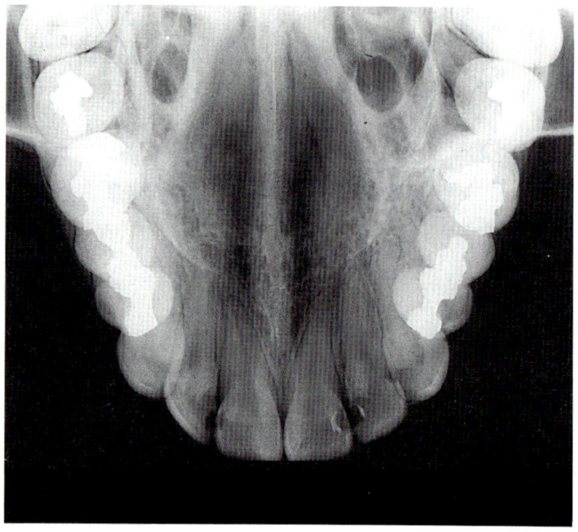

152 Richtige Einstellung für eine Oberkiefer-Übersichtsaufnahme im Profil
Man beachte Filmlage und Zentralstrahlführung. Von der Seite gesehen, wird der Zentralstrahl durch den oberen Sechser geführt.

153 Falsche Einstellung im Profil
Man vergleiche die Schädelposition und die Strahlenführung mit Abb. 152.

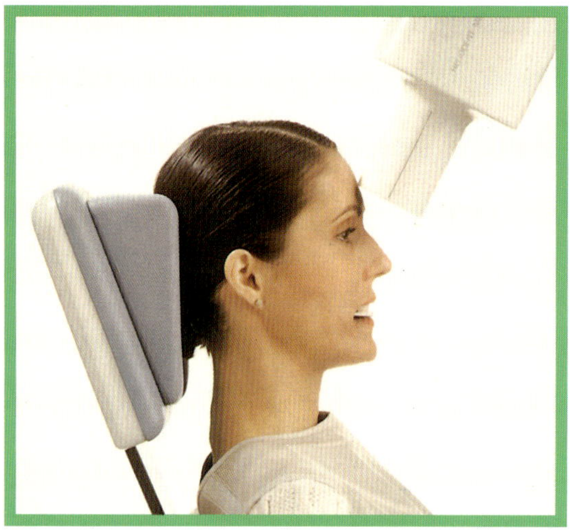

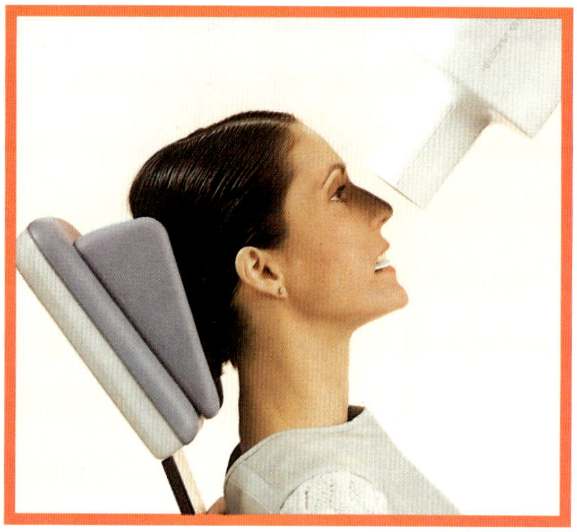

154 Richtige Einstellung für eine Oberkiefer-Übersichtsaufnahme in Frontalansicht
Man beachte die symmetrische Einstellung von Zentralstrahl und Film.

155 Schema für die richtige Zentralstrahlführung im Profil

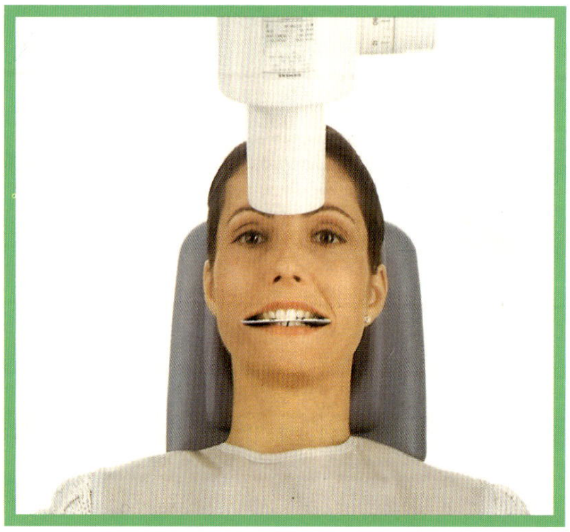

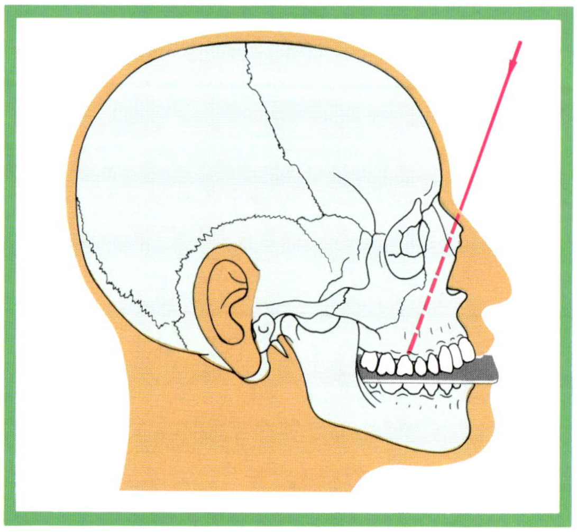

Während sich die Kopfhaltung und die Filmlage für eine Übersichtsaufnahme des Oberkiefers hier in absolut gültiger Form präsentieren, kann der Zentralstrahl entweder wie gezeigt oder exakt axial mit Bezug auf die Zahnachsen eingestellt werden. Die letztere Einstellung muß allerdings mit erhöhten Expositionsdaten und deshalb einer höheren Strahlenbelastung erkauft werden. Fehleinstellungen, insbesonders die asymmetrische Positionierung des Zentralstrahls, können zu unterschiedlicher Darstellung der Strukturen und damit zu Fehlinterpretationen führen.

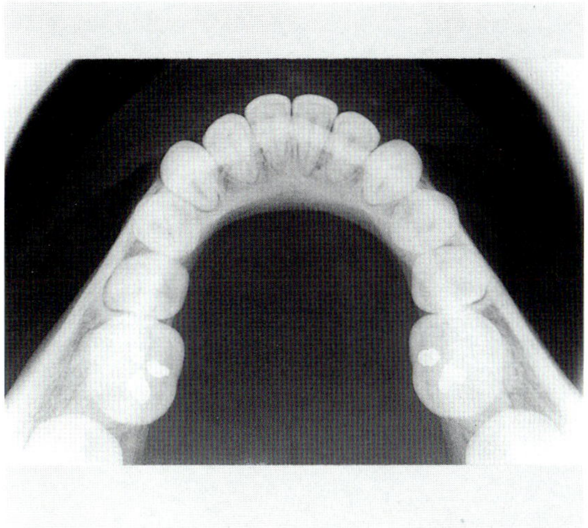

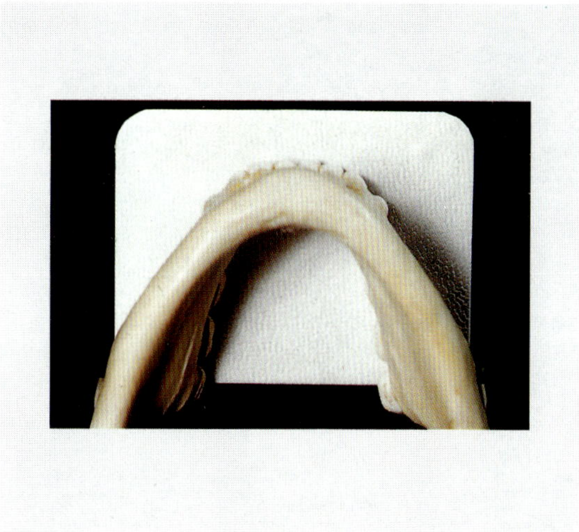

Aufbißaufnahme Unterkiefer Übersicht

156 Foto und Röntgenaufnahme
Verwendet wird meist der folienlose Aufbißfilm der Größe 7,5 x 5,5 cm im Querformat. Für Kleinkinder kann man den Zahnfilm 3 x 4 cm oder 4 x 5 cm von Agfa benützen.

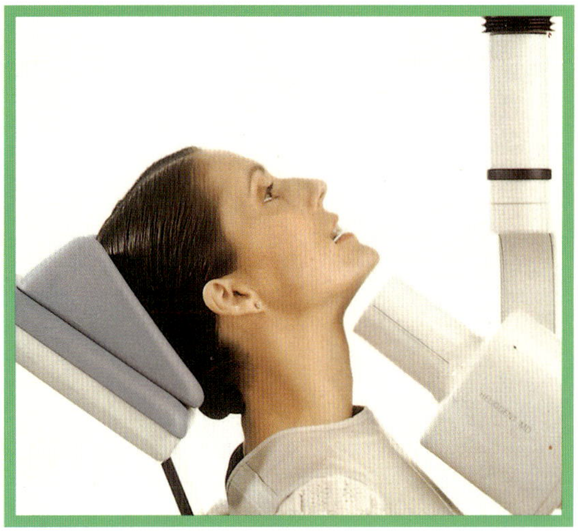

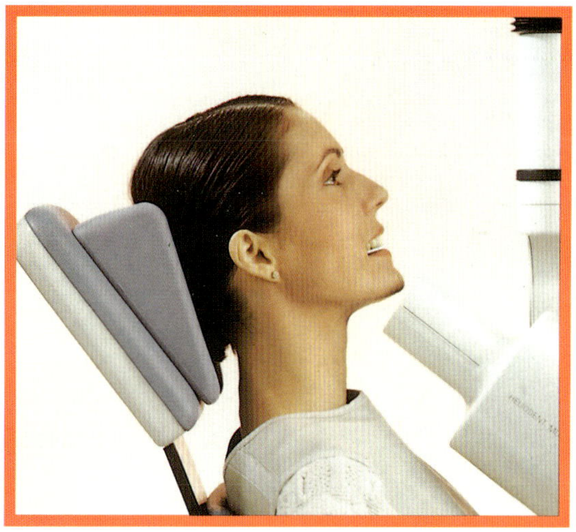

157 Richtige Einstellung für eine Unterkiefer-Übersichtsaufnahme im Profil
Man beachte Filmlage und Zentralstrahlführung. Von der Seite gesehen, wird der Zentralstrahl durch den unteren Sechser geführt.

158 Falsche Einstellung im Profil
Der falsch positionierte Schädel behindert die korrekte Einrichtung des Zentralstrahls.
Mit dieser Einstellung können jedoch z. B. Spinaaufnahmen hergestellt werden.

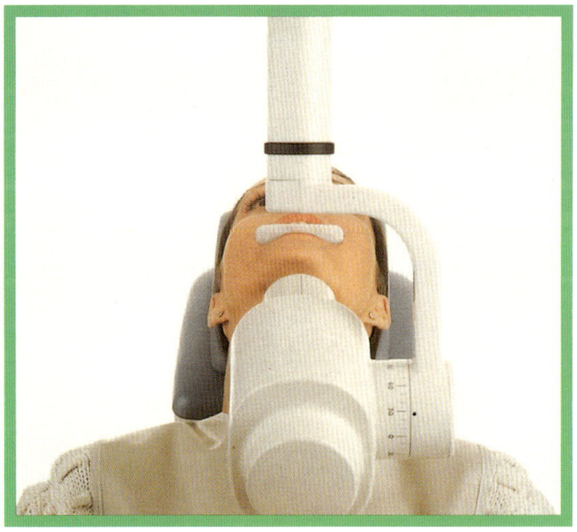

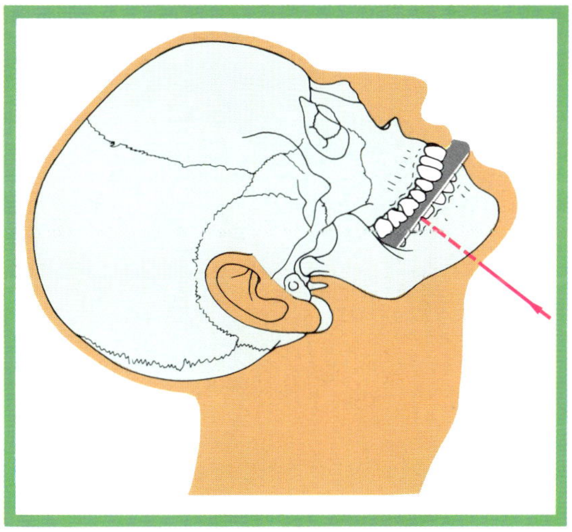

159 Richtige Einstellung für eine Unterkiefer-Übersichtsaufnahme in Frontalansicht
Man beachte die symmetrische Einstellung von Zentralstrahl und Film.

160 Schema für dic richtige Zentralstrahlführung im Profil

Die Übersichtsaufnahme des Unterkiefers ist nur dann als solche brauchbar, wenn die Indikation richtig gestellt und die Aufnahmetechnik korrekt ausgeführt wird. Sie ist die klassische Lokalisationsaufnahme zur Ergänzung seitlicher Projektionen. Nur bei korrekter Positionierung des Kopfes kann der Zentralstrahl im rechten Winkel auf den Film eingerichtet werden. Um dünne vestibuläre oder linguale Grenzen einer Läsion darzustellen, muß die Belichtungszeit etwa halbiert werden. Die Lage des unteren Weisheitszahnes ist mit dieser Technik nicht zu erfassen.

Aufbißaufnahmen Oberkiefer Halbseite
Unterkiefer Halbseite

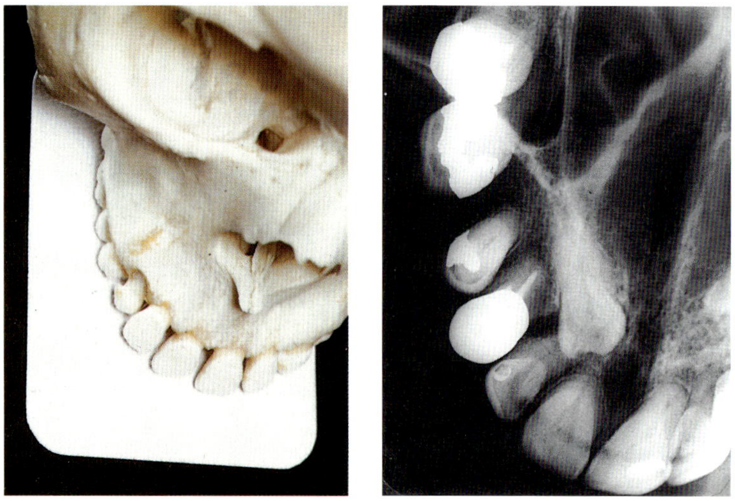

161 Foto und Röntgenaufnahme
Verwendet wird meist der folienlose Aufbißfilm der Größe 7,5x5,5 cm, der in diesem Fall der Länge nach und mit seiner Außenkante parallel zur Seitenzahnreihe eingelegt wird.

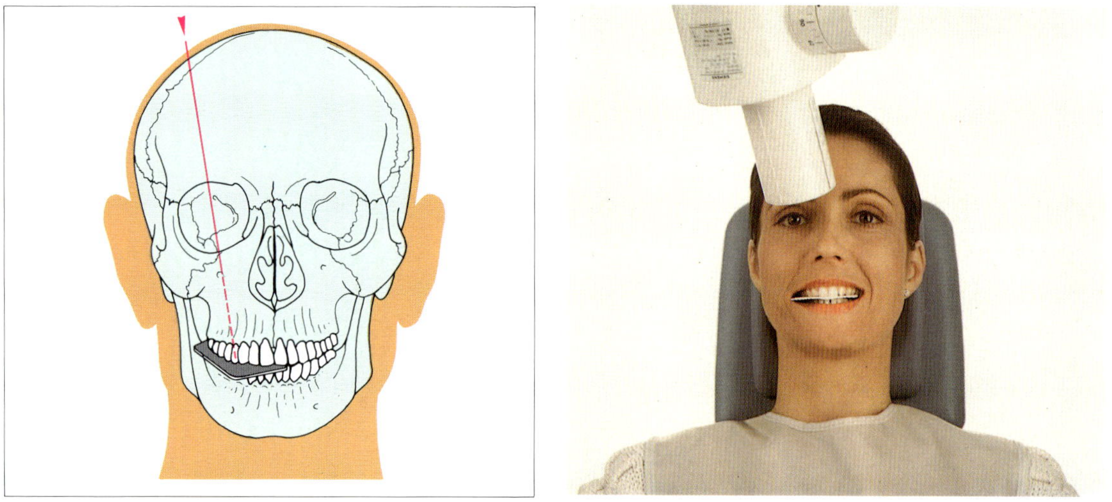

162 Schema und Einstellung für eine Aufbißaufnahme „Oberkiefer halbseitig“
Diese häufig für Lokalisationen verwendete Technik kann bei hochliegenden Objekten zu Fehlinterpretationen führen, weil diese durch die Schrägprojektion nach palatinal verschoben werden. Als Ergänzung einer orthoradialen Zahnaufnahme ist diese Technik im Sinne einer steileren Projektion (S. 85) jedoch brauchbar.

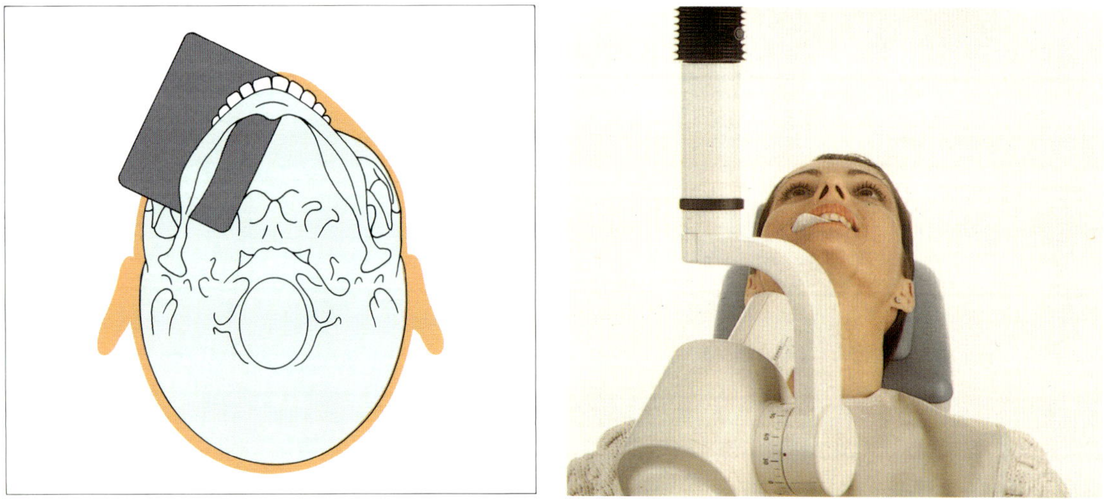

163 Schema und Einstellung für eine Aufbißaufnahme „Unterkiefer halbseitig“
Diese Technik wird in der Hauptsache zum Nachweis von Speichelsteinen im Ausführungsgang der Glandula submandibularis verwendet. Für diesen Fall ist die Belichtungszeit zu halbieren. Man beachte die Position des Kopfes wie für eine Aufbißaufnahme „Unterkiefer Übersicht“. Der Zentralstrahl wird allerdings anders, nämlich schräg von unten außen nach oben innen geführt.

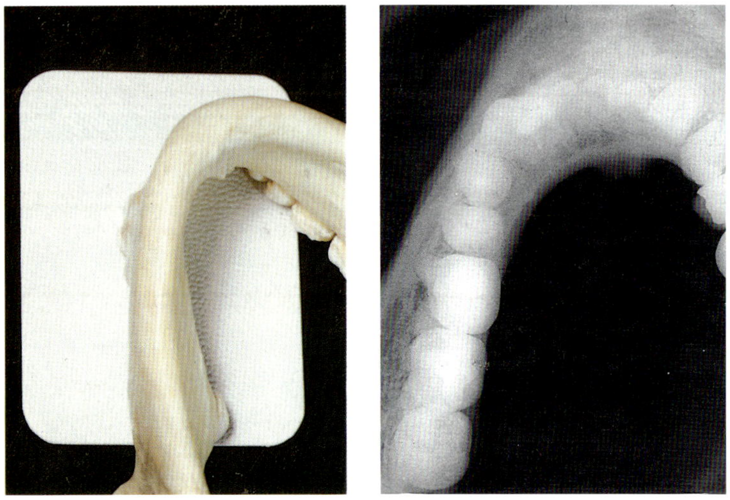

164 Foto und Röntgenaufnahme einer Aufbißaufnahme des Unterkiefers halbseitig
Das Foto zeigt die – in bezug auf die Zahnachsen – axiale Projektionsrichtung.

Der oft in den unterschiedlichsten Positionen stehende untere Weisheitszahn kann mit dem Aufbißfilm nur unter folgenden Bedingungen in axialer Richtung dargestellt werden:

- Der Kopf des Patienten muß zur gesunden Seite abgedreht werden, um die Einstellung des Zentralstrahls zu ermöglichen.
- Die Darstellung der übrigen Molaren, die bei dieser Projektion nur stark verzerrt wiedergegeben werden können, muß nebensächlich sein.

Eine bessere Übersicht ergibt nur eine Aufnahme „Unterkiefer p.-a.“ (S. 117).

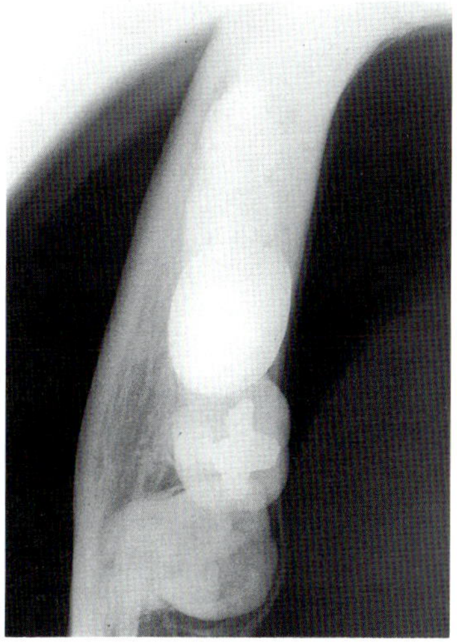

Spezielle Einstellungen für untere Weisheitszähne und bei Kleinkindern

165 Röntgenaufnahme zur Lokalisation der unteren Weisheitszähne
Verwendet wird ein Aufbißfilm, der der Länge nach eingelegt wird. Er muß mit seinem rückwärtigen Rand den aufsteigenden Ast berühren.

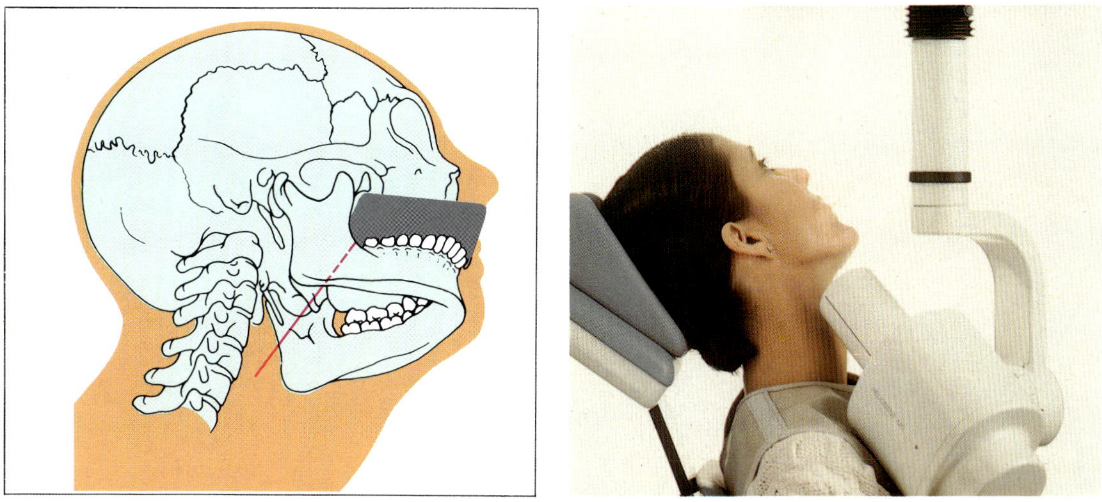

166 Schema und Einstellung zur Lokalisation eines unteren Weisheitszahnes
Der Kopf des Patienten wird nach dem Einlegen des Films nach der „gesunden“ Seite abgedreht, um die korrekte Plazierung des Röntgengeräts zu ermöglichen. Der Zentralstrahl muß vom Kieferwinkel her den Weisheitszahn erfassen und nach vorne oben auf den Film projizieren.

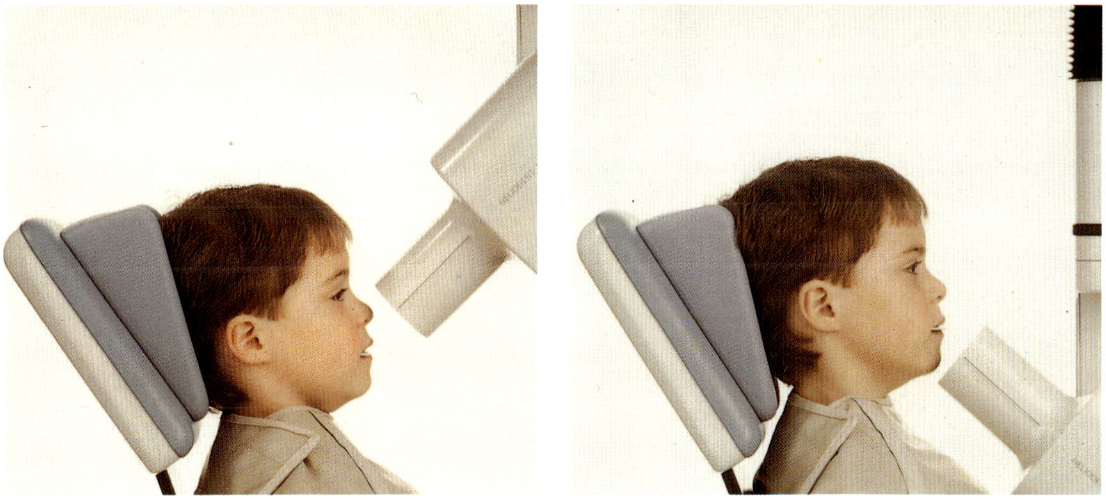

167 Einstellung für eine Darstellung der Frontzahnregion bei Kleinkindern nach Unfällen
Der Zahnfilm im Format 3x4 cm wird wie ein Aufbißfilm quer zwischen den Zahnreihen eingelegt und von diesen festgehalten. Die Einstellung des Zentralstrahls erfolgt nach den Regeln der Halbwinkeltechnik.

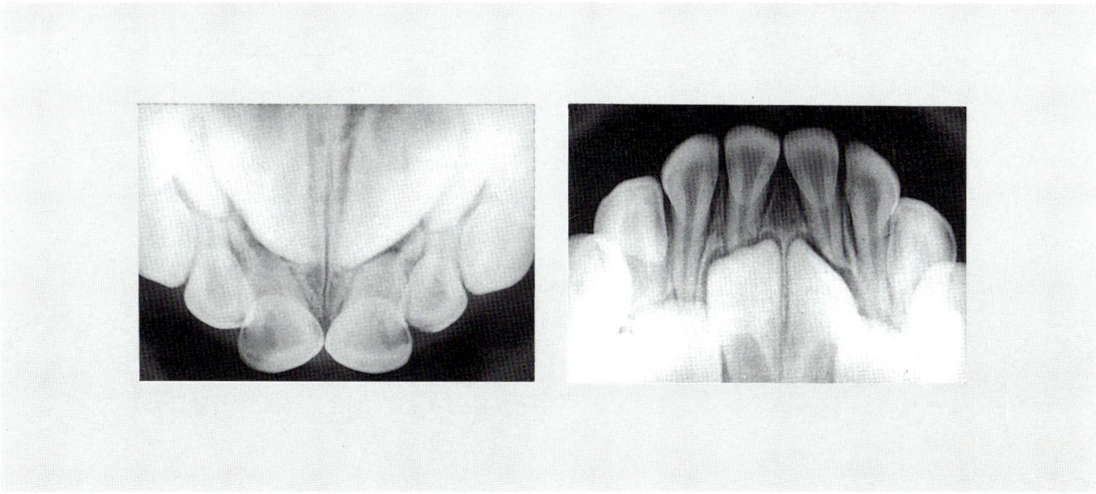

168 Röntgenaufnahmen mit Zahnfilmen, in der Manier der Aufbißfilme angefertigt
Diese Technik, ergänzt durch zwei Bißflügelaufnahmen des Formats 2x3 cm, kann auch als Status für Kleinkinder dienen.

Die Anwendung der Kinnaufnahme, die häufig als überlagerungsfreie Ergänzung zur Orthopantomographie eingesetzt werden kann, empfiehlt sich in folgenden Fällen:

- zur deutlichen Darstellung des Bruchspaltverlaufes, von Dislokationen und Fragmenten;
- zur Nachkontrolle von Osteosynthesen;
- zur Abklärung der Ausdehnung von Zysten, Pseudozysten, Tumoren und tumorartigen Läsionen im Kinnbereich.

Für Aufnahmen des seitlichen Unterkieferrandes wird der Zentralstrahl steiler als in Abb. 170 eingestellt.

Seitliche Ausschnittprojektionen der Frontzahnregion und des Nasenbeins sowie seitliche Weichteilprojektionen der Nase oder der Lippen können mit dem extraoral verwendeten Aufbißfilm einwandfrei hergestellt werden. Je nach Fragestellung wird der Film z.B. für Hartgewebe mit etwa einem Drittel und für Weichgewebe etwa mit einem Zehntel der sonst üblichen Daten belichtet. Das gefragte Objekt soll stets im rechten Winkel auf den Film projiziert werden, weshalb auch hier mit Vorteil ein Rechtwinkelhalter eingesetzt werden kann.
Diese spezifisch zahnärztliche Untersuchungsmethode ist durch keine andere ersetzbar.

Extraorale Aufnahmen mit dem Aufbißfilm

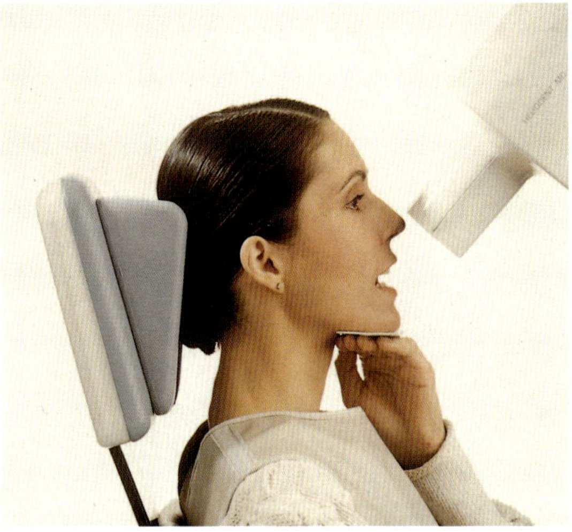

169 Einstellung für eine Kinnaufnahme
Der Zentralstrahl projiziert das Kinn und die unteren Frontzähne nach den Regeln der Halbwinkeltechnik auf den Film.

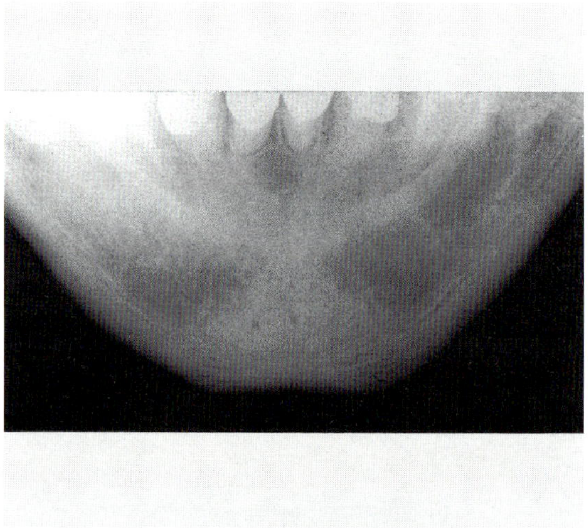

170 Röntgenaufnahme des Kinns
Extraoral angelegter Aufbißfilm im Format 7,5 x 5,5 cm. Die Aufnahmetechnik eignet sich sehr gut zur Lokalisation von Frakturfragmenten im Kinnbereich.

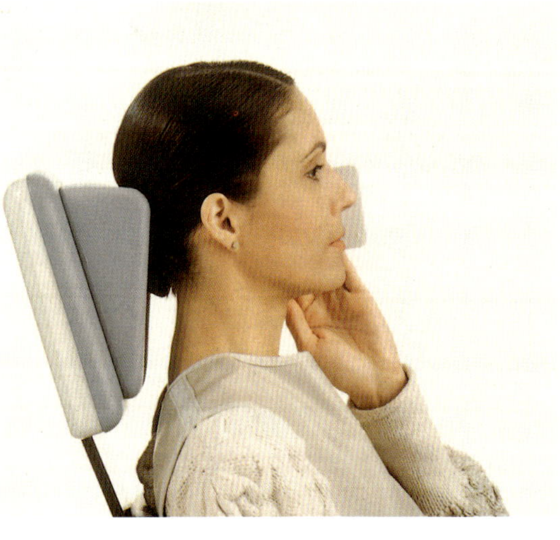

171 Einstellung für eine Weichteilaufnahme der Oberlippe
Der möglichst parallel zur Mediansagittalen angelegte Aufbißfilm kann je nach Indikation gegen das Nasenbein oder die Unterlippe verschoben werden.

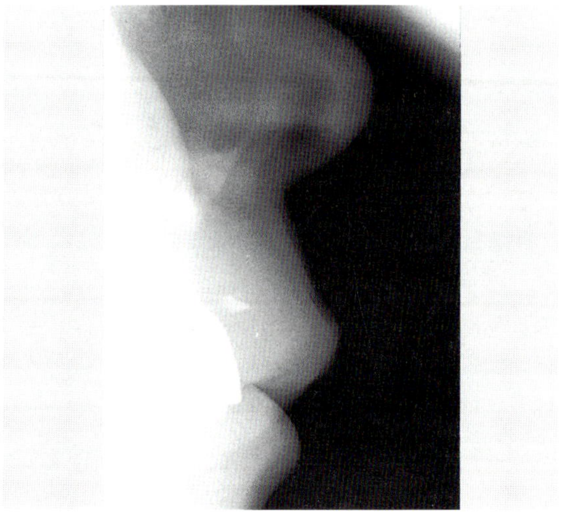

172 Weichteilaufnahme mit dem Aufbißfilm
Die Aufnahme wird gerne zur Darstellung ektopischer Frontzähne, von Nasenbeinfrakturen oder zur Darstellung von Fremdkörpern nach Unfällen benützt. Der Zentralstrahl wird senkrecht zum Film eingestellt.

Röntgenanatomie in Zahn- und Aufbißaufnahmen

In allen intraoral oder extraoral angefertigten Zahnaufnahmen folgt die Röntgenanatomie den Gesetzmäßigkeiten der Nativröntgenaufnahme, wie sie bereits in der Einführung zu „Röntgenanatomie in Orthopantomographien“ (S. 25) abgehandelt worden sind.

Der *Tangentialeffekt* und der *Summationseffekt* spielen die entscheidende Rolle bei der Wiedergabe von Strukturgrenzen wie bei der Ausbildung des Strahlenreliefs in den drei Dimensionen des Raumes. Die scheinbar fehlende, weil so oft übersehene dritte Dimension ist von sich überlagernden Strukturen geformt, deren Vergrößerung und Abbildungsschärfe von den geometrischen Beziehungen Film–Objekt und Objekt–Fokus abhängig sind. Jede Veränderung der Projektionsrichtung führt zu einer veränderten Wiedergabe im Verhältnis der Strukturen untereinander. Es ist deshalb leicht einzusehen, weshalb bei speziellen Untersuchungen mit konventionellen Röntgenaufnahmen eine einzelne Aufnahme ungenügend und irreführend sein kann. Man denke nur an die Probleme der Lokalisation. Dichte und sehr dicke Strukturen wie z. B. Zahnwurzeln lassen dünnere Strukturen wie z. B. vestibuläre oder linguale (palatinale) Alveolenwände durch verstärkte Strahlenabsorption verschwinden, während die Überlagerung derselben Strukturen durch luft- oder weichteilhaltige Räume infolge verminderter Strahlenabsorption zu deren Aufhellung führt, wie dies z. B. durch die möglichen Überlagerungen von unteren Prämolarenwurzeln durch das Foramen mentale bewiesen wird.

In diesem Zusammenhang ist, wie bereits oben erwähnt, auch die angewendete *Aufnahmetechnik* von geradezu grundlegender Bedeutung. Im Unterschied zur Orthopantomographie, bei der der Patient immerhin durch den Cephalostat und den gleichbleibenden Strahlengang einigermaßen fixiert werden kann, läßt die freihändige Einstellung von Film und Zentralstrahl am willkürlich positionierbaren Schädel bei Zahnaufnahmen eine ganze Anzahl von Projektionsmöglichkeiten offen. Demzufolge können die in der dritten Dimension projektorisch verschobenen Strukturdetails das Aussehen eines Röntgenbildes auf sehr unterschiedliche Art und Weise verändern. Um alle diese verschieden projizierten anatomischen Strukturen möglichst vollständig zeigen zu können, war es in diesem Kapitel wichtig, neben Normprojektionen auch die Ergebnisse fehlerhafter Einstellungen zu benützen.

Durch den regelmäßigen Gebrauch eines Filmhalters ist es möglich, die Vielfalt der Darstellung anatomischer Strukturen zugunsten einer standardisierten und daher besser interpretierbaren Wiedergabe zu reduzieren. Allerdings darf nicht unerwähnt bleiben, daß gewisse spezielle Einstellungen auch mit dem universellsten Filmhalter nicht zu bewältigen sein werden, weshalb die Kenntnis unerwartet auftauchender Strukturen auch weiterhin vonnöten sein wird.

Röntgenanatomie während der Zahnentwicklung

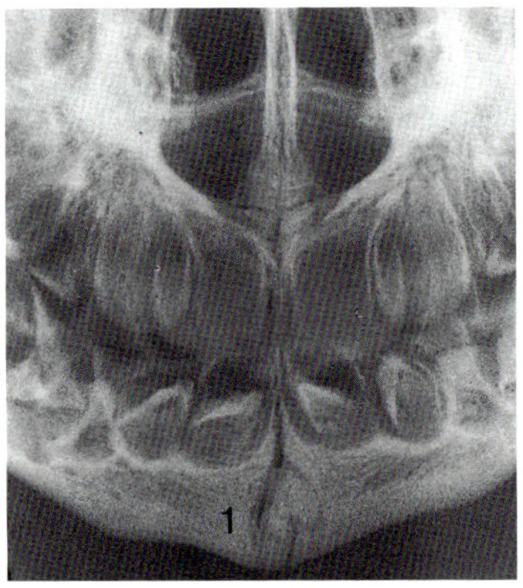

173 Mit einem Zahnfilm angefertigte Röntgenaufnahme des mazerierten Schädels eines Neugeborenen
Deutlich ist hier die Region der Symphyse mit den Ossicula mentalia zu sehen.

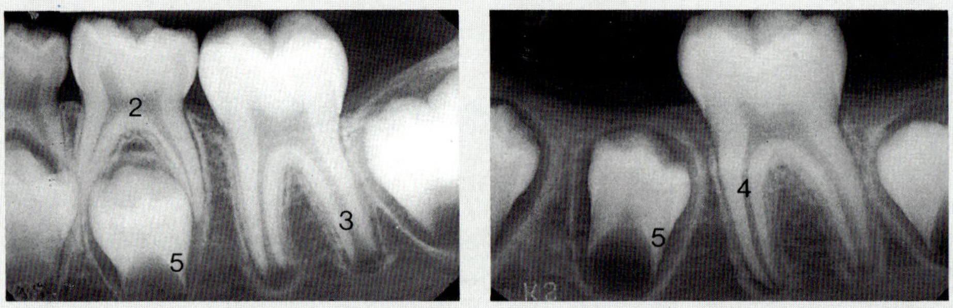

174 Normaler Durchbruch
Links: Die bleibenden 34, 35 und 37 mit fertig entwickelten Zahnkronen bei einem 7jährigen Kind. Der Apex von 36 ist noch nicht geformt.
Rechts: 9jähriges Kind nach Extraktionen von 74 und 75. Die Wurzelbildung von 34, 35 und 37 hat eingesetzt. Der Apex an 36 ist geformt. Die Wurzelkanäle des Zahnes sind noch weit.

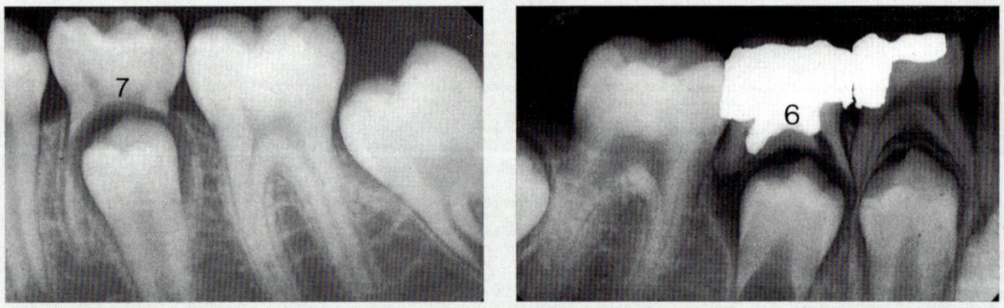

175 Durchbruchstörungen
Links könnte es wohl sein, daß die mesiale Wurzelspitze vom anresorbierten 75 isoliert im Alveolarknochen stehen bleibt. Solche und ähnliche Ereignisse können zu Drehungen und Achsenneigungen der nachdrängenden Zähne führen. Wurzelfüllungen, apikale Parodontitis und Unfälle der Milchzähne können ebenfalls Fehlstellungen der bleibenden Zähne zur Folge haben.

1 Symphyse des Unterkiefers mit Ossicula mentalia
2 normaler Durchbruch mit beginnender Resorption der Milchzahnwurzeln
3 Wurzelbildung noch nicht abgeschlossen
4 Apex und Wurzelkanäle noch weit
5 einsetzende Wurzelbildung
6 apikale Parodontitis bei 85, den normalen Durchbruch störend
7 asymmetrische Wurzelresorption am 75

Röntgenanatomie spezieller Regionen

Oberkiefer Frontzahnregion

Infolge der verschiedenen Dicke und Dichte der Gewebe entsteht das charakteristische Strahlenrelief der Region. Die Frontzähne zeigen Verschattungen, hervorgerufen durch die Schmelzkappe und den überlagernden Knochen, sowie Aufhellungen in der unbedeckten Zahnhalsregion. Dieses weder vom Alveolarknochen noch von der Schmelzkappe überlagerte zervikale Dentin wird in seinen lateralen Partien besonders leicht vom Röntgenstrahl durchdrungen und stellt sich daher als Aufhellung („Burn-out-Effekt") dar. Nasenspitze und Eingang erzeugen ebenfalls Additions- und Subtraktionseffekte, häufig sind der vordere Teil des Nasenhöhlenbodens und die Sutura mediana gut zu sehen. Schlecht zu sehen ist häufig das Foramen incisivum, das im Strahlengang wie eine flache Delle wirkt und damit selten bildgebend wird.

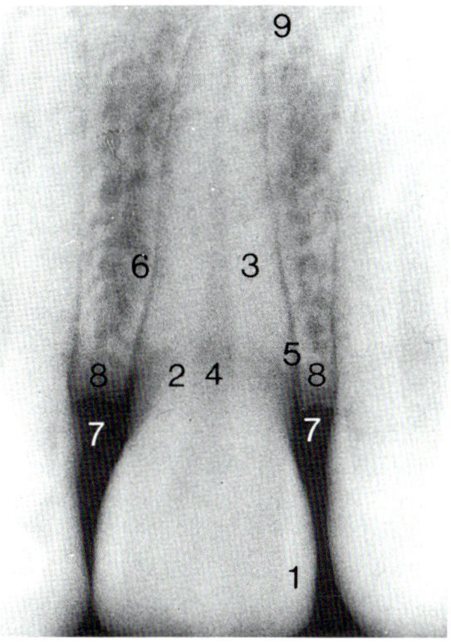

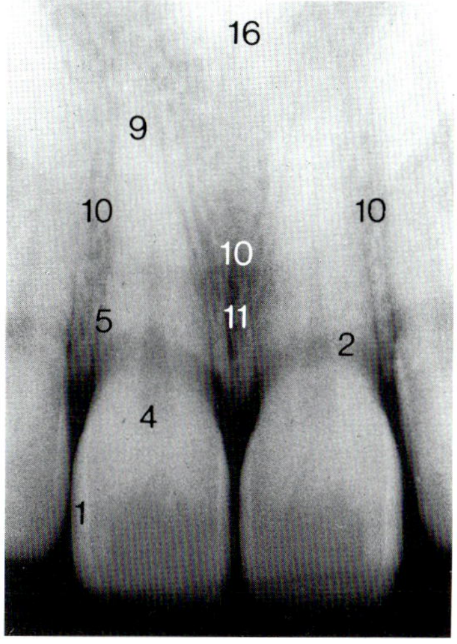

176 Röntgenaufnahme eines intakten 22
Das Bild zeigt gut die Additionseffekte durch die Schmelzkappe und den Alveolarknochen sowie die Subtraktionseffekte durch den Desmodontalspalt und den Pulpakanal.

177 Röntgenaufnahme von oberen mittleren Schneidezähnen

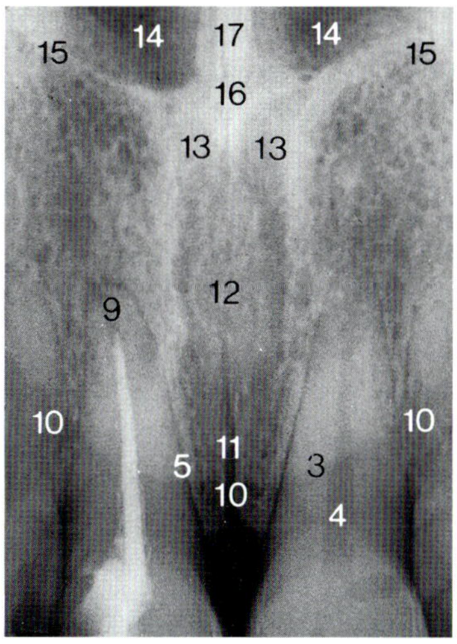

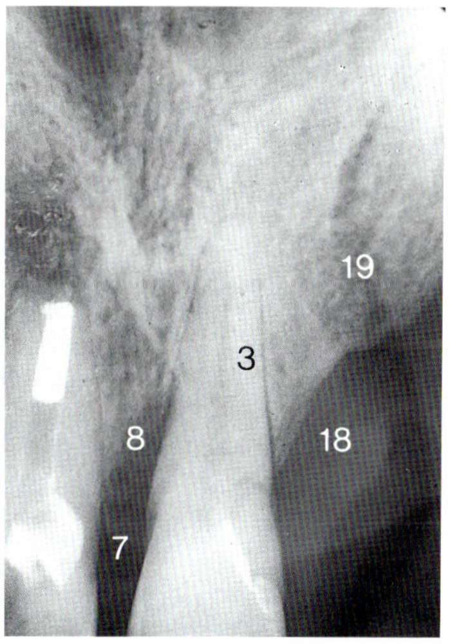

178 Röntgenaufnahme des nasopalatinalen Kanalsystems über 11 und 21

179 Additions- und Subtraktionseffekt durch Nasenweichteile

1 im Tangentialeffekt sichtbarer Teil der Schmelzkappe
2 Zahnhals zwischen Schmelzkappe und Alveoleneingang
3 Zahnwurzel
4 Pulpakanal
5 Desmodontalspalt
6 Lamina dura
7 vestibulärer Rand des Alveolarknochens
8 palatinaler Rand des Alveolarknochens
9 Apex
10 Nasenspitze
11 Sutura mediana
12 Foramen incisivum
13 Canalis nasopalatinus
14 Foramen nasale des Canalis nasopalatinus
15 Apertura piriformis
16 Spina nasalis anterior
17 Crista nasalis ossis maxillaris
18 knorpeliger Nasensteg
19 Introitus nasi

Oberkiefer Eckzahnregion

Die Abb. 180–183 zeigen exzentrische Ansichten von Oberkiefer-Frontzahnregionen. Ins Bild kommen daher beispielsweise der Nasenflügel als Additionseffekt und der Processus nasalis der Maxilla. Der Canalis nasopalatinus und das Foramen incisivum zeigen sich so häufig in Superposition mit einem zentralen Schneidezahn. Der erste Prämolar zeigt in dieser Projektion seine beiden Wurzeln, und gelegentlich sieht man ein Stück des Recessus anterior des Sinus maxillaris erscheinen. Die Knochenstruktur ist kleinmaschig und in dieser Form typisch für den Oberkiefer. Gedreht stehende oder schräg getroffene Schneidezähne zeigen im Kronenbereich einen „Burn-out-Effekt".

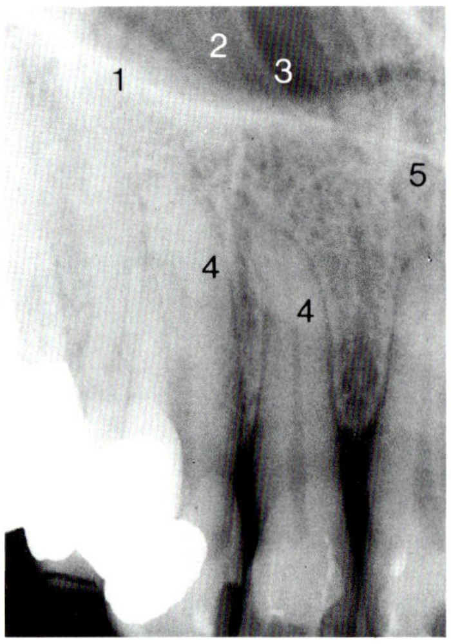

180 Distalexzentrische Aufnahme, zentriert auf 12

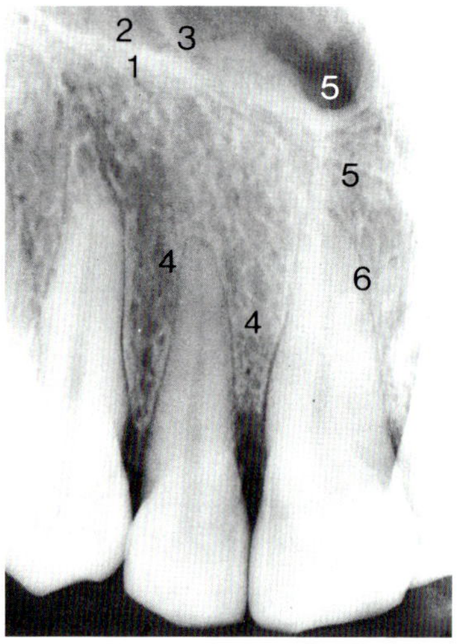

181 Distalexzentrische Aufnahme, zentriert auf 12 und 11
Der Canalis incisivus überlagert die Wurzel des 11.

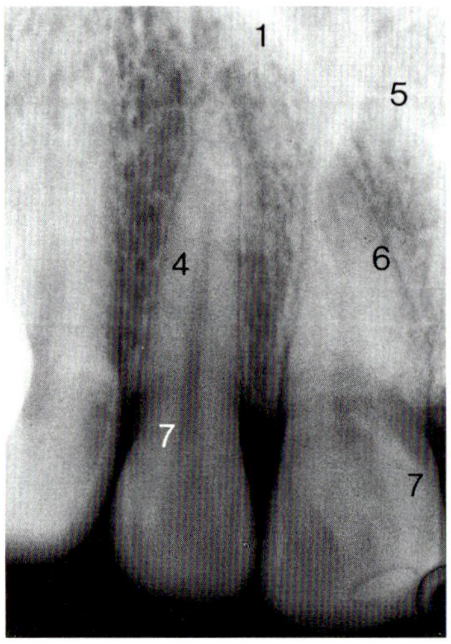

182 Distalexzentrische Aufnahme, zentriert auf 12 und 11
Der 11 zeigt neben dem Subtraktionseffekt durch das Foramen incisivum einen „Burn-out-Effekt" am Zahnhals mesial und distal in der Zahnkrone.

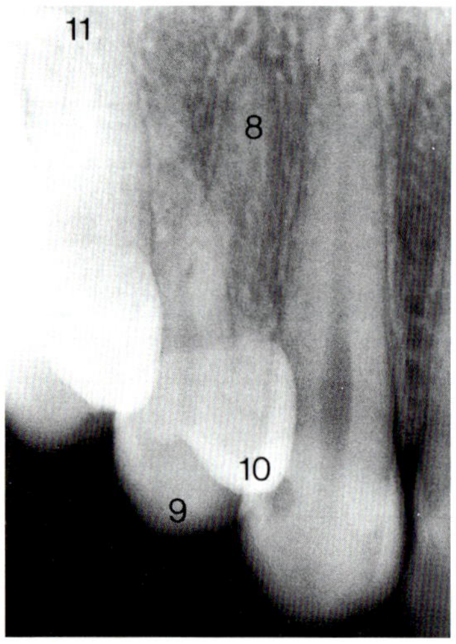

183 Mesialexzentrische Aufnahme, zentriert auf 13

1 laterobasale Begrenzung der Nasenhöhle
2 Processus frontalis ossis maxillaris
3 Apertura piriformis
4 Nasenflügel
5 Canalis nasopalatinus
6 Foramen incisivum
7 Burn-out-Effekt
8 palatinale Wurzel von 14
9 vestibulärer Höcker von 14
10 palatinaler Höcker von 14
11 Recessus anterior des Sinus maxillaris

Oberkiefer Prämolarenregion

Die Beziehungen der Prämolaren und der Molaren zum Sinus maxillaris sind so außerordentlich variabel, daß sie hier nicht in extenso gezeigt werden können. Nicht nur, daß die oberen Prämolaren unterschiedliche Wurzelformen ausbilden können, auch die Größe und die Form des Sinus maxillaris variieren außerordentlich.

Man beachte stets, daß der Zahnfilm nur eine orthoradiale Ansicht der Region wiedergibt. Man sieht von lateral und oben auf Zahnwurzeln und Sinusboden hinunter, weshalb der Sinusboden nie mit der radiologisch sichtbaren Begrenzungslinie identisch ist.

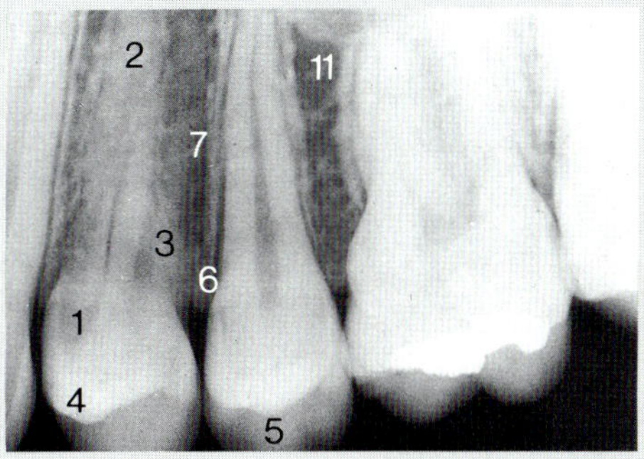

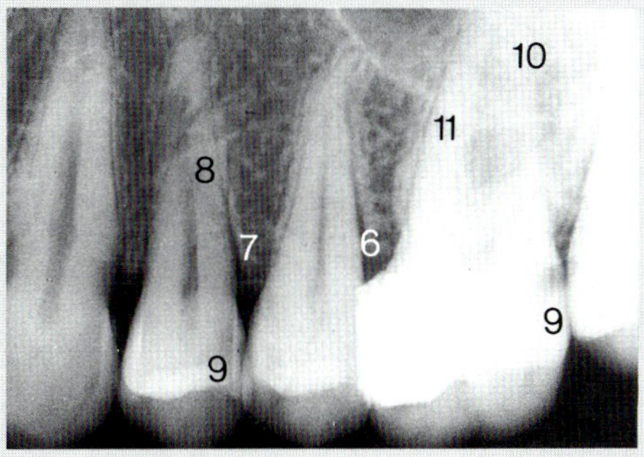

184 Röntgenaufnahme der Region 24, 25
Man beachte den „Burn-out-Effekt" in der Krone von 24.

185 Röntgenaufnahme der linken oberen Prämolaren
Man beachte die Wurzelbildung am 24. Approximale Karies ist in apikalen Zahnaufnahmen schlecht zu sehen (24 d).

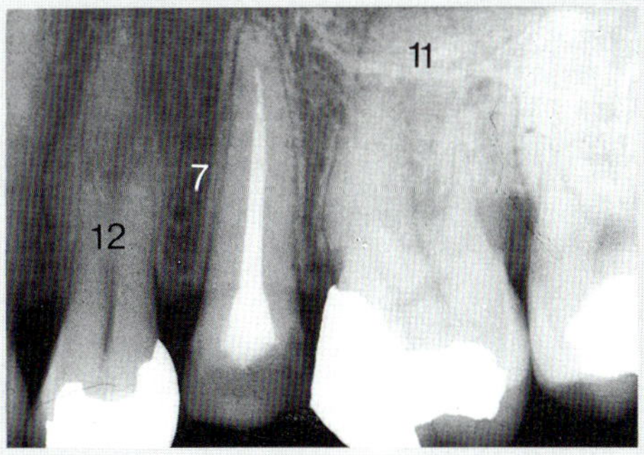

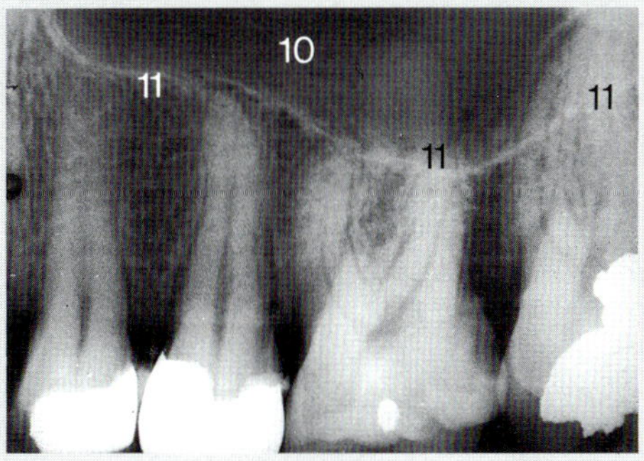

186 Röntgenaufnahme der Region 24, 25
Man beachte die Wurzelbildung von 24. Er ist dreiwurzelig.

187 Röntgenaufnahme der Region 24, 25, 26
Man beachte die Lage des Sinusbodens, der sich zwischen den vestibulären Wurzelspitzen und der palatinalen Wurzelspitze des 26 befinden muß.

1 Burn-out-Effekt
2 palatinale Wurzel von 24
3 vestibuläre Wurzel von 24
4 palatinärer Höcker von 24
5 vestibulärer Höcker von 25
6 Desmodontalspalt
7 Lamina dura
8 abgebogene vestibuläre Wurzel
9 Approximalkaries
10 Boden des Sinus maxillaris
11 laterobasale Grenze des Sinus maxillaris
12 24 mit drei Wurzeln

Die folgenden, nicht mit der Standardtechnik aufgenommenen Röntgenbilder aus der Prämolarenregion zeigen der steilen Projektion wegen zahlreiche anatomische Details. Man sieht schräg von oben nach unten auf den Boden der Nasen- und Kieferhöhle. Als Hintergrund der letzteren erkennt man am Boden die palatinalen Anteile des Alveolarfortsatzes der Maxilla, die dorthin projiziert werden. Meist quert den Sinus ein Septum, das in der Region der Wurzelspitze des Fünfers ausgebildet ist. Die laterobasalen Wände der Nasenhöhle werden bei steilen Aufnahmen und verbogenem Film als mehr oder weniger horizontal verlaufende Verschattungslinie am oberen Bildrand sichtbar.

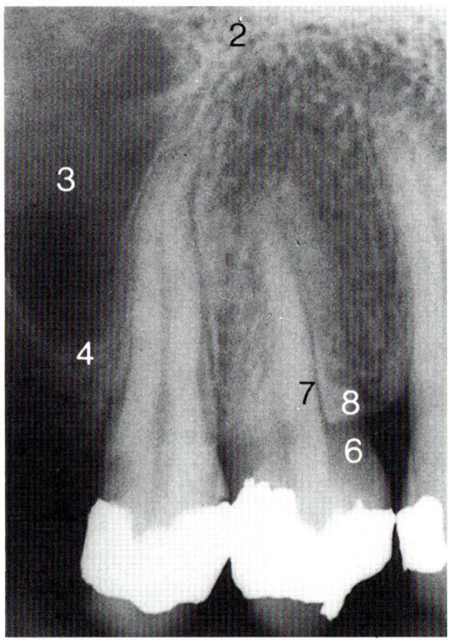

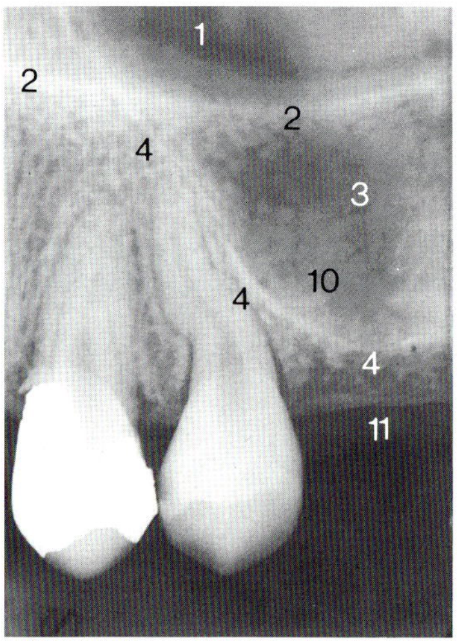

188 Röntgenaufnahme aus der Region 15, 14

189 Röntgenaufnahme aus der Region 24, 25
Nach dem Verlust eines oder mehrerer Molaren dehnt sich die Kieferhöhle gegen den Alveolarkamm aus und kommt im Röntgenbild „weit herunter".

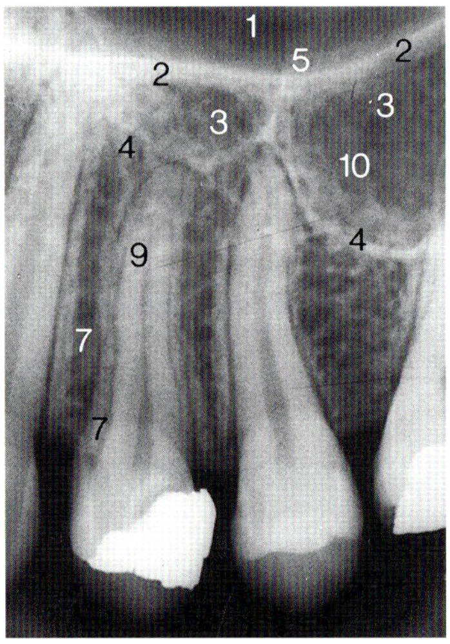

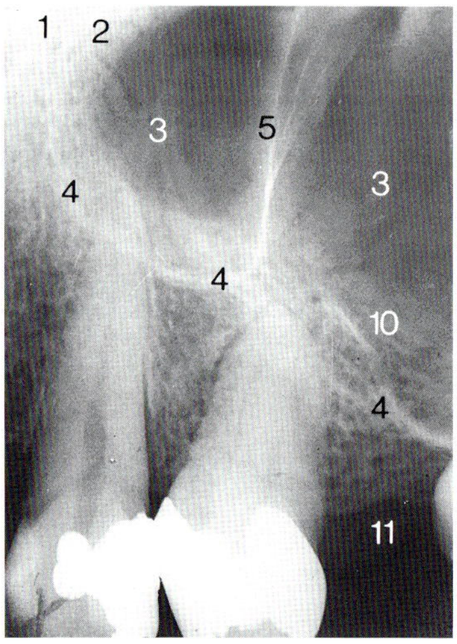

190 Röntgenaufnahme aus der Region 24, 25
Die Abb. 190 und 191 zeigen, wie das Septum sinuum den Recessus anterior vom Recessus alveolaris separiert.

191 Röntgenaufnahme aus der Region 23, 24

1 Boden der Nasenhöhle
2 laterobasale Begrenzung der Nasenhöhle
3 Boden der Kieferhöhle
4 laterobasale Begrenzung der Kieferhöhle
5 Septum sinuum, das den Recessus anterior vom Recessus alveolaris trennt
6 Burn-out-Effekt
7 Desmodontalspalt
8 interradikuläres Knochenseptum vor der palatinalen Wurzel von 14
9 übereinander projizierte Wurzeln eines 24; die längere Wurzel ist die palatinale
10 Alveolarfortsatz als Hintergrund am Sinusboden
11 Alveolarkamm

Oberkiefer Molarenregion

Wiederum muß man sich vergegenwärtigen, daß man mit einer Zahnröntgenaufnahme von lateral und oben auf das Jochbein, die Molaren und die Tuberregion hinuntersieht. Bei allzu steiler Projektion und niedriger apikaler Basis des Alveolarfortsatzes wird das Jochbein häufig so auf dem Bild erscheinen, daß die Wurzelspitzen der Molaren „verdeckt" sind. Manchmal erscheinen der Processus pyramidalis des Gaumenbeins und der Processus pterygoideus im Bild. Aus der Mandibula sieht man den Processus coronoideus aufragen, der als „Radix relicta" auf den Tuber projiziert sein kann.

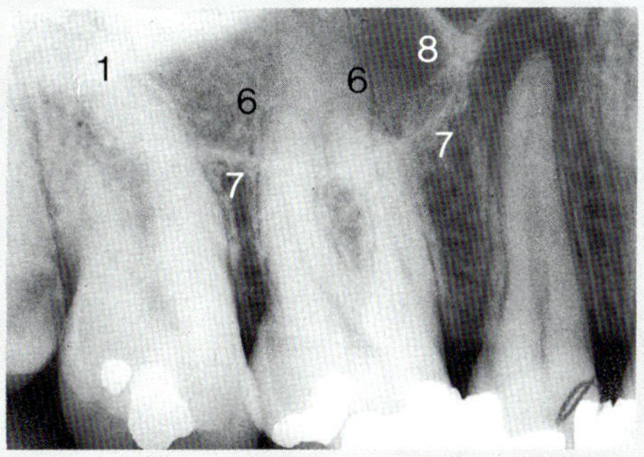

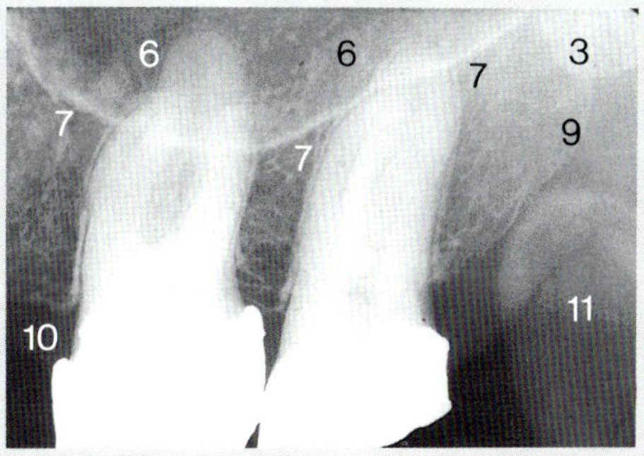

192 Röntgenaufnahme der Molarenregion eines rechten Oberkiefers
Eine gut begrenzte chronische apikale Parodontitis am 15 verdrängt den Sinus mit den Zeichen einer reaktiven Sklerose.

193 Röntgenaufnahme der Tuberregion eines linken Oberkiefers

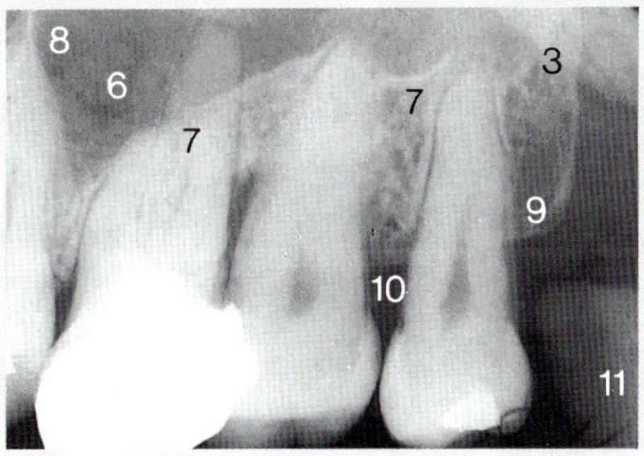

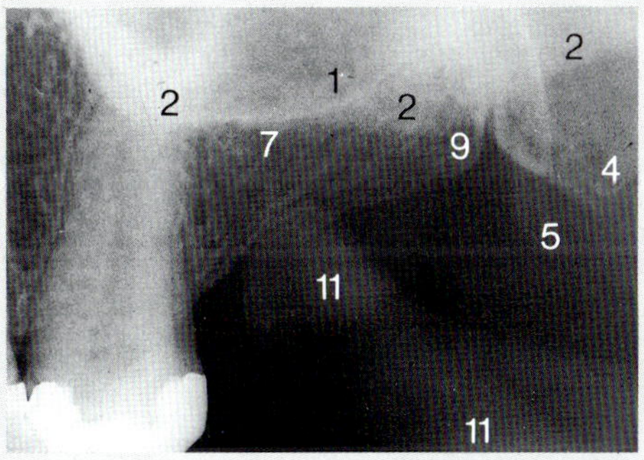

194 Röntgenaufnahme der Molaren- und Tuberregion des linken Oberkiefers

195 Röntgenaufnahme der Tuberregion eines linken Oberkiefers
Der Processus zygomaticus maxillae und der Jochbeinkörper verschatten die Wurzelspitzen des 27 und die Tuberregion.

1 Jochbeinkörper
2 Processus zygomaticus maxillae mit dem Schatten des Jochbeinkörpers
3 Processus pyramidalis des Gaumenbeins
4 Lamina lateralis des Processus pterygoideus
5 Hamulus der Lamina medialis des Processus pterygoideus
6 Boden des Sinus maxillaris
7 laterobasale Begrenzung des Sinus maxillaris
8 Septum sinuum
9 Tuber maxillae
10 Alveolarkamm
11 Processus coronoideus des Unterkiefers

Unterkiefer Frontzahnregion

Meistens ist es möglich, die vier unteren Frontzähne auf einem einzigen Zahnröntgenbild darzustellen. Bei tiefer und ausgedehnter Fovea mentalis erscheint im Röntgenbild eine nach oben – zum Alveolarkamm hin – gut begrenzte Aufhellungsfigur, die in Unkenntnis der anatomischen Bedingungen nicht selten als „zystoide Aufhellung" beschrieben wird. Zwischen den Zahnwurzeln ziehen, besonders deutlich sichtbar bei fortgeschrittener chronischer marginaler Parodontitis, gut begrenzte Aufhellungsbänder nach unten, die von Gefäßkanälen gebildet werden.

196 Normale Röntgenaufnahme einer Unterkieferfront

197 Röntgenaufnahme einer Unterkieferfront mit Gefäßkanälen

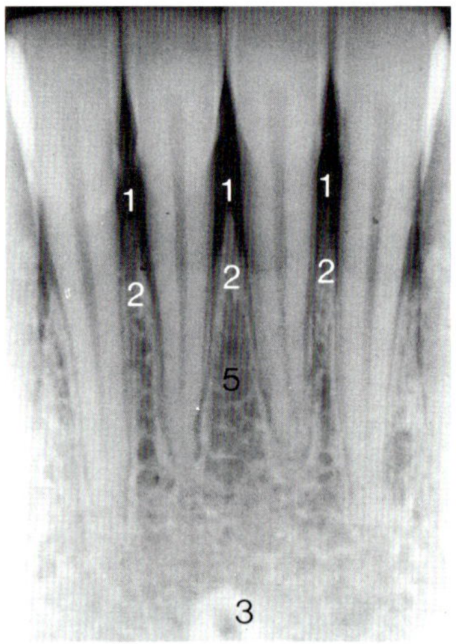

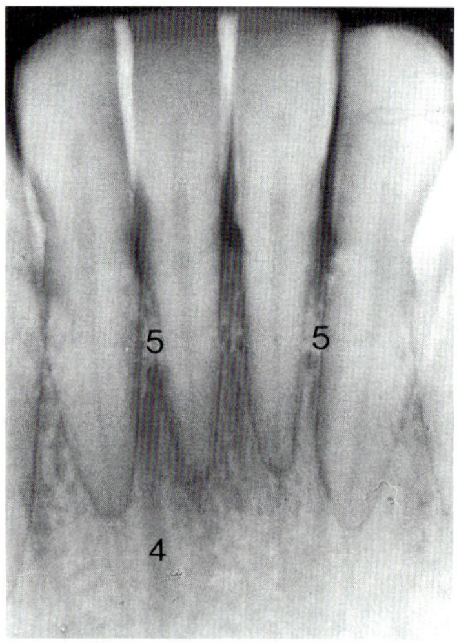

198 Röntgenaufnahme einer Unterkieferfront mit deutlich gezeichneter Fovea mentalis

199 Steile Röntgenaufnahme einer Unterkieferfront mit Darstellung der Spina

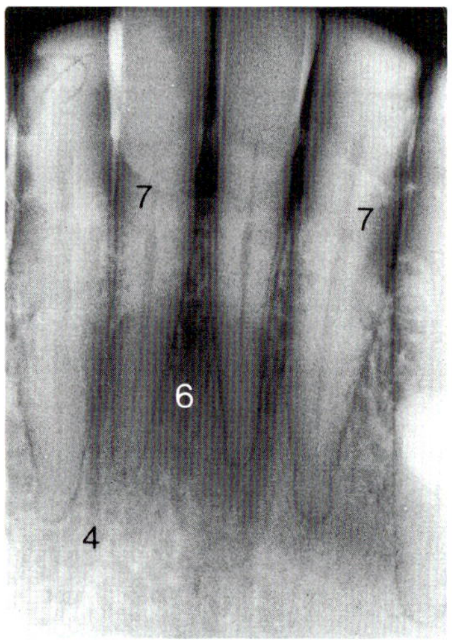

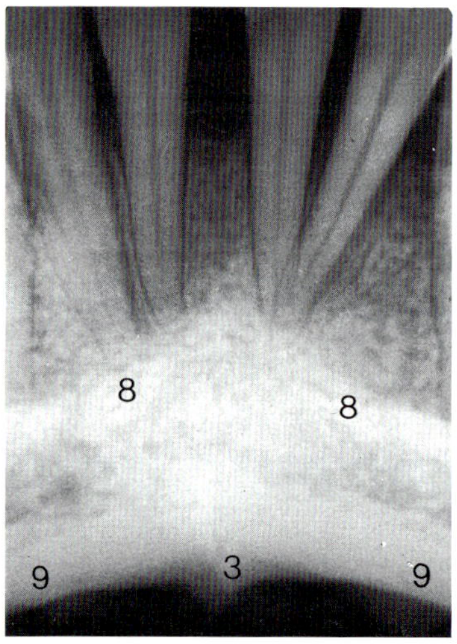

1 Septumspitze vestibulärer Teil
2 Septumspitze lingualer Teil
3 Spina mentalis
4 Gefäßkanäle längs getroffen
5 Gefäßkanäle quer getroffen
6 Fovea mentalis
7 Burn-out-Effekt
8 Schatten der Kinnprominenz
9 Kompakta

Unterkiefer Eckzahnregion

Während die Knochenstruktur sich – typisch für den Unterkiefer – auch im Alveolarfortsatz weitmaschig präsentiert und damit keine Besonderheiten bietet, kann der Eckzahn seiner flachovalen Wurzelform wegen je nach Projektion mehrere Desmodontalspalten zeigen. Nicht selten sind zwei vollentwickelte Wurzeln ausgebildet, die sich bei orthoradialer Projektion vollständig überlagern können und daher nicht leicht zu erkennen sind. Das gleiche gilt auch für den ersten Prämolaren. Um das Foramen mentale herum kann man gelegentlich Enostosen sehen.

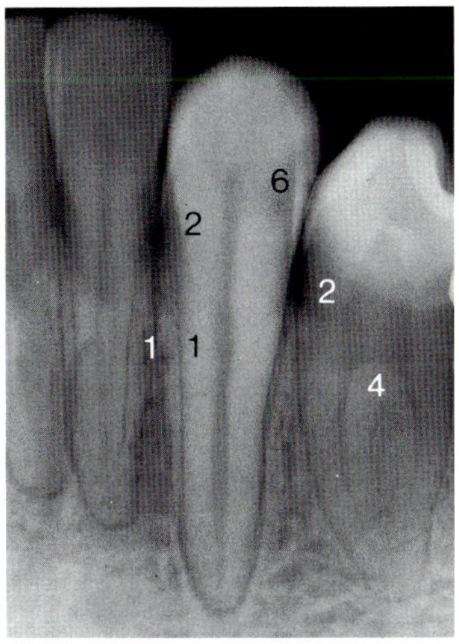

200 Röntgenaufnahme eines 33 und eines zweiwurzeligen 34

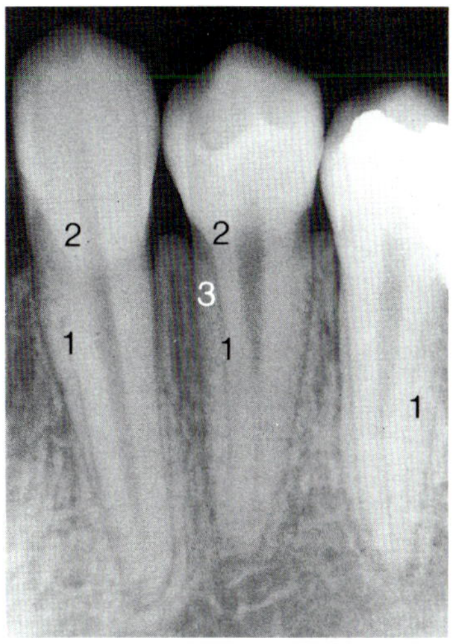

201 Röntgenaufnahme der Region 33 und 34
Man beachte die sich aufgrund der Wurzelform abzeichnenden Desmodontalspalten.

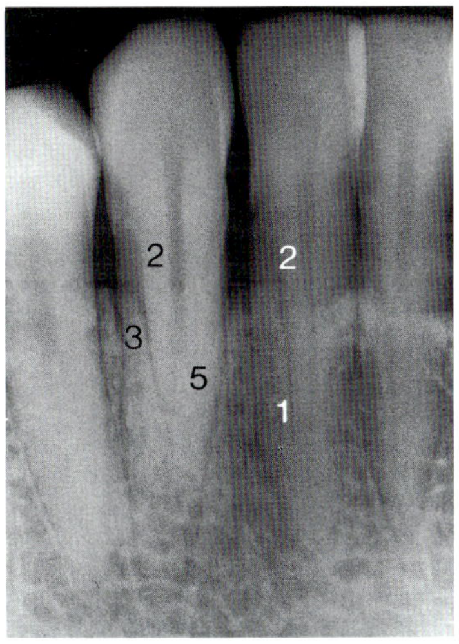

202 Röntgenaufnahme eines zweiwurzeligen 43
Man beachte den gut sichtbaren Verlauf der lingualen Anteile des Alveolarkammes.

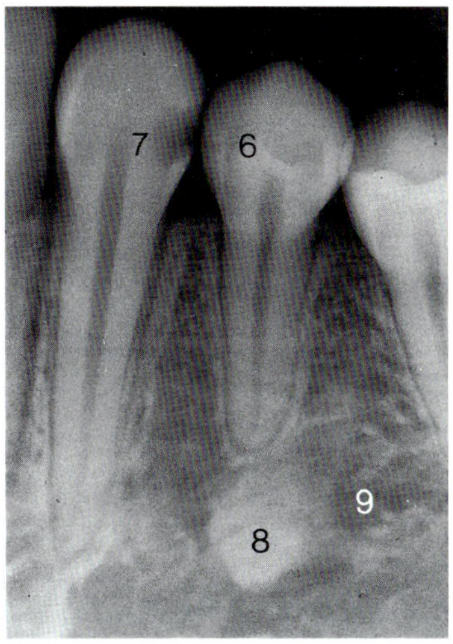

203 Röntgenaufnahme der Region 33, 34 mit Enostose

1 mehrfache Desmodontalspalten an flachen oder leicht eingedellten Wurzeloberflächen, die Alveolenwände sind auf die seitliche Wurzelwand projiziert
2 Burn-out-Effekt
3 interdentales Septum
4 zweiwurzeliger Prämolar
5 zweiwurzeliger Kaninus
6 Karies
7 präparierte Kavität mit nicht röntgenopaker Füllung
8 Enostose
9 Foramen mentale

Unterkiefer Prämolarenregion

Bis etwa zur Höhe der Wurzelspitzen erkennt man die typische, etwas weitmaschige Knochenstruktur des Unterkiefers. Unterhalb finden sich markreiche, trabekelarme und daher meist stark aufgehellte Räume, deren Transparenz noch durch die Loge der Fovea submaxillaris und sublingualis verstärkt wird. Das Foramen mentale findet sich stets zwischen den Wurzeln der Prämolaren, ist aber infolge der starken Aufhellung der Umgebung und vor dem Hintergrund der lingualen Knochenstrukturen oft kaum zu sehen. Gelegentlich findet sich eine Variation der Wurzelform: der Taurodont.

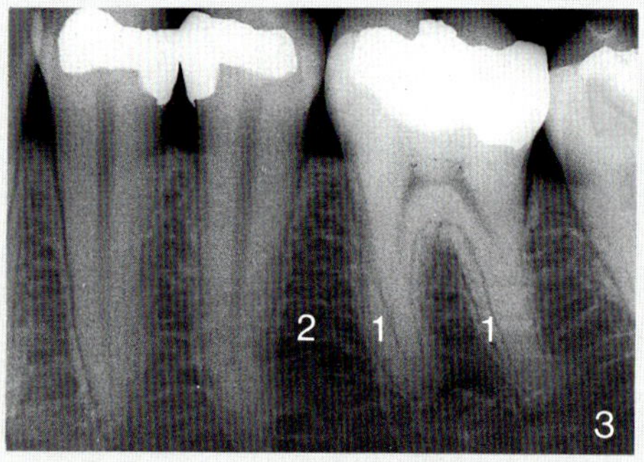

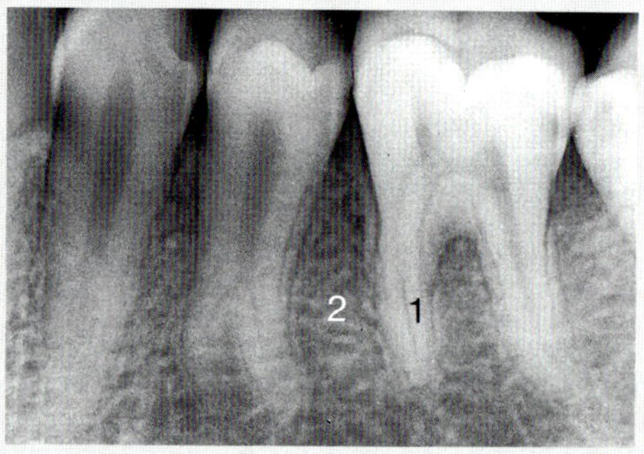

204 Röntgenaufnahme der Prämolaren im Unterkiefer links

205 Röntgenaufnahme der linken Prämolarregion mit einem Taurodont

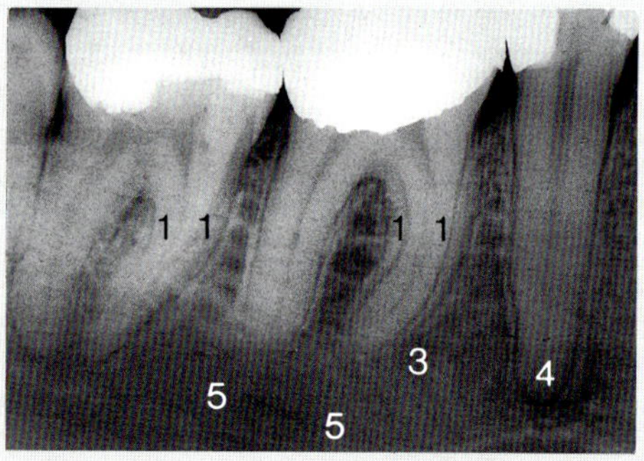

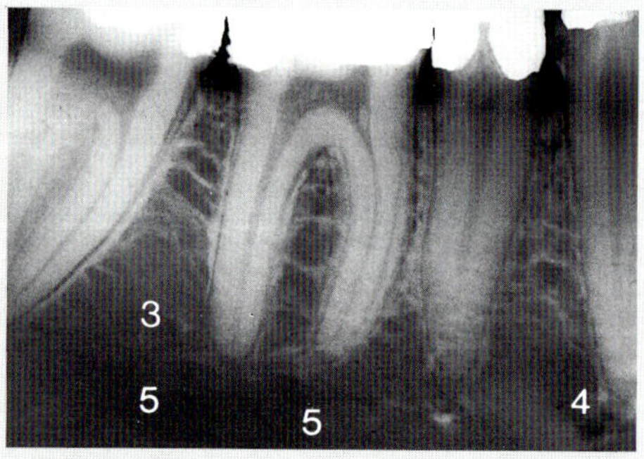

206 Röntgenaufnahme eines 44 in Superposition mit dem Foramen mentale

207 Röntgenaufnahme der Region 46, 45 mit sparsamer Trabekularisierung

1 Abzeichnung mehrfacher Desmodontalspalten seitlich getroffener Wurzeloberflächen
2 typisch trabekularisierte Knochenstruktur im Alveolarfortsatz des Unterkiefers
3 spärlich oder gar nicht trabekularisierte Zone im Corpus mandibulae
4 Foramen mentale in Superposition mit den Wurzelspitzen der Prämolaren
5 röntgenologisch nicht nachweisbarer Verlauf des Canalis mandibulae

Die folgenden, nicht mit der Standardtechnik aufgenommenen Röntgenbilder aus der Prämolarenregion zeigen auch hier der steilen Projektion wegen sonst kaum sichtbare anatomische Details. Besonders interessant ist die mit der wechselnden Projektion unterschiedliche Abzeichnung des Foramen mentale, dessen Lage mit solchen Aufnahmen nie so eindeutig zu lokalisieren ist wie im Orthopantomogramm. Dem fachfremden Untersucher bietet die Überlagerung der Wurzelspitze eines der Prämolaren durch das Foramen mentale manchmal diagnostische Probleme. Die Abb. 211 zeigt die Kriterien zur Unterscheidung des Subtraktionseffektes von einer chronischen apikalen Parodontitis.

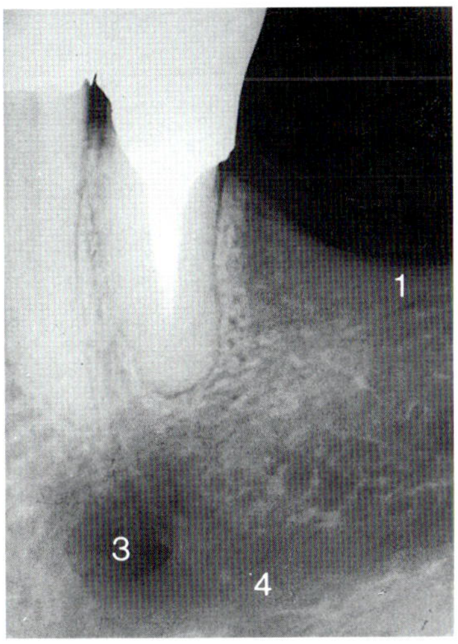

208 Röntgenaufnahme der Region 34, 35 in steiler Projektion

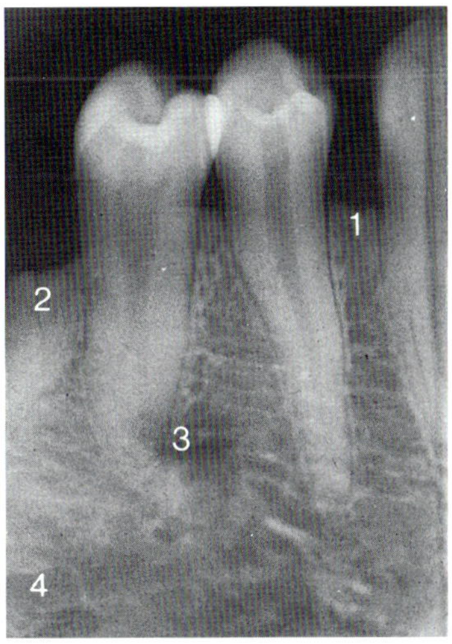

209 Röntgenaufnahme der Region 54, 44 in steiler Projektion
Die mesiale untere Ecke des Films wurde verbogen.

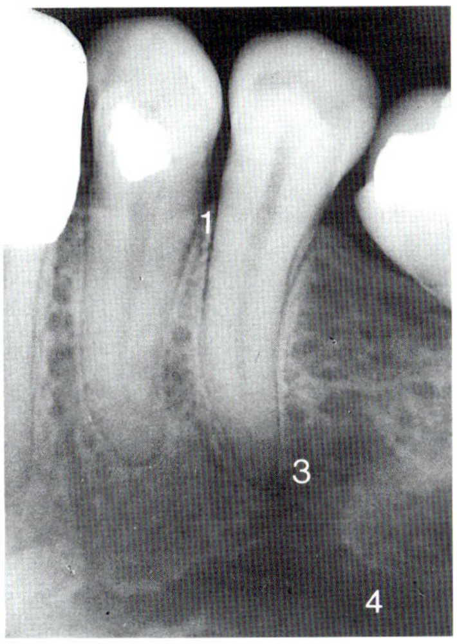

210 Röntgenaufnahme der Region 34, 35
Bei zu steiler Projektion wurde der Film am unteren Rand verbogen plaziert.

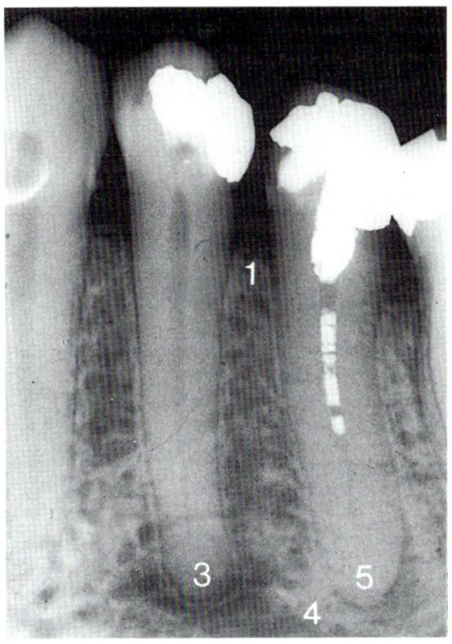

211 Röntgenaufnahme der Region 34, 35
Die verlängerten Wurzeln zeigen, daß der Film in der unteren Hälfte verbogen wurde.

1 Alveolarkamm, vestibuläre Partie
2 Wurzelrest
3 Foramen mentale, teilweise in Superposition mit Wurzelspitzen der Prämolaren; man beachte den erhaltenen Desmodontalspalt
4 Canalis mandibulae
5 periapikale Läsion mit reaktiver Sklerose; man beachte den Verlust der Zeichnung des Desmodontalspaltes im Bereich der Osteolyse

Unterkiefer Molarenregion

Im Molarenbereich zeigen sich in Zahnaufnahmen zahlreiche anatomische Strukturen ab, die – weil es sich ja um Ausschnittprojektionen des Unterkiefers handelt – häufig schwer verständlich scheinen. Der Mandibularkanal ist, wenn überhaupt, nur mit seinem Boden verfolgbar, weil das Dach des Kanals porös ist. Die Linea mylohyoidea verdeckt häufig den Kanalverlauf, impliziert Fehlinterpretationen und läßt die Fovea submaxillaris überdeutlich transparent erscheinen. Die Linea obliqua externa dominiert und verdeckt die Linea obliqua interna mit dem Trigonum retromolare.

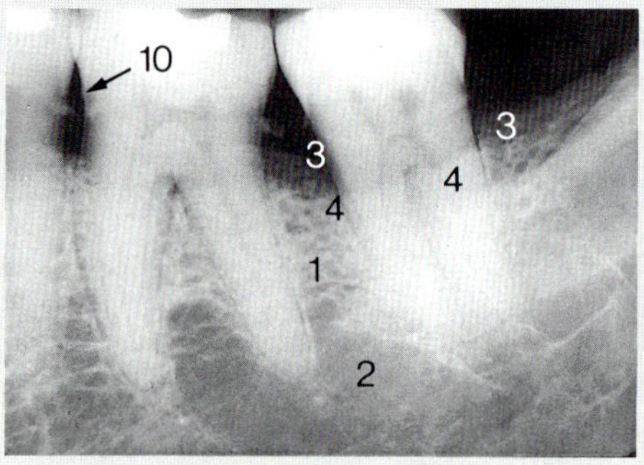

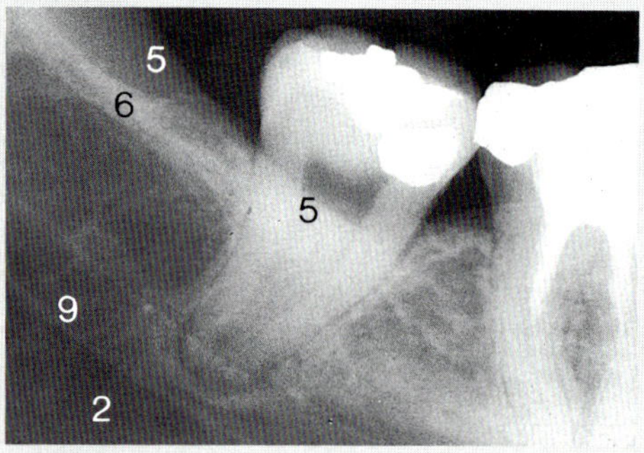

212 Röntgenaufnahme der Region 36, 37

213 Röntgenaufnahme der Region 48
Der Apex des devitalen 48 überlagert den Mandibularkanal.

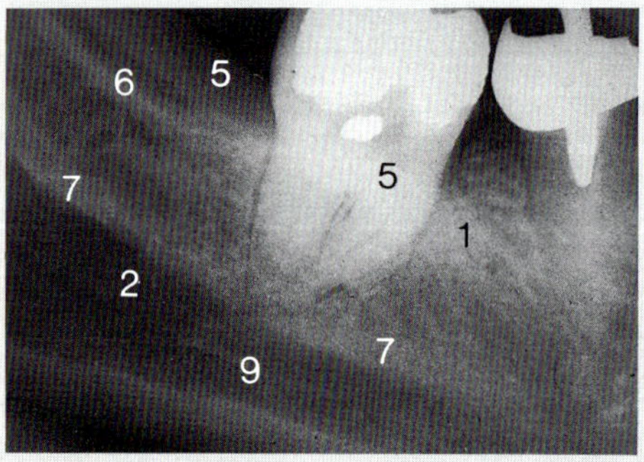

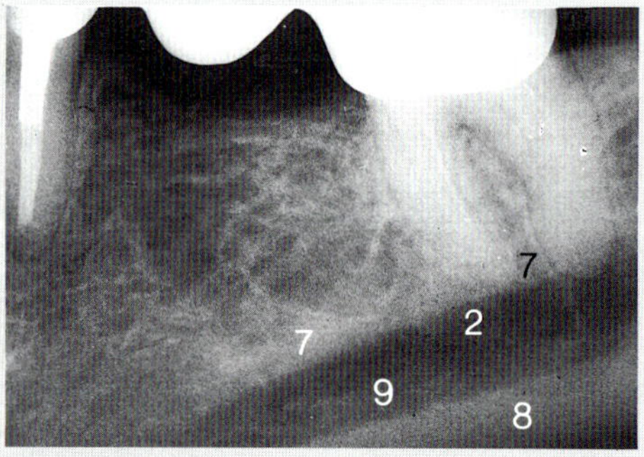

214 Röntgenaufnahme (steile Projektion) der Region 46
In dieser und in der nächsten Aufnahme überlagert die Linea mylohyoidea bei steiler Projektion den Mandibularkanal.

215 Röntgenaufnahme der Region 37

1 Strukturen des Alveolarfortsatzes
2 trabekelarme Region des Corpus mandibulae
3 Alveolarkamm vestibuläre Partie
4 Alveolarkamm linguale Partie
5 Linea obliqua externa (Margo anterior des aufsteigenden Astes)
6 Linea obliqua interna (Crista temporalis)
7 Linea mylohyoidea
8 Kompakta des Unterkiefers
9 Boden des Canalis mandibulae
10 Zahnstein

Neben den auf der vorhergehenden Seite erwähnten anatomischen Details muß noch auf folgende Variationen aufmerksam gemacht werden: Bei älteren Patienten (vor allem Frauen) und nach Extraktionen dehnt sich der von Fettmark erfüllte Markraum gerne bis in die Gegend des Alveolarfortsatzes aus. Die deutlich sichtbare und begrenzte Aufhellung hat nichts mit einer „zystoiden" Läsion zu tun. Unterhalb des Pulpakavums unterer Molaren zeigen sich gelegentlich rundliche Verschattungen, die nicht mit einer „Schmelzperle" zu verwechseln sind, denn sie kommen durch einen Additionseffekt der sich überlagernden Wurzelansätze zustande und verschwinden bei geänderter Projektion.

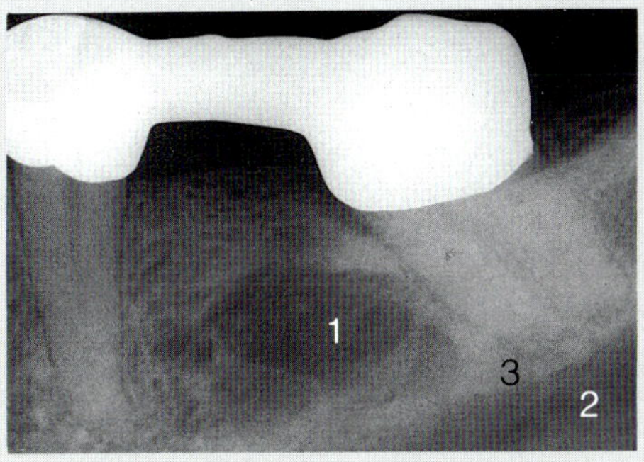

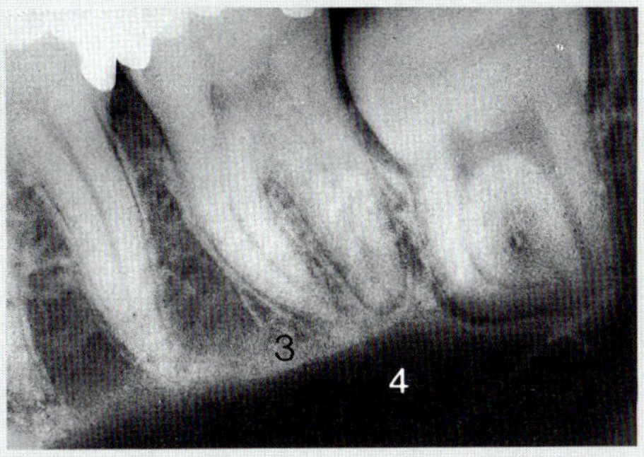

216 Röntgenaufnahme einer Molarenregion mit „Knochenmarkinsel"

217 Röntgenaufnahme einer Molarenregion mit Fovea submaxillaris
Die trabekelarme Zone des Unterkieferkörpers steht hier in starkem Kontrast zum gut trabekularisierten Alveolarfortsatz.

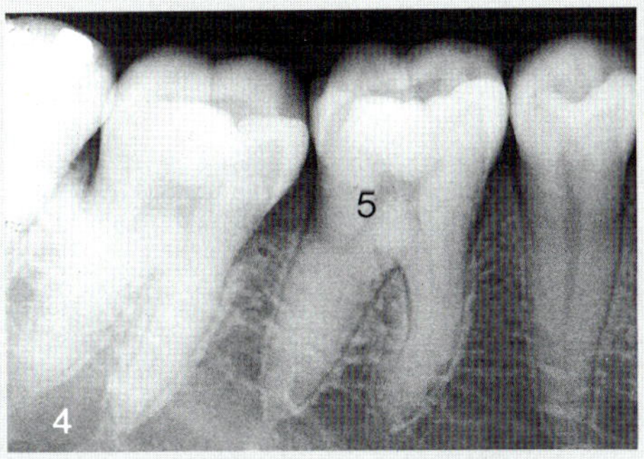

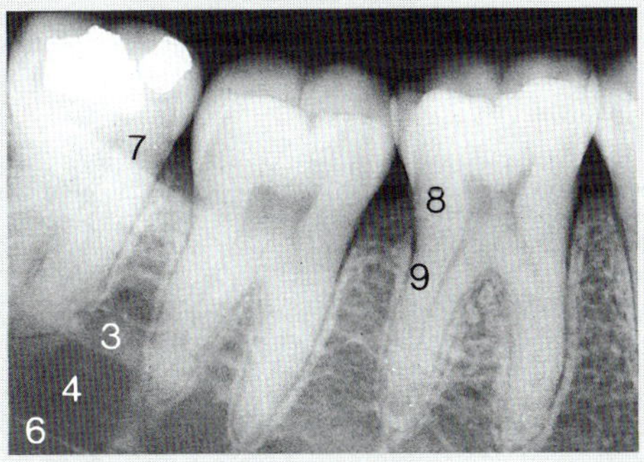

218 Röntgenaufnahme einer Molarenregion mit „Schmelzperle" bei 46

219 Röntgenaufnahme desselben Zahnes mit geänderter Projektion
Im Molarenbereich wird das Phänomen der „Schmelzperle" bei leicht exzentrischen Projektionen gerne sichtbar.

1 Knochenmarkinsel
2 Canalis mandibulae in Superposition mit der Fovea submaxillaris
3 Linea mylohyoidea
4 Fovea submaxillaris
5 „Schmelzperle" als Additionseffekt an der Überlagerungsstelle der beiden Wurzelansätze am 46 (Abb. 218; vgl. Abb. 219 mit geänderter Projektion)
6 Boden des Canalis mandibulae
7 Linea obliqua externa
8 Alveolarkamm, vestibulärer Anteil
9 Alveolarkamm, lingualer Anteil

Röntgenanatomie in Aufbißübersichtsaufnahmen

Die Übersichtsaufnahme des Oberkiefers ist der anatomischen Verhältnisse wegen mit Zahnröntgengeräten nur als Schrägprojektion ausführbar. Sie zeigt in Überlagerungen den Alveolarfortsatz, die Nasenhöhlen, die Kieferhöhlen und den Canalis nasolacrimalis. Sie ist als Lokalisationsaufnahme nur bedingt oder in Kombination mit einer Orthopantomographie oder einer orthoradialen Zahnaufnahme als Basis verwendbar.

Die Unterkieferübersichtsaufnahme soll im Idealfall die Zähne in ihrer Achse zeigen und gibt die begrenzende Kompakta mit den Foramina mentalia wieder. Sie ist als Lokalisationsaufnahme einsetzbar.

220 Röntgenaufnahme Oberkieferübersicht mit dem Aufbißfilm

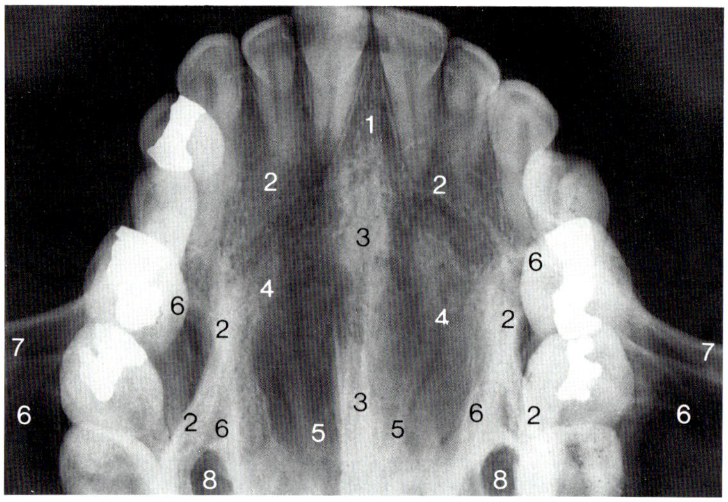

221 Röntgenaufnahme Unterkieferübersicht mit dem Aufbißfilm

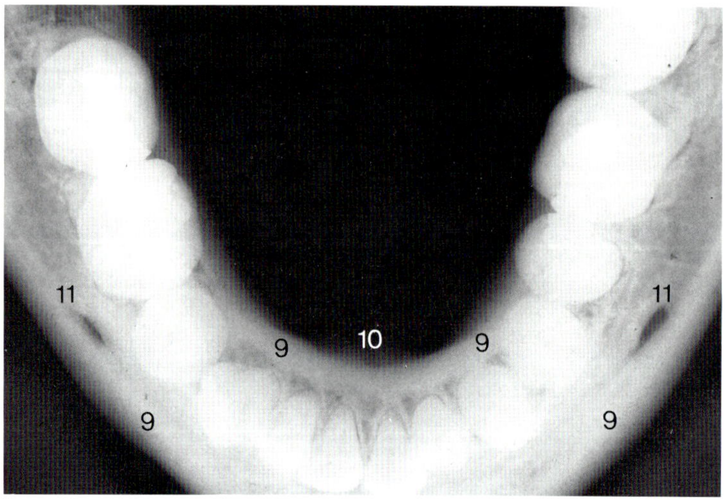

1 Spina nasalis anterior
2 Begrenzung der Nasenhöhle
3 Crista nasalis maxillae und Septum nasi
4 Conchae in Superposition
5 Os nasale
6 Sinus maxillaris
7 Fossa canina and Margo infraorbitalis
8 Canalis nasolacrimalis
9 linguale und vestibuläre Kompakta
10 Spina mentalis
11 Foramen mentale

Lokalisationstechnik mit verschiedenen Methoden

In der Hauptsache sind es retinierte Zähne und Wurzelreste, gefolgt von Fremdkörpern und Frakturlinien, deren Lagebestimmung vor oder bei der entsprechenden Behandlung erfolgen muß. Auch bei Wurzelbehandlungen ist besonders zur Untersuchung und Nachkontrolle häufig eine „Lokalisationsaufnahme" erforderlich. Dies wird meist mit sog. exzentrischen Projektionen erreicht, die zusätzlich zur orthoradialen Zahnaufnahme mit einer Auslenkung des Zentralstrahls nach mesial (mesialexzentrische Aufnahme) oder nach distal (distalexzentrische Aufnahme) realisiert werden. Es würde zu weit führen, alle möglichen Indikationen zur Lagebestimmung in extenso zu präsentieren. Anhand einiger typischer Fälle von retinierten Zähnen kann jedoch das Prinzip deutlich gemacht werden.

Ganz allgemein sind folgende Regeln zu beachten:

1. Jedes nicht direkt sichtbare Objekt, das lokalisiert werden soll, muß zusammen mit einem sichtbaren Referenzobjekt oder mit einer charakteristischen anatomischen Struktur aufgenommen werden. Deren durch Projektionsänderung veränderte Lagebeziehung ist die Grundlage der Lokalisationstechnik.
2. Schon der Objekt-Film-Abstand der beiden Objekte gibt Anhaltspunkte:
   - Was näher am Film liegt, wird schärfer und größenrichtiger abgebildet.
   - Was weiter vom Film entfernt liegt, wird unschärfer und vergrößert erscheinen.
3. Das gesuchte Objekt sollte, wenn immer möglich, mindestens aus zwei senkrecht zueinander angeordneten Projektionsrichtungen anvisiert werden, was allerdings meist nur unter Zuhilfenahme von Schädelaufnahmen realisierbar ist.
4. Kann das gesuchte Objekt und sein Referenzobjekt aus technischen Gründen nicht im Sinne von Punkt 3 untersucht werden, so benützt man zwei Zahnaufnahmen in der gleichen Ebene. Die erste wird z. B. als orthoradiale Aufnahme und die zweite mit einer horizontalen oder vertikalen Strahlenverschiebung angefertigt (Technik nach Clark). Die durch die Strahlenverschiebung provozierte „Wanderung" der Objekte gibt Auskunft über deren Lage.
5. Die Orthopantomographie erweitert diese bekannten Möglichkeiten: Vor der Schicht liegende Objekte werden unscharf und verschmälert, hinter der Schicht liegende Objekte werden unscharf und verbreitert wiedergegeben.

Bei zu geringen Distanzen zwischen dem gesuchten Objekt und dem Referenzobjekt versagen alle Lokalisationsmethoden und ergeben damit indirekt den Beweis für die enge Lagebeziehung der Objekte. Schädelaufnahmen sind in vielen Fällen unentbehrlich, denn sie erlauben nicht nur eine klare Richtungsänderung der Projektion, sondern ergeben auch eine deutliche Übersicht.

222 Lokalisation durch horizontale Strahlenverschiebung
Schema der orthoradialen (*rechts*) und der distalexzentrischen Projektion (*links*) zur Lagebestimmung eines retinierten 13 (B). Der Film muß keineswegs für beide Aufnahmen identisch plaziert werden. Wichtig ist allein die richtige Strahlenführung und die vollständige Darstellung der Krone des gesuchten Zahnes, damit seine Position zum Vergleichsobjekt (A) bestimmt werden kann.

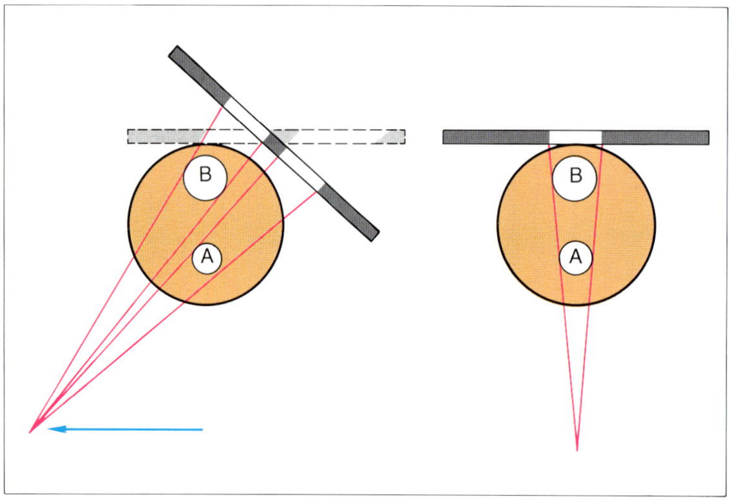

223 Einstellungen für die horizontale Strahlenverschiebung zur Lokalisation eines 13
Man beachte die unterschiedliche Filmlage und die distalexzentrische Verschiebung des Zentralstrahls. Ein Filmhalter vereinfacht die Positionierung des Films wesentlich. Dieselbe Einstellungstechnik kann bei mehrwurzeligen Zähnen das Freiprojizieren einzelner Wurzeln ermöglichen.

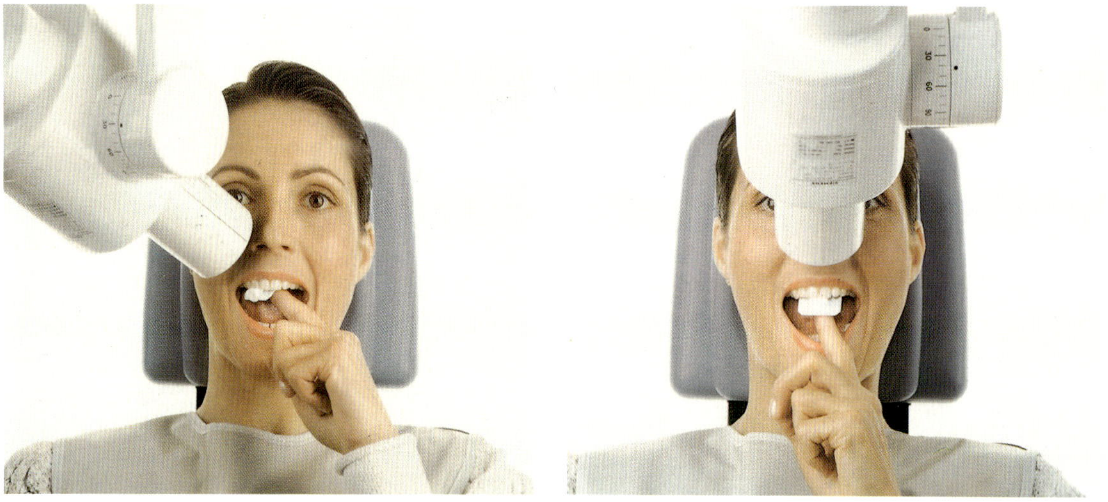

224 Ergebnis im Röntgenbild
Rechts: Ergebnis der orthoradialen Erstaufnahme. *Links:* Ergebnis nach Verschiebung der Röhre in die distalexzentrische Position.
Was mit der Röhrenbewegung **mit**geht, ist **hinten** (MiHi-Regel von R. Hotz).
Der 13 liegt palatinal.

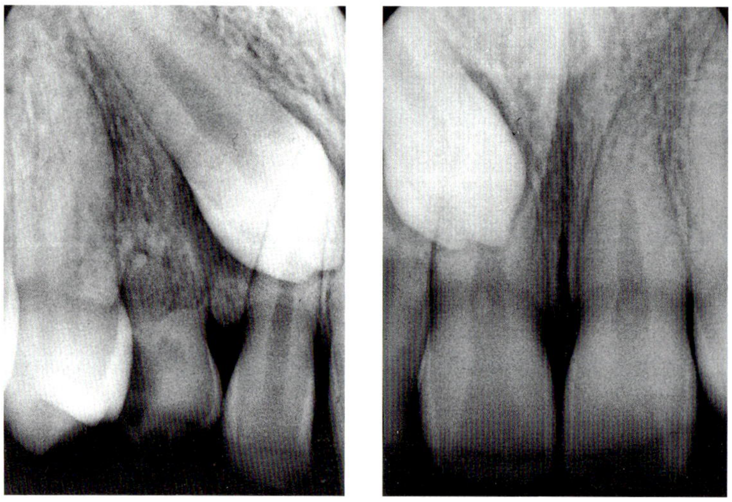

225 Schema zur horizontalen Strahlenverschiebung
Der distalexzentrisch einfallende Zentralstrahl (linkes Bild) trennt die Krone des 13 vom 11.

Bei vestibulärer Lage würde der vergrößerte 13 den 11 deutlich überlagern.

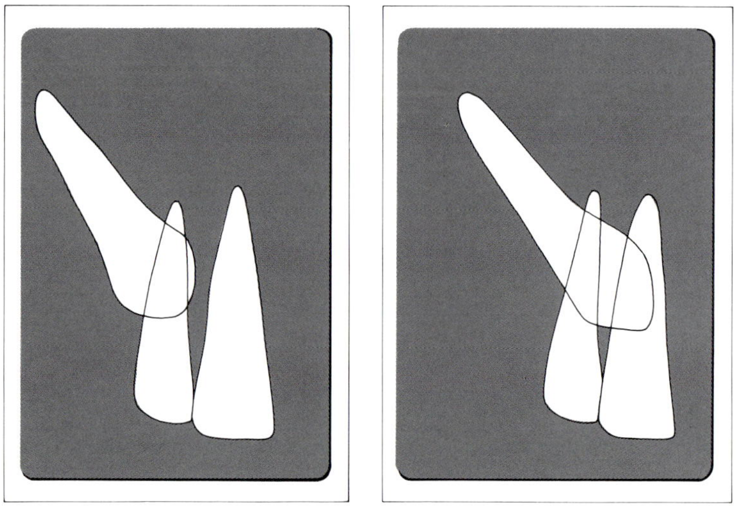

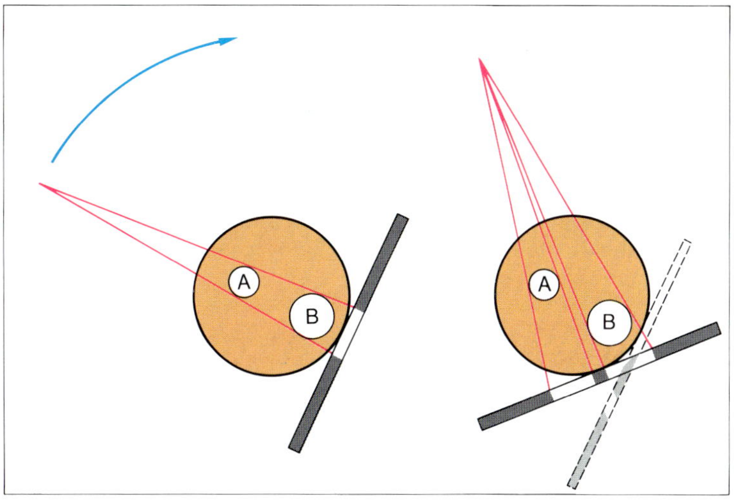

226 Lokalisation durch vertikale Strahlenverschiebung
Schema einer orthoradialen (links) und einer steilen Projektion (rechts) zur Lagebestimmung eines retinierten 13 (B). Der Film muß nicht für beide Aufnahmen identisch plaziert werden. Wichtig ist allein die richtige Strahlenführung und die Darstellung der Krone von 13 (B) und der Wurzelspitze von 11 (A).

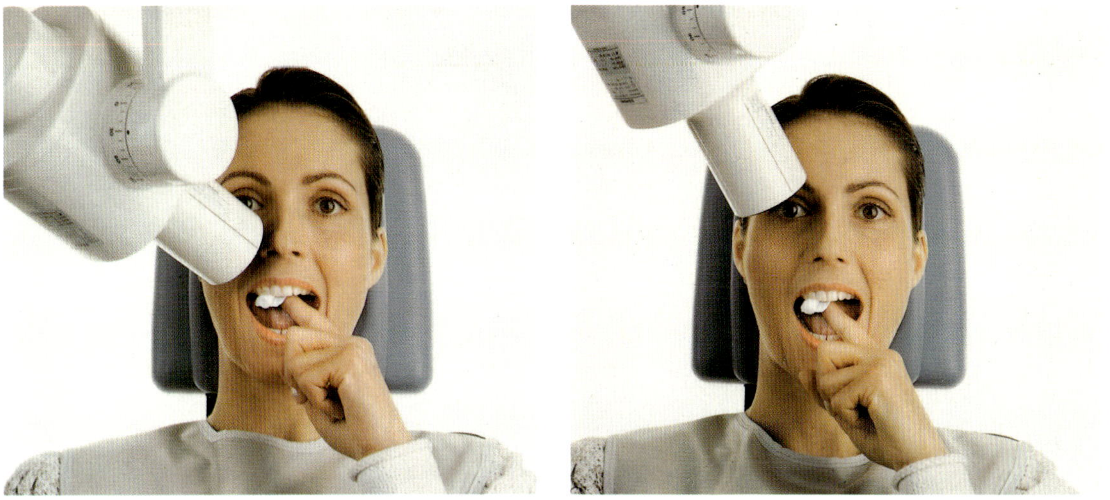

227 Einstellungen für die vertikale Strahlenverschiebung zur Lokalisation eines 13
Man beachte die vertikale Verschiebung des Zentralstrahls im rechten Bild. Ein am Tubus des Geräts fixierter Filmhalter würde die Methode vereinfachen.

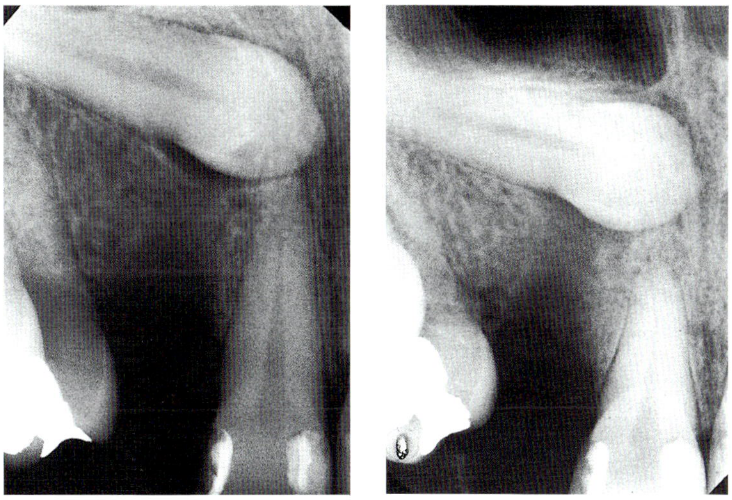

228 Ergebnis im Röntgenbild
Links: Ergebnis der orthoradialen Erstaufnahme. *Rechts:* Ergebnis nach vertikaler Verschiebung der Röhre.
Was mit der Röhrenbewegung **mit**geht, ist **hinten** (MiHi-Regel von R. Hotz).
Der 13 liegt palatinal.

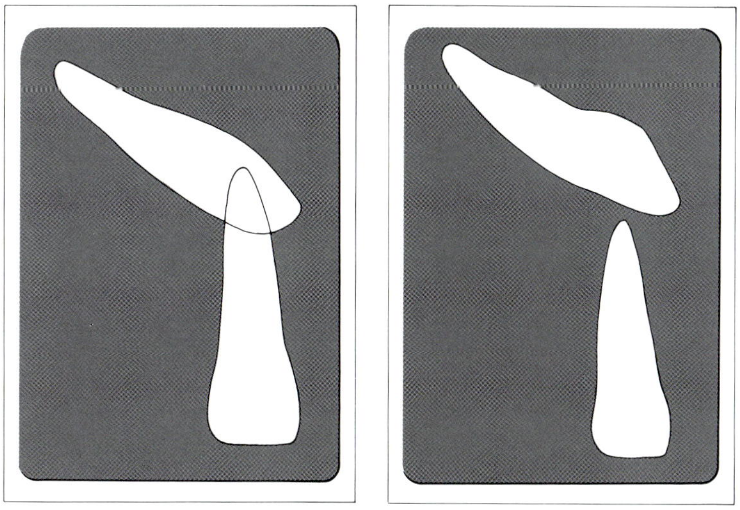

229 Schema zur vertikalen Strahlenverschiebung
Der steil von oben einfallende Zentralstrahl (rechtes Bild) trennt die Krone des 13 von der Wurzelspitze des 11.

Bei vestibulärer Lage würde der vergrößerte 13 den 11 deutlich überlagern.

Lokalisation mit Hilfe der Orthopantomographie

Im Gegensatz zur einzelnen Zahnaufnahme läßt bereits die erste Orthopantomographie in den allermeisten Fällen die Lokalisation eines retinierten Zahnes zu. Sie muß allenfalls zur Sicherung der Diagnose durch eine Aufbißaufnahme oder durch eine Zahnaufnahme ergänzt werden.

Ausgenommen sind alle retinierten Zähne, die im Orthopantomogramm *axial* erscheinen. Hier ist größte Vorsicht geboten, das Orthopantomogramm muß durch seitliche, p.-a. oder axiale Schädelaufnahmen ergänzt werden.

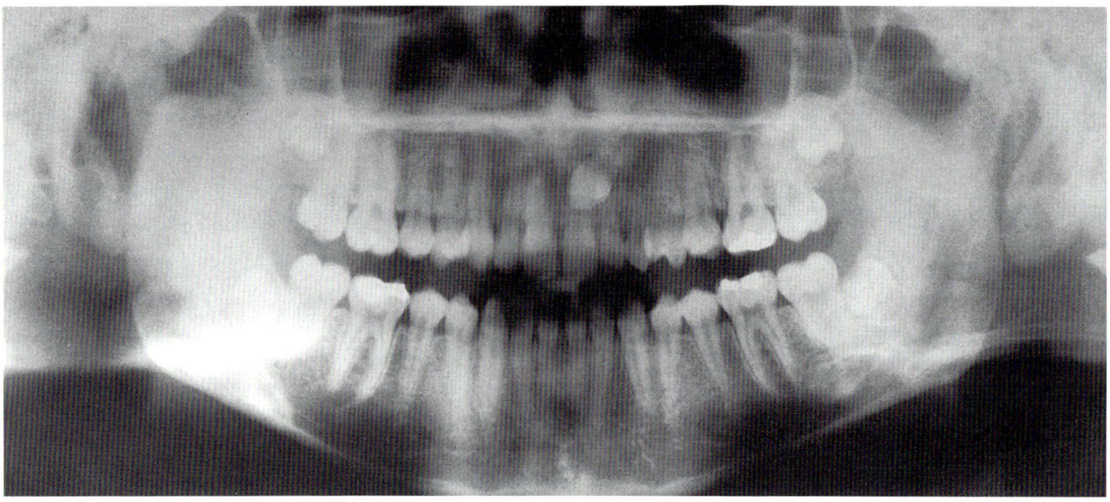

230 Palatinale Lage eines 23 im Orthopantomogramm
Stellt man einen Größenvergleich mit dem in der Zahnreihe als Vergleichsobjekt stehenden 13 an, so sieht man deutlich die leichte Vergrößerung von Krone und Wurzel, was auf einen größeren Objekt-Film-Abstand hinweist.

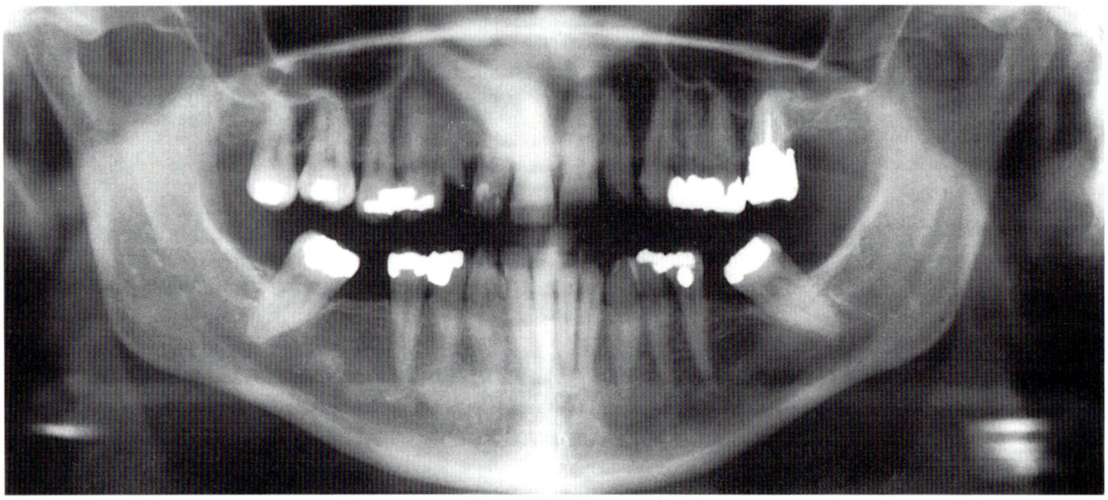

231 Palatinale Lage eines 13 im Orthopantomogramm
Die Unschärfe und starke Vergrößerung der Krone von 13 weisen darauf hin, daß der Zahn mit seiner Krone weit palatinal von 11 und mit seiner Wurzelspitze hoch und ventral in der Fossa canina steht.

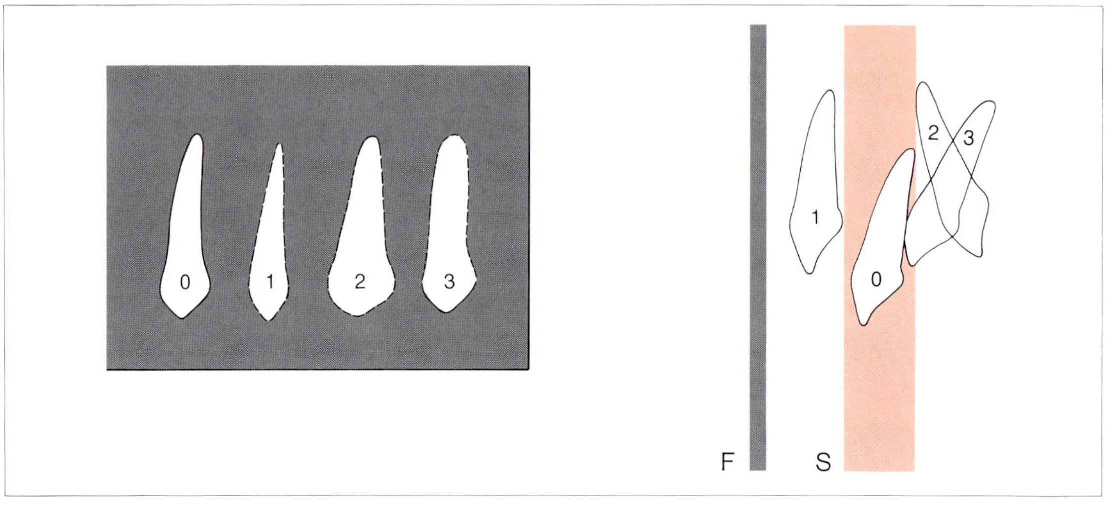

232 Formveränderungen eines retinierten oberen Eckzahnes im Orthopantomogramm
Die als Vergleichszähne dienenden Inzisiven oder der normal entwickelte Eckzahn (**0**) der Gegenseite werden scharf und in normaler Größe abgebildet, wenn sie in der Schicht (**S**) stehen. Steht der retinierte Zahn vestibulär, so wird er unscharf und verschmälert dargestellt (**1**). Steht er ganz oder teilweise weit palatinal (**2** oder **3**), wird er unscharf und partiell stark verbreitert (weil filmfern) wiedergegeben. **F** = Filmebene.

Spezielle Lokalisationsprobleme

Vestibulär liegender retinierter unterer Eckzahn

Wenn Orthopantomographien zu Lokalisationszwecken mit Aufbißfilmen ergänzt werden sollen, muß versucht werden, die fragliche Zahngruppe axial anzuvisieren. Ist dies aus anatomischen oder projektorischen Gründen nicht möglich, so muß die Orthopantomographie durch entsprechende Zahnaufnahmen oder Schädelaufnahmen ergänzt werden. Oft kann man erst nach mehreren Aufnahmen zu befriedigenden Resultaten gelangen, die jedoch in logischer Abfolge zu planen und auszuführen sind.

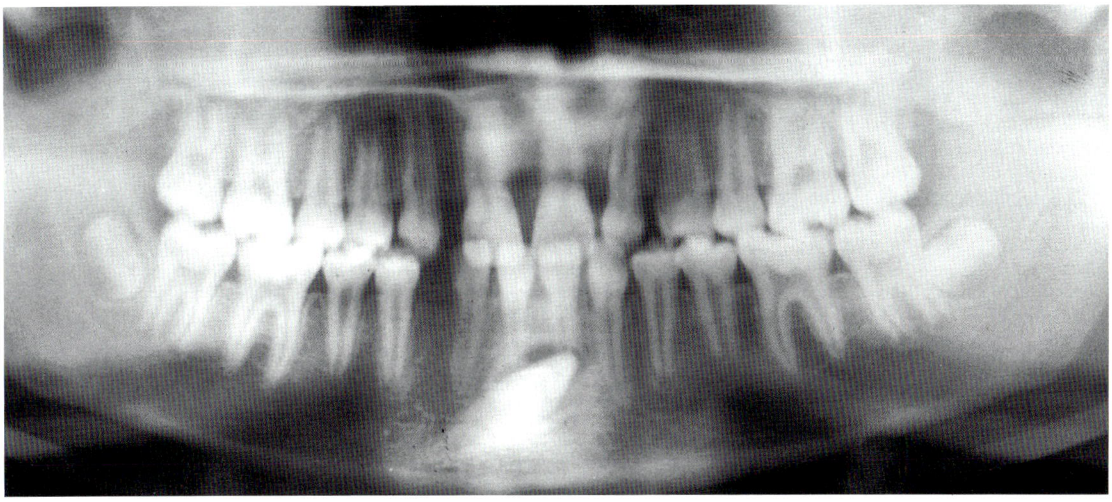

233 Ausschnitt aus der Orthopantomographie eines 13jährigen Mädchens
Neben Nichtanlagen von 18, 12, 21 und 33 zeigt die Aufnahme einen im Vestibulum retinierten 43, der die Wurzelspitzen von 41 und 31 überlagert. Eine eindeutige Lagebestimmung ist mit dieser Aufnahme nicht möglich, weil der Zahn infolge der Achsendrehung vergrößert erscheint und damit eine filmferne (linguale) Position simuliert.

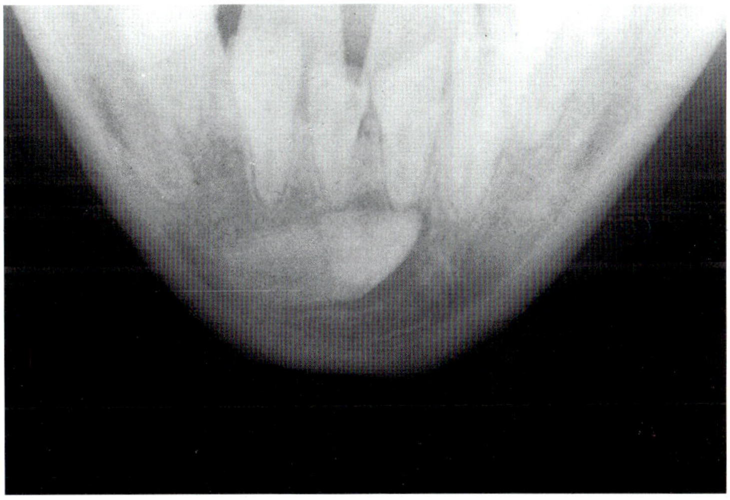

234 Nicht exakt axial ausgeführte Aufbißaufnahme
Die Aufnahme zeigt dennoch klar die Lage des vestibulär liegenden retinierten Eckzahnes an. Er liegt vor den Wurzelspitzen von 42, 41 und 31.

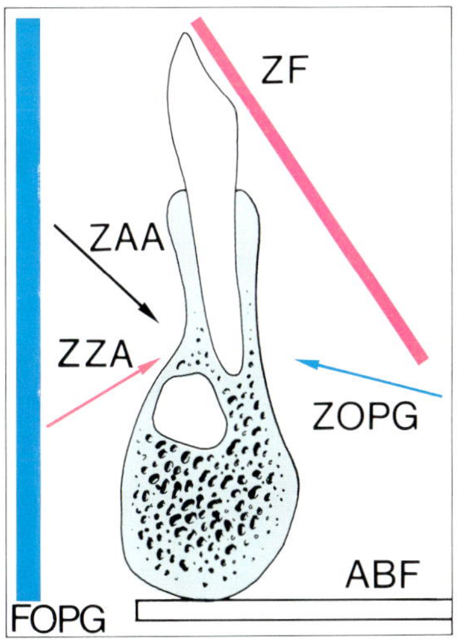

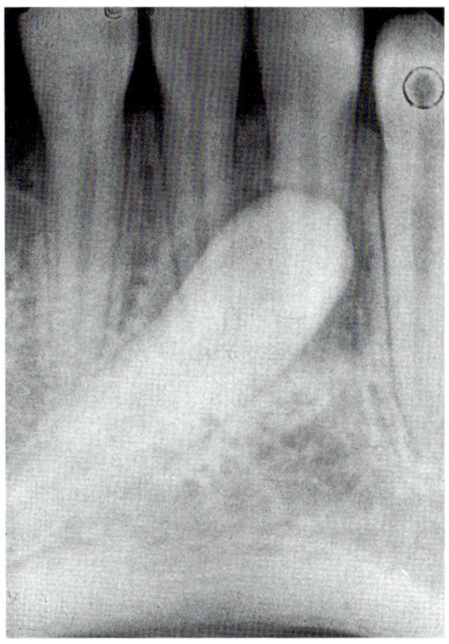

235 Zahnaufnahme und Projektionsschema
ZOPG = Zentralstrahl-OPG
FOPG = Filmebene-OPG
ZAA = Zentralstrahlaufbißaufnahme
ABF = Aufbißfilm
ZZA = Zentralstrahlzahnaufnahme
ZF = Zahnfilm

Ektopisch liegende Frontzähne

Jedes Fehlen von einzelnen Zähnen (Zahnappell!), jede Kippung oder Lückenstellung von Zahnkronen stellt eine absolute Indikation für eine Übersichtsaufnahme dar, um Fehlleistungen der Zahnleiste oder pathologische Prozesse in den Kiefern so früh als möglich zu erfassen. Eine rechtzeitige und vollständige Röntgenuntersuchung hilft später weitere Strahlenbelastungen und aufwendige Behandlungen einzusparen. Im Oberkiefer sind neben der Orthopantomographie vor allem extraorale Aufnahmen mit dem Aufbißfilm und Schädelaufnahmen (wie z. B. Fernröntgenaufnahmen) hilfreich.

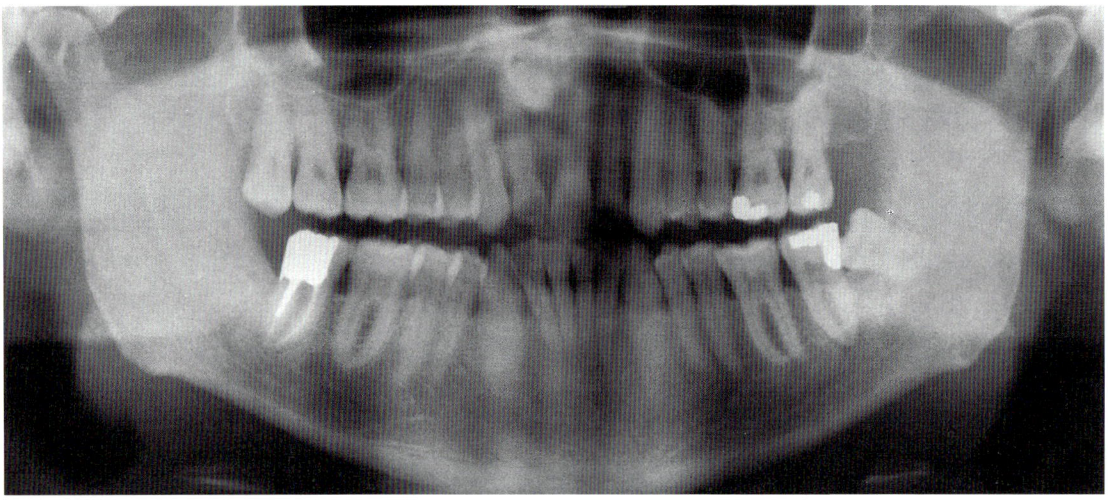

236 Orthopantomographie einer 46jährigen Patientin
Die Aufnahme zeigt lediglich eine unklare und zahndichte Verschattung neben der Spina nasalis anterior. Der Zahnappell ergibt, daß 11 fehlt.

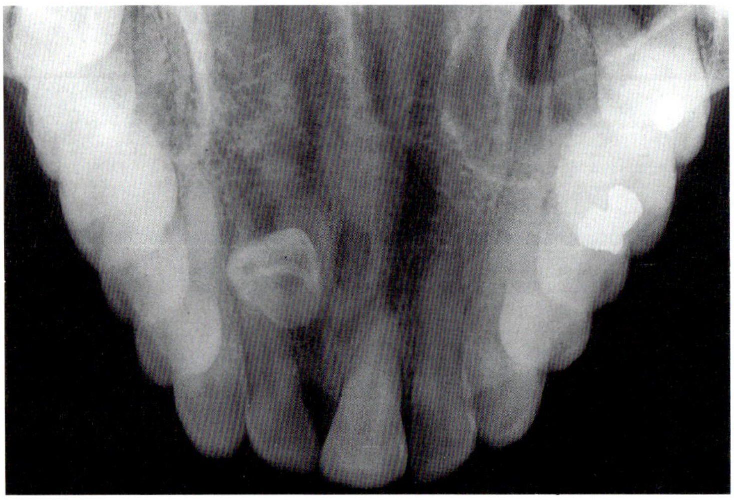

237 Aufbißaufnahme
Die Aufnahme ergibt, daß der fehlende 11 sowohl im Orthopantomogramm als auch im Aufbißfilm axial und mit vergrößerter, filmfern liegender Krone abgebildet wurde, was in beiden Projektionen leicht verständlich wird, wenn man sich die Lage der Krone, den Strahlengang und die Filmposition vergegenwärtigt.

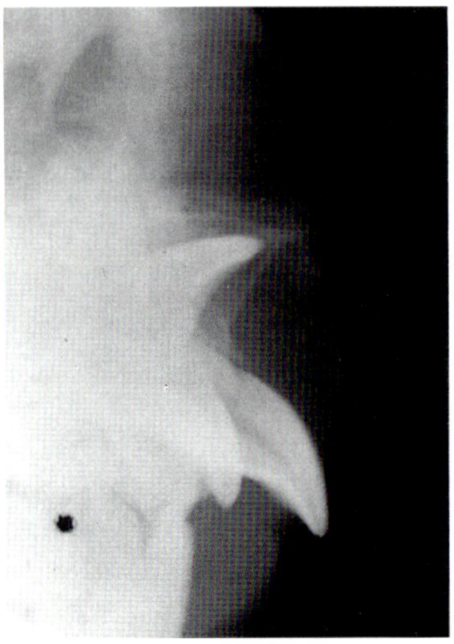

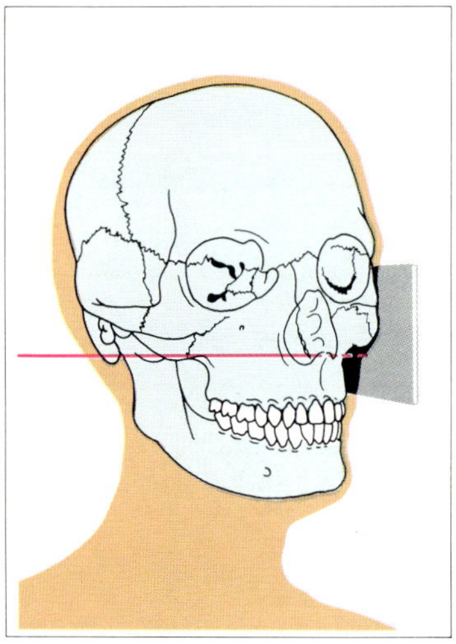

238 Die seitliche (extraoral angewendete) Aufbißaufnahme gibt erst klare Auskunft
Man sieht deutlich die Zahnkrone von 11 in ektopischer Position vor dem Hintergrund der aufgetriebenen Spina nasalis anterior.

Das Schema zeigt Strahlenführung und Filmposition am Patienten (s. auch S. 68).

„Hoch" liegende obere Weisheitszähne

Die Erfolge der Kariesprophylaxe und die verbreitete Strahlenpanik haben dazu geführt, daß junge Patienten heute nur noch von Zeit zu Zeit mit Bißflügelaufnahmen untersucht werden. Da selbst ein perfekt ausgeführter Status abnorm gelagerte Weisheitszähne nicht erfassen kann, bleibt die Orthopantomographie die einzige Möglichkeit, deren Vorhandensein korrekt nachzuweisen. Sie allein genügt jedoch noch nicht, um den Zahn mit Sicherheit zu lokalisieren, wie das folgende Beispiel zeigt. „Hoch" liegende obere Weisheitszähne sollten daher stets und vollständig mit Schädelaufnahmen untersucht werden.

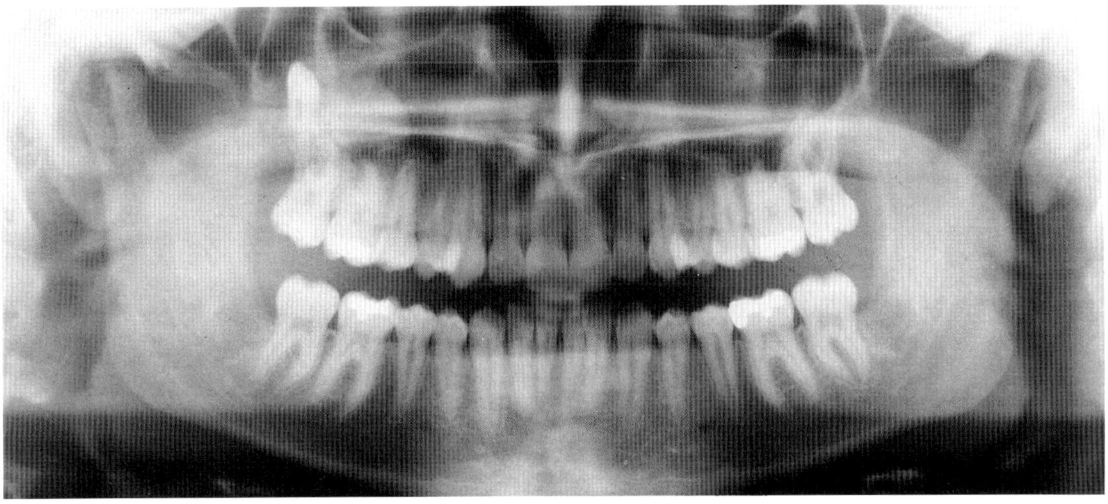

239 Orthopantomographie eines 18jährigen Patienten
Die Aufnahme zeigt einen „hoch" verlagerten 18 mit Follikularzyste. Diese Interpretation genügt jedoch nicht, um sich über die tatsächliche Lage des Zahnes in der dritten Dimension klarzuwerden.

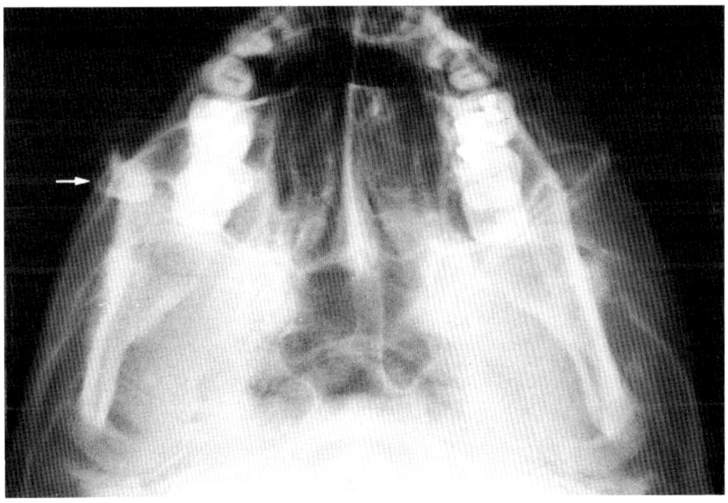

240 Axiale Schädelaufnahme desselben Patienten
Diese Aufnahme gibt Aufschluß über die wirkliche Lage des Zahnes in der dritten Dimension: Er liegt nicht nur hoch im Tuber maxillae, sondern auch noch lateral von 17 (Pfeile). Aufnahmetechnik S. 113.

Zur Ergänzung einer Orthopantomographie werden folgende Lokalisationsmethoden empfohlen:

Region	Unterkiefer	Oberkiefer
Retinierte Frontzähne (inkl. Mesiodentes im OK)	- Clark, horizontal - Größen- und Schärfenvergleich	- Clark, horizontal und vertikal - extraoraler Aufbißfilm seitlich
Retinierte Eckzähne	- Clark, horizontal - Größen- und Schärfenvergleich - axiale Aufbißaufnahme	- Clark, horizontal und vertikal
Retinierte Prämolaren	- Clark, horizontal - axiale halbseitige Aufbißaufnahme	- Clark, horizontal
Retinierte Molaren	- axiale halbseitige Aufbißaufnahme - Clark, horizontal	- Clark, horizontal
Retinierte Weisheitszähne	- Clark, horizontal - Aufbißaufnahme axial - UK p.-a. mit max. Mundöffnung - CT	- UK p.-a. mit max. Mundöffnung - seitliche Schädelaufnahme (FR) - axiale Schädelaufnahme - CT

Vor der alleinigen Verwendung der Aufbißaufnahme im OK wird gewarnt. Bei tief im OK liegenden Retinierten aller Regionen sind Schädelaufnahmen absolut indiziert.

„Axial" dargestellte obere Weisheitszähne

Eine der wichtigsten Aufnahmen zur Ergänzung einer Orthopantomographie ist neben der axialen Schädelaufnahme und der seitlichen Fernröntgenaufnahme die Schädelaufnahme „Unterkiefer p.-a. mit maximaler Mundöffnung" (S. 117). Mit ihrer Hilfe sind ungewöhnliche Lagen von retinierten Weisheitszähnen und überzähligen Molaren sowohl im Ober- als auch im Unterkiefer gut zur Darstellung zu bringen. Die Gefahren, die sich aus der oberflächlichen Interpretation eines einzigen zweidimensionalen Röntgenbildes ergeben können, dürfen im Hinblick auf die bevorstehende chirurgische Intervention auf keinen Fall unterschätzt werden. Beim Vorliegen größerer Follikularzysten ist die Computertomographie indiziert.

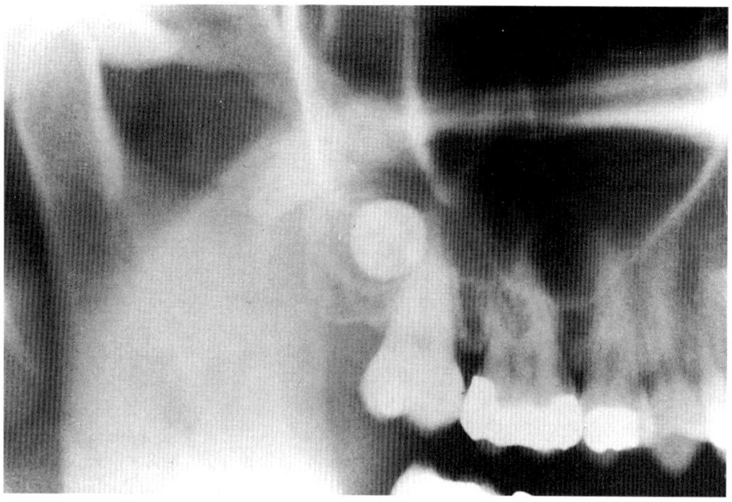

241 Ausschnitt aus der Orthopantomographie einer 25jährigen Patientin
Der Ausschnitt zeigt einen retinierten, axial getroffenen 18 „in hoher Lage". Diese Interpretation ist jedoch, wie das nächste Bild zeigt, völlig unzureichend.

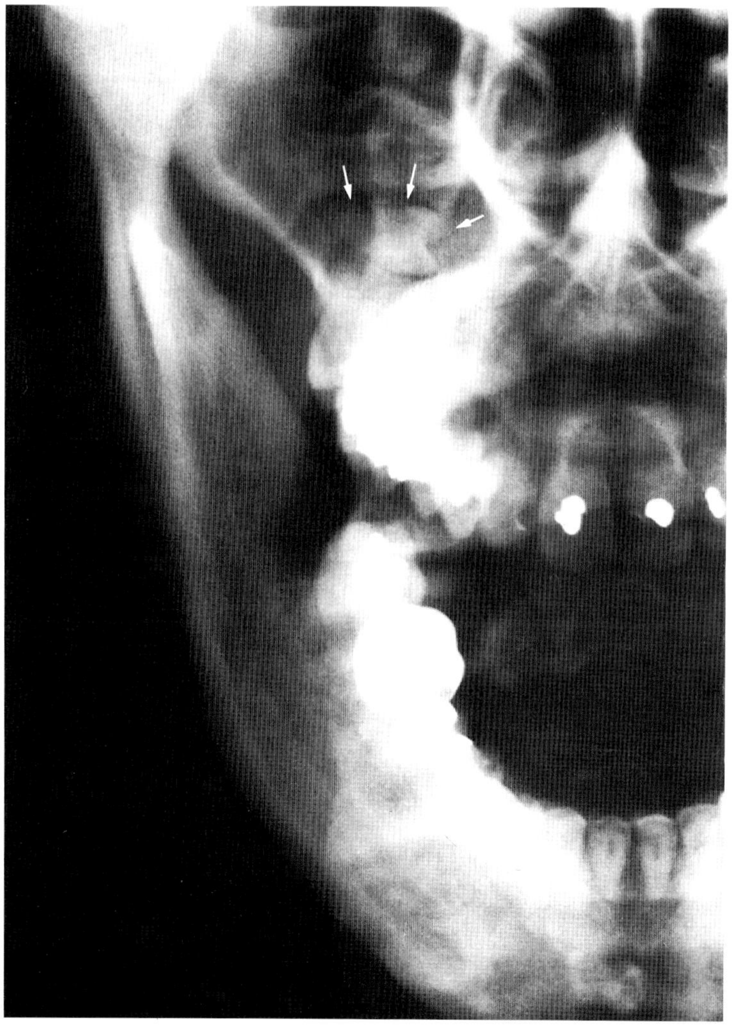

242 Ausschnitt aus der Aufnahme „Unterkiefer p.-a."
Gleiche Patientin. Die Aufnahme zeigt den 18 in seiner wirklichen Lage (Pfeile). Er liegt quer und mit der Krone nach medial orientiert am Boden des Recessus posterior des Sinus maxillaris rechts.

Qualitätsmindernde Fehler der Aufnahmetechnik

Um strahlenbelastende Wiederholungen vermeiden zu können, bedarf es in jedem einzelnen Fall großer Aufmerksamkeit bei der Herstellung qualitätvoller und interpretierbarer Röntgendokumente. Jeder Patient hat Anrecht auf die korrekte Anwendung einer modernen und strahlensparenden Aufnahmetechnik, und niemand hat die Freiheit, die radiologische Untersuchung nach Gutdünken als Experimentierfeld für mangelnde Kenntnisse zu benutzen. Die Anfertigung einer zahnärztlichen Röntgenaufnahme ist nicht vergleichbar mit Sofortbildfotografie, sie ist anspruchsvoll und benötigt Zeit. Unter Zeitdruck angefertigte Aufnahmen sind selten von brauchbarer Qualität. Das mit der Ausführung der nötigen Röntgenaufnahmen beauftragte Personal hat den Auftraggeber bei der Einhaltung der geltenden Strahlenschutzbestimmungen zu unterstützen, und der Auftraggeber hat seinerseits präzise Anweisungen zur Ausführung der Aufnahmen zu geben und deren Durchführung mit fachlicher Kompetenz zu überwachen.
In bezug auf die *Orthopantomographie* sind hier wohl in erster Linie die verschiedenen Positionierungsfehler zu nennen, die einerseits bei der Positionierung des ganzen Patienten im Gerät und andererseits bei der Einstellung des Schädels in der Positionierungslehre gemacht werden können. Bei älteren Geräten ist auch noch eine fehlerhafte Fixierung der Filmkassette möglich. Bewegungen des ganzen Schädels oder des Unterkiefers während der Exposition können in Einzelfällen sogar zu Fehlinterpretationen führen, weshalb die Patienten instruiert und während der Exposition beobachtet werden müssen. Fremdkörper wie z.B. Ohrschmuck oder eine unsorgfältig plazierte Schutzschürze können ebenfalls Anlaß für die strahlenbelastende Wiederholung der Aufnahme oder für Fehlinterpretationen sein. Wichtig für die einwandfreie Wiedergabe des Oberkiefers ist, wie schon unter Aufnahmetechnik erwähnt, das Anpressen der Zunge an den Gaumen während der ganzen Dauer der Exposition. Dies, weil für den Patienten ungewohnt, muß vor der Plazierung des Patienten im Gerät geübt werden. Zahnprothesen und hier besonders Metallprothesen sind je nach Indikation zur Aufnahme entweder abzunehmen oder im Mund des Patienten zu belassen, wenn es sich z.B. um die Abklärung von Kiefergelenkbeschwerden und Zuständen nach Unfall handelt. Auch zur besseren Darstellung des Alveolarkammes bei zahnlosen Patienten beläßt man Kunststoffprothesen mit Vorteil am Platz, um die Filterwirkung des Prothesenmaterials auszunützen.
Bei der Anfertigung von *Zahnaufnahmen* sind dagegen die unsorgfältige Plazierung des – womöglich noch verbogenen – Films und die fehlerhafte Einstellung des Zentralstrahls im vertikalen und horizontalen Winkel als hauptsächlichste Fehlerquellen zu nennen. Es wird deshalb dringend empfohlen, sich an den Gebrauch eines geeigneten Filmhalters zu gewöhnen, der ein sicheres und auch für den Patienten bequemeres Arbeiten ermöglicht.
Expositionsfehler spielen demgegenüber im Zeitalter der Belichtungsautomatik eine wesentlich geringere Rolle, als allgemein angenommen wird.

Ratschläge zur Anfertigung einer guten Orthopantomographie

Der Patient steht noch nicht im Gerät

- Das Gerät und den Umlauf von Kassette und Apparat erklären. Sich dazu Zeit nehmen.
- Expositionsdaten einschalten.
- Ohr-, Haar- oder Halsschmuck abnehmen lassen.
- Mit dem Patienten den Schlußbiß üben und ihm den Bißhalter zeigen.
- Mit dem Patienten die Zungenhaltung üben.
- Prothesen bewußt am Platz lassen oder sie abnehmen lassen.
- Dem Patienten die Schutzschürze anlegen.
- Hygieneschutzmaßnahmen vor dem Patienten treffen.

243 Fehlpositionierung durch zu starkes Vorneigen des Schädels
Überlagerungseffekte in der Prämolarenregion des Oberkiefers. Die Kiefergelenke werden nach oben wegprojiziert.

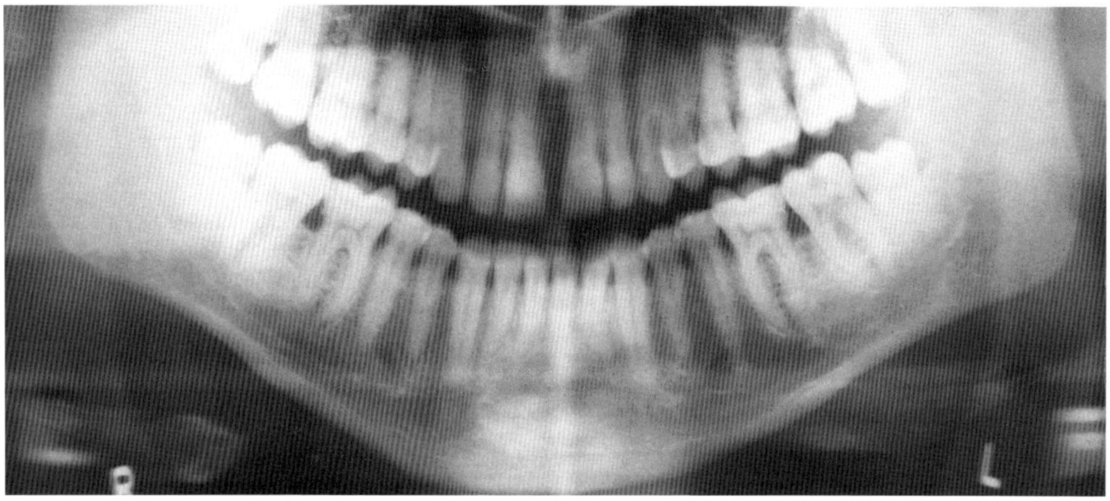

244 Fehlpositionierung durch zu starkes Zurücklegen des Schädels
Überlagerung des Alveolarfortsatzes im Oberkiefer durch die Strukturen des Nasenbodens und des Gaumendaches. Die Kiefergelenke werden nach der Seite wegprojiziert.

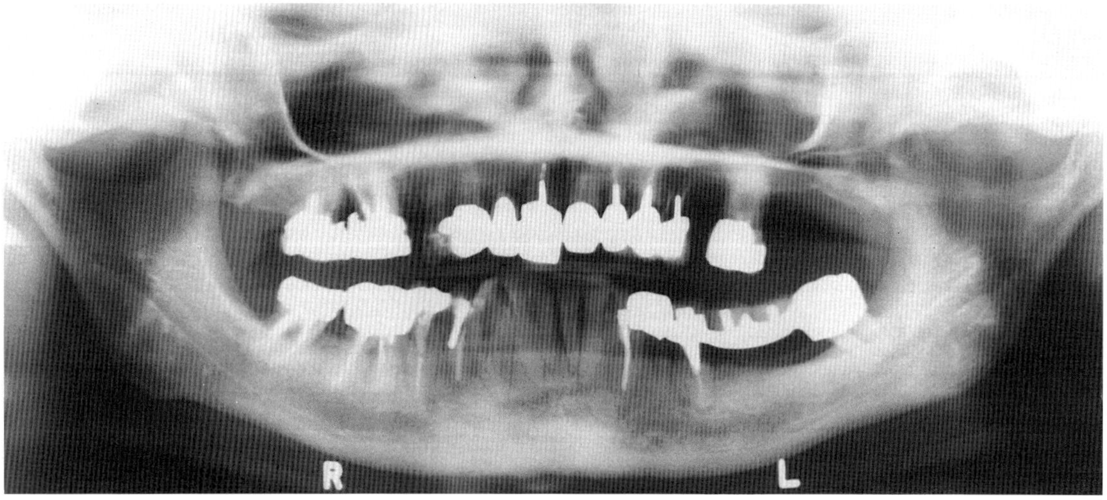

245 Ältere Geräte
Bei älteren Geräten ist die Filmkassette vor der Positionierung des Patienten exakt in die Ausgangsposition zu bringen, um Informationsverluste zu verhindern, die Anlaß zur notwendigen Wiederholung der Aufnahme werden könnten.

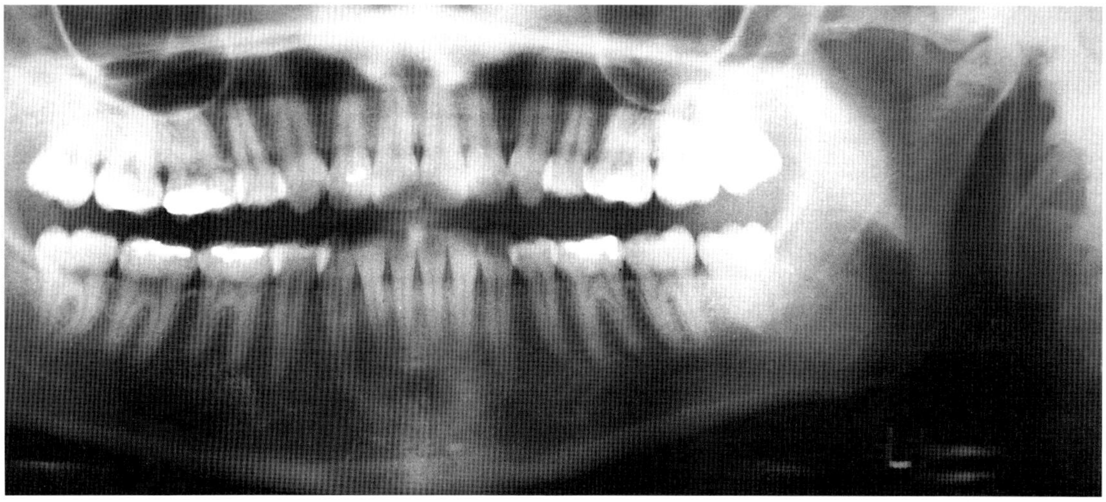

Der Patient steht im Gerät

Man positioniert und überprüft:
- Körperhaltung,
- Kopfhaltung,
- Schichteinstellung mit dem Lichtvisier,
- Okklusionsebene (nach Indikation),
- Sitz der Schutzschürze (von rückwärts),
- Einstellung der Mediansagittalebene mit dem Lichtvisier,
- Mediansagittalebene (von rückwärts),
- Schlußkontrolle.
- Flach weiteratmen lassen.
- Exposition.

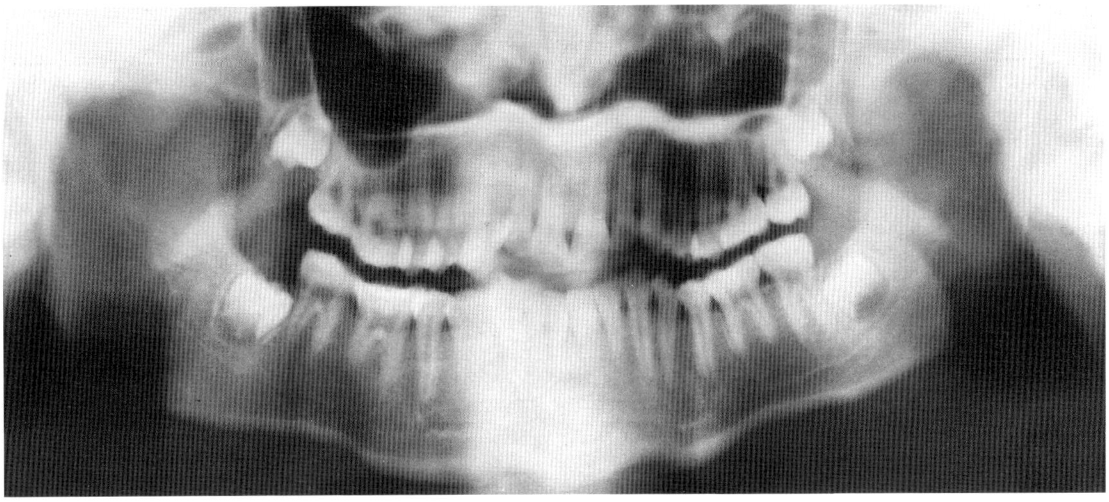

246 Bewegungen des ganzen Kopfes während der Exposition
Ober- und Unterkiefer sind an der gleichen Stelle verformt, denn die Schlitzblende erzeugt vertikale Bahnen in gleicher Bewegungsrichtung.

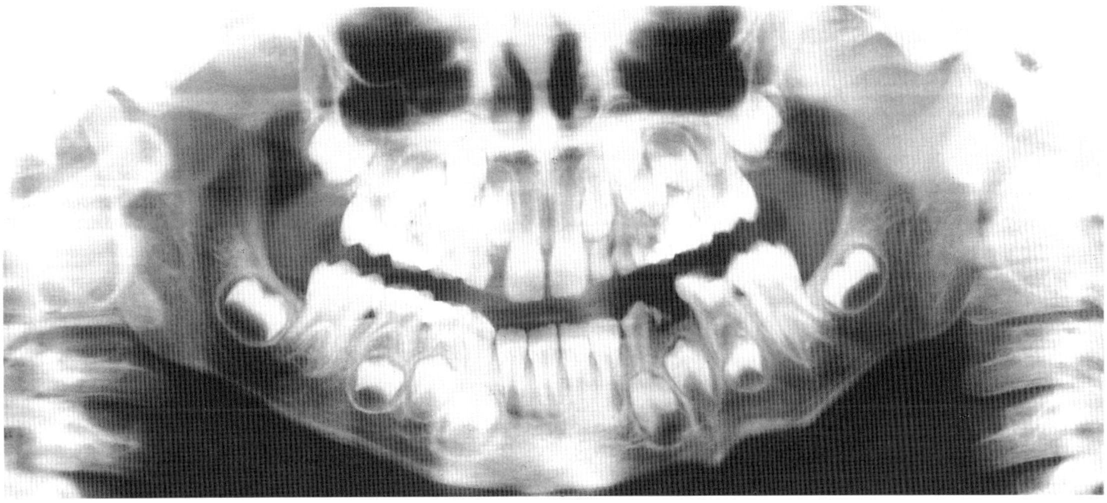

247 Bewegung des Unterkiefers während der Exposition
Sie erzeugt typische Abweichungen von der Norm (vergleiche mit dem Unterkieferkörper rechts), die nur auf den Unterkiefer beschränkt sind.

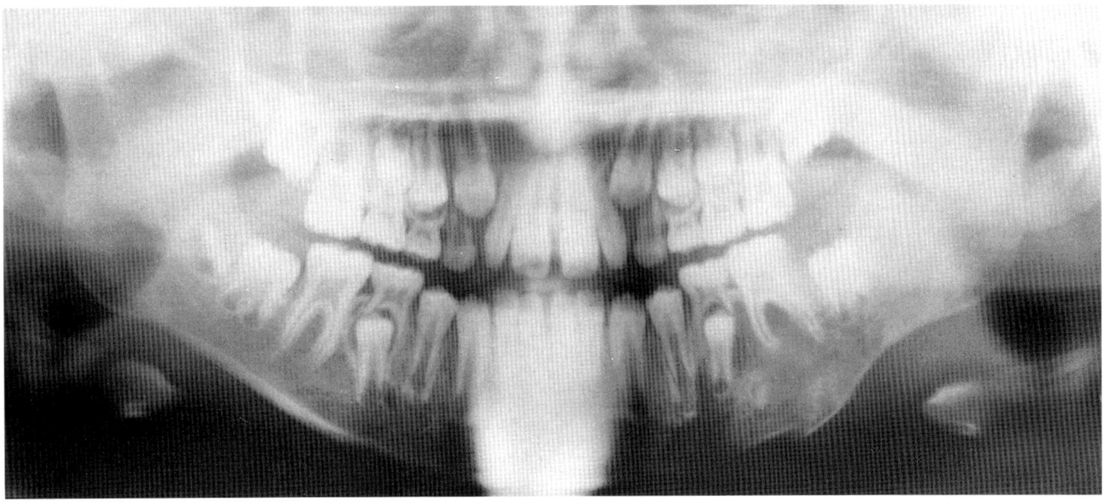

248 Bewegung des Unterkiefers während der Exposition
Die postoperative Röntgenkontrolle zeigt eine Stufe in der verdünnten Kompakta links, die an eine Spontanfraktur denken läßt.

Ratschläge zur Anfertigung einer guten Zahnaufnahme

Vor der Exposition

- Die Expositionsdaten je nach Objekt einstellen.
- Sich vor dem Patienten die Hände waschen oder (besser) Plastikhandschuhe benützen.
- Währenddessen die Arbeitsweise erklären.
- Brillen und Prothesen abnehmen lassen.
- Sich die Zeit nehmen, probeweise einen Film zu plazieren, um die Empfindlichkeit des Patienten zu testen.
- Gegebenenfalls Oberflächenanästhetikum benützen.
- Flach durch die Nase atmen lassen.

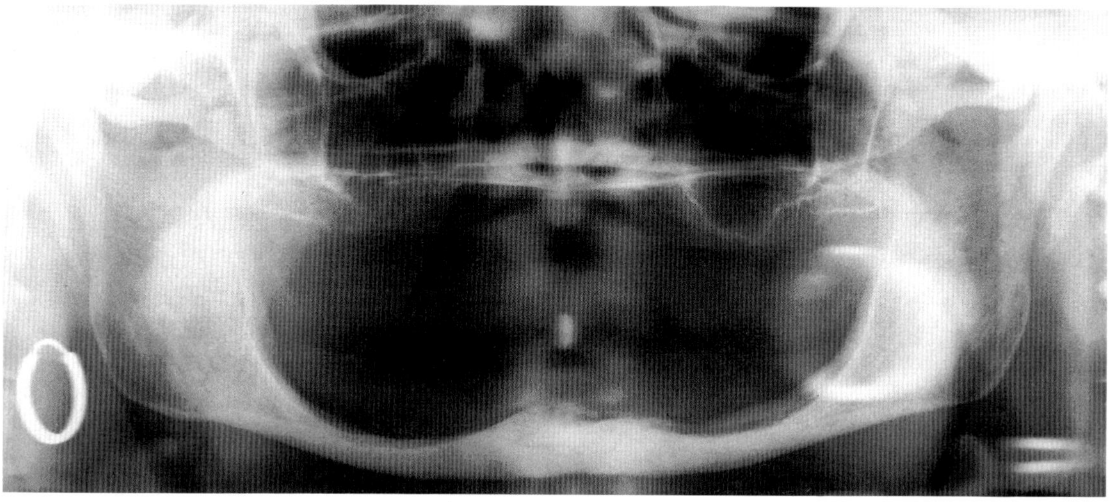

249 Fremdkörper
Der im rechten Ohrläppchen belassene Ohrring erzeugt im linken Kieferwinkel einen unscharfen, vergrößerten Verschattungsring, der mit dem typischen Strahlengang divergierend nach oben projiziert wird.

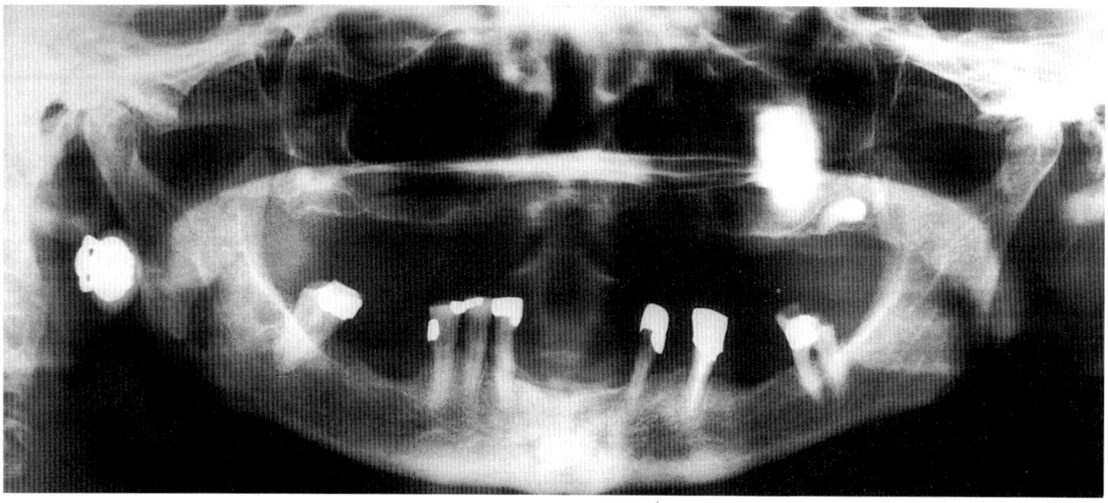

250 Fremdkörper
Der metalldichte Ohrschmuck im rechten Ohrläppchen erzeugt in der Tuberregion des linken Oberkiefers einen unscharfen, vergrößerten und etwas höher liegenden Schatten, der zu Fehlinterpretationen führen könnte.

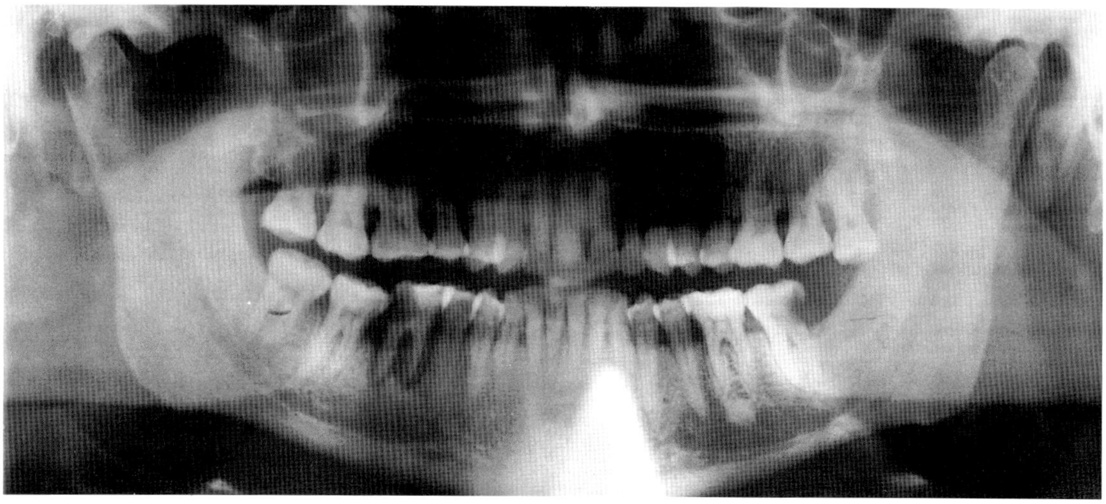

251 Fremdkörper
Die nicht mit Sorgfalt plazierte Schutzschürze erzeugt eine dichte und typische Verschattung, die meist die apikale Region der unteren Frontzähne überlagert.

Unmittelbar vor der Exposition

- Jetzt den Kopf des Patienten korrekt nach Aufgabe einstellen.
- Film unverbogen dort plazieren, wo Platz ist.
- Watterollen oder – noch viel besser – Filmhalter benützen.
- Im letzten Moment der Filmplazierung den Mund etwas schließen lassen – der Patient entspannt.
- Jetzt nochmals die Kopfhaltung kontrollieren.
- Mit dem Tubus über das Objekt auf den Film zielen, auch wenn man einen Halter benützt.
- Exposition.

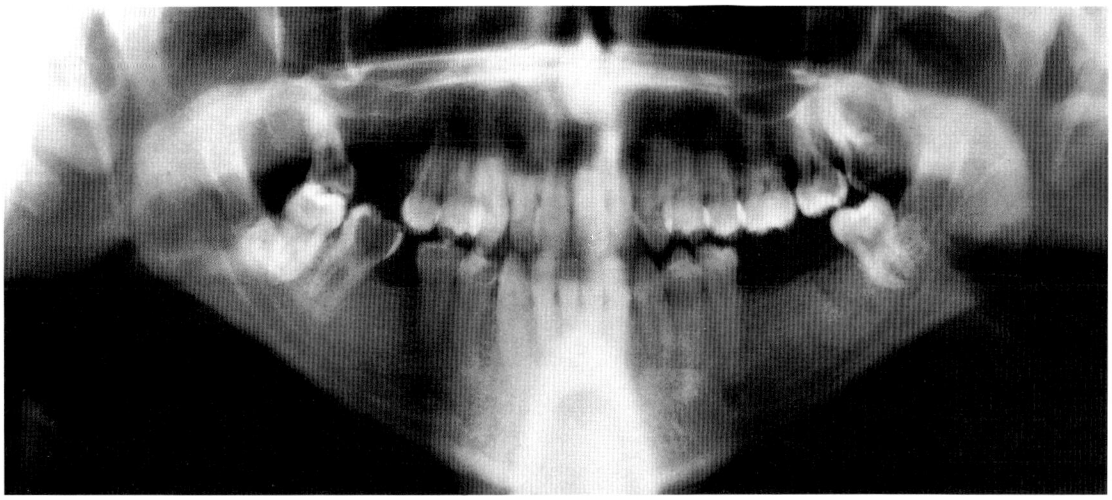

252 Serviettenkettchen
Sie erscheinen störend auf der Aufnahme und müssen vorher entfernt werden. Ebenso ist darauf zu achten, daß Reißverschlüsse am Hals der Patienten geöffnet werden.

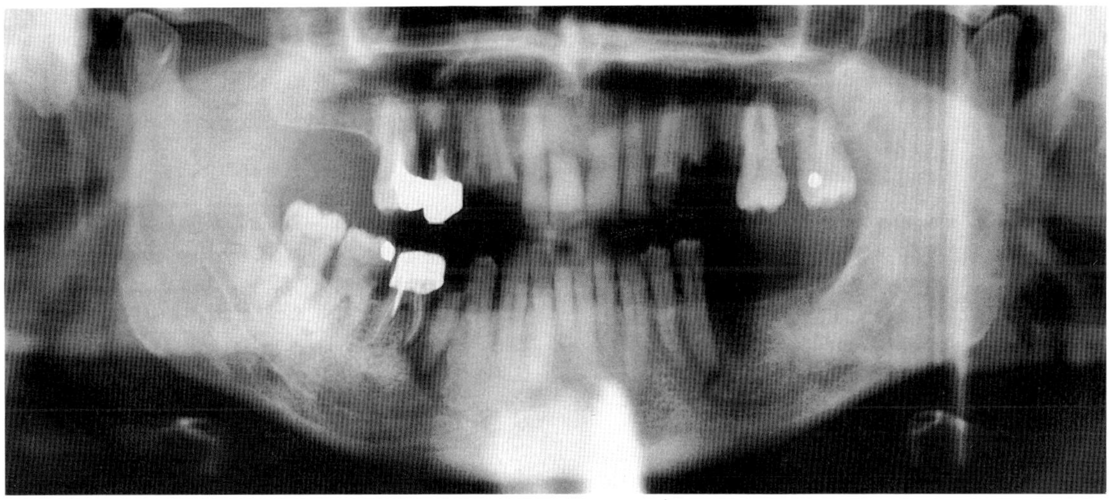

253 Unsorgfältig angelegte Schürzen
Sie führen bei älteren Patienten mit rundem Rücken häufig zu einer Abbremsung des Gehäuseumlaufs, wodurch oft eine ruckweise Weiterbewegung des Strahlers verursacht wird, was streifenförmige Belichtungen (links) des Films zur Folge hat.

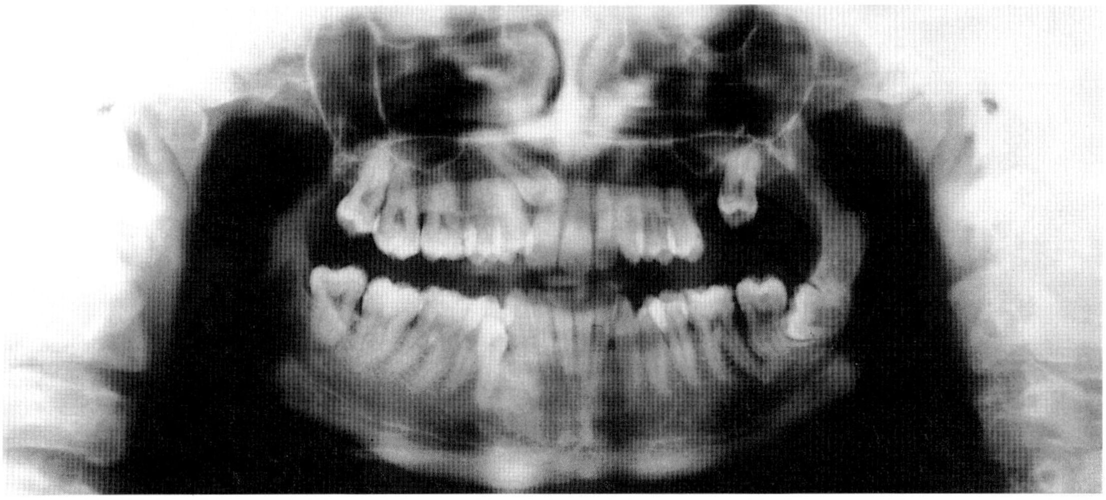

254 Eine flache Atmung während der Exposition ist zu empfehlen
Man sieht in diesem Bild den eindrucksvollen Subtraktionseffekt, den das negative Kontrastmittel Luft an den aufsteigenden Ästen verursacht, wenn der Patient bei geschlossenem Gaumensegel die Luft anhält und preßt.

Zusammengefaßte Grundregeln zur Herstellung qualitätvoller Röntgenaufnahmen

- Patienten sind Menschen und keine Versuchsobjekte.
- Klare Indikationen stellen.
- Arbeiten unter Benützung anerkannter Aufnahmeregeln ausführen.
- Röntgenbilder niemals unter Zeitdruck herstellen.
- Höchste Ordnung und Sauberkeit bei der Ausarbeitung beachten.

255 Doppelbelichtung von Kassettenfilmen
Wird die angefertigte Aufnahme, in diesem Fall eine Fernröntgenaufnahme, nicht sorgfältig als „belichtet" gekennzeichnet oder nicht sofort entwickelt, dann ist eine fahrlässige Doppelbelichtung möglich.

Merke: *Sofort entwickeln* oder noch besser *sofort als belichtet kennzeichnen.*

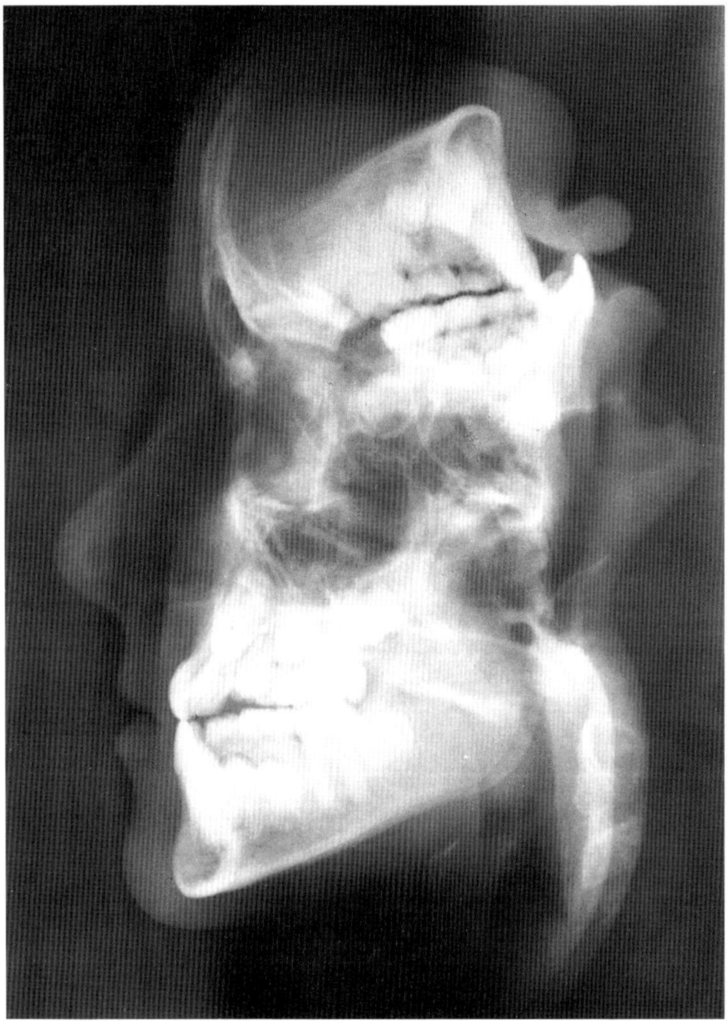

256 Doppelbelichtung von Zahnfilmen
Unsorgfältiges Ablegen von belichteten Zahnfilmen kann naturgemäß leicht zur Verwechslung der Filme führen. Vom Gesetz her sind Ärzte, Zahnärzte und ihr Hilfspersonal jedoch dazu verpflichtet, ihre Patienten „so wenig wie möglich ionisierenden Strahlen auszusetzen" und daher Wiederholungen zu vermeiden.

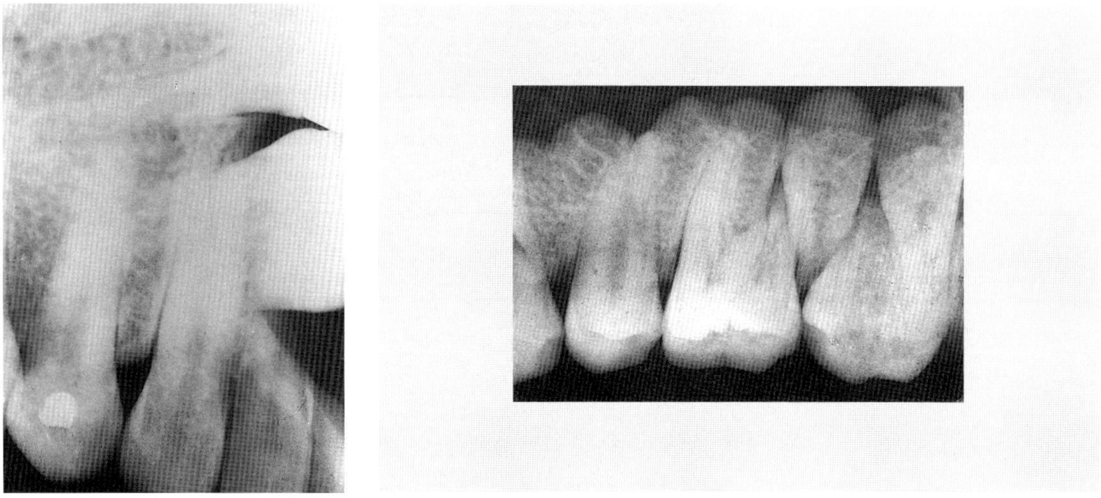

Häufige Fehler bei der Anfertigung von Zahnaufnahmen

Zu den allerhäufigsten Fehlern gehören verbogen plazierte Filme, zu flach oder zu steil angesetzter Zentralstrahl sowie nicht orthoradial, sondern exzentrisch auf das Objekt gerichtetes Strahlenbündel. Zahnfilme müssen als Projektionsfläche behandelt werden und dürfen daher nicht verbogen werden. Das Visieren im vertikalen und horizontalen Winkel ist sorgfältig vorzunehmen. Wo immer möglich, sollte daher mit geeigneten Filmhaltern gearbeitet werden.

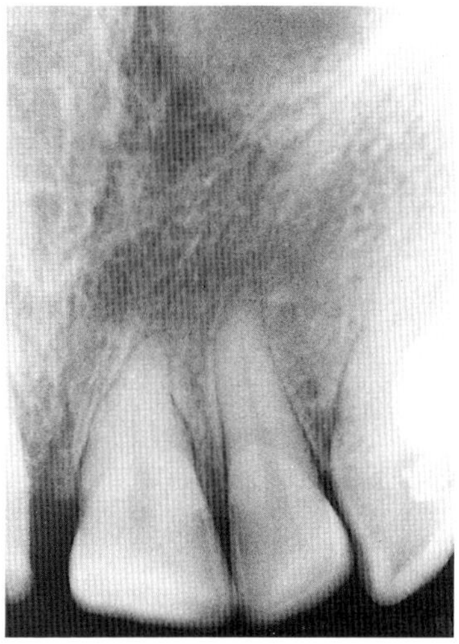

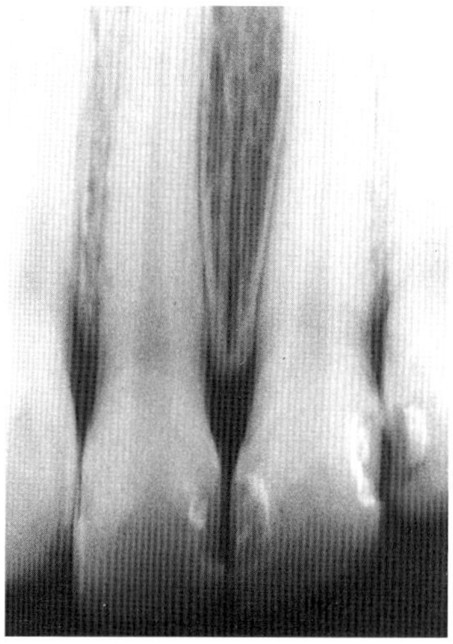

257 Fehlaufnahme
Der Film wurde mit dem Finger dem Gaumen angedrückt und verbogen. Einstellung zu steil.

258 Fehlaufnahme
Der Film wurde mit dem Finger fixiert und verbogen. Einstellung zu flach.

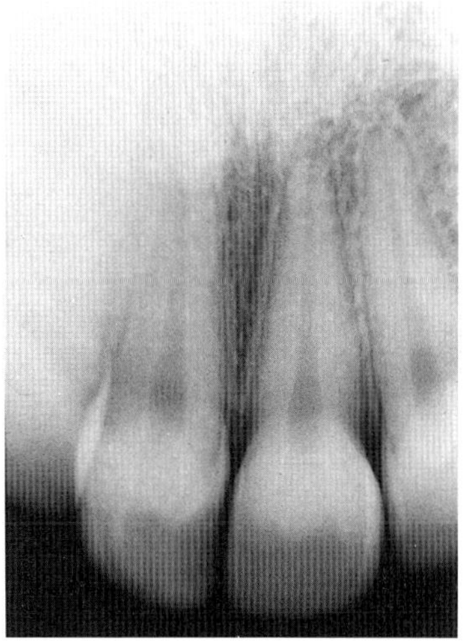

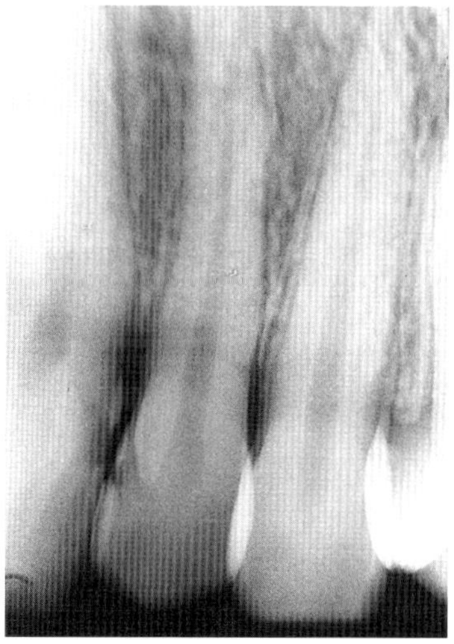

259 Fehlaufnahme
Der Film wurde zwischen 12 und 11 der Länge nach durchgebogen.

260 Fehlaufnahme
Mesial verbogener Film.

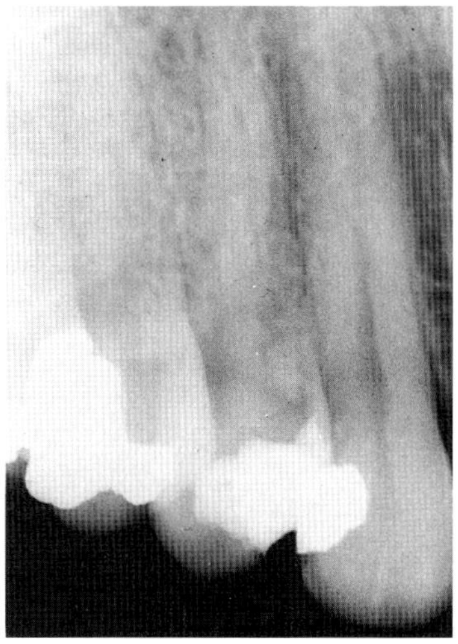

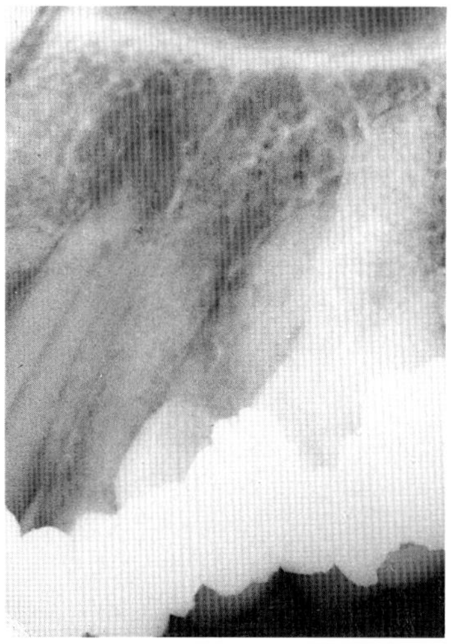

261 Fehlaufnahme
Die Zahngruppe wurde mesialexzentrisch anvisiert.

262 Fehlaufnahme
Zu steile und mesialexzentrische Projektion.

Auch auf dieser Seite wird das Thema des verbogenen Films noch fortgesetzt, um weitere typische Fehler dieser Art zu zeigen, wie sie z. B. mit einem Filmhalter von der Art des Rechtwinkelsystems gar nicht gemacht werden können. Eine etwas suspekte Positionierungshilfe zeigt die Abb. 267. Hier wurde offensichtlich der Patient dazu angehalten, den Zahnfilm unter Zuhilfenahme des Daumens und des Zeigefingers der rechten Hand zu plazieren. Überexponiert werden Frontzahnaufnahmen meist dann, wenn in der Eile vergessen wurde, den Zeitschalter nach der vorher angefertigten Molarenaufnahme umzustellen.

263 Fehlaufnahme
Am Mundboden verbogener Film und zu tief angesetzter Zentralstrahl.

264 Fehlaufnahme
Am Mundboden verbogen aufgestellter Film mit typischer „verwaschener“ Zeichnung.

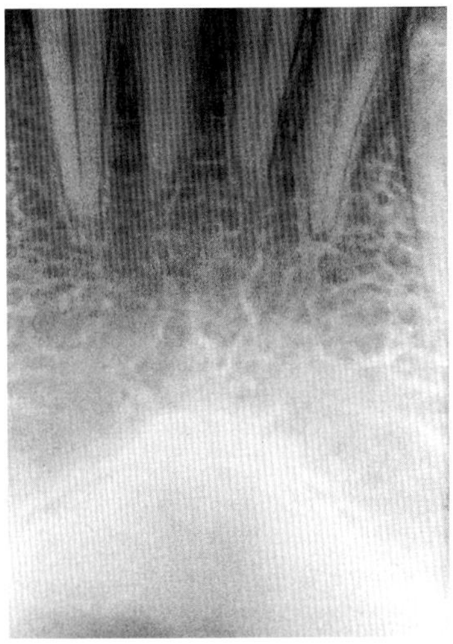

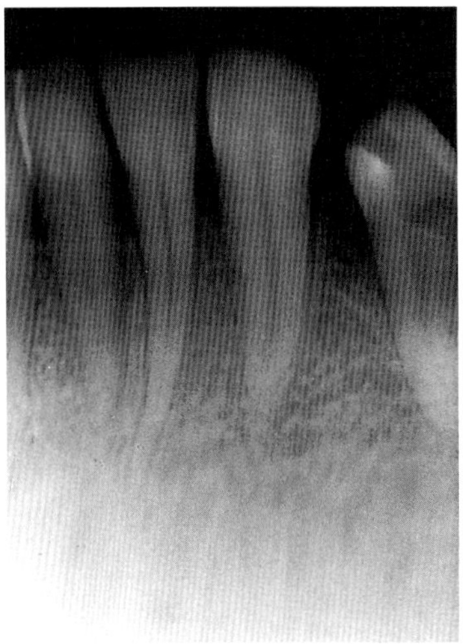

265 Fehlaufnahme
Am Mundboden verbogener Film mit zu flacher Schrägprojektion der Wurzeln.

266 Fehlaufnahme
Am Mundboden mesial abgebogener Film mit Verzerrungen.

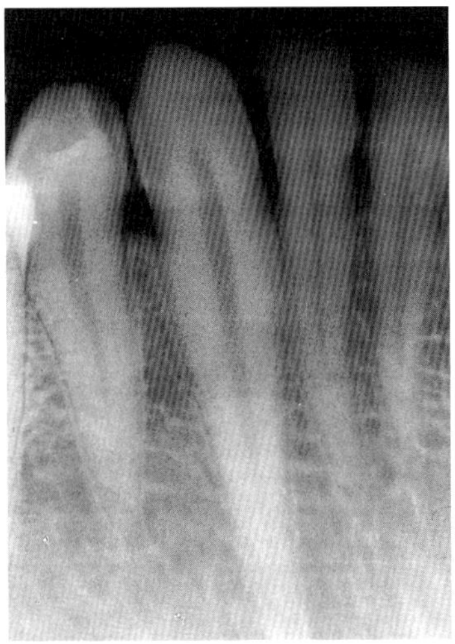

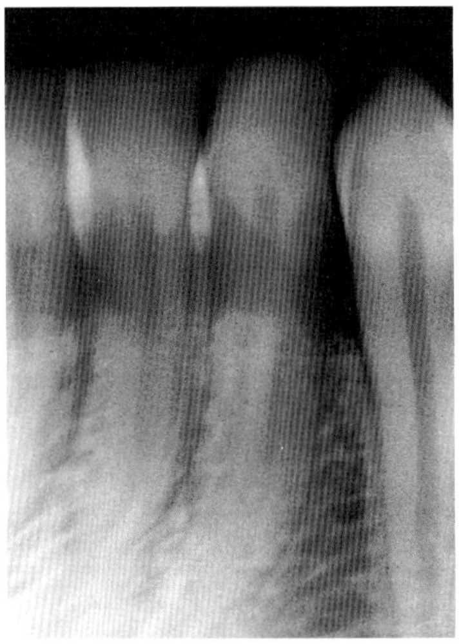

267 Fehlaufnahme
Falsche Fingerhaltung: Die Tuberositas unguicularis des Zeigefingers ist zu sehen. Der Film wurde mit Daumen und Zeigefinger der rechten Hand positioniert.

268 Fehlaufnahme
Überbelichtete Aufnahme.

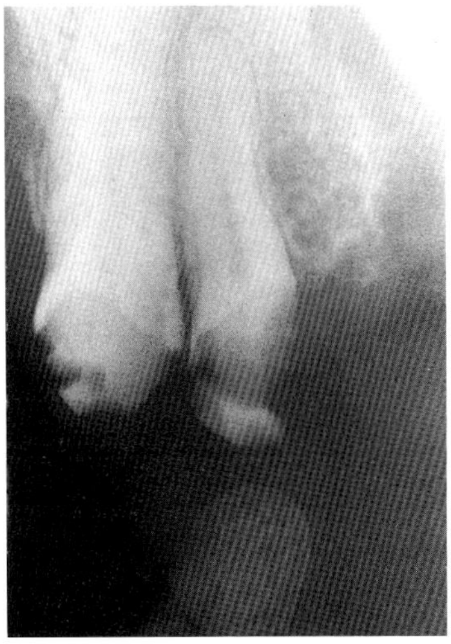

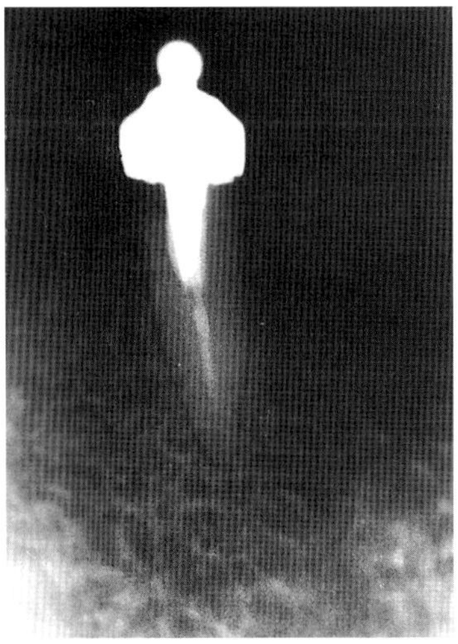

Prothesen und Brillen sind bei Zahnaufnahmen zu entfernen. Wird die Blende im Bild sichtbar, so hat man das Strahlenbündel entweder gar nicht oder exzentrisch „streifend“ auf den Film gerichtet. Die Anfertigung von Röntgenaufnahmen kann mit einem „Schattenspiel“ verglichen werden, bei dem der Schatten allerdings erst nach der Filmentwicklung sichtbar wird. Das Objekt muß eben in jedem Fall mit Hilfe des Strahlenbündels auf den Film „geworfen“ werden. Abhilfe: RWT-Halter. Verkehrt eingelegte Filme sind unterbelichtet und zeigen das Muster der rückwärtigen Bleifolie. Bei unachtsamer Bedienung des Zeitschalters kommen Über- und Unterbelichtungen vor.

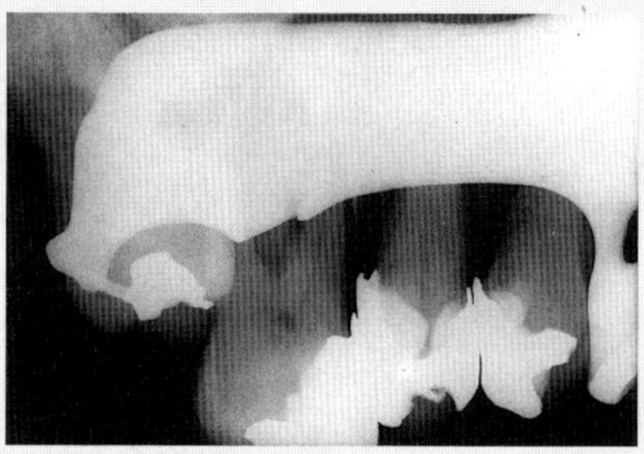

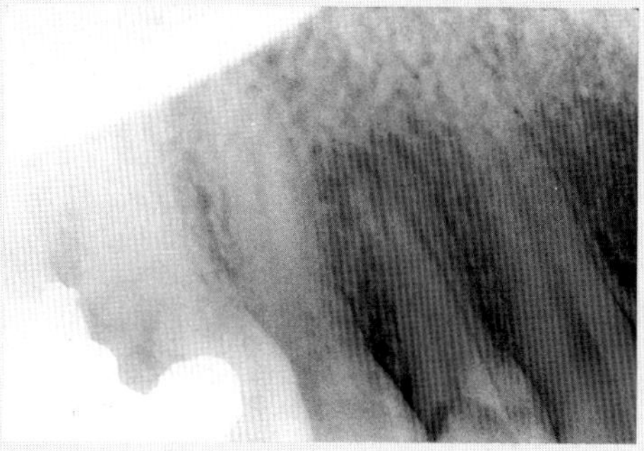

269 Fehlaufnahme
Die partielle Prothese wurde nicht entfernt.

270 Fehlaufnahme
Die Brille mit Metallfassung wurde nicht abgenommen.

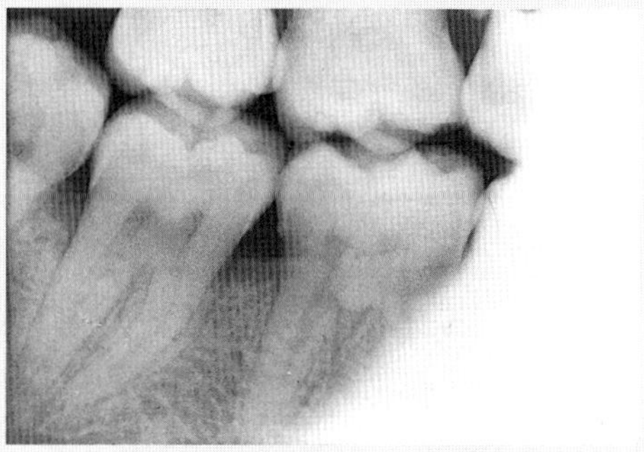

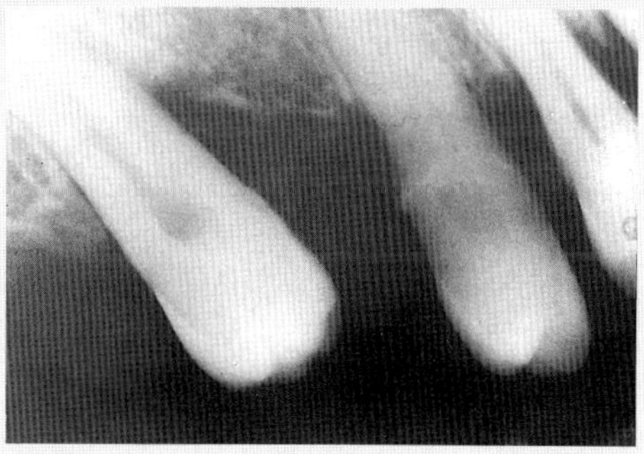

271 Fehlaufnahme
Unkorrekte Zentrierung läßt die Bleilochblende erscheinen.

272 Fehlaufnahme
Zu flache Einstellung. Die Wurzelspitzen sind nicht im Bild.

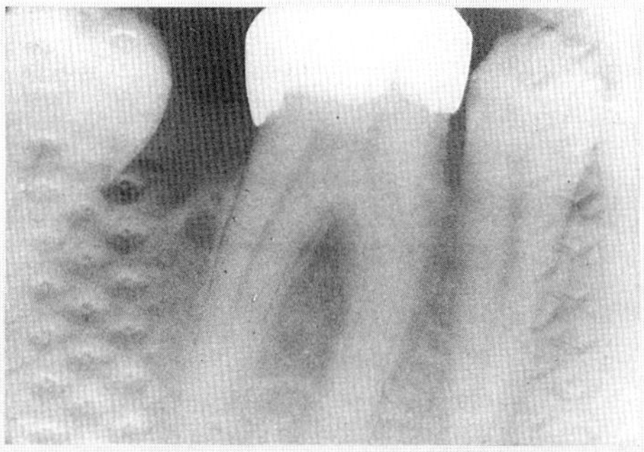

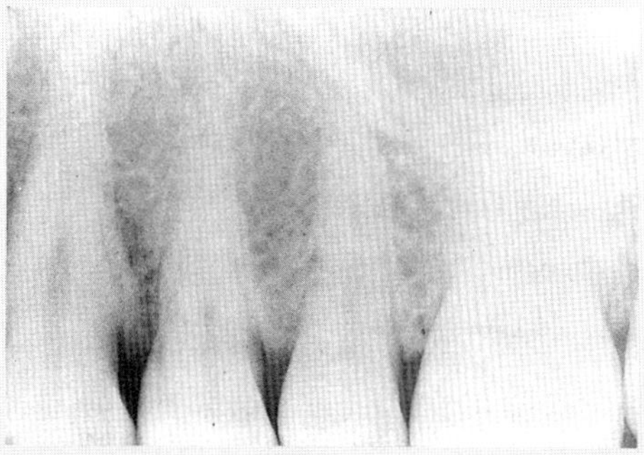

273 Fehlaufnahme
Film verkehrt eingelegt. Das Muster der Bleifolie wird im Bild sichtbar.

274 Fehlaufnahme
Unterbelichtung.

Der Röntgenstrahl soll das Objekt auf den Film projizieren, weshalb bei der freihändigen Einstellung dem Einrichten des Zentralstrahls und der richtigen Aufstellung des Films primäre Bedeutung zukommt. Deshalb ist es notwendig, mit guten Filmhaltern zu arbeiten, mit deren Hilfe man sich auf das Anvisieren des Objekts konzentrieren kann. Das Abbiegen oder Abknicken der Filmebene ist strikt zu unterlassen. Die Aufstellung des Films muß – mit oder ohne Halter – immer dort vorgenommen werden, wo genügend Platz vorhanden ist, um den Film unverbogen zu plazieren. Er sollte in der Frontregion stets im Hochformat und im Seitenzahnbereich in Querformat verwendet werden.

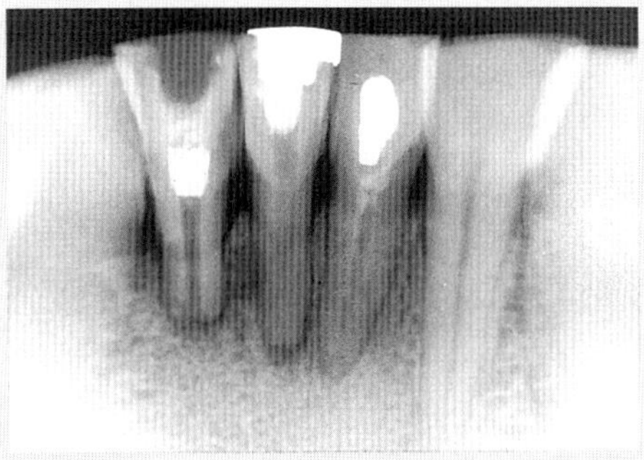

275 Fehlaufnahme
Mit dem Daumen angepreßter quer aufgestellter Film.

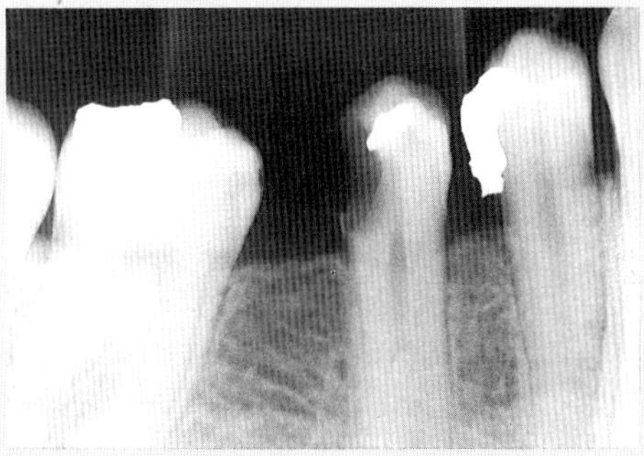

276 Fehlaufnahme
Der falsch plazierte Film und die zu flache Einstellung verhindern die Darstellung der Wurzeln.

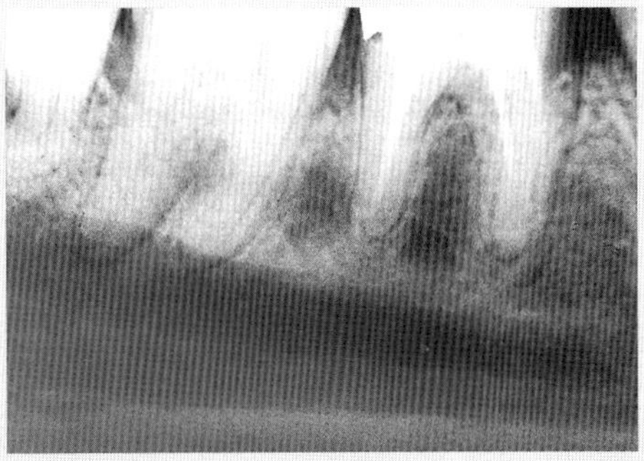

277 Fehlaufnahme
Zu steil eingestellte Molarenaufnahme.

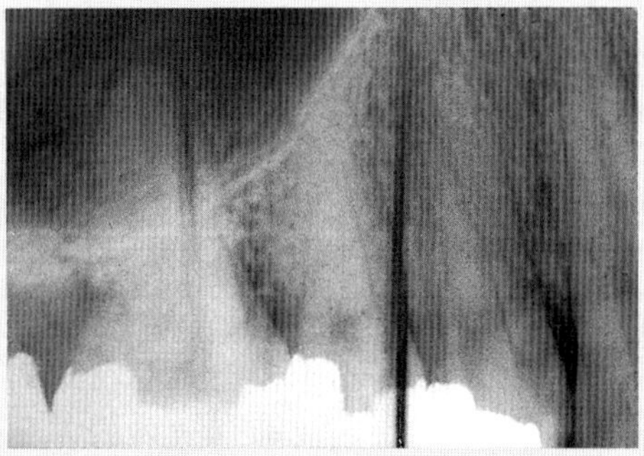

278 Fehlaufnahme
Der Film wurde vor der Exposition abgeknickt.

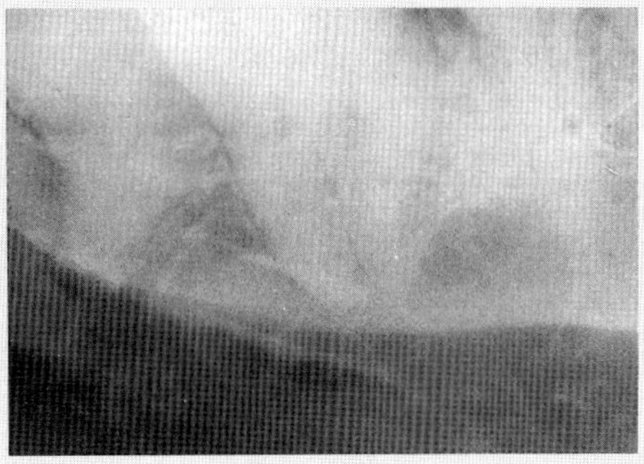

279 Fehlaufnahme
Zu flach eingestellte Molarenaufnahme. Verdachtsdiagnose: Zyste.

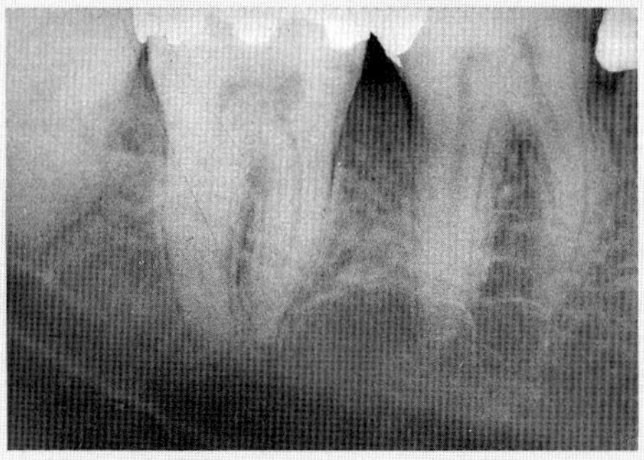

280 Korrekturaufnahme zu Abb. 279
Hier ist die apikale Region richtig wiedergegeben. Kein Verdacht auf Zyste.

Im Unterkiefer werden die vom Patienten selbst gehaltenen Filme infolge ihrer unbequemen Lage und der schlecht fixierten Position durch einen unwillkürlich ausgelösten Schluckakt häufig noch vor der Exposition bewegt. Auch hier: Der Filmhalter hilft dem Patienten sich zu entspannen, der Film bleibt am Platz, und man hat genügend Zeit, die Einstellung vor der Exposition zu kontrollieren. Die Tuberregion wird häufig zu steil anvisiert, weil der Film ohne Halter zu flach eingelegt wurde. Die Molaren werden so häufig durch das Jochbein verschattet.

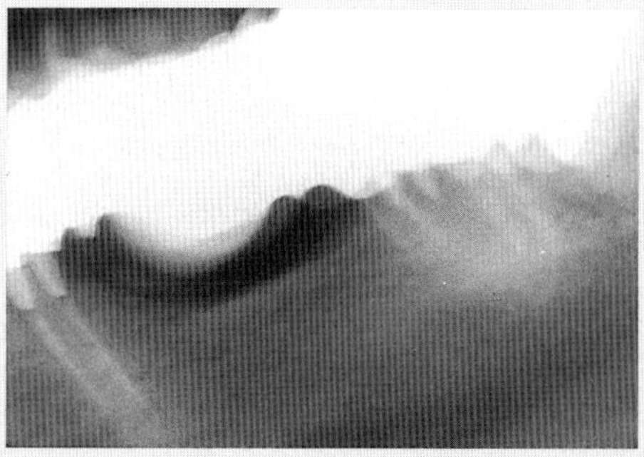

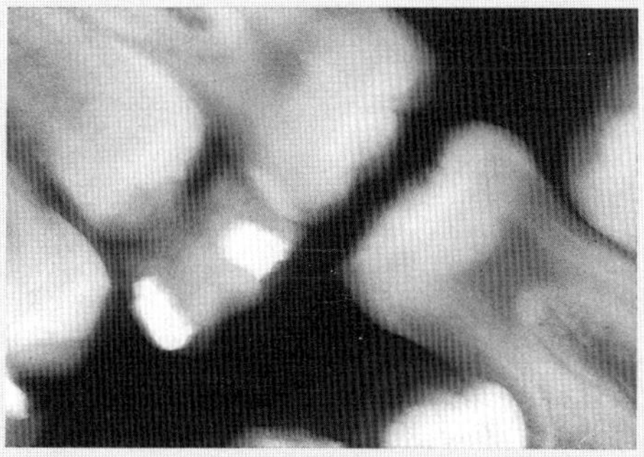

281 Fehlaufnahme
Durch Schluckbewegung während der Exposition bewegter Film.

282 Fehlaufnahme
Während der Exposition bewegter Bißflügelfilm.

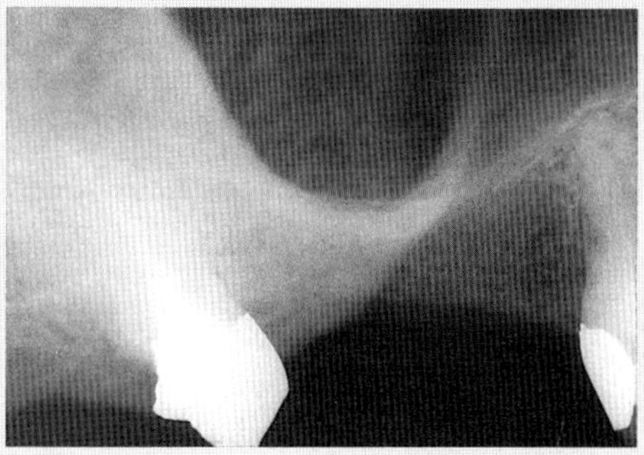

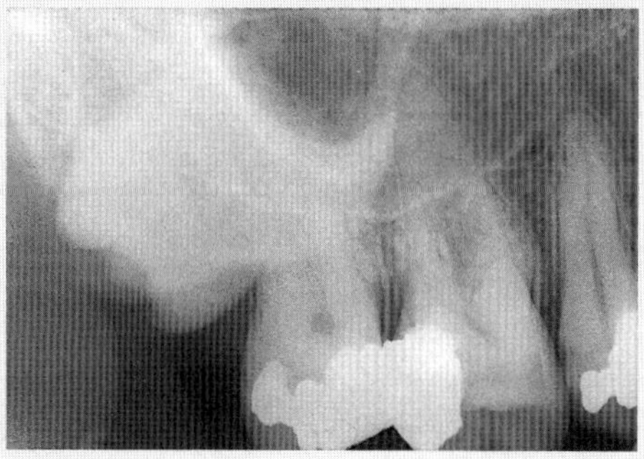

283 Fehlaufnahme
Zu steile Aufnahme der oberen Molarenregion.

284 Fehlaufnahme
Zu steile Aufnahme der oberen Molarenregion. Das Jochbein verschattet den 18.

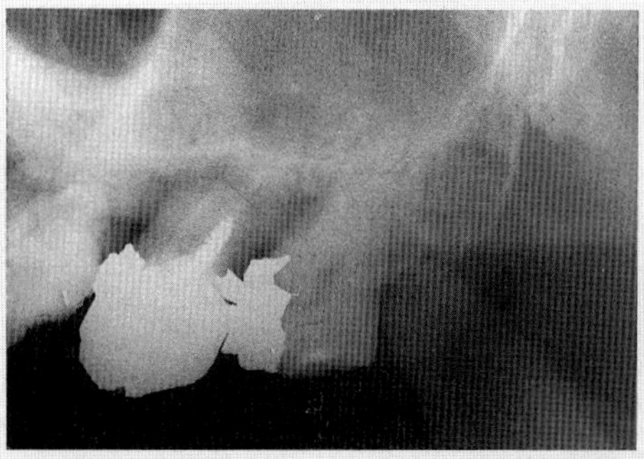

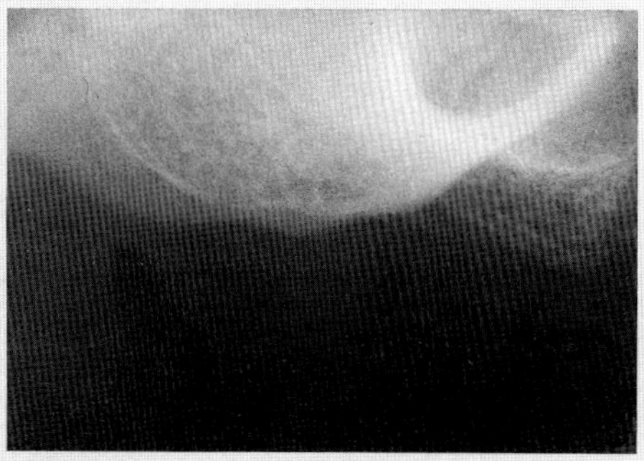

285 Fehlaufnahme
Zu steile Aufnahme der Tuberregion.

286 Fehlaufnahme
Zu steil. Das Jochbein verschattet den Alveolarkamm.

Häufige Fehler bei der Anfertigung von Aufbißaufnahmen

Da die Aufbißaufnahme selten verwendet wird, ist man sich im Falle des Gebrauchs häufig nicht sicher, wie die Aufnahmetechnik korrekt auszuführen ist. Falsche, der Indikation nicht entsprechende Filmlagen und fehlerhafte – häufig asymmetrische – Einstellung des Zentralstrahls ergeben allzu oft diagnostisch nicht verwertbare Bilder.

Die technisch richtige Ausführung von Aufbißübersichts- und Aufbißhalbseitenaufnahmen ist gerade in der Praxis von großer Bedeutung. Stellt doch diese Methode häufig die einzige Möglichkeit dar, die mit anderen Aufnahmemitteln (Zahnfilm, Orthopantomogramm) unsichtbare dritte Dimension darzustellen und diagnostisch auszuwerten.

Von großer Wichtigkeit ist es jedoch, sich darüber klarzuwerden, daß die Aufbißaufnahmen des Oberkiefers stets auf Schrägprojektionen beruhen, die Verzeichnungen produzieren. Lediglich im Unterkiefer ist eine – auf die Zähne bezogene – axiale Einstellung möglich.

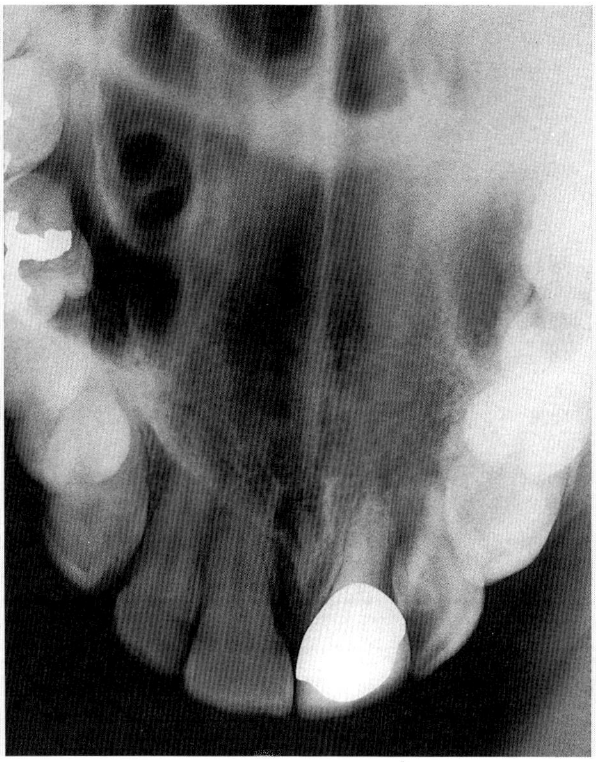

287 Fehlaufnahme
Asymmetrisch eingestellte Aufbißaufnahme des Oberkiefers. Der Film wurde zudem nicht quer, sondern der Länge nach plaziert, was weitere Informationsverluste zur Folge hat.

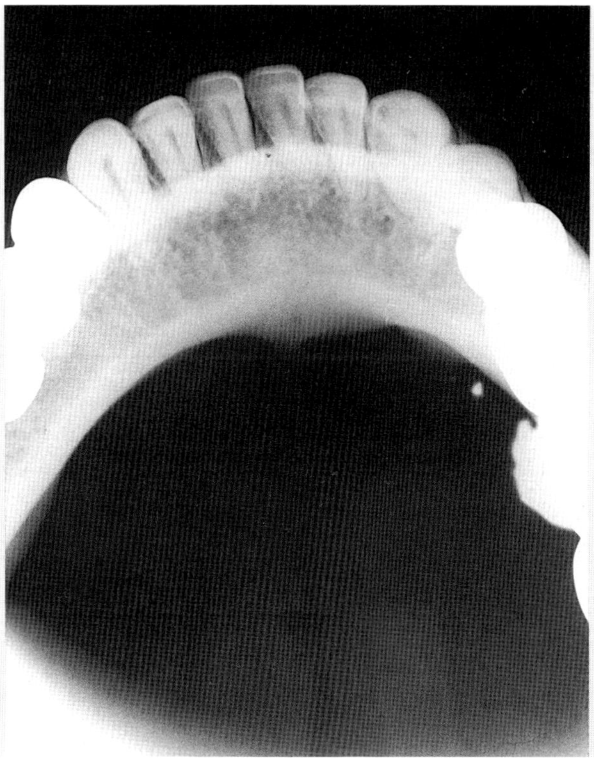

288 Fehlaufnahme
Asymmetrisch eingestellte Übersichtsaufnahme des Unterkiefers (s. Blende). Der Film wurde zudem der Länge nach und nicht quer eingelegt, so daß keine Übersicht gewährleistet ist.

Merke: Bei der Vornahme von Aufbißaufnahmen sollte stets klar zwischen Übersichtsaufnahmen und Ausschnittprojektionen (wie z. B. halbseitigen oder Kinnaufnahmen) unterschieden werden. Film und Zentralstrahl sind je nach Indikation exakt einzurichten.

Ausarbeitungstechnik und qualitätsmindernde Fehlerquellen

Je nach Einrichtung der Praxis wird eine konventionelle oder eine maschinelle Verarbeitungstechnik angewendet. Unbestritten ist, daß die konventionelle Naßentwicklung bei richtiger Anwendung den automatischen Ausarbeitungsmethoden qualitativ überlegen ist. Diese Feststellung kann jedoch nichts an der Tatsache ändern, daß der Betrieb einer konventionellen Dunkelkammer aus den verschiedensten Gründen nicht mehr zeitgemäß ist, so daß man heute trotz einiger Nachteile der maschinellen Ausarbeitung bei Tageslicht (Hellraumausarbeitung) den Vorzug geben muß. Jede dieser Methoden hat ihre typischen Vorteile und Fehlerquellen. Die letzteren können Anlaß für eine unnötige Strahlenbelastung sein, wenn die verdorbene Aufnahme wiederholt werden muß, weshalb heute auch an die Ausarbeitungstechnik strenge Maßstäbe anzulegen sind. Ganz allgemein ist auf folgende Fehlerquellen zu achten:

Wichtig ist vor allem, daß absolut kein Tageslicht in die Dunkelkammer eindringt. Die Dunkelkammerlampe ist als weitere Quelle von unbeabsichtigten Filmbelichtungen richtig zu installieren und von Zeit zu Zeit zu kontrollieren, da die verwendeten Filter mit der Zeit ausbleichen können. Auf strengste Sauberkeit ist zu achten, Chemikalien und Wassertropfen auf dem Arbeitstisch sind Fehlerquellen, die die Interpretation des Röntgenbildes unmöglich machen können und so zur Wiederholung der Aufnahme und unnötiger Strahlenbelastung der Patienten führen. Das exakte Ansetzen der Chemikalien nach Überprüfung der Ablaufdaten und die Kontrolle der Temperatur der Bäder ist ebenfalls von entscheidender Bedeutung. Ist die vorgeschriebene Arbeitstemperatur noch nicht erreicht, darf nicht mit der Ausarbeitung begonnen werden. Die Reinigung der Tanks und die Wartung der Maschinen hat regelmäßig und nach Vorschrift vorgenommen zu werden, andernfalls ist der Abschluß eines Servicevertrages mit der Lieferfirma zu vereinbaren. Das Auspacken der belichteten und der unbelichteten Filme hat mit Vorsicht zu erfolgen. Wenn immer möglich, faßt man Filme an den Kanten an.

Darüber hinaus hat die Lagerung der Filme große Bedeutung. Schlecht gelagerte Filme altern rascher, und es entsteht ein Grundschleier, der den Kontrast und damit die Klarheit der Bilder beeinträchtigt. Filme sollten kühl, hochkant und nicht zusammen mit den Chemikalien gelagert werden. Von jeder neu in Gebrauch genommenen Filmpackung sollte der erste Film zur Überprüfung des Grundschleiers unbelichtet entwickelt und fixiert werden. So erhält man einen Hinweis auf eigene oder fremde Lagerungsfehler oder unerwünschten Lichteinfall. Handentwickelte Filme müssen stets ausreichend gewässert werden, um archivierungsfähig zu bleiben. Die fertigen Bilder dürfen nur in trockenem Zustand in bewährten Plastikhüllen versorgt werden, da sie sonst vergilben.

Abschließend sei noch die Instandhaltung von Filmkassetten und Verstärkerfolien erwähnt. Zu überprüfen ist von Zeit zu Zeit die Spannung des Kassettenverschlusses und die Anpressung der Kassettendeckel. Die Verstärkerfolien sind mit Folienputzmittel sauberzuhalten (cave Artefakte!) und gegebenenfalls zu erneuern.

Ratschläge zur fehlerfreien Ausarbeitung

- Mit sauberen Händen am sauberen Arbeitsplatz hantieren.
- Kassettenfilme (OPG!) an den Kanten **langsam** aus der Packung ziehen.
- Lichtquelle der Dunkelkammer prüfen. Filter von Zeit zu Zeit wechseln. Sie bleichen aus! Keine gewöhnlichen Rotlicht-, sondern Dunkelkammerlampen (15 Watt) verwenden. Türenabdichtung prüfen.
- Über Entwicklungsautomaten nicht zu nahe starke Lichtquellen verwenden.
- Auch im Dunkelkammerlicht nicht zu lange an den Filmen manipulieren.
- Chemikalien nach Vorschrift benutzen und die richtige Arbeitstemperatur kontrollieren.
- Unbelichtete Filme müssen nach korrekter Ausarbeitung klar erscheinen. Von Zeit zu Zeit prüfen! Verfallsdaten beachten.

289 Der Orthopantomographiefilm zeigt als Folge statischer Entladungen „Blitze“
Die Blitze entstehen bei großer Lufttrockenheit häufig dann, wenn der Film zu rasch aus der Packung gezogen wurde.

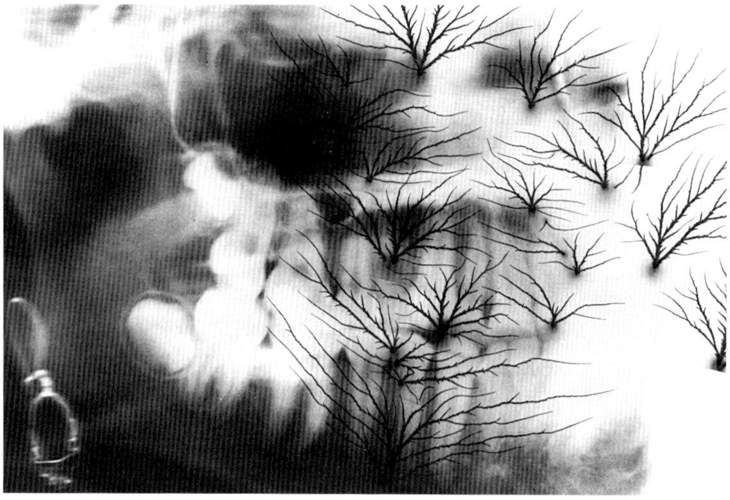

290 Filmverschmutzung
Der Orthopantomographiefilm wurde hier mit (durch Entwicklerlösung) verunreinigten Fingern an der Filmfläche angefaßt. Dunkel abgezeichnete Fingerbeere bei 43, 44. Mit Wasser oder Fixierlösung benetzte Finger ergeben (durch Verhinderung der normalen Entwicklung) helle Flecken.

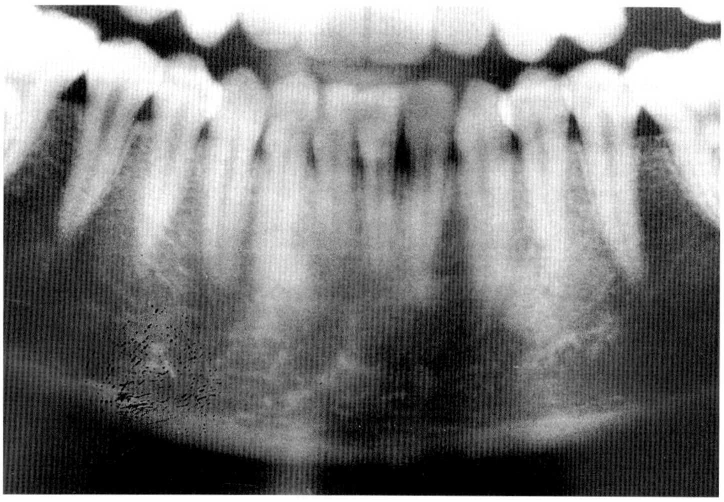

291 Wassertropfen
Im Kieferwinkel und im aufsteigenden Ast links sieht man helle Flecken, verursacht durch Wassertropfen, die vor der Entwicklung auf den Film aufgebracht wurden.

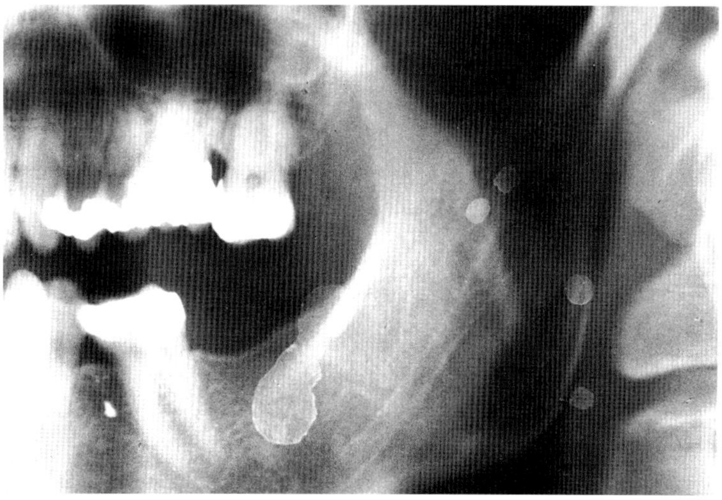

Ratschläge zur fehlerfreien Entwicklung

Unterentwicklung

Das Bild wird zu hell und kontrastarm, wenn:
- zu kurz entwickelt wird,
- zu kalt entwickelt wird (Betriebstemperatur prüfen),
- mit zu altem Entwickler gearbeitet wird (er ist wenigstens alle 3 Wochen zu wechseln).

Überentwicklung

Das Bild wird zu dunkel und verliert unter Schleierbildung an Kontrast, wenn:
- zu lang entwickelt wird,
- zu warm entwickelt wird,
- mit zu alten oder mit zu warm gelagerten Filmen gearbeitet wird.

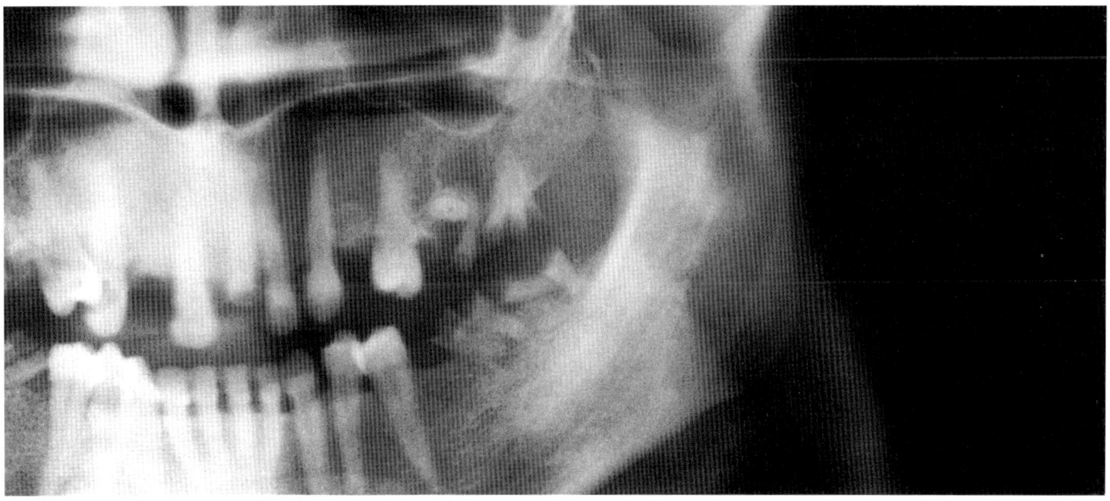

292 Lichteinfall
An der linken Kieferseite (rechts im Bild) wurde der Verschluß der Filmkassette nach der Exposition unvorsichtig gelockert, so daß Licht eindringen konnte.

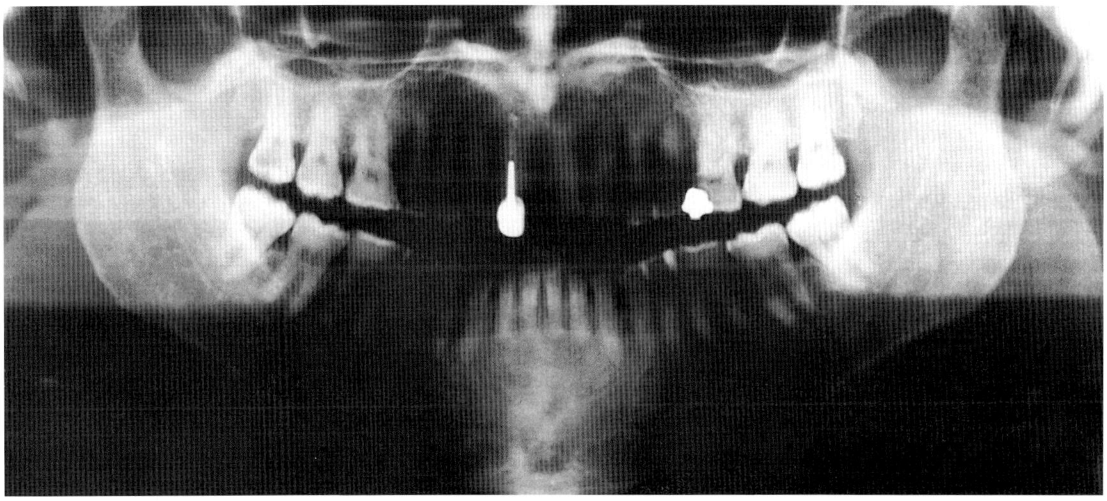

293 Überalterte Filme, überalterter Entwickler
... oder auch zu hohe Entwicklungstemperaturen bei genormten Durchlaufzeiten ergeben graue Bilder wie das hier gezeigte, die sich jedoch als Foto nur schlecht im Druck wiedergeben lassen.

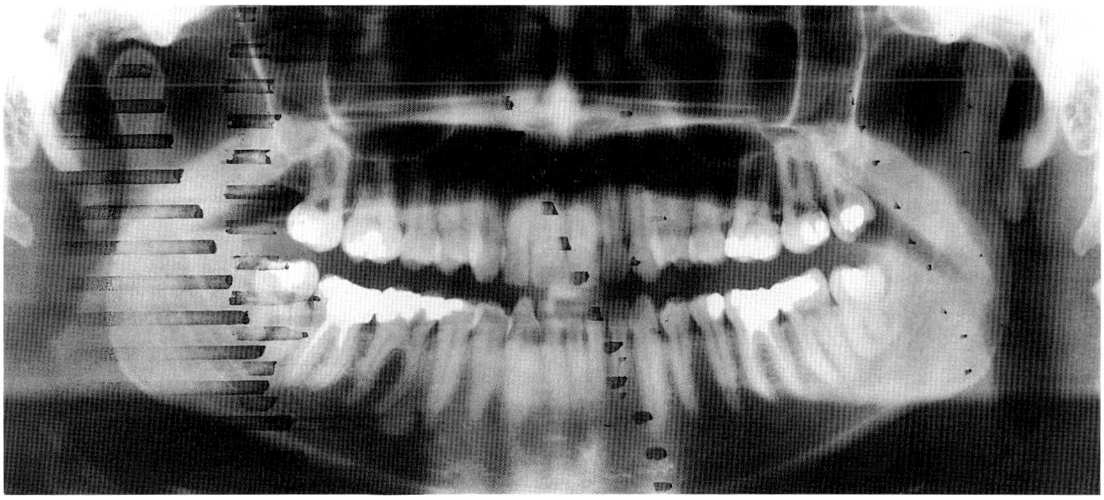

294 Mit abgestandenem Entwickler verschmutzte Transportrollen der Entwicklungsmaschine zeichnen sich auf dem fertigen Bild ab
Regelmäßige Reinigung der Maschine nach Vorschrift des Herstellers ist empfohlen. Vor Arbeitsbeginn belichtete und ausgearbeitete Filme (z.B. Fehlaufnahmen) als Testfilme durch die Maschine laufen lassen.

Ratschläge zur fehlerfreien Fixierung

- Die Filme dürfen sich weder im Entwickler noch im Fixierbad berühren. Die Chemikalien können nicht wirken!
- Zu kurze Fixierzeit, die Emulsion läßt sich abwaschen.
- Zu kalte Fixierlösung, das Bild verliert an Kontrast (Temperaturkontrolle).
- Zu lange Fixierzeit bleicht Röntgenaufnahmen aus.

Ausarbeitungszeiten und Temperaturen bei Handentwicklung:

Bei 20 °C	4 min	im Entwickler
	15 s	in der Zwischenwässerung
	10 min	Fixage
	20 min	Schlußwässerung

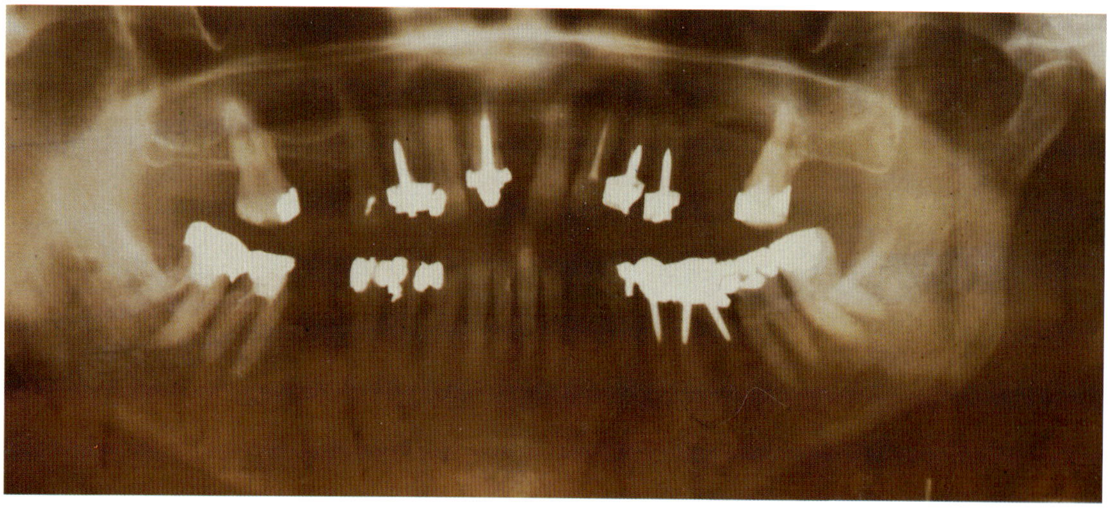

295 Mangelnde Wässerung
Das Bild zeigt die typische gelbbraune Verfärbung nach ungenügender Schlußwässerung, wie sie bei nachlässig ausgeführter konventioneller Ausarbeitung nicht selten nach einiger Zeit zu sehen sein kann.

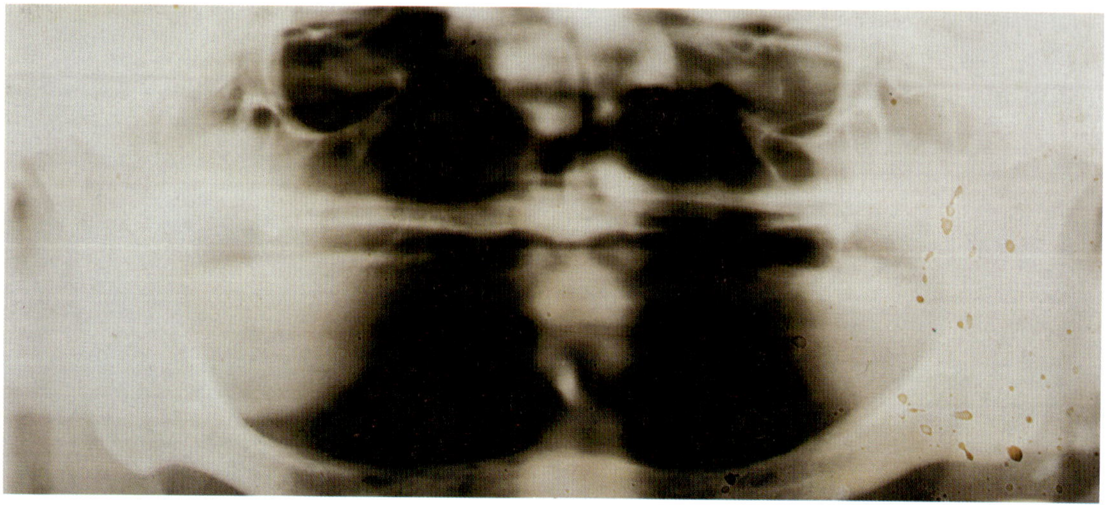

296 Filmverschmutzung nach der Ausarbeitung
Verschmutzung eines Röntgenfilms nach der Ausarbeitung durch Spritzer von Entwicklerlösung.

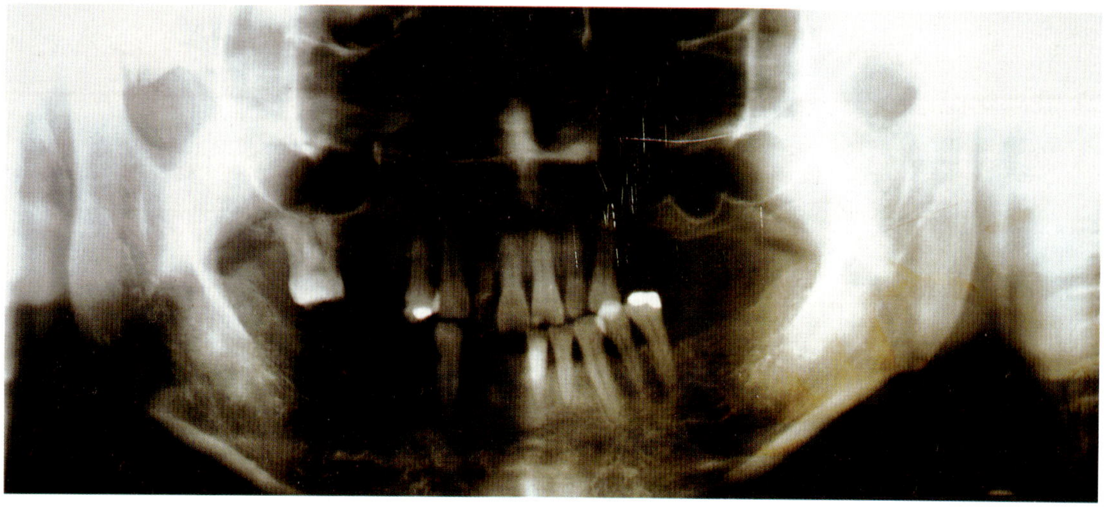

297 Teilweise unvollständig ausfixierter Film
Der Film wurde überdies zerkratzt.

Optimales Röntgenbild

Das optimale Röntgenbild zeigt einen maximalen röntgenographischen Kontrast:

- Er setzt sich zusammen aus dem *Objektkontrast*, der von den Absorptionsunterschieden der verschiedenen durchstrahlten Medien gebildet wird.
- Dazu tritt der *Filmkontrast*, der entsprechend der Charakteristik des Films von der Ausarbeitung abhängig ist. Unterentwicklung verhindert einen optimalen Kontrast, Überentwicklung führt zu Schwärzung und Schleierbildung.

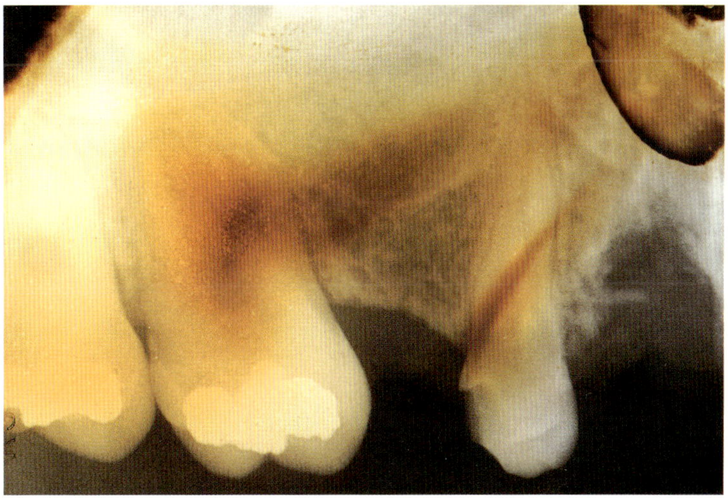

298 Mangelhaft fixierter Film

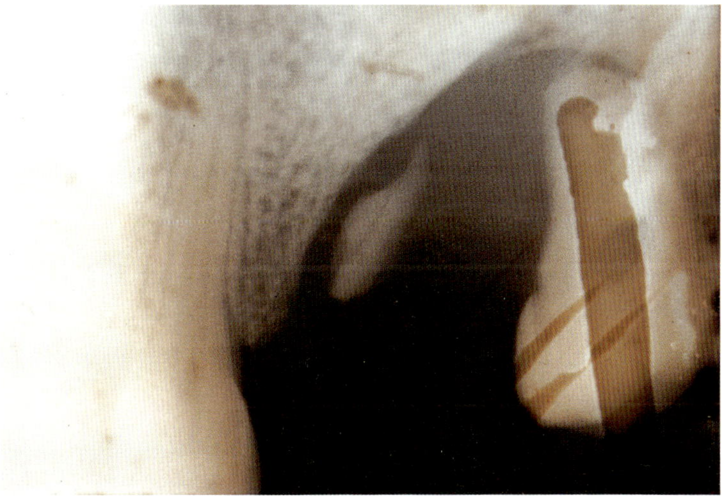

299 Mit Chemikalien verschmutzter Film
Der Film wurde zu allem noch schlecht plaziert und schlecht anvisiert.

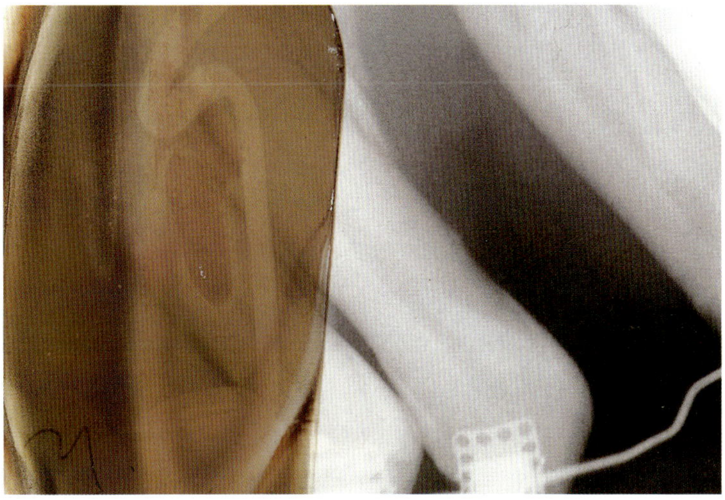

300 Während der Fixage zusammengeklebte Filme
Die Fixierlösung kann nicht auf die Emulsion wirken. Typische braune Verfärbung.

Abschwächen überentwickelter Röntgenbilder

Das Abschwächen kann man mit dem Farmer-Abschwächer durchführen, der aus getrennt aufzubewahrenden Lösungen besteht.

Lösung I	Wasser	500 ml
	Natriumthiosulfat	50 g
Lösung II	Wasser	100 ml
	rotes Blutlaugensalz (Kaliumferricyanid)	10 g

Unmittelbar vor Gebrauch mischt man vier Teile der Lösung I mit einem Teil der Lösung II. Diese Mischung ist nicht haltbar und muß entsorgt werden. Während der Arbeit Gummihandschuhe benützen! Häufig mit Wasser spülen. Nach dem Abschwächen muß der Film für eine Minute ins Fixierbad. Eine ausgiebige Schlußwässerung ist vorzunehmen.

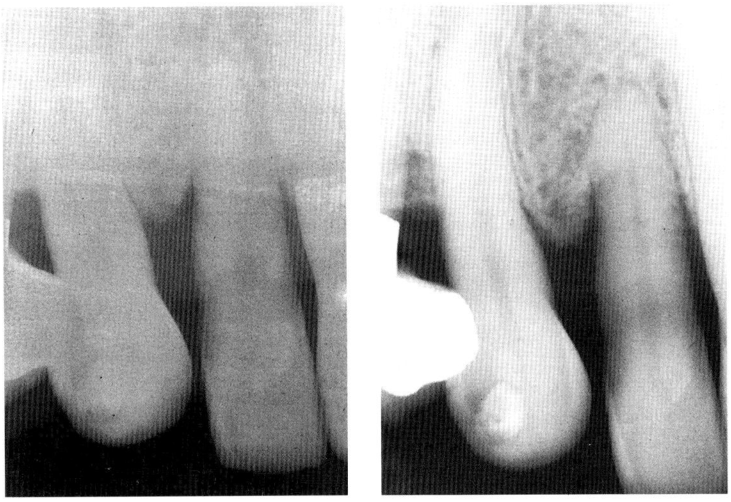

301 Wirkung eines kalten und zu alten Entwicklers
Die rechte Aufnahme zeigt die Wiederholung unter korrekten Bedingungen.

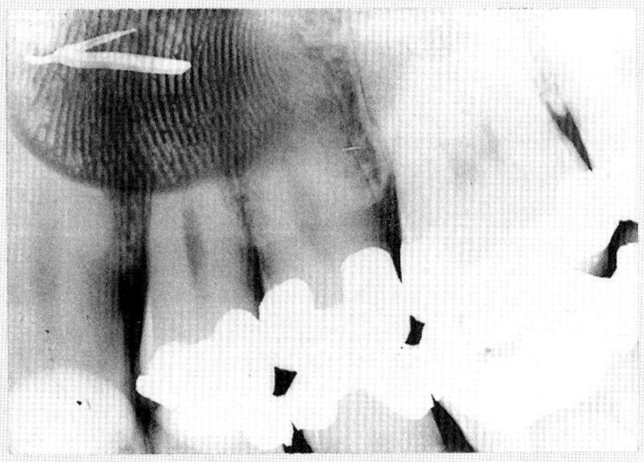

302 Abdruck eines mit Entwicklerlösung verschmutzten Fingers auf dem Film
Darin ein Kratzer mit dem Fingernagel.

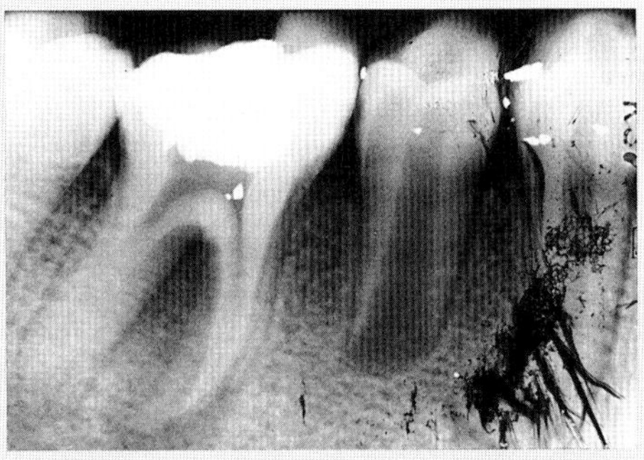

303 Vom Speichel naß gewordene Filmpackung klebt auf dem Film
Ein Nachteil papierverpackter Filme, die man nach der Exposition und vor der Ausarbeitung nicht liegenlassen darf.

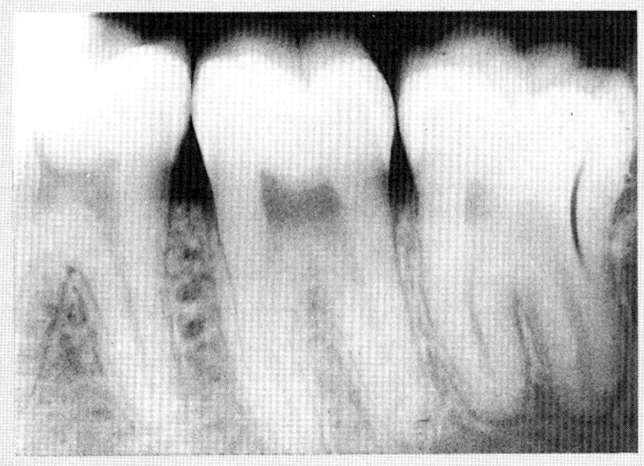

304 Abdruck eines Fingernagels am 38
Der distal sichtbare Halbmond wurde nach der Exposition beim Auspacken des Films eingedrückt.

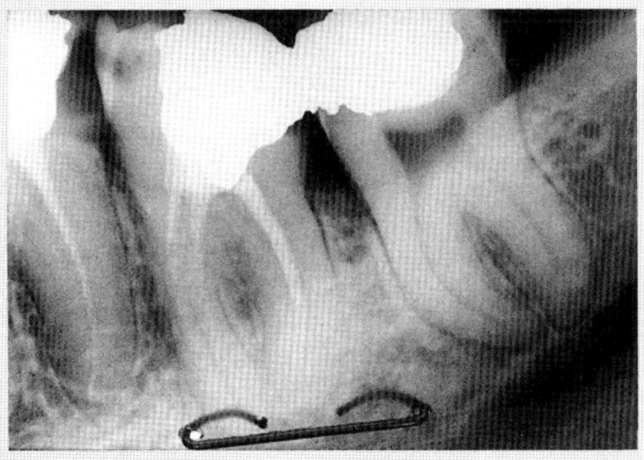

305 Filmbefestigungsklammer an der falschen Stelle
Weitere Beispiele bei Pasler 1989.

Weiterführende Untersuchungen mit konventionellen und modernen bildgebenden Verfahren

Der Umgang mit den diagnostischen Möglichkeiten, die die Orthopantomographie dem Zahnarzt bietet, wird ihn aufgrund weiterer Erkenntnisse zu einem vertieften Verständnis der Zusammenhänge führen, die seiner Arbeit neue Dimensionen eröffnen wird. Daraus wird sich auch für den Praktiker die zwingende Notwendigkeit ergeben, sich nicht nur mit der Orthopantomographie und ihren diagnostischen Möglichkeiten, sondern auch noch mit weiterführenden konventionellen und neueren Verfahren der Bildgebung vertraut zu machen. Wenn es aus den verschiedensten Gründen völlig ausgeschlossen erscheint, daß der Zahnarzt selbst alle Möglichkeiten der modernen Untersuchungstechnik in seiner Praxis anwenden kann, so wird es doch im Interesse einer korrekten Patientenführung und -beratung notwendig sein, die wichtigsten Untersuchungsverfahren und ihre Aussagemöglichkeiten zu kennen.

Schon mit dem Orthopantomographen kann man heute eine Reihe von diagnostischen Möglichkeiten ausschöpfen, denn dank moderner Elektronik kann mit neueren Geräten in Ergänzung zur Normprojektion eine Vielzahl von Ausschnittprojektionen hergestellt werden. Bei richtiger Anwendung, so z. B. als Kontrollaufnahme nach erfolgter Behandlung, kann die Strahlenbelastung bei Nachuntersuchungen erheblich vermindert werden. Da jedoch bei Ausschnittprojektionen die Projektionsrichtung nicht verändert wird, ergeben sich dadurch keine *neuen* Informationen. Diagnostisch bedeutend interessanter ist der mögliche Ausbau des Fernröntgenteils zum zahnärztlichen Schädelgerät, weil nur die Erschließung der dritten Dimension einen entscheidenden Beitrag zur Perfektionierung der zahnärztlichen Untersuchungstechnik zu leisten vermag. Neueste Geräte kombinieren die Wahl von verschiedenen Ausschnittprojektionen mit der Möglichkeit der spiraligen Tomographie in der dritten Dimension. Das Kapitel gibt in Ergänzung der Projektionsbeispiele von S. 24 weitere Anleitungen.

Da kein Zweifel mehr darüber bestehen kann, daß die Kenntnisse über dentogene Erkrankungen der Sinus maxillares und okklusionsbedingte Läsionen der Kiefergelenke zum Aufgabengebiet des heutigen Zahnarztes gehören, ist der Einbezug dieser Regionen in die diagnostischen Überlegungen selbstverständlich geworden. Deshalb werden in diesem Kapitel auch Beispiele aus den Anwendungsbereichen der konventionellen Tomographie und der Computertomographie (CT) besprochen, soweit sie den Arbeitsbereich des Zahnarztes berühren. Ebenso ist es für den Zahnarzt von Bedeutung, auch die diagnostischen Möglichkeiten der magnetischen Resonanztomographie – MRT (Kernspintomographie) – zur Darstellung von Diskusläsionen am Kiefergelenk zu kennen, obwohl man natürlich heute noch weit davon entfernt ist, dieses Verfahren als obligatorische Ergänzung der klinischen Untersuchung allgemein anzuwenden.

Konventionelle Schädelaufnahmen

Erste Standardprojektion: Schädelaufnahme p.-a.

Alle Schädelprojektionen, mit welchen Methoden sie auch immer realisiert werden, lassen sich grundsätzlich in das Schema der drei Standardprojektionen einordnen:

1. **Schädelübersicht p.-a.**
2. **Schädelübersicht seitlich**
3. **Schädelübersicht axial**

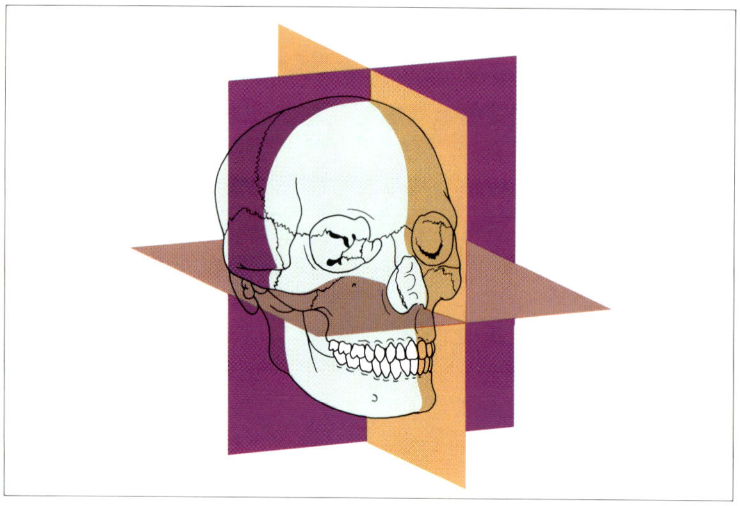

306 Alle möglichen Schädelaufnahmen gehen von den drei Standardprojektionen aus
Die Skizze zeigt die Frontalebene, die Mediansagittalebene und die axiale Ebene, die sich an der Deutschen Horizontalen orientiert.

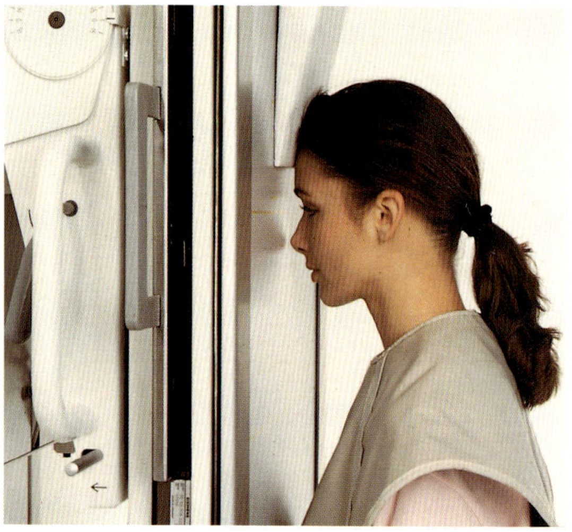

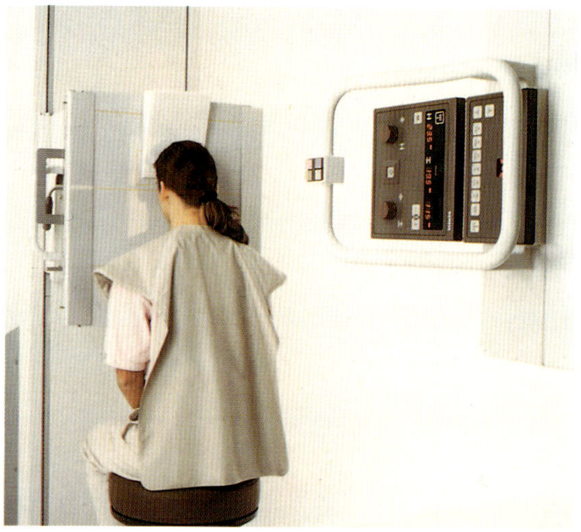

307 Einstellung für die erste Standardprojektion, die Schädelübersicht im p.-a. Strahlengang
Die Felsenbeine werden in die Orbitae projiziert.

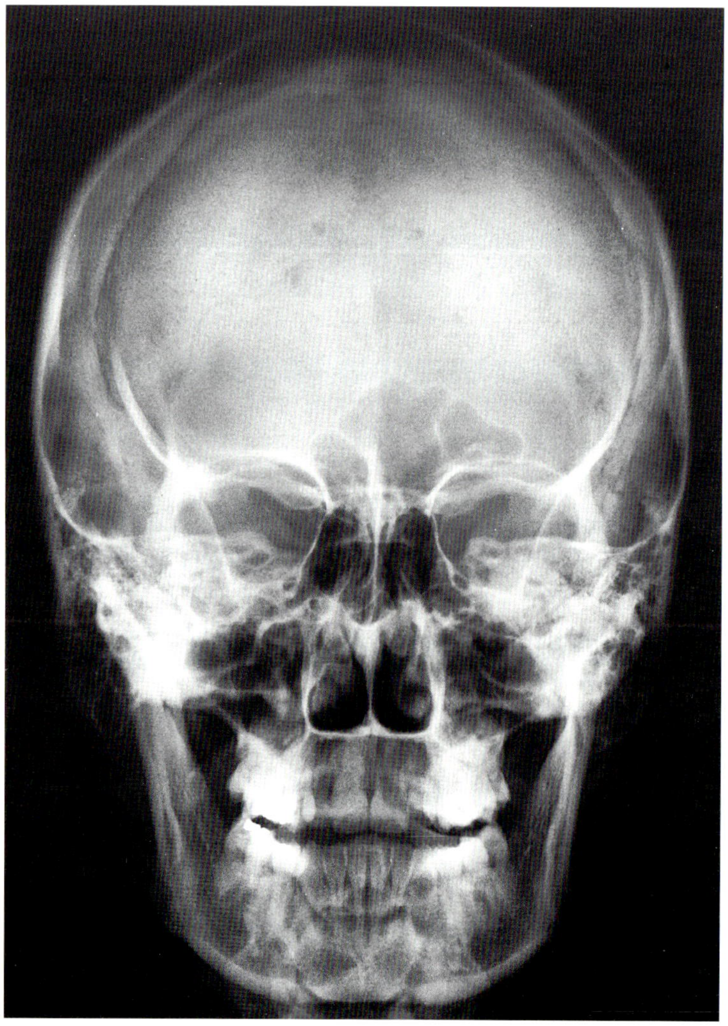

308 Typische Aufnahme „Schädelübersicht p.-a.“
Diese Aufnahme wird in der Kieferorthopädie und in der Kieferchirurgie hauptsächlich zur Darstellung von Schädelasymmetrien verwendet.

Die Röntgenanatomie in Schädelaufnahmen kann in Pasler 1989 nachgelesen werden.

Zweite Standardprojektion: Schädelaufnahme seitlich

Dem allgemeinen Brauch in der medizinischen Radiologie folgend, wird die zweite Standardprojektion, auch „Schädelübersicht seitlich", mit rechts an der Kassette anliegendem Schädel aufgenommen (Einstellung Abb. 309). Der Zentralstrahl wird durch die Sella turcica geführt. Die in der Zahnmedizin übliche seitliche Fernröntgenaufnahme wird als Schädelteilaufnahme angefertigt, der Zentralstrahl wird durch die Gegend des Porus acusticus geführt. Der Schädel wird je nach Schule links oder rechts anliegend eingestellt.

Diese Aufnahme wird vor allem für die Kieferorthopädie und die Kieferchirurgie angefertigt. Sie dient aber auch in der Prothetik zur Kontrolle der ästhetisch-funktionellen Gestaltung der Frontzahnregion und des Profils. Als seitliche Aufnahme der Frontzahnregion des Gesichtsschädels dient sie als ideale Ergänzung der Orthopantomographie in der dritten Dimension. Sie ist demnach wichtig für die räumliche Wiedergabe von Zysten, Tumoren und retinierten Zähnen im paramedianen Bereich.

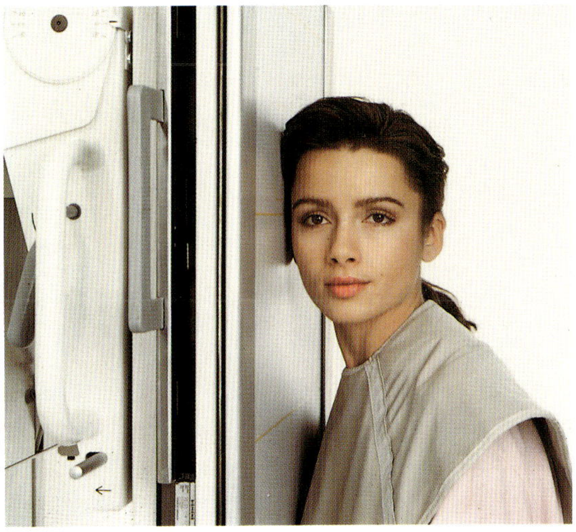

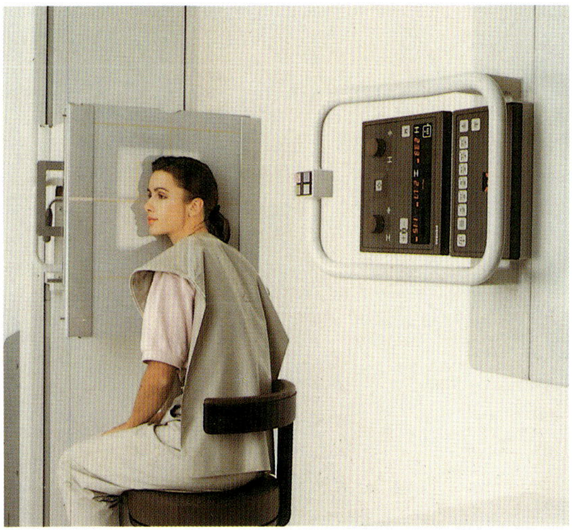

309 Einstellung für die zweite Standardprojektion, die „Schädelübersicht seitlich"
Normposition der Radiologie. Die in der Radiologie bei Schädelaufnahmen übliche Fokus-Film-Distanz von 1 m beträgt bei Fernröntgenaufnahmen in der Praxis 1,5 m.

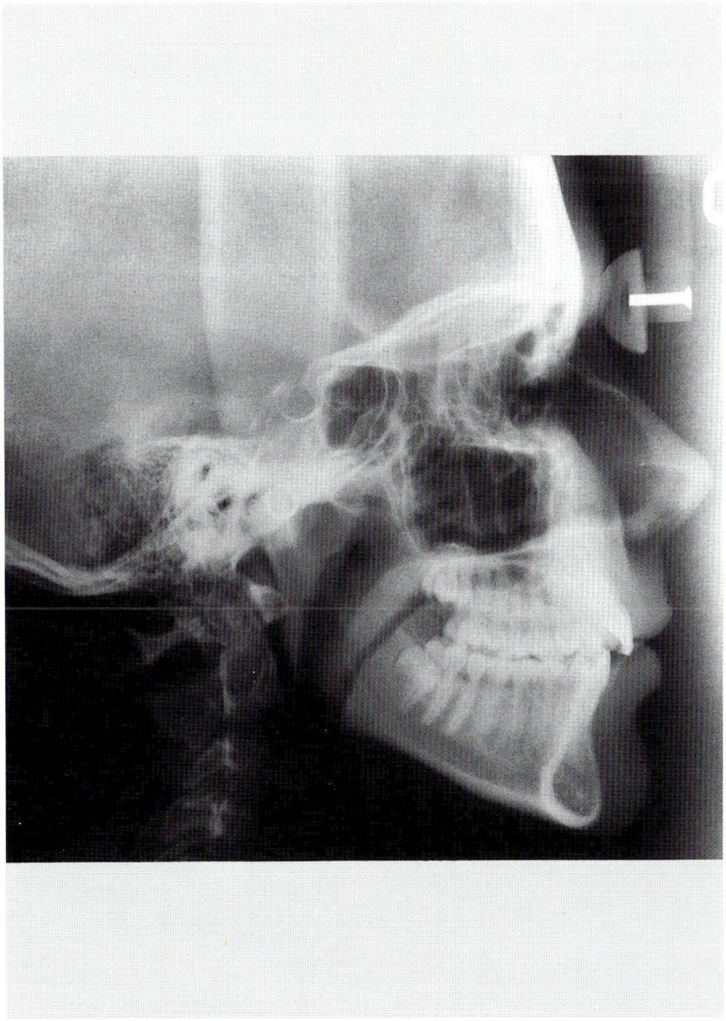

310 Typische Fernröntgenaufnahme
In diesem Fall wurde die Aufnahme links anliegend und mit einem speziellen Weichteilfilter aus Aluminium angefertigt. Die Fokus-Film-Distanz von 1,5 oder 2 m (in Kliniken) und die sorgfältige Fixierung des Schädels im Cephalostat erlauben auf dem Film die Markierung von Meßpunkten und deren meßtechnische Auswertung mit der sog. Fernröntgenanalyse.

Anmerkung
Fernröntgenbilder aus der Praxis können mit solchen aus Kliniken wegen der unterschiedlichen Fokus-Film-Distanzen meßtechnisch nicht verglichen werden.

Spezialkonstruktion eines Hochleistungsfernröntgengeräts

Die vom Verfasser in Zusammenarbeit mit der Firma Siemens-Albis Zürich 1975 entwickelte Anlage erlaubt eine exakte Wahl verschiedener Fokus-Film-Distanzen, kombiniert mit Sicherheitskontakten, die die Exposition bei falscher Wahl der Distanz oder der Vorsatzblende automatisch blockieren. Ein Spiegelkamerasystem ermöglicht die unmittelbar aufeinanderfolgende Anfertigung von Röntgenaufnahme und Patientenfoto, die maßstabgetreu übereinander kopiert werden können.

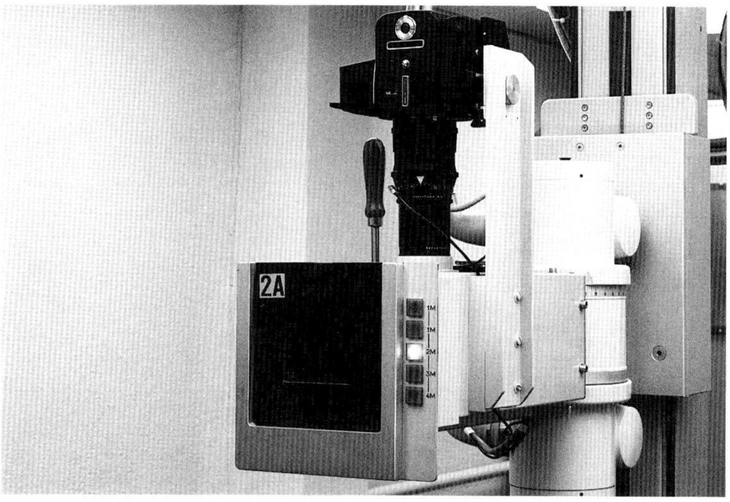

311 Spezialröntgenanlage
Die Abbildung zeigt den röhrenseitigen Teil des Gerätes mit Blendeneinsatz und Kameraposition.

312 Übereinanderkopierte Röntgenaufnahmen und Fotografien
Zur Überwachung der Profilentwicklung beim Kind oder zur Profilkontrolle bei prothetischen oder kieferchirurgischen Fällen.

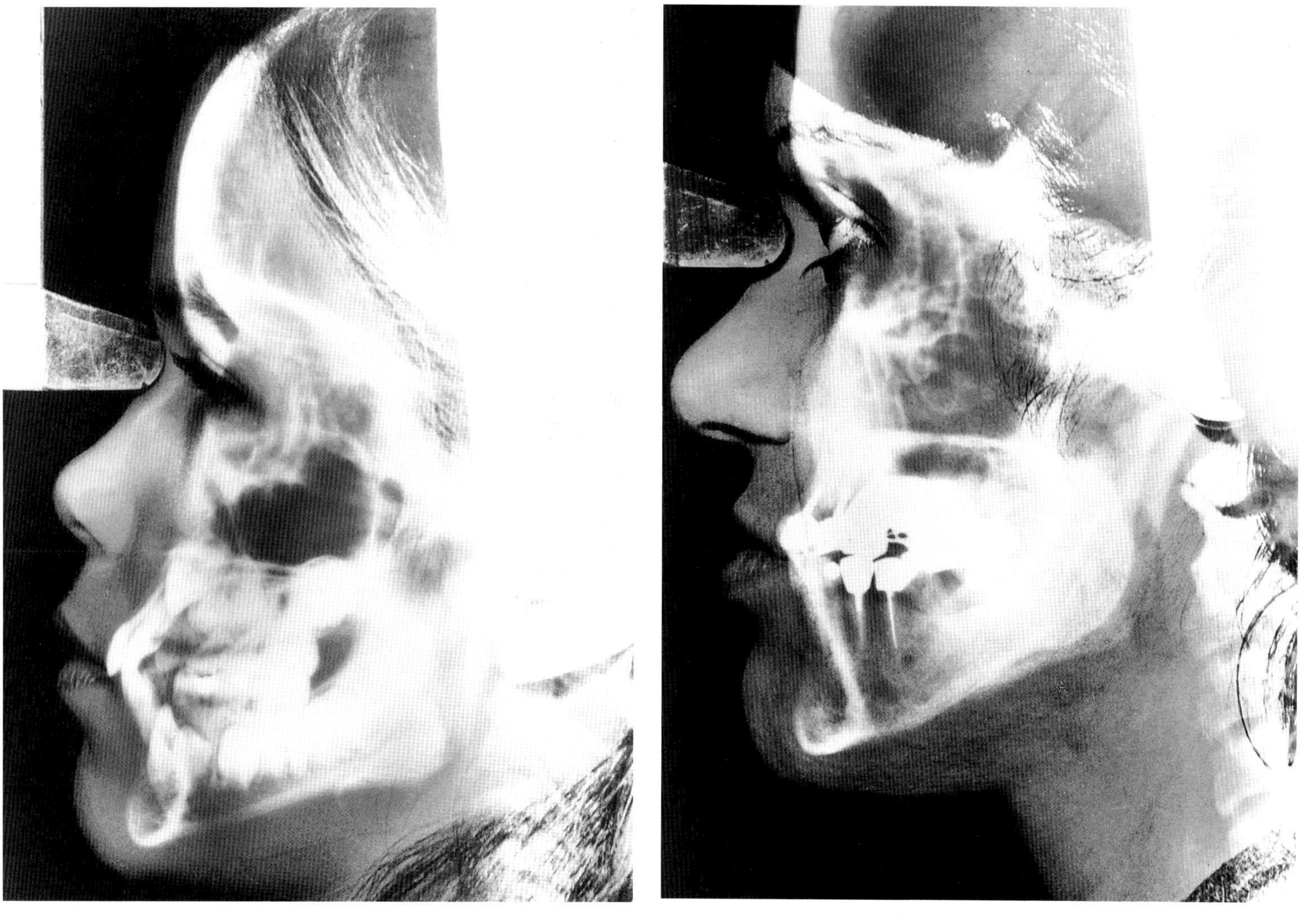

Dritte Standardprojektion: Schädelaufnahme axial

Die dritte Standardprojektion, gelegentlich als Schädelaufnahme nach Hirtz bezeichnet, ist auch für Untersuchungen in der Zahnmedizin von Bedeutung und kann mit einem geeigneten Gerät auch in der Praxis angefertigt werden. Sie wird in erster Linie für die Darstellung von Schädelasymmetrien (vor allem auch der Kondylen, ihrer Form und Achsenneigung zur Mediansagittalebene), von Frakturen der Jochbeine und bei Lokalisationsproblemen z. B. mit oberen Weisheitszähnen verwendet. Sie wird heute allerdings vielfach durch eine axiale Computertomographie (CT) ersetzt.

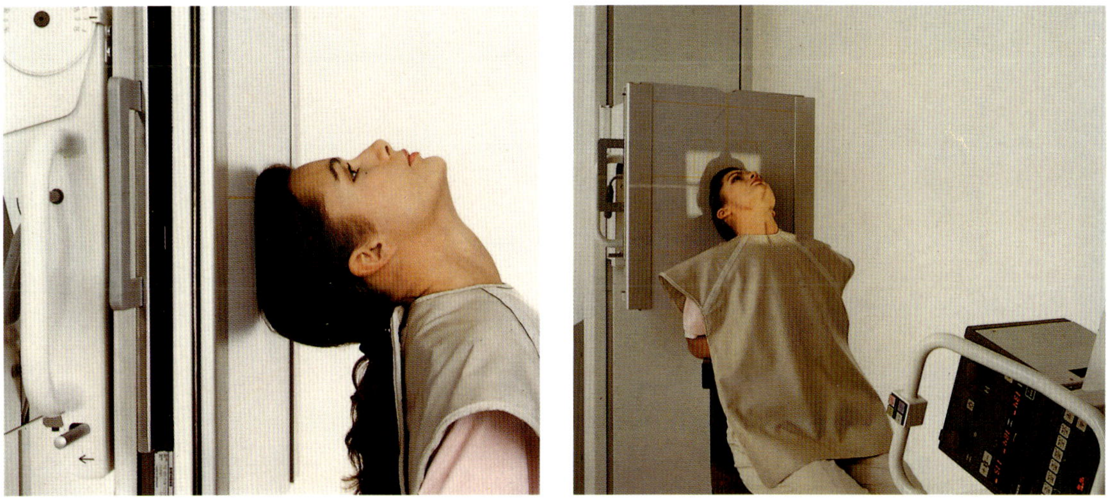

313 Einstellung der axialen Schädelaufnahme nach Hirtz
Die Deutsche Horizontalebene wird parallel zum Kassettentisch positioniert und der Zentralstrahl senkrecht auf die Mitte des Jochbogens und der Filmebene eingestellt.
Rechts die Modifikation der Strahlenführung zur Jochbogenaufnahme. Man beachte die Positionierung des Strahlers.

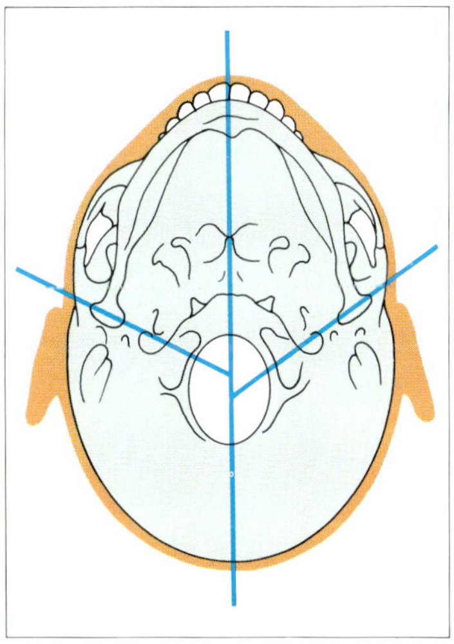

314 Einzeichnung der Kondylenachsen in eine axiale Schädelaufnahme nach Hirtz
Anhand der gewonnenen Winkelbestimmung können präzisere Gelenkaufnahmen angefertigt werden.

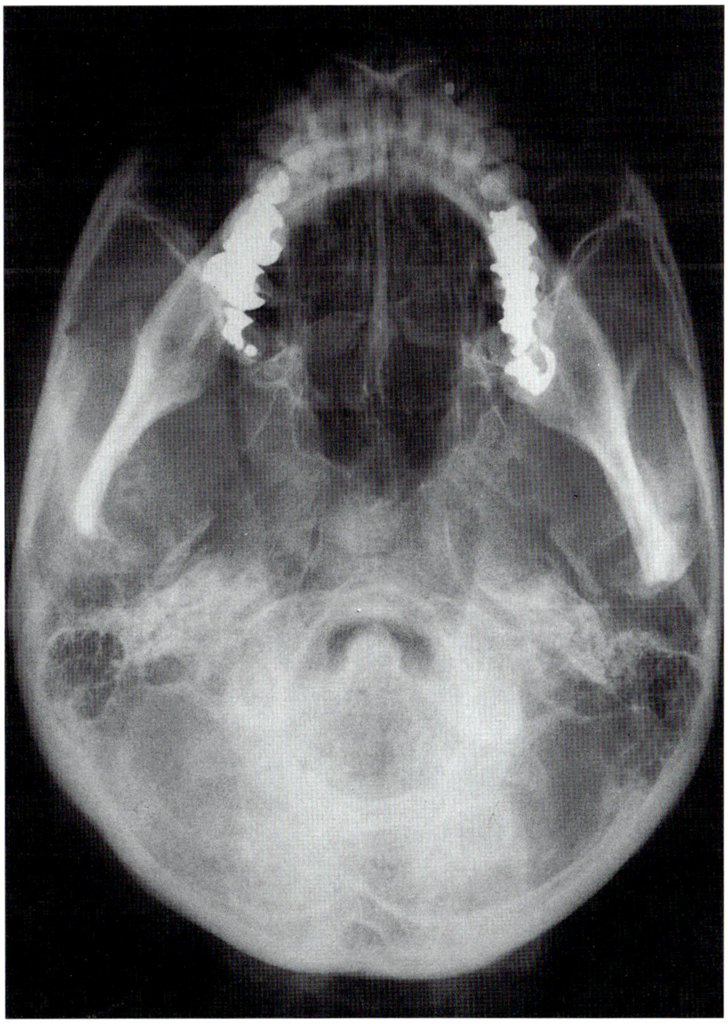

315 Axiale Schädelaufnahme nach Hirtz
Diese Aufnahme ist auch als Basisaufnahme vor Schüller-Aufnahmen und Tomographien des Kiefergelenks notwendig, um das Gelenk in seiner Achse darzustellen.

Schädelaufnahme „Unterkiefer seitlich getrennt“

Seit dem Beginn dieses Jahrhunderts hat keine andere Aufnahmetechnik zur Darstellung der Kiefer so nachhaltig ihre führende Stellung behauptet wie die „Unterkiefer seitlich getrennt“. Sie ist auch heute noch überall dort, wo kein Orthopantomograph zur Verfügung steht, nahezu unentbehrlich. Mit dem Schädelgerät allerdings kann es, speziell bei älteren Patienten, mühsam sein, eine gute Aufnahme herzustellen. Das in allen Richtungen gut bewegliche Zahnröntgengerät ist für diese Technik hervorragend geeignet, weshalb hier näher darauf eingegangen wird.

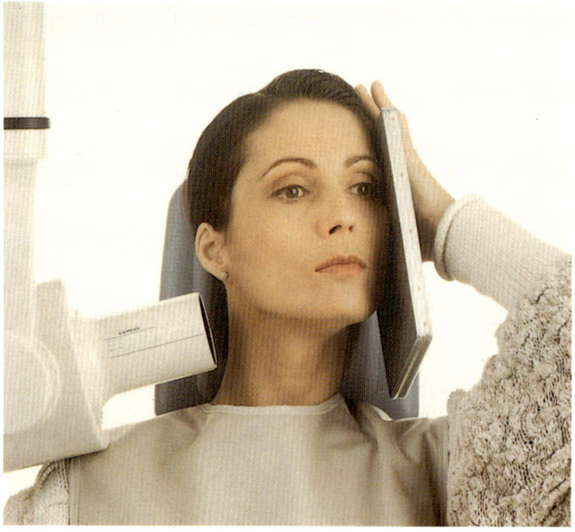

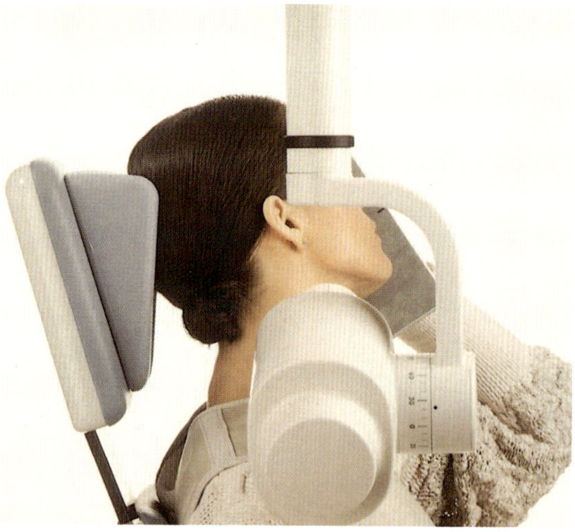

316 „Unterkiefer seitlich getrennt“ mit dem Zahnröntgengerät
Die Positionierung der Filmkassette und des Zentralstrahls von vorne und seitlich gesehen. Man beachte, daß die Kassette *nicht* der Wange *angepreßt* wird, weil sonst Verzerrungen entstehen. Gleichzeitig muß das Kinn *deutlich angehoben* werden, um den Kieferwinkel von der Wirbelsäule freizuprojizieren.

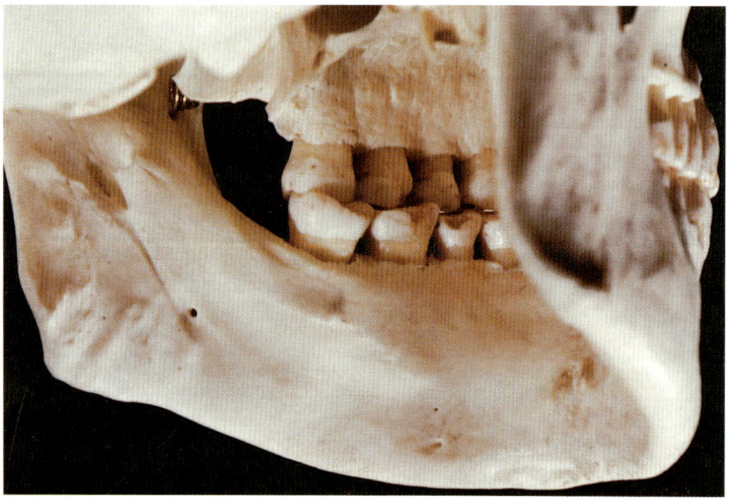

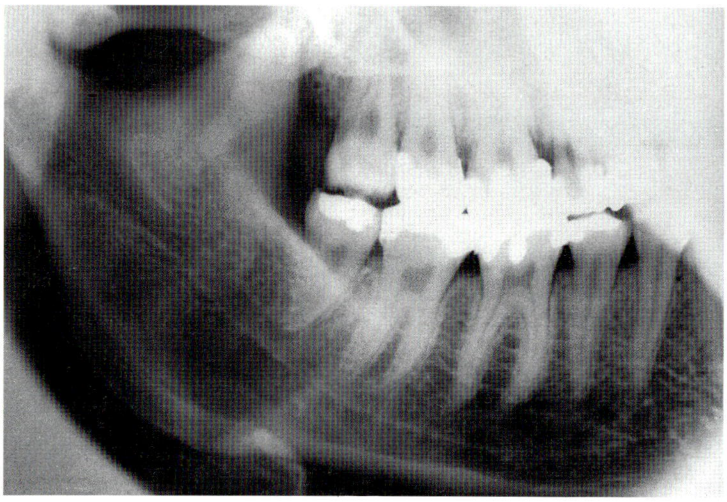

317 Foto und Röntgenaufnahme einer „Unterkiefer seitlich getrennt“, zentriert auf den Kieferwinkel und den horizontalen Ast
Das Foto zeigt deutlich, wie dieser Teil des Unterkiefers anvisiert werden muß, um die entsprechende Röntgenaufnahme zu erhalten. Das Schema Abb. 318 zeigt die Projektionsrichtung in Position 2.

Spezielle Einstellungen „Unterkiefer seitlich getrennt“

Neben der bereits auf der vorhergehenden Seite vorgestellten Technik können mit dem Zahnröntgengerät weitere Projektionen ausgeführt werden, wie z. B. die Darstellung der Unterkieferfront und des aufsteigenden Astes. Das Schema Abb. 318 zeigt die Lage der Filmkassette und die Ausrichtung des Zentralstrahls für die beiden Projektionen an. Soll der Oberkiefer in die Darstellung mit einbezogen werden, muß der Zentralstrahl entsprechend steiler nach oben eingerichtet werden.

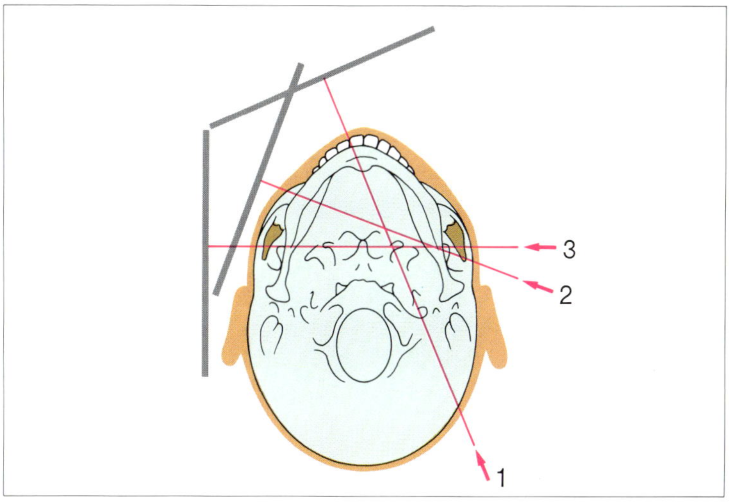

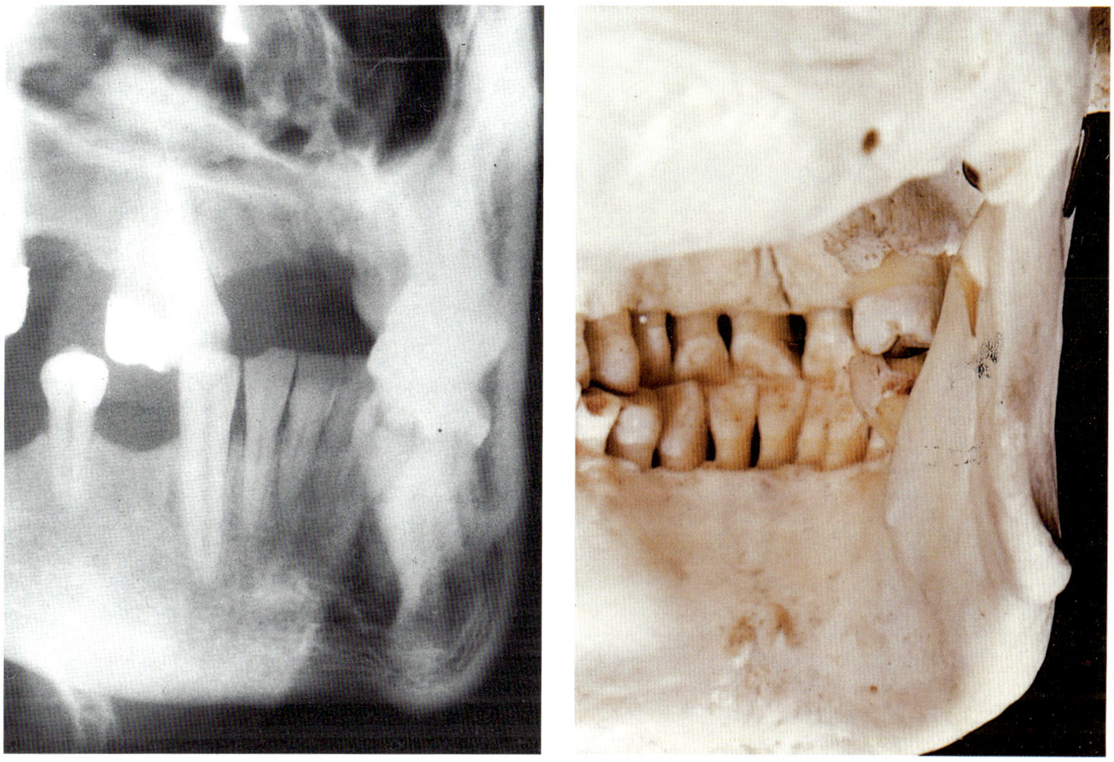

318 Projektionsmöglichkeiten zur Aufnahme „Unterkiefer seitlich getrennt“ (oben)

319 Röntgenaufnahme und Foto – Beispiel für die Aufnahmetechnik zur Darstellung der Frontregion
Der Eintrittspunkt für den Zentralstrahl muß zwischen der Halswirbelsäule und dem Kieferwinkel der filmfernen Seite gewählt werden (s. auch Abb. 318, Position 1).

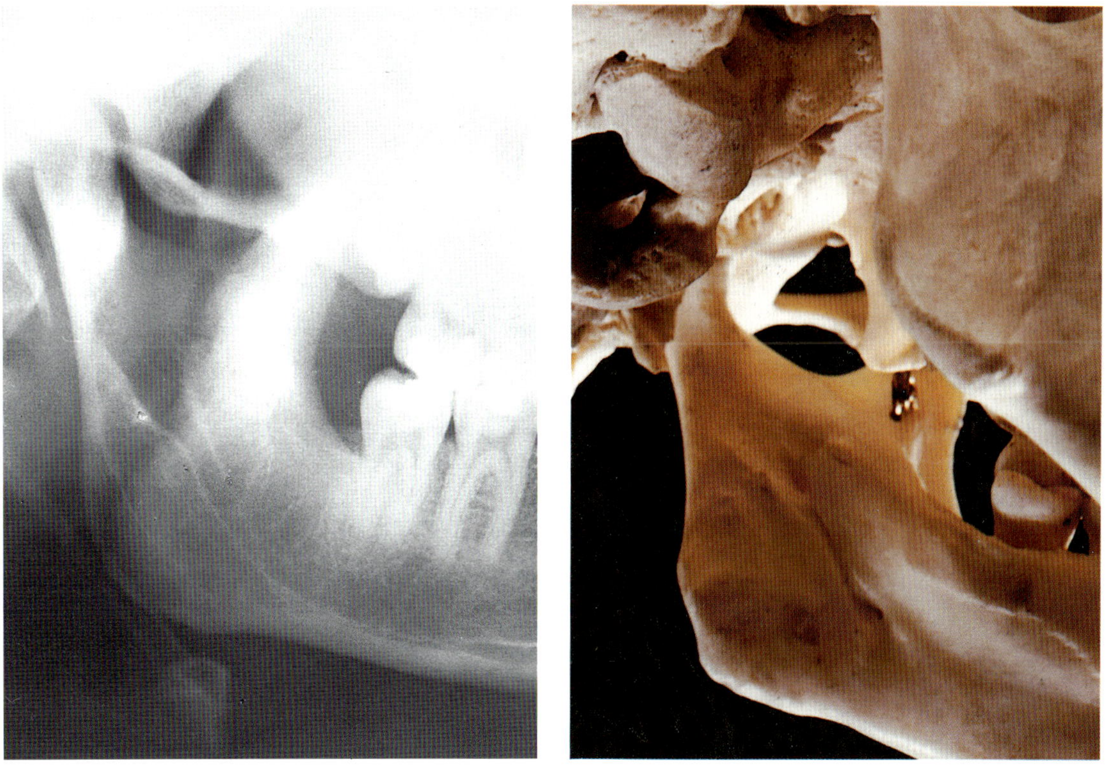

320 Röntgenaufnahme und Foto – Beispiel für die Aufnahmetechnik zur Darstellung des aufsteigenden Astes
Der Zentralstrahl wird unter dem Kieferwinkel der Gegenseite angesetzt und auf die Mitte des oberen Drittels des aufsteigenden Astes gerichtet (s. auch Abb. 318, Position 3).

Schädelaufnahme „Jochbein (Wange) tangential"

Die Darstellung von Fremdkörpern oder Phlebolithen in der Wange oder der Nachweis von Sialolithen im Stenon-Gang fußen auf der Idee der Schädelaufnahme „Jochbein tangential p.-a.". In Ergänzung einer Orthopantomographie, die nur eine laterale Ansicht wiedergeben kann, ermöglichen ein Zahnröntgengerät und eine mit Normalfolien ausgerüstete Kassette (13 x 18 cm) oder ein Aufbißfilm diese Technik auch in der Praxis. Die früher so schwierige Ausarbeitung der Filme bietet heute mit einem Entwicklungsautomaten für Orthopantomographien keine besonderen Probleme mehr.

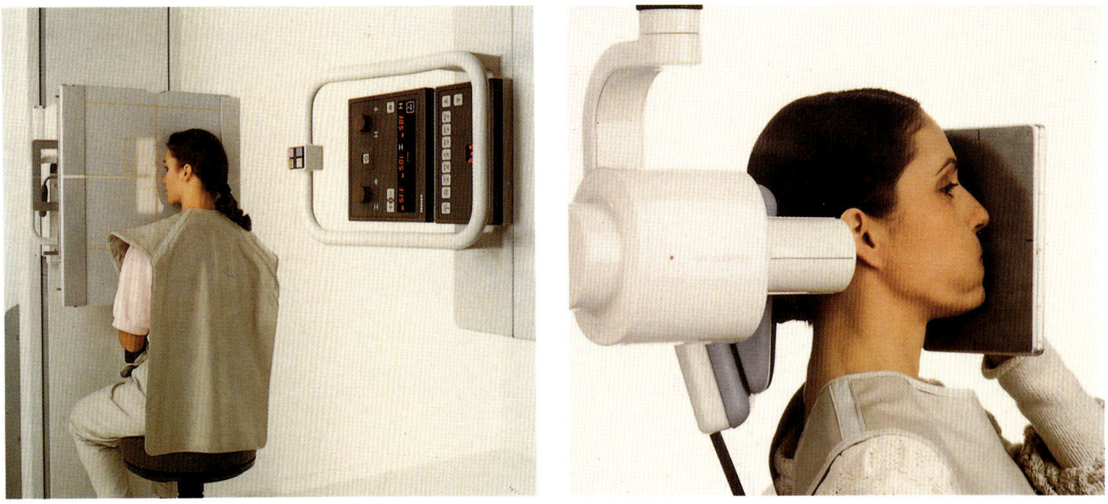

321 Einstellungen für die Aufnahmetechnik „Jochbein tangential p.-a." mit dem Schädelgerät und „Wange tangential" mit dem Zahnröntgengerät
Die aufgeblasene, luftgefüllte Wange *rechts* läßt die Weichteile bei niedrigsten Belichtungszeiten optimal hervortreten.

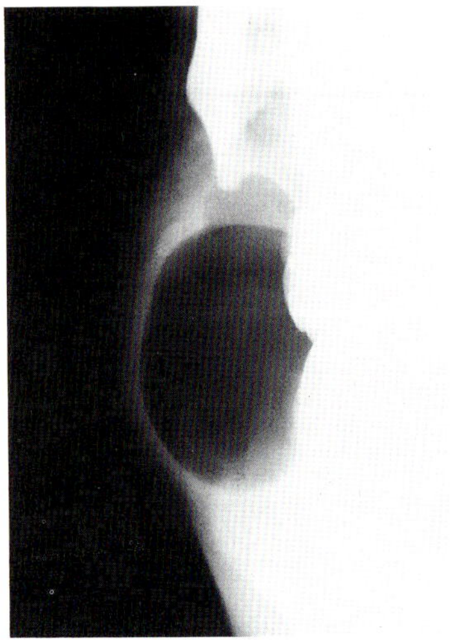

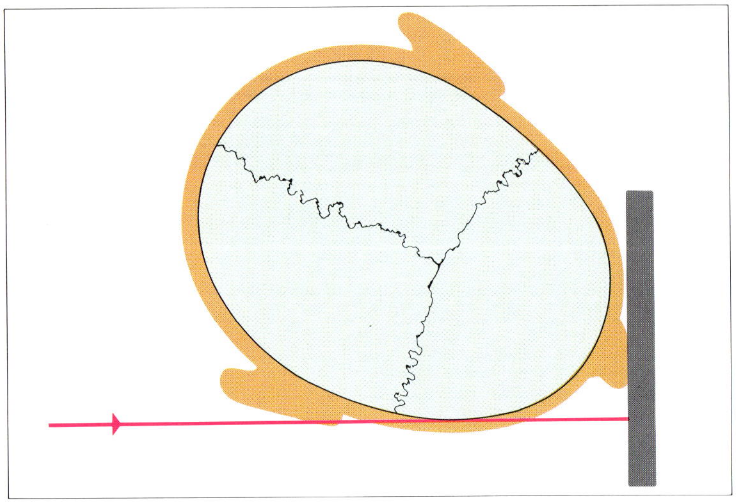

322 Röntgenaufnahme mit deutlich sichtbarem Sialolithen (Pfeil) im Ausführungsgang der Ohrspeicheldrüse
Die Seitenzahnreihe und das Jochbein sind infolge der niedrigen Belichtungszeit nur als opake Schatten sichtbar.

323 Prinzip der Aufnahmetechnik „Jochbein tangential p.-a."

Orthopantomographen mit speziell ausgebautem Fernröntgenteil (wie z. B. Siemens OP 10) lassen die Anfertigung folgender Schädelaufnahmen zu:
- Fernröntgen seitlich und p.-a.,
- Schädel axial und halbaxial,
- Unterkiefer p.-a.

Mit Zahnröntgengeräten sind folgende Projektionen möglich:
- Unterkiefer seitlich getrennt,
- Wange tangential.

Schädelaufnahme „Unterkiefer p.-a."

Eine der wichtigsten Schädelaufnahmen, die heute mit dem Fernröntgenteil des Orthopantomographen auch in der zahnärztlichen Praxis realisierbar sind, ist die Aufnahme „Unterkiefer p.-a. bei maximaler Mundöffnung". Sie zeigt eine frontale Ansicht derjenigen Kieferpartien, die im Orthopantomogramm nur aus seitlicher Sicht beurteilt werden können, und ergänzt damit die Orthopantomographie in der dritten Dimension. Dies ist für die Lagebeurteilung von Frakturfragmenten, Tumoren, Zysten, Fremdkörpern und besonders von atypisch retinierten Weisheitszähnen von eminenter Bedeutung.

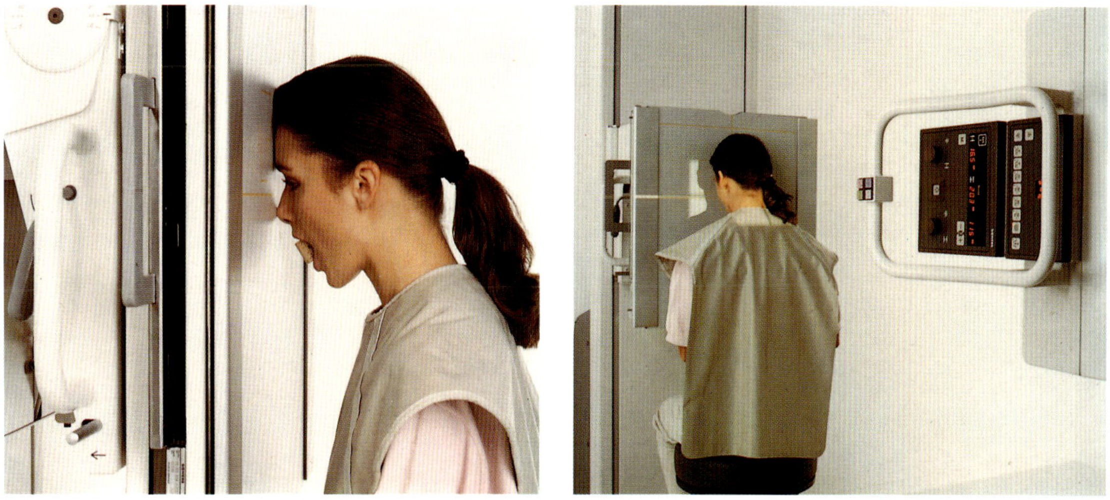

324 Einstellungen der Aufnahme „Unterkiefer p.-a. mit maximaler Mundöffnung" mit dem Schädelgerät
Der maximal geöffnete Unterkiefer ist mit einem Korken fixiert. Der Zentralstrahl läßt die Kondylen über den Sinus sichtbar werden. Eine über das ganze Bild gleichmäßige Belichtung der Strukturen ist nur mit Hilfe seitlich angebrachter Aluminiumfilter möglich (Pasler 1989).

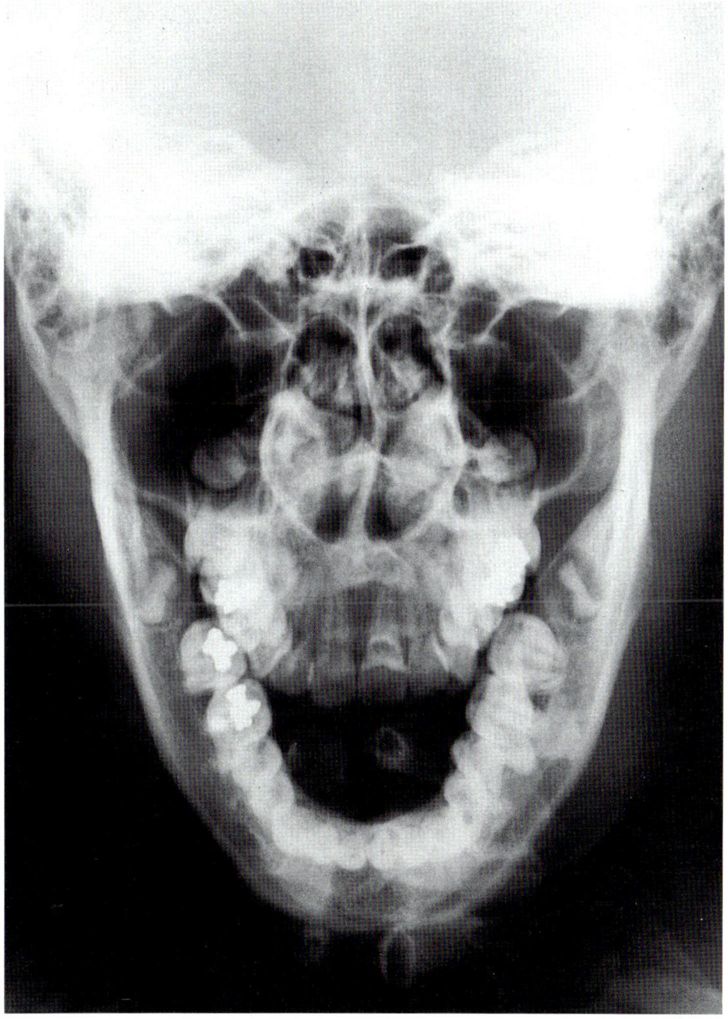

325 Typische Röntgenaufnahme „Unterkiefer p.-a. mit maximaler Mundöffnung"
Die Ansicht in der Frontalebene zeigt die Kieferwinkel und die aufsteigenden Äste mit den Kondylen. Durch den Sinusboden sieht man auf die rückwärtigen Anteile der Maxilla und des Os palatinum.

Schädelaufnahme „Schädel halbaxial"

Diese Aufnahme gehört ebenfalls zu den wichtigsten Schädelaufnahmen. Als Basisuntersuchung der Sinus maxillares, ethmoidales und frontales gehört sie in der HNO-Heilkunde zum obligaten Nasen-Nebenhöhlen-Status (NNH) und dient auch in der Zahnmedizin als wichtige Ergänzung der Orthopantomographie, wenn die Sinus maxillares betreffende Indikationen, wie z. B. das Vorliegen einer dentogenen Sinusitis, gegeben sind. Sie wird im entsprechenden Fall durch weitere radiologische Untersuchungsmethoden, die dem Spezialisten zu überlassen sind, zu ergänzen sein.

326 Einstellung der „halbaxialen Schädelaufnahme" mit dem Schädelgerät
Patient mit maximaler und durch einen Korken gesicherter Mundöffnung an der Kassettenwand positioniert. Der Zentralstrahl muß die Oberkante der Felsenbeine so passieren, daß diese im Röntgenbild unterhalb des Sinus maxillares erscheinen. *Rechts* die Ansicht der Einstellung von Strahler und Lichtvisier.

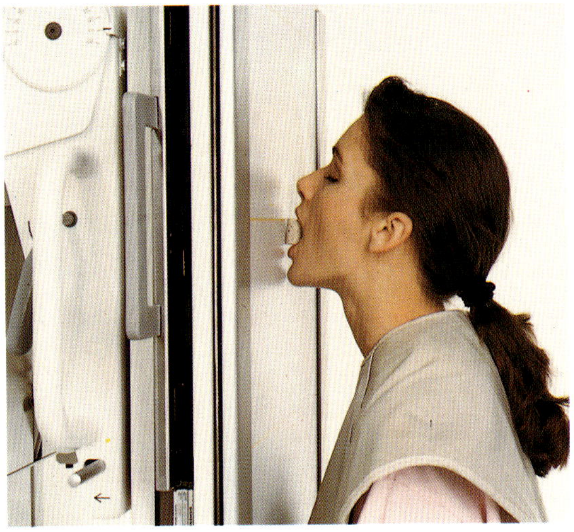

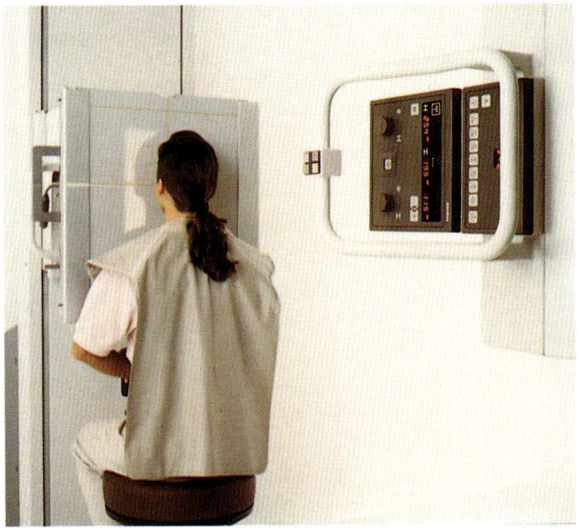

327 Röntgenaufnahme einer (mit entsprechender Blende ausgeführten) typischen Ausschnittprojektion aus einer „halbaxialen Schädelaufnahme" mit maximaler Mundöffnung
Die weich exponierte Aufnahme zeigt das Anfangsstadium einer akuten, doppelseitigen (!) rhinogenen Sinusitis maxillaris mit Verschattung der Ethmoidzellen. Obwohl alle klinischen Zeichen auf eine akute Sinusitis hindeuten, ist die Röntgenaufnahme bei Anfangsstadien immer „ohne Befund". Erst nach Tagen, d.h. nach längerem Bestehen der Entzündungserscheinungen, verändert sich die Strahlendurchlässigkeit des Sinus, und er erscheint opak. Um derart frühe Zustände radiologisch erfassen zu können, muß eine „weiche" Aufnahme mit niederen Expositionsdaten hergestellt werden.
Die Strahlenbelastung wird durch die Benützung einer Blende auf das Notwendige reduziert.

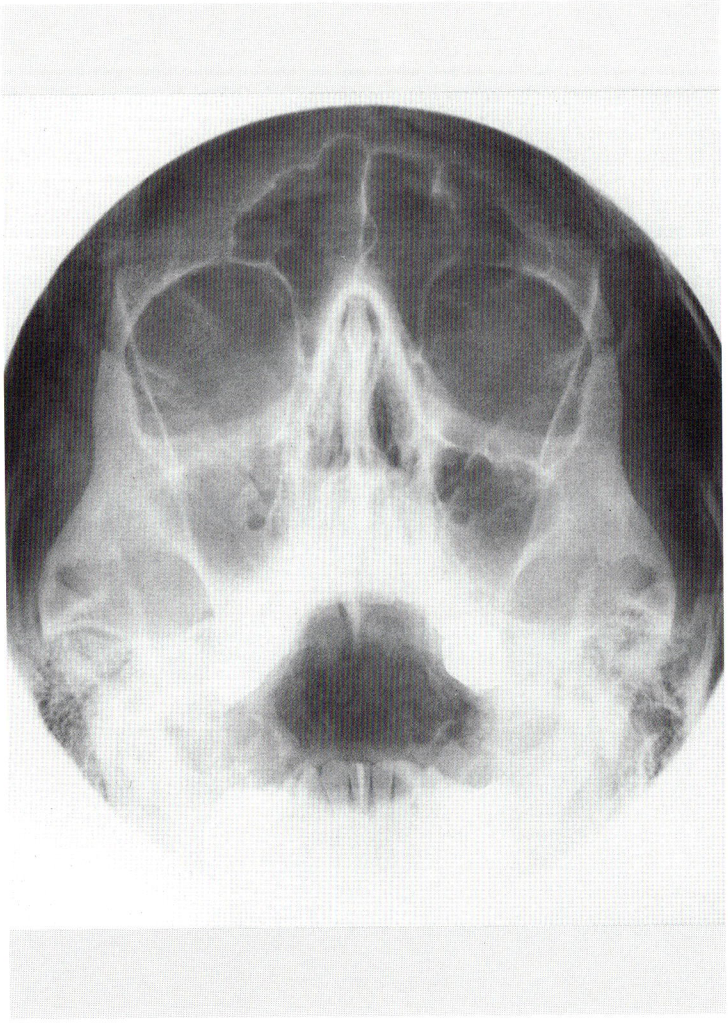

Ergänzende Untersuchungen der Sinus maxillares mit weiteren Methoden

In allen denjenigen Fällen, in denen die klinische Untersuchung und das Orthopantomogramm den Verdacht auf eine Erkrankung der Sinus maxillares ergeben, muß die Orthopantomographie durch weiterführende Röntgenuntersuchungen ergänzt werden. An konventionellen Methoden ist hier neben der schon erwähnten halbaxialen Schädelaufnahme und dem NNH-Status die Tomographie im frontalen und seitlichen Strahlengang anzuführen, mit deren Hilfe der Sinus „durchgeschichtet“ werden kann. Darüber hinaus hat sich heute die Untersuchung mit dem Computertomographen durchgesetzt, weil damit nicht nur die Wiedergabe der Knochenstruktur, sondern auch der Weichteile bei gleichzeitiger Dichtemessung möglich ist. In jedem Fall sei die Kommunikation mit dem Hausarzt des Patienten oder dem Spezialisten empfohlen, um einen regelkonformen und strahlensparenden Untersuchungsgang zu gewährleisten. Pflicht des Zahnarztes ist es, dentogene Ursachen einer bestehenden Sinusaffektion festzustellen und deren zahnärztliche Behandlung einzuleiten.

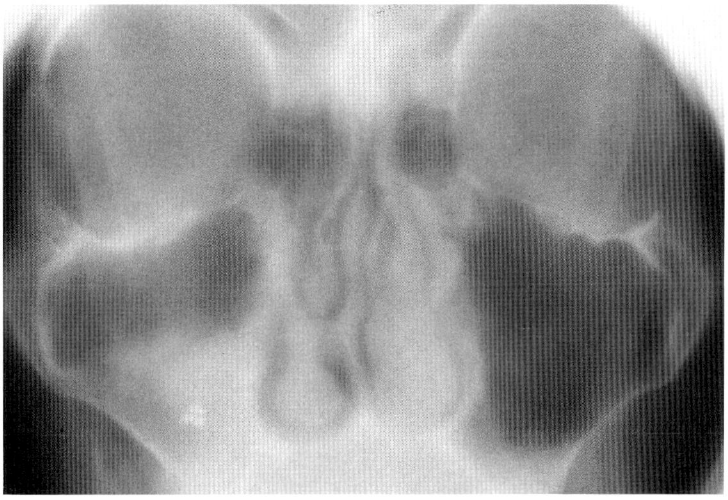

328 Frontales Tomogramm einer unilateralen Sinusitis maxillaris bei Aspergillose rechts
Das Bild, einer Serie von frontalen spiraligen Tomographien entnommen, gibt den Fall einer Aspergillose wieder. Die mykotischen Massen haben sich um den Fremdkörper (meist ein Wurzelfüllungsrest) herum gruppiert. Der linke Sinus maxillaris ist lufthaltig und zeigt keine Beteiligung.

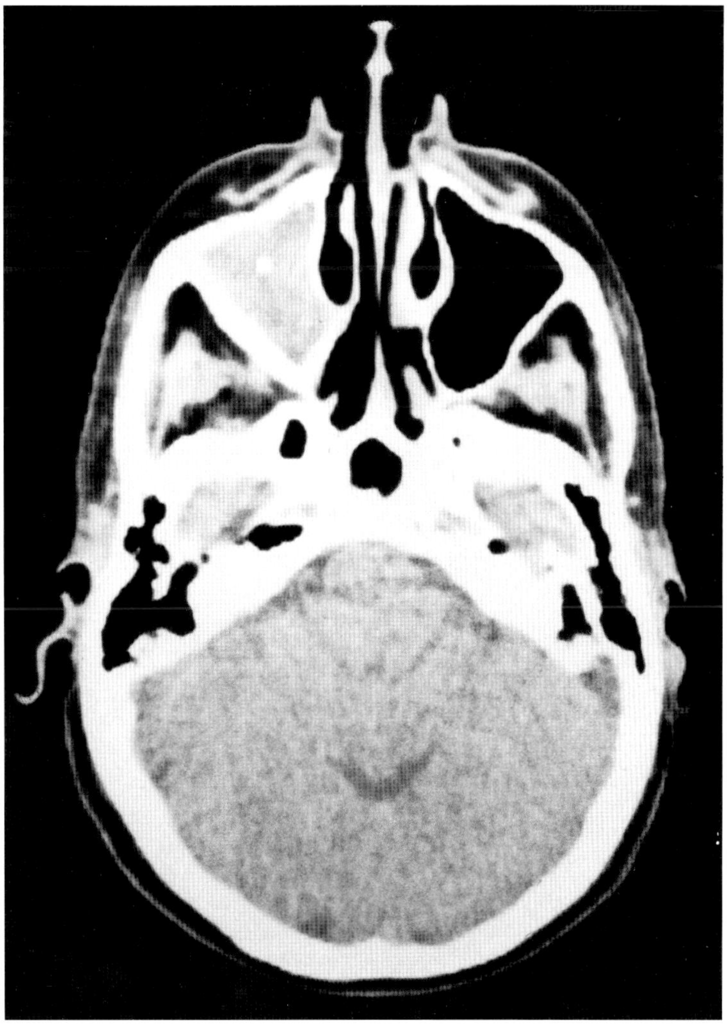

329 Axiales Computertomogramm, mit Weichteilfenster aufgenommen, einer rechtsseitigen unilateralen chronischen Sinusitis dentogenen Ursprungs
Als Zeichen der chronischen Entzündung präsentieren sich die Sinuswände verdickt durch reaktive Sklerosierung. Der Sinus ist nicht lufthaltig. Der linke Sinus zeigt normale Verhältnisse.

Schädelteilaufnahme „Kiefergelenk nach Schüller modifiziert, offen und geschlossen"

Viele Kiefergelenkprobleme lassen sich schon in ihren Anfängen durch aufmerksames Studium der Orthopantomographie erfassen (S. 171 ff.). Sind jedoch erst einmal definitive traumatische Diskusläsionen oder degenerative Veränderungen an den Knochenstrukturen des Kondylus eingetreten, so müssen andere Untersuchungsmethoden angewendet werden. Zur Verfügung stehen nichtinvasive und invasive Untersuchungsmethoden. Zu den ersteren zählen neben der axialen Schädelaufnahme Schüller-Projektionen, konventionelle Tomographien, CT und die Kernspintomographie, zu den letzteren die Arthrographie und die Arthroskopie, die jedoch nur unter sterilen Kautelen durchgeführt werden sollten.

Leider hat der Zahnarzt in der Praxis nur sehr beschränkte Möglichkeiten zur Herstellung aussagekräftiger Kiefergelenkaufnahmen, obwohl er zur Behandlung von Dysgnathien, Malokklusionen und bei Rekonstruktionen einwandfrei interpretierbare Unterlagen von großer Präzision benötigt.

Die Zusammenarbeit mit Kliniken und Radiologen ist aus verschiedenen Gründen jedoch problematisch.

330 Schema und Foto der Positionierung des Schädels bei nach Schüller modifizierten Kiefergelenkaufnahmen

Um die Kondylen möglichst in ihrer Längsachse abzubilden, kann man – nach vorheriger Auswertung der axialen Schädelaufnahme – entweder den Strahler und den Film oder den Patienten entsprechend positionieren.

Hier ist die vertikal parallel zur Kassette stehende Mediansagittale horizontal im Winkel von etwa 10° zur Kassette angelegt.

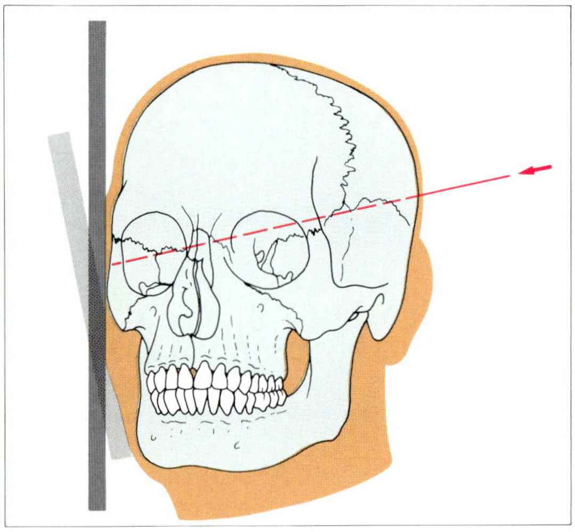

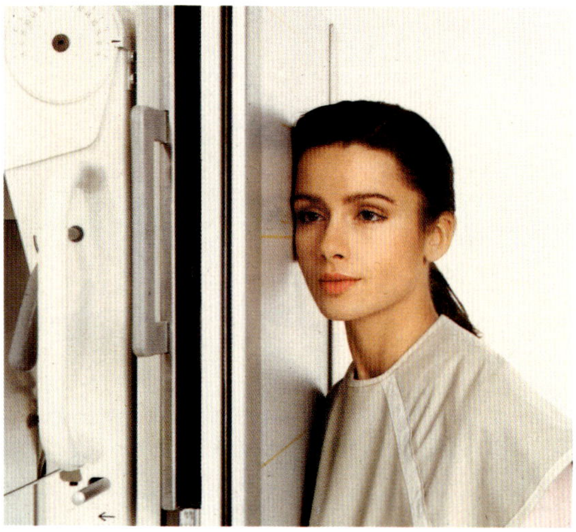

331 Detail der Positionierung für Schüller-Aufnahmen mit geschlossenem und geöffnetem Mund

Man beachte, daß bei der zweiten Aufnahme mit geöffnetem Mund *nur der Unterkiefer* in die Öffnungsposition bewegt werden darf, weil sonst eine von der „geschlossenen" Aufnahme abweichende Wiedergabe der Strukturen die Aussage verändert.

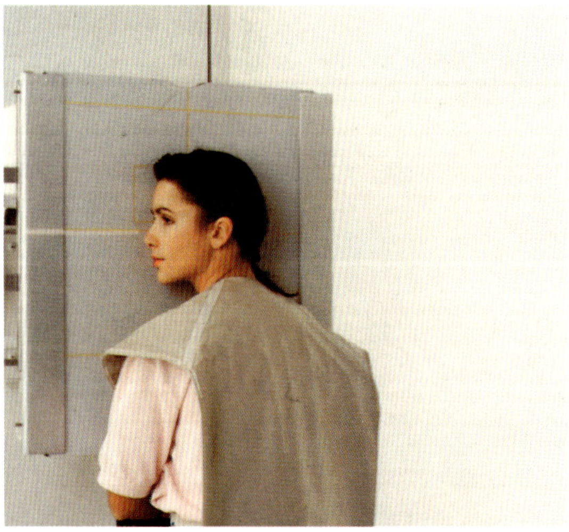

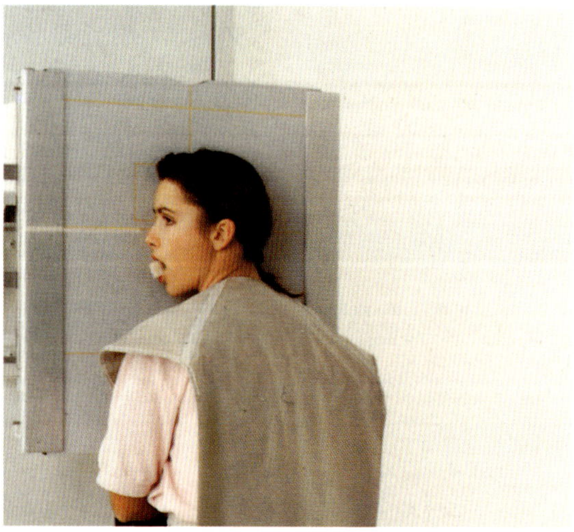

332 Typische Röntgenaufnahmen des rechten Kiefergelenks, nach Schüller modifiziert

Man vergleiche die präzise Wiedergabe anatomischer Details in beiden Aufnahmen. Der Porus acusticus, die Processus clinoideus posterior und zygomaticus ossis temporalis sind exakt am gleichen Ort reproduziert. Zeichen sorgfältiger Aufnahmetechnik!

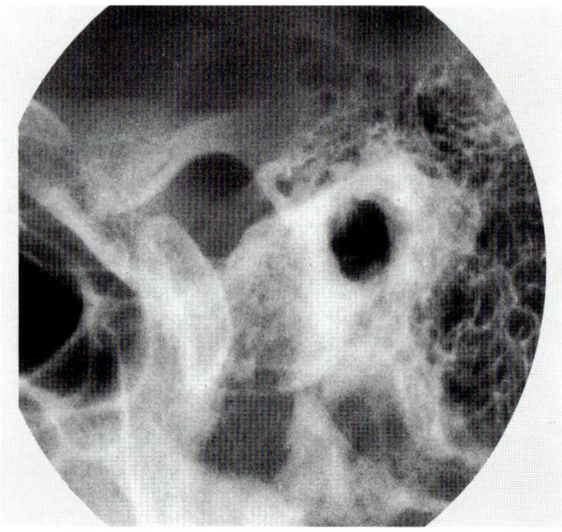

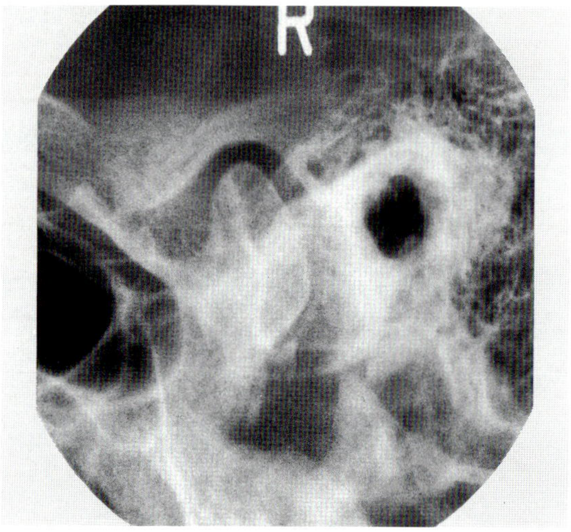

Weitere Kiefergelenkuntersuchungen: Tomographie

Die klare Darstellung des vom Felsenbein überlagerten Kiefergelenks stellt höchste Anforderungen an die Anfertigung interpretierbarer Tomographien in der lateralen und frontalen Ebene. Einfache oder hochkomplizierte, von Röhre und Film während der Exposition gleichzeitig ausgeführte, Bewegungen um das Zentrum der gewählten Schicht lassen die gewünschten Strukturen deutlich hervortreten und verwischen die außerhalb der Schicht befindlichen Überlagerungen. Je größer dabei der Bewegungsausschlag um das Zentrum der angewählten Schicht (ausgedrückt in Graden) ist, desto dünner wird die Schichtdicke und desto klarer wird die Darstellung. Die besten Ergebnisse am Kiefergelenk liefert die spiralige Verwischung. Von überragender Bedeutung ist dabei die exakte parallel zum Kassettentisch vorzunehmende Lagerung der gesuchten anatomischen Strukturen und damit des Patienten. Tomographien von mehr als 5 mm Schichtdicke (sog. Zonographien) sind dagegen schwieriger zu interpretieren.
In Kombination mit einer Kontrastfüllung der Gelenkräume kann der Diskus sichtbar gemacht werden.

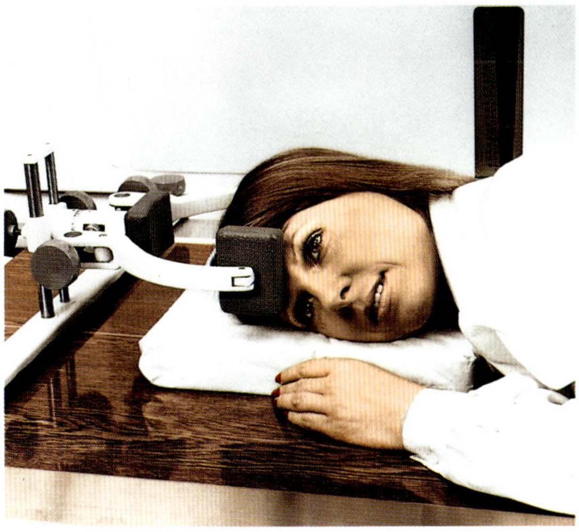

333 Lagerung des Patienten für eine laterale Tomographie
Sie hat mit größter Präzision unter Zuhilfenahme eines Kopfhalters zu erfolgen. Die entsprechende Einstellung der Kondylenachsen muß vorher anhand axialer Aufnahmen berechnet werden.

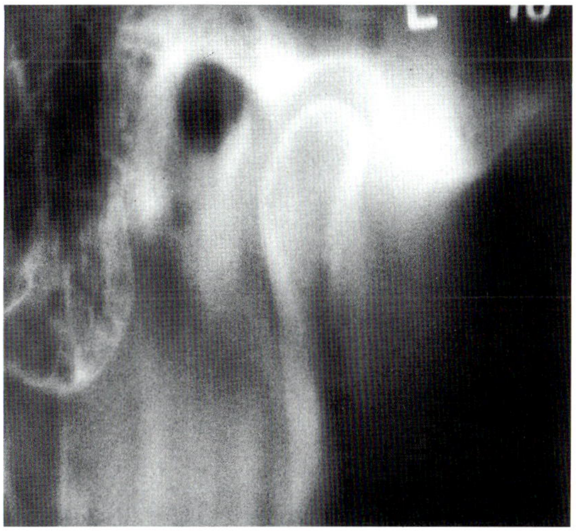

334 Lineare Verwischung eines linken Kiefergelenks
Trotz gut dargestellter Lagebeziehung des Kondylus zur Fossa ergibt diese Technik doch in der Bewegungsrichtung eine Überlagerung durch das (senkrecht) verwischte Felsenbein.

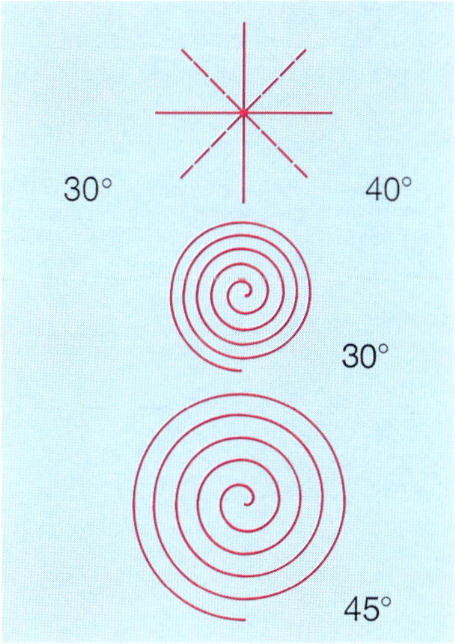

335 Bewegungsverlauf linearer und spiraliger Verwischungen schematisch
Die 45°-Spirale ergibt dünnere Schichten als die 30°-Spirale oder die lineare Verwischung, weshalb diese Technik die besten Ergebnisse am Kiefergelenk ermöglicht.

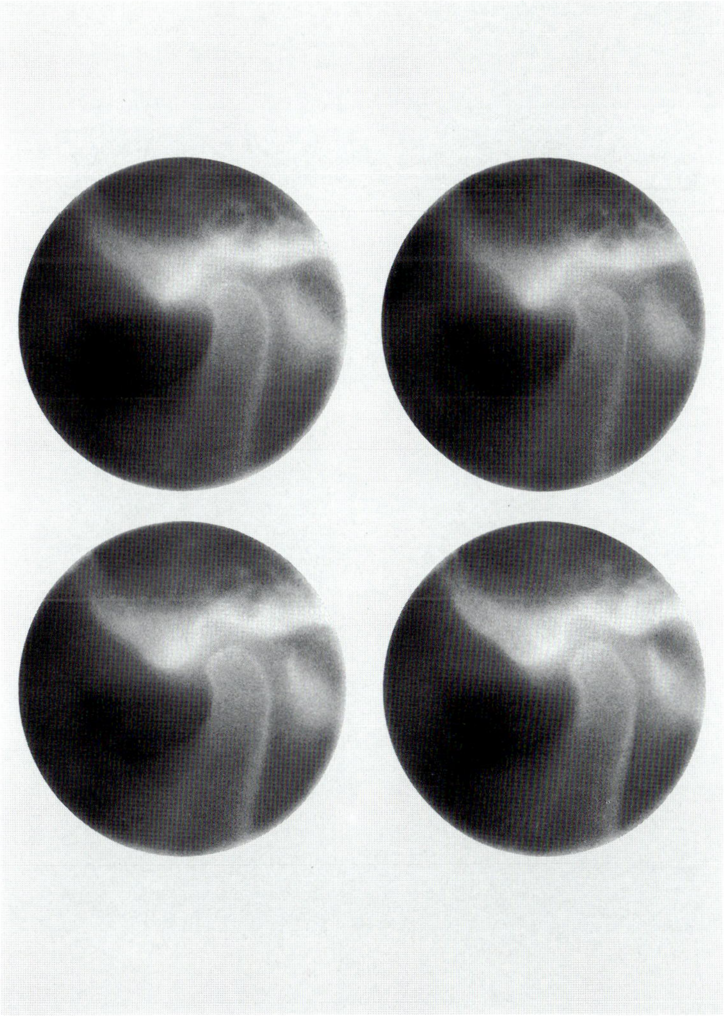

336 Spiralige Verwischung eines linken Kiefergelenks
Die weichen Aufnahmen zeigen eine überlagerungsfreie Darstellung des untersuchten Kiefergelenks und demonstrieren deutlich die Überlegenheit dieser Technik. Wird vor der Aufnahme ein Kontrastmitteldepot im oberen und unteren Gelenkraum gesetzt, so kann man den Diskus und sein Verhalten während der Öffnungsbewegung darstellen (Arthrotomographie).

Computertomographie

Seit der Erfindung der Computertomographie (Hounsfield 1974) ist die Untersuchungstechnik am Gesichtsschädel und speziell am Kiefergelenk in ein neues Stadium getreten. Durch immer raffiniertere Veränderungen an der Röhrenanordnung und am Detektorensystem haben die Hersteller die ursprüngliche Abtastungsdauer von 5 Minuten bis auf wenige Sekunden abgesenkt und große Fortschritte ermöglicht. Mit heute rund 1000 kippbaren Detektoren in fixierter Ringanordnung und dem gesondert bewegten, gefächerten Röntgenstrahl einer einzigen Röhre präsentiert sich die vierte Generation als wenig pannenanfälliges Gerät, das erlaubt, große raumfordernde Prozesse in unserem Arbeitsgebiet zu lokalisieren und aufgrund der gemessenen Dichtewerte eine Artdiagnose zu erstellen. Aus 2000 registrierten Grauwerten, die mit dem Auge nicht mehr erfaßbar sind, können spezifisch orientierte Ausschnitte, „Fenster", gewählt werden, die so entweder die Grauskala einer Knochen- oder einer Weichteildarstellung im Bild erscheinen lassen. Die Lagerung der Patienten bei Kiefergelenkuntersuchungen ist aus konstruktionsbedingten Gründen allerdings mühsam.

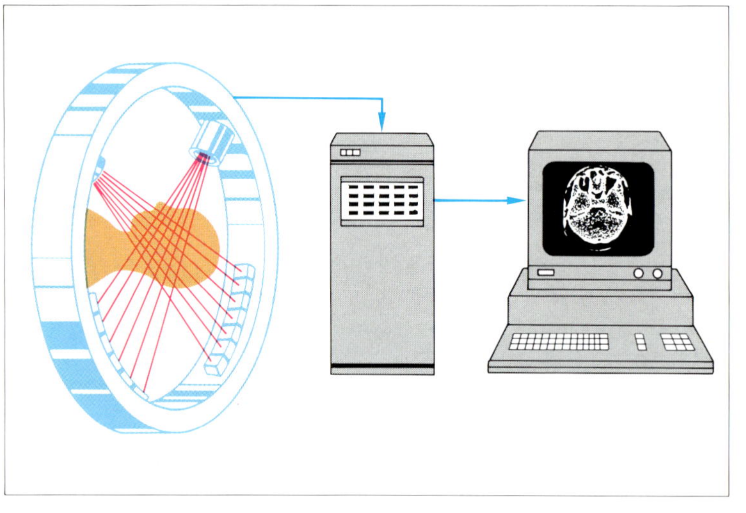

337 Funktionsschema für einen Computertomographen
In einem drehbaren und kippbaren Rahmen sind die Röhre und das Detektorsystem eingebaut. Während sich der „Rahmen" um die Achse des Patienten dreht, tastet der gefächerte Röntgenstrahl eine axiale Scheibe von 2–12 mm Dicke ab, und die Detektoren messen die Strahlungsintensität hinter dem Objekt. Mit dem Computer werden die Volumenelemente der Schicht berechnet und auf dem Monitor zum Bild geformt.

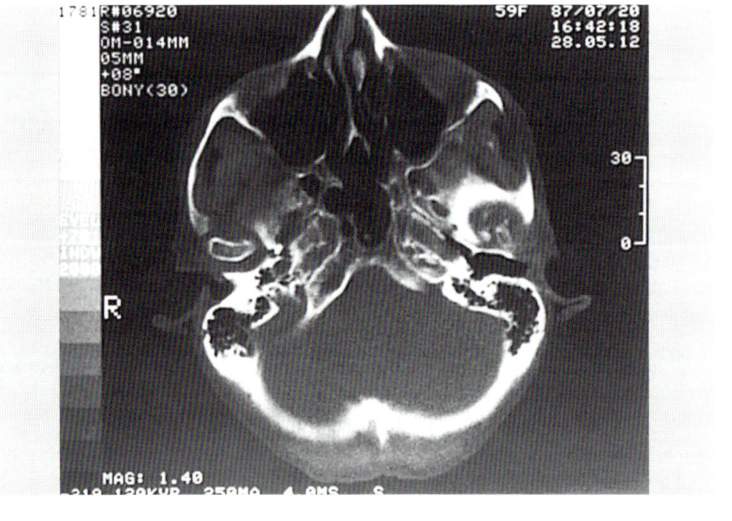

338 Beispiel einer axialen Darstellung der Kiefergelenke in der Kondylenebene
Das Übersichtsbild zeigt (*links*) einen intakten rechten Kondylus, der Rest des linken Kondylus gibt einen Zustand nach operativem Eingriff wieder. An der Gelenkpfanne ausgedehnte Arthrose.

Sammlung Dr. K. Weibel, Baden/Schweiz

Anmerkung
Bei Patienten mit metallischen Zahnersatzarbeiten wie Kronen, Brücken u.ä. erscheinen häufig so massive Artefakte im Bild, daß eine Beurteilung in der Nähe des Kieferkamms unmöglich wird (Abb. 51).

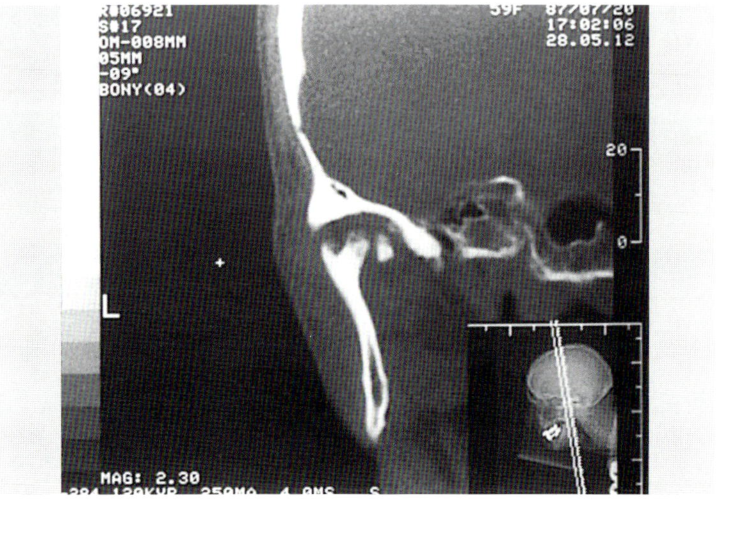

339 Beispiel einer koronaren Direktabtastung der Kiefergelenke
Vergrößerung „Expanding" bei rekliniertem Schädel (gleicher Fall wie Abb. 338). Man beachte die Schädelposition in Bauchlage des Patienten (im Bild unten rechts).

Sammlung Dr. K. Weibel, Baden/Schweiz

Aus mehreren axialen Schichten lassen sich, z. B. für die seitliche Darstellung eines Kiefergelenks, koronare Schnitte in der paramedianen Ebene rekonstruieren. Da die Datenmenge bei einem solchen errechneten Bildaufbau natürlich kleiner ist als bei einer Direktabnahme, ist die Auflösung nicht dieselbe. Das Bild wirkt unscharf. Verbesserungen lassen sich nur erreichen, wenn die Anzahl der Bildpunkte in der Bildmatrix durch Direktabnahme erhöht wird.

Aus diesem Grund wird der Patient – wenn dies möglich ist – in der Gantry (dem „Rahmen“) auf sehr spezielle Art gelagert: Die paramediane Kiefergelenkebene wird in der gekippten Gantry so eingestellt, daß die Ebene wie eine axiale Aufnahme positioniert wird. Daraus resultiert eine laterale und scharf gezeichnete Abtastung, die unter Benützung des Weichteilfensters den Diskus wenigstens zweidimensional zu zeigen vermag, was bereits als großer Fortschritt zu werten ist. Für diese spezielle Lagerung des Patienten werden in der Literatur verschiedene Einstellhilfen angegeben, die jedoch in der Realität bei längerer Untersuchungsdauer und vor allem bei älteren Patienten meist unbrauchbar sind.

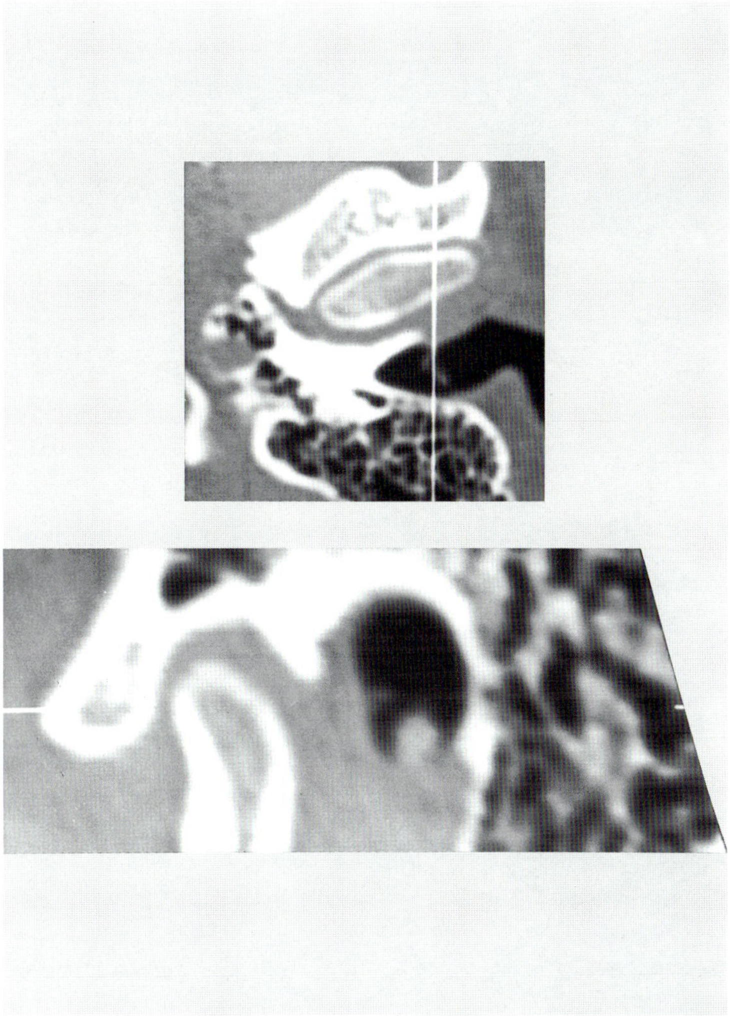

340 Seitliche Rekonstruktion aus axialen CT-Schichten mit dem Knochenfenster dargestellt

Das Bild zeigt oben einen „gezoomten“ Ausschnitt aus einer axialen Schicht in der Höhe der Kondylen. Der Strich, der die Mastoidzellen, den lateralen Kondylusbereich und den lateralen Teil der Eminentia articularis quert, legt die Schnittebene für die errechnete (rekonstruierte) laterale Ansicht des Kiefergelenks fest (unten).

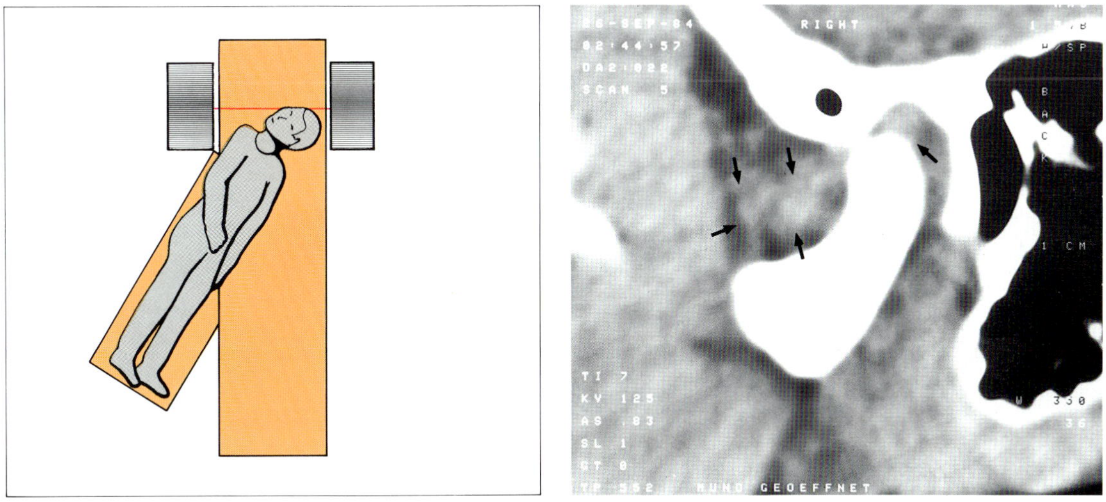

341 Direkte seitliche Abtastung des rechten Kiefergelenks mit dem Weichteilfenster

In der Ruheschwebelage sieht man den perforierten und nach anterior verlagerten Diskus (Pfeile). Für eine solche „Direktabtastung“ muß der Patient in der Gantry jedoch so gelagert werden, daß die paramediane Kiefergelenkebene wie für eine axiale Aufnahme positioniert wird.

Die Zeichnung links zeigt, wie der Patient in der „Gantry“ des Computertomographen gelagert werden muß, um einen lateralen Schnitt durch die Kiefergelenkregion im Sinne einer „axialen“ Direktabtastung zu legen. Diese Positionierung erfordert einen zusätzlichen seitlichen Lagerungstisch. An die Beweglichkeit des Patienten im Bereich der Halswirbelsäule werden allerdings große Anforderungen gestellt.

Kernspintomographie

Die Kernspintomographie, auch als magnetische Resonanztomographie (MRT) bekannt, ist ein ohne ionisierende Strahlen arbeitendes bildgebendes Verfahren. Für die Bildgebung können nur Atome benützt werden, die – wie z.B. das Wasserstoffatom – über einen Kern mit einem magnetischen Moment und einen Kerndrehimpuls verfügen. Der nahezu überall im Gewebe in ausreichender Menge vorhandene Wasserstoff verfügt mit seinen Kernbausteinen, den Protonen, über solche Eigenschaften, d.h. diese benehmen sich wie Kreisel und Magnete. Durch Anlegen eines äußeren Magnetfeldes werden die magnetischen Momente der Kerne parallel zu den Feldlinien ausgerichtet (Abb. 342). Ein senkrecht zu diesen Feldlinien eingeschalteter elektromagnetischer Impuls in Resonanzfrequenz kippt die magnetischen Momente aus ihrer primären Orientierung und zwingt sie so zur Abgabe eines Signals, das mit Hilfe eines Rechners in ein Bild mit signalreichen (hellen) und signalarmen (dunklen) Zonen verwandelt wird. Für eine qualitativ befriedigende Kiefergelenkwiedergabe muß mit speziellen Oberflächenspulen gearbeitet werden.

342 Funktionsschema für die magnetische Resonanz-Tomographie (MRT)

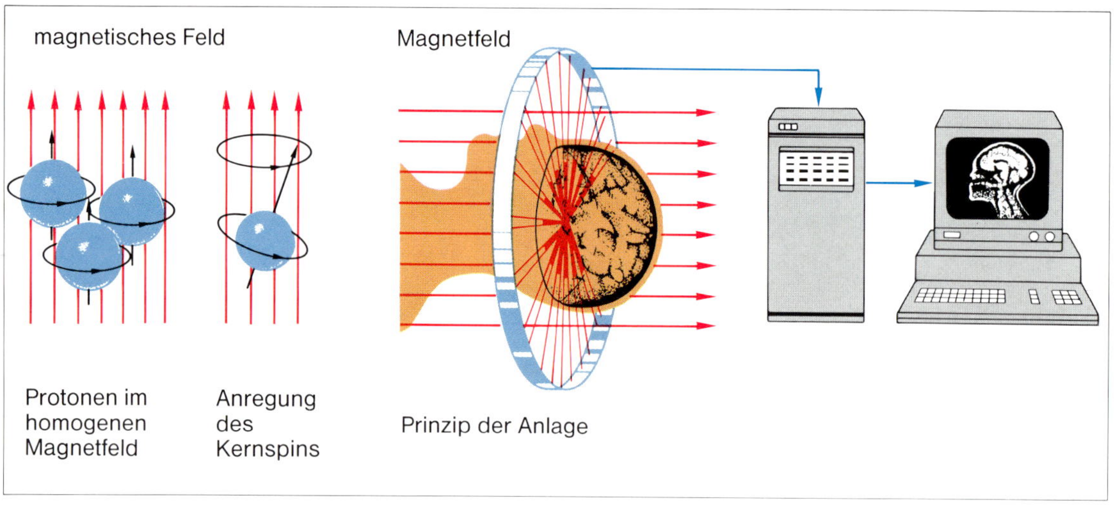

343 Seitliche Kernspintomographien eines geschlossenen und geöffneten normalen Kiefergelenks
Die Aufnahmen zeigen in seitlicher Schicht die typische Bildgebung. Bezogen auf die uns interessierenden Details kann gezeigt werden, daß sich kompakter Knochen ohne Signal (d.h. schwarz) präsentiert, Markknochen mit entsprechend dem Wassergehalt verstärkten Signalen (d.h. heller). Der Discus articularis ist dunkel markiert. Er befindet sich sowohl in der geschlossenen als auch in der geöffneten Gelenkposition an seinem Platz (Pfeile).

Sammlung Prof. Dr. E. Steinhäuser, Erlangen

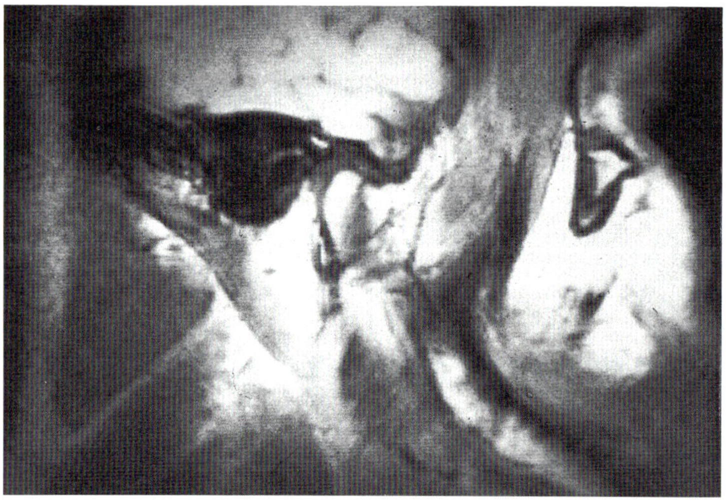

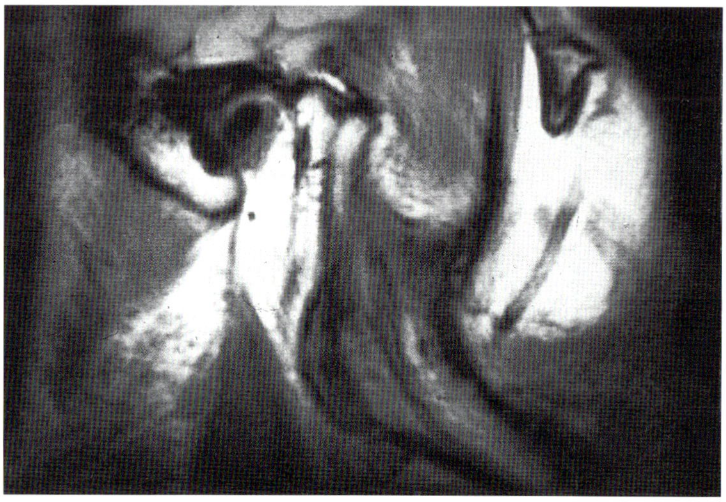

Anmerkung
Ältere Patienten in einer depressiven Phase oder mit Klaustrophobie können evtl. nur unter der Wirkung eines geeigneten Anxiolytikums untersucht werden.

Cave: Patienten mit Herzschrittmachern oder anderen Implantaten dürfen der magnetischen Wirkung des Geräts nicht ausgesetzt werden.

Ausgewählte Beispiele aus der zahnärztlichen Röntgendiagnostik

Anomalien der Zahnentwicklung und der Zähne

Sowohl endogene als auch exogene Faktoren können zu direkten oder indirekten Fehlleistungen der Zahnleiste, die sich im Zusammenhang mit ihrer Umgebung entwickelt, führen. So betrachtet ist es möglich, in diesem Kapitel eine ganze Anzahl von Anomalien der Zähne zusammenzufassen, die dem Zahnarzt in der täglichen Praxis nur in Einzelfällen als radiologische Zufallsbefunde begegnen.

Zu diesen Fehlleistungen gehört einmal die Hyperodontie, die Hypodontie und die Anodontie wie die Persistenz und die Inklusion von Milchzähnen, die Retention von bleibenden Zahnkeimen und die Anlage überzähliger Zähne, die, wie z.B. der Mesiodens, die überzähligen Prämolaren des Unterkiefers und die überzähligen Molaren des Oberkiefers als dem Odontom verwandte Ausformungen angesehen werden können.

Dazu können auch die Dysplasien der Zahnkronen wie der Dens in dente, die Doppelanlagen und Zwillingsbildungen der Zahnkronen sowie die Fehlbildungen der Zahnwurzeln wie die Konkreszenz oder der Taurodont gezählt werden. Konkreszenzen oberer Molaren erinnern ebenfalls an die besonders beim weiblichen Geschlecht zu beobachtenden zusammengesetzten Odontome dieser Region.

Die Amelogenesis imperfecta oder hereditäre Schmelzhypoplasie nimmt unter den Fehlentwicklungen der Zähne und der übrigen Schmelzhypoplasien mit ihrem geschlechtsgebundenen und unvollständig dominanten Erbgang als ektodermale Odontopathie wohl eine Sonderstellung ein. Auch der Röntgenbefund wird vor allem aus forensischen Gründen erhoben und hat kaum diagnostische Bedeutung.

Dagegen ist die Osteogenesis imperfecta als mesodermale Mißbildung mit einfach dominantem Erbgang durch die Dentinmißbildung, die sich auch in der Ausbildung verkürzter und veränderter Wurzelformen äußern kann, charakterisiert. Anomalien dieser Art können auch mit entsprechenden Fehlentwicklungen des Skeletts vergesellschaftet sein und werden daher besser unter den Osteopathien abgehandelt. Meist werden sie nur radiologisch beschrieben, da eine gezielte histologische Untersuchung am Lebenden im allgemeinen unterbleibt.

Zahlreich sind die von Odontodysplasien begleiteten Syndrome. Ihr Auftauchen im Röntgenbild sollte daher stets Anlaß für eine sorgfältige Abklärung sein, ihre Erscheinungsformen sind gegebenenfalls in der Spezialliteratur nachzulesen.

Alle diese Fehlbildungen können nur mit einer vollständigen radiologischen Untersuchung des Zahnsystems erfaßt werden, wobei im einzelnen zur Klärung der Diagnose neben der Orthopantomographie die Anwendung von scharfzeichnenden folienlosen Filmen im Sinne von Ziel- oder Spezialaufnahmen zu empfehlen ist.

Nichtanlagen, Persistenz und Inklusion

Aus der Fülle zahlloser Fälle seien drei typische Fälle herausgegriffen: die relativ häufige Nichtanlage der zweiten Prämolaren, die die Persistenz der zweiten Milchmolaren, die Kippung der nachfolgenden Sechsjahrmolaren und der weiteren Molaren sowie die Inklusion der in der früheren Okklusalebene stehengebliebenen Milchmolaren zur Folge hat. Man beachte, daß retinierte Milchmolaren und retinierte Zahnkeime bleibender Zähne mit Panoramaaufnahmen zu überwachen sind, wenn eine chirurgische Therapie im Moment nicht angewendet werden kann.

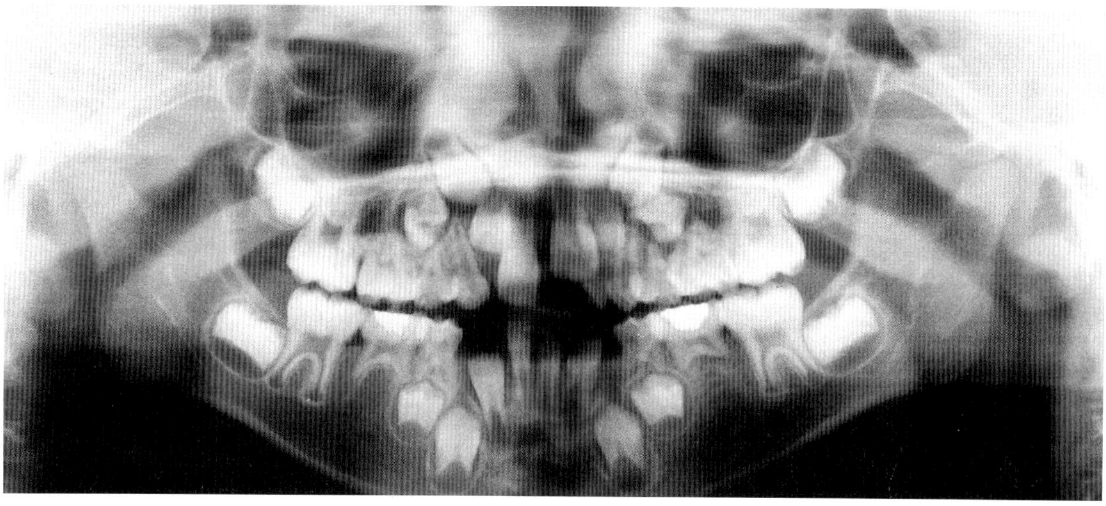

344 Hypodontie eines 7jährigen Mädchens
Nichtanlage sämtlicher bleibender Keime der zweiten Prämolaren und retardierter Zahndurchbruch im Bereich der Ober- und Unterkieferfront.

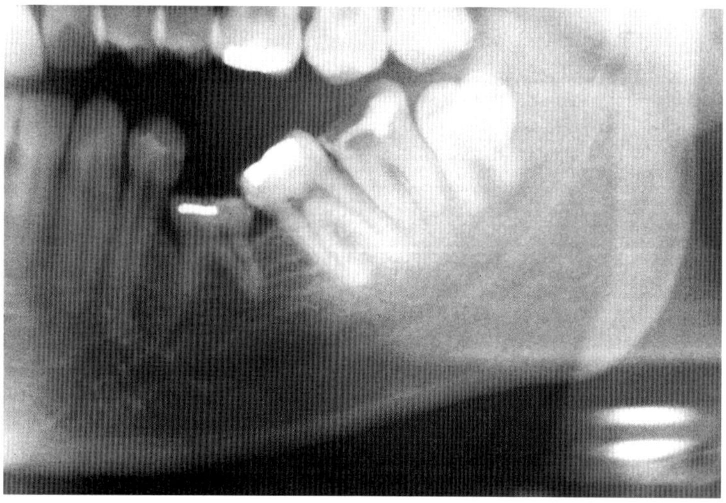

345 Inklusion eines persistierenden 75
Nichtanlage eines 35 und Kippung von 34 sowie 36, 37 und 38 gegen den Milchmolaren einer 23jährigen Patientin. In der Folge hat sich die Zunge zwischen die Zahnreihen eingeschoben und zusätzlich einen seitlich offenen Biß erzeugt.

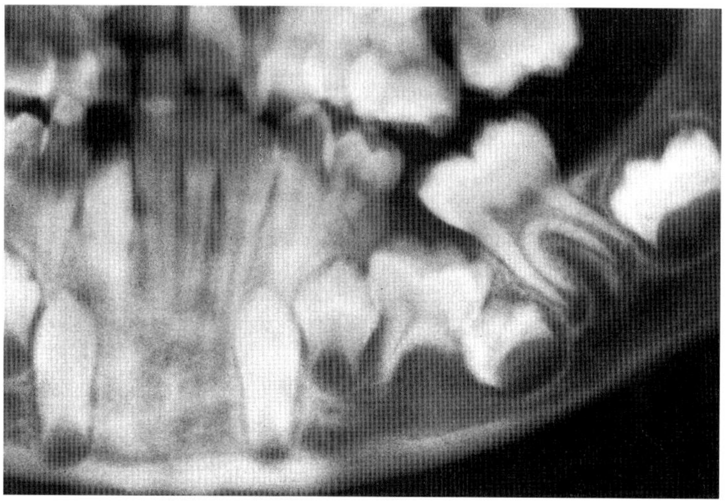

346 Inklusion eines 75
Die Mesialkippung des 36 hatte eine verstärkte Intrusion des bereits inkludierten 75 zur Folge und bewirkte damit die Retention des in seiner Weiterentwicklung behinderten 35.

Retention, Malokklusion und Resorption

Da frühzeitige Retention häufig zu Malokklusion und Kiefergelenkbeschwerden bei jüngeren Individuen führt, kann nicht genug daran erinnert werden, daß bei jeder Erstuntersuchung ein lückenloser Zahnappell zu erfolgen hat. Oft haben diejenigen retinierten Zähne, die später dank der Orthopantomographie als Zufallsbefund entdeckt werden, über lange Jahre unerklärliche Beschwerden verursacht. Die Unterlassung einer vollständigen Untersuchung des Patienten kann manchmal zu unliebsamen Überraschungen und zu einem unnötigen Vertrauensverlust führen.

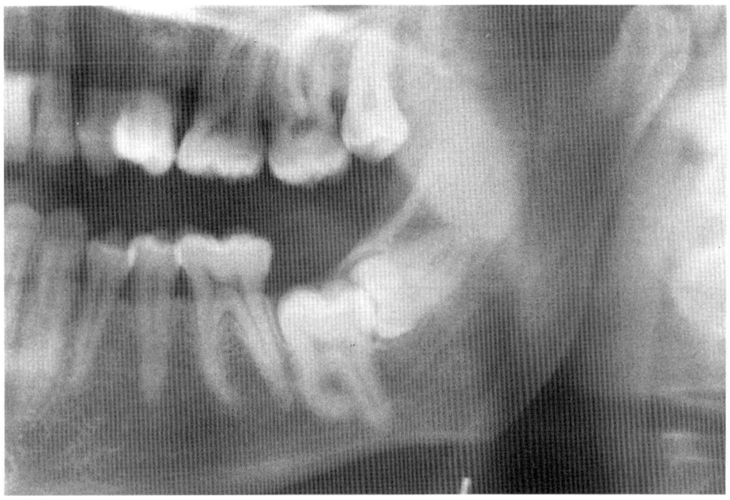

347 Retention eines 37 durch die gekippte Anlage der Krone von 38 bei einem 26jährigen Mann
Man beachte den Zeitpunkt der Bildung der mesialen Wurzel an 37 und die Öffnung des Interdentalraumes zwischen 26 und 27, die durch einen Vorkontakt zwischen 36 und 27 verursacht wird.

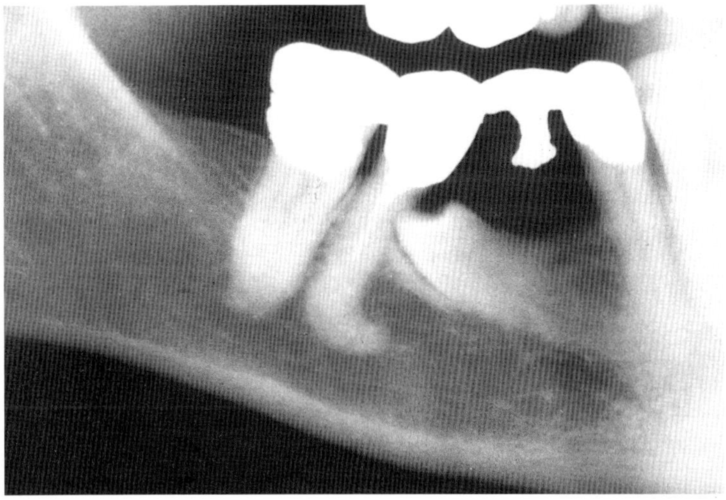

348 Retention eines 44 bei einer 74jährigen Frau
Die Krone des retinierten Zahnes liegt vestibulär.

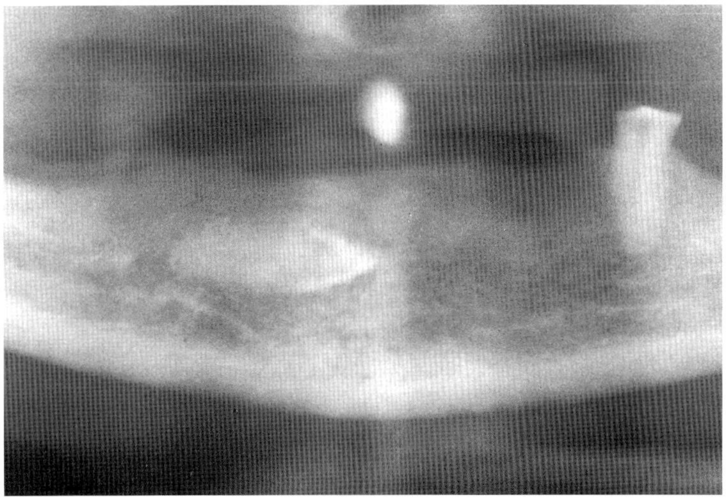

349 Retention eines 43 bei einer 53jährigen Frau
Man beachte den Verlust des Follikelsackes, was stets die einsetzende Kronenresorption oder die Ausbildung einer Ankylose anzeigt.

Retention überzähliger Zähne, Resorptionen retinierter Zähne

Überzählige obere Molaren wie Neuner und Zehner sind auf einem konventionellen Röntgenstatus kaum je auszumachen. Sie bilden einen Gefahrenherd für die Ausbildung follikulärer, sich in den Sinus entwickelnder Zysten und müssen entfernt werden. Die Dysostosis cleidocranialis zeigt neben skelettalen Entwicklungsstörungen eine typische Hyperodontie und sei darum hier erwähnt. Anresorbierte Kronen retinierter Zähne geben oft zu langjährigen Beschwerden Anlaß. Sie sind häufig nur in Panoramaaufnahmen festzustellen.

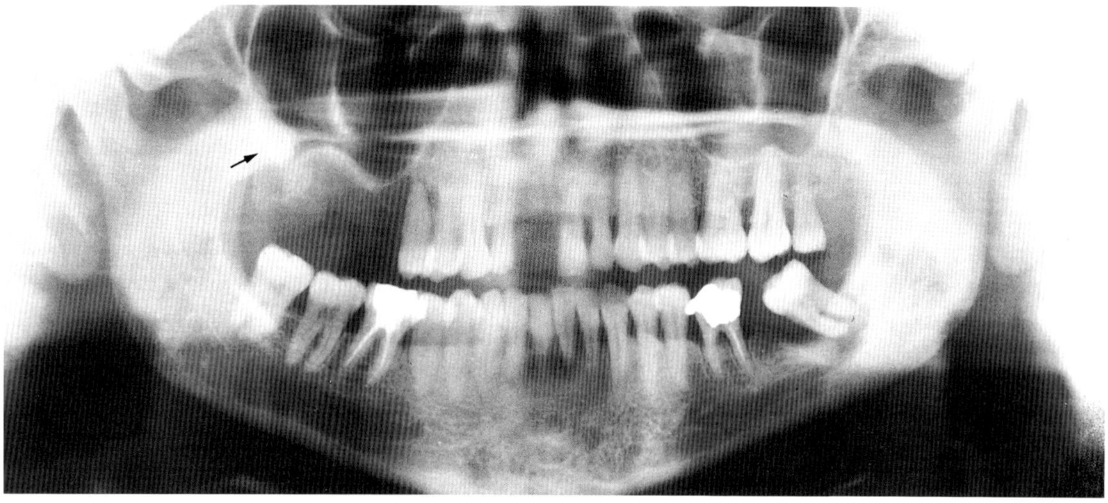

350 Retinierter 18 bei einer 42jährigen Patientin
Er ist mit seiner extremen Lage (Pfeil) der Beweis dafür, daß solche Zähne, die häufig „Schmerzen unbekannter Genese" verursachen, ohne Orthopantomographie nicht gesehen werden können. Man beachte die reaktive Sklerose am Sinusboden! Die genaue Lage ist jedoch so noch nicht eindeutig definiert (S. 89f.).

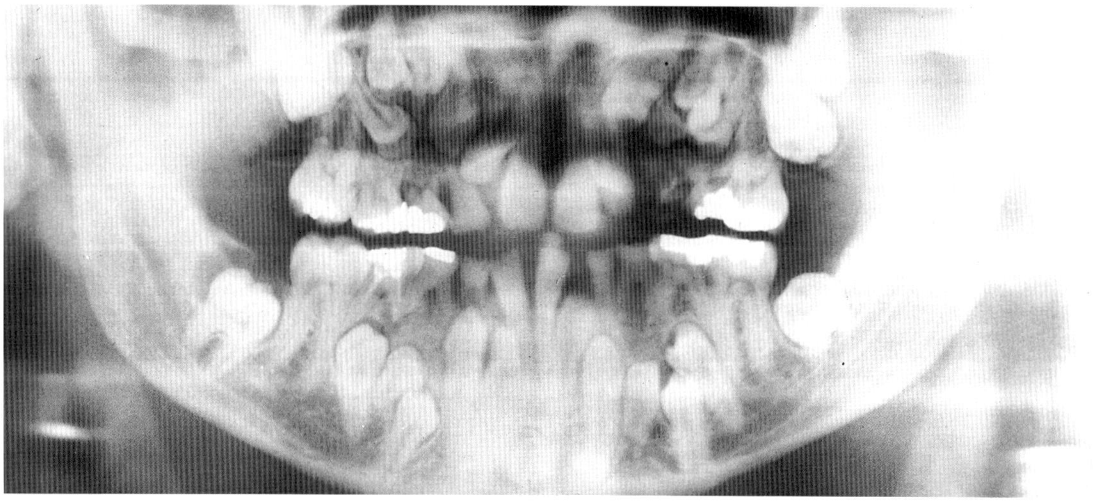

351 Verdoppelung der Zahnanlagen bis in den Prämolarenbereich
Sie signalisiert die Symptome der hereditären Dysostosis cleidocranialis (Marie-Sainton 1897) mit fehlendem Schlüsselbein, Skelettanomalien, follikulären Zysten mit Zahnretentionen und, eben, die Hyperodontie. 13jähriger ohne Schlüsselbeine.

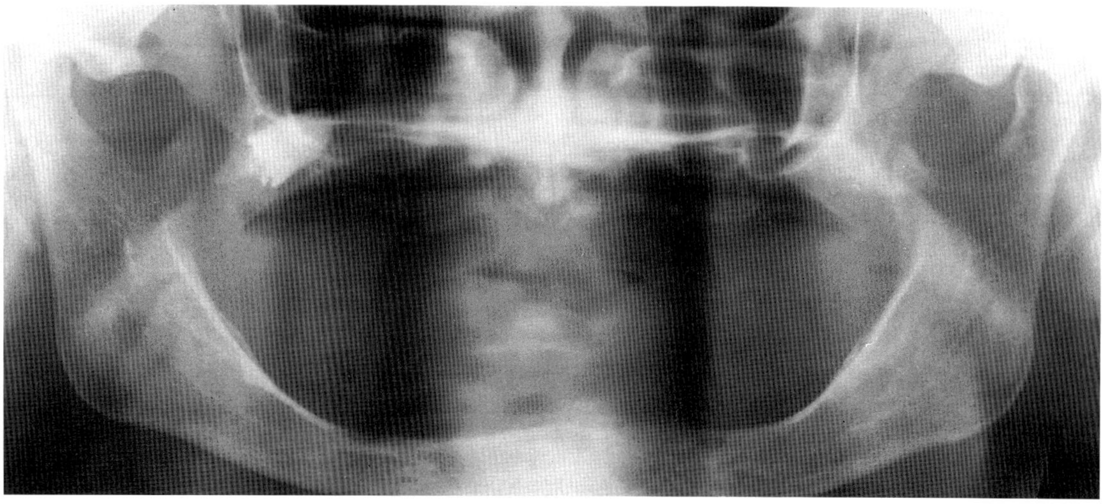

352 Retinierter 18 mit erheblich anresorbierter Zahnkrone
Jahrelang bestehende Beschwerden in der Kiefergelenkregion bei einer 83jährigen Frau.

Retinierte Zähne in speziellen Lagen

Überzählige untere Prämolaren sind mit ihrer Krone meist nach lingual orientiert, was sich durch entsprechende halbseitige Aufbißaufnahmen leicht nachweisen läßt. So extrem verdrängte retinierte untere Molaren wie der auf Abb. 354 gezeigte sind selten und werden deshalb ohne den Einsatz der Orthopantomographie gerne übersehen. Überzählige rudimentäre Neuner oder Zehner überlagern die regulär ausgebildeten oberen Molaren häufig so, daß sie auch mit Spezialaufnahmen nur schwer erkannt werden können, und überraschen damit den Operateur.

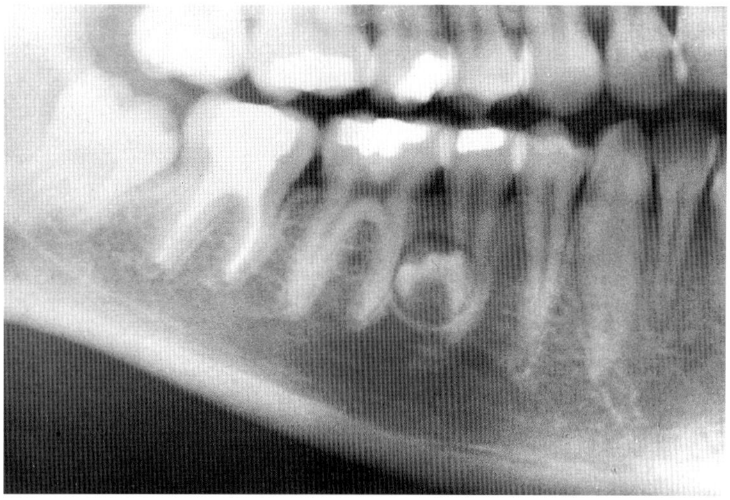

353 Überzähliger Prämolar bei einem 16jährigen Mädchen
Derartige überzählige Prämolaren sind mit ihrer oft rudimentär ausgebildeten Krone fast stets nach lingual orientiert (hier ist eine Aufbißaufnahme vom hemimandibulären Typ indiziert).

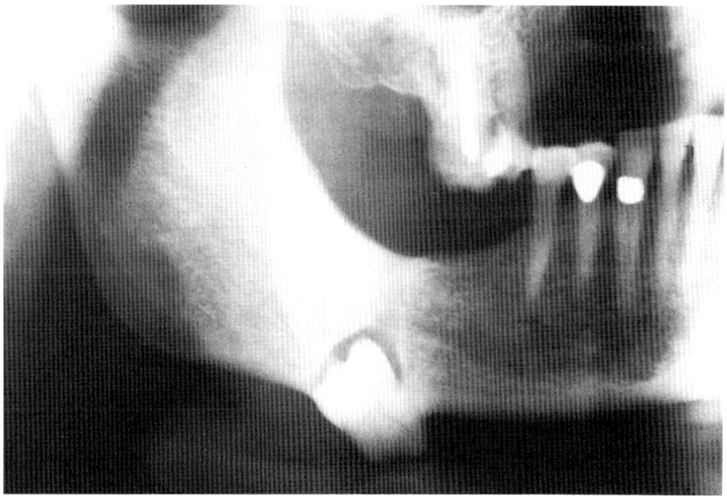

354 Retinierter 48 bei einem 57jährigen Mann
Er steht in einer Position, die schon durch Palpation zu diagnostizieren ist. Bei rüdem Vorgehen besteht die Gefahr der Spontanfraktur. Bei Zähnen mit großen Follikularzysten ist ein CT indiziert.

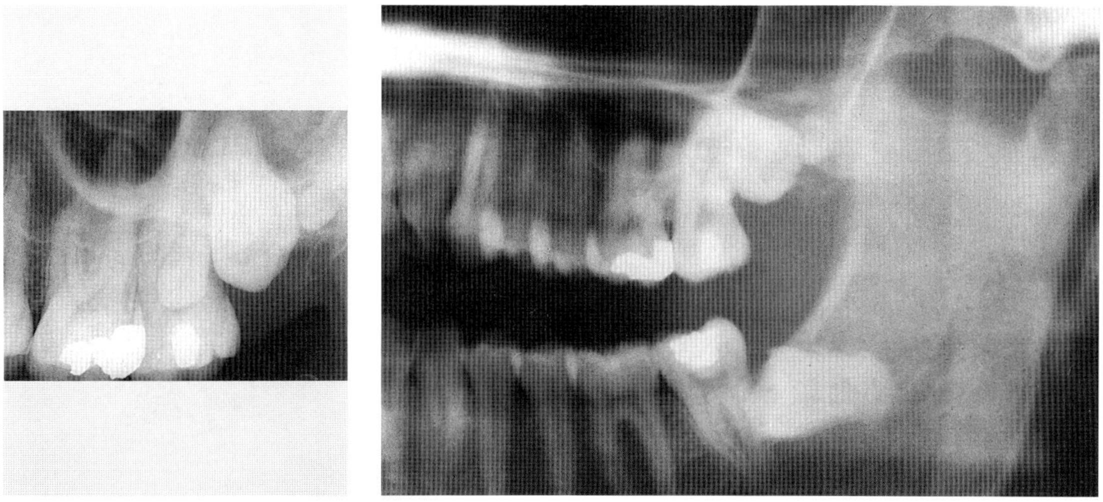

355 Retention mehrerer überzähliger rudimentärer oberer Molaren
Vergleich zwischen Orthopantomographie und Zahnaufnahme. Die Läsion erinnert an ein ausgereiftes zusammengesetztes Odontom. Der mesial von 28 und palatinal liegende Zahn kann ohne Zahnaufnahme übersehen werden, weshalb bei Unklarheiten im Orthopantomogramm zusätzliche Zahnaufnahmen erforderlich sind.

Retinierte und ankylosierte Zähne

Vorgestellt sei ein weiterer Fall eines in ungewöhnlicher Position retinierten Zahnes, der über Jahre unerklärliche Beschwerden verursacht hat. Ankylosierte Zähne werden als solche bezeichnet, wenn die Zahnwurzel mit der Alveole so verwachsen erscheint, daß radiologisch kein Desmodont nachgewiesen werden kann. Solche Zähne sind daher häufig in retinierter Lage zu finden. Retinierte Zähne, deren Krone von keinem Follikelsack mehr umgeben ist und die deshalb mit der Umgebung „verknöchern", wären ebenfalls unter den Begriff der Ankylodontie einzureihen.

356 Retinierter (!) 45 bei einer 74jährigen Patientin
Der von Schleimhaut voll bedeckte Zahn lag mit seiner Krone auf dem Foramen mentale und war klinisch nicht sichtbar.

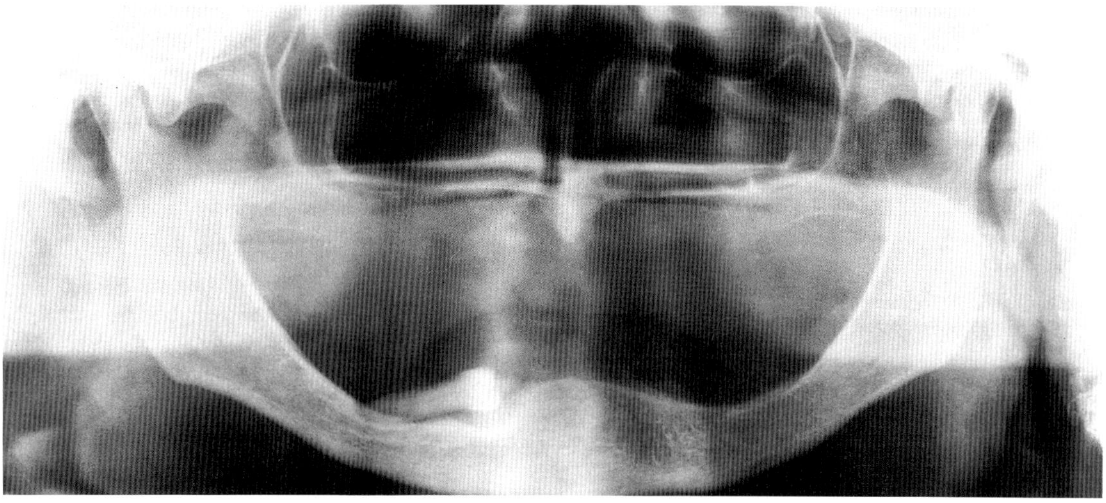

357 Am Boden der Kieferhöhle ankylosierter 25 nach persistierendem 65 bei einer 25jährigen Frau
Man beachte die Kippung der benachbarten Zähne.

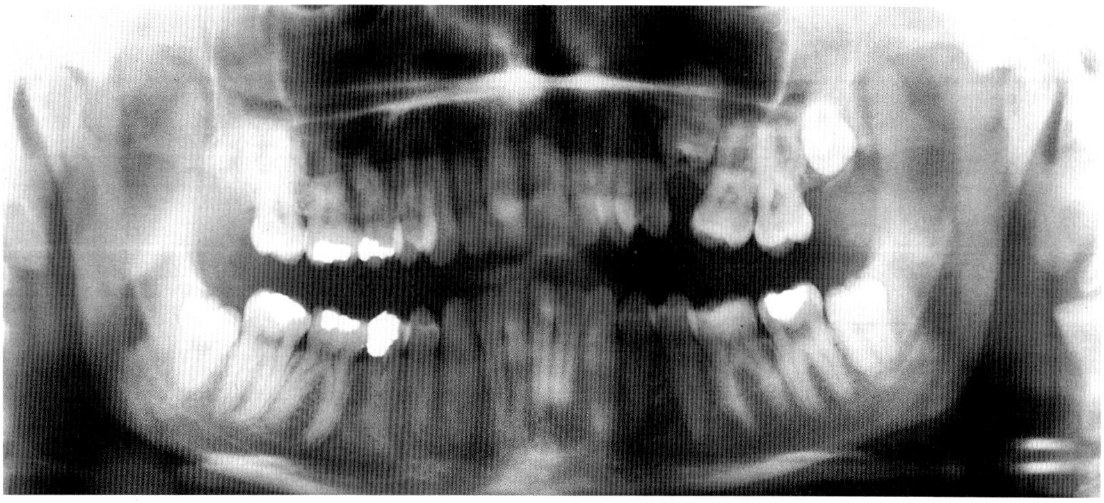

358 In inkludierter Position ankylosierter 46 bei einem 36jährigen Mann
Man beachte die fehlenden Desmodontalspalten, deren exakte Wiedergabe im Druck allerdings sehr erschwert ist.

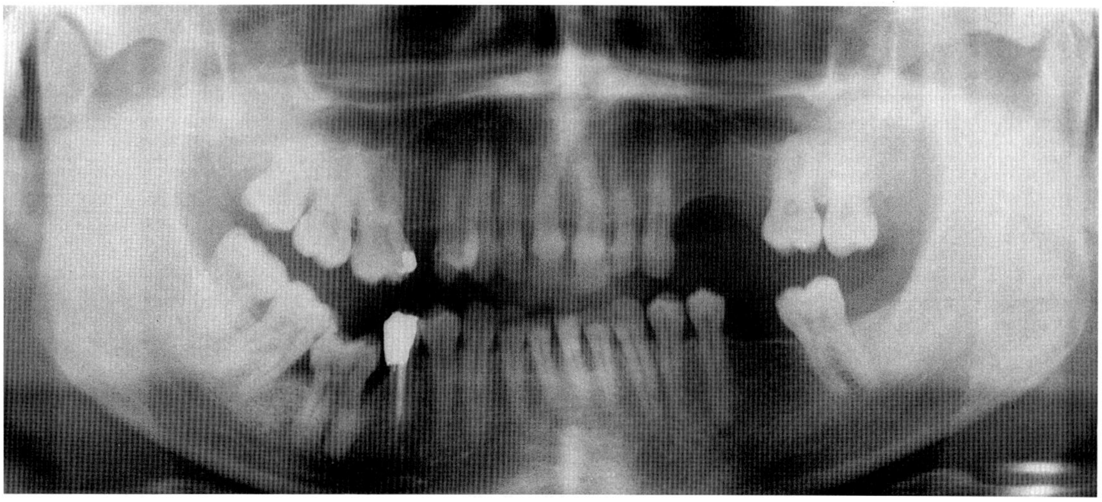

Mesiodens, Gemination, Taurodont und Dens in dente

Seiner relativen Häufigkeit wegen hat sich der überzählige mittlere Schneidezahn den speziellen Terminus Mesiodens erworben. Er ist eine typische Fehlleistung der Zahnleiste im Bereich der Sutura mediana. Der oft sehr mangelhaft ausgebildete überzählige Zahn sollte nicht mit Aufbißaufnahmen, sondern mit Lokalisationsaufnahmen nach Clark (S.84f.) lokalisiert werden. Die viel seltenere Gemination ist wohl nur in der Unterkiefermolarenregion zu sehen. Typische Fehlbildungen stellen auch der Taurodont und die Invagination des „Dens in dente" dar.

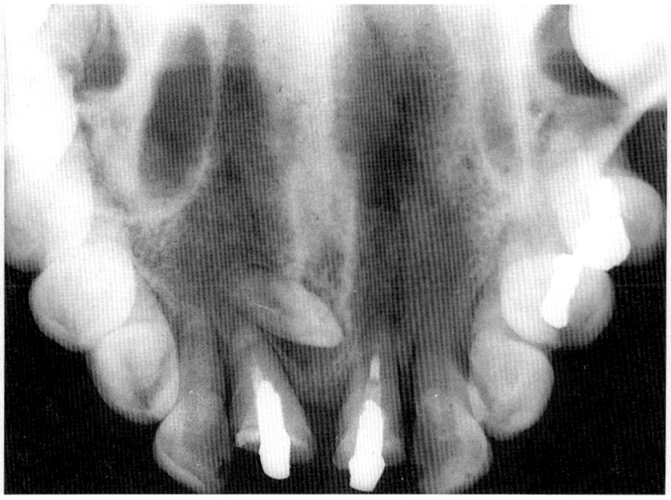

359 Mesiodens in der Aufbißaufnahme einer 44jährigen Frau
Mesiodentes werden mit der horizontalen Lokalisationstechnik lokalisiert (S. 85ff.).
Zu ihrem Nachweis – aber nicht zu ihrer Lokalisation – bedient man sich des Aufbißfilms.

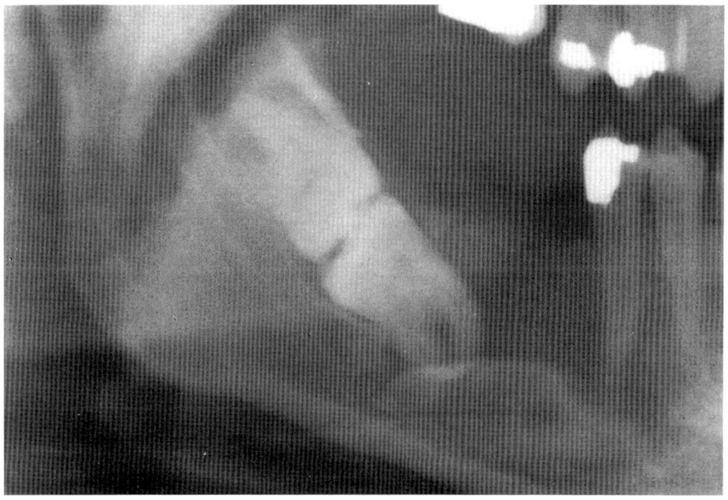

360 Gemination 48 und 47
Im gemeinsamen Follikelsack entstandene Doppelbildung.

Sammlung Dr. H. Aronis, Bruxelles

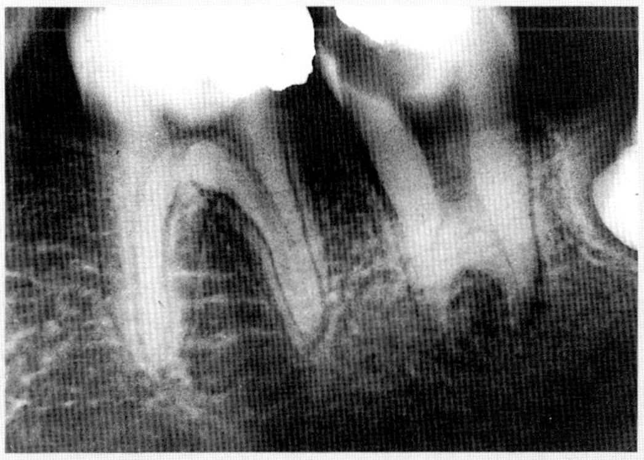

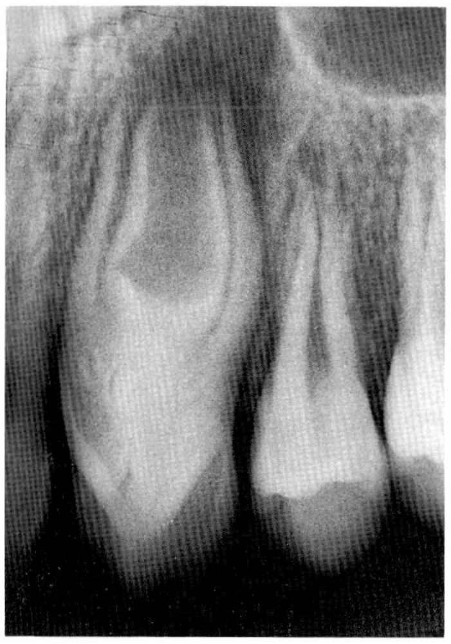

361 Taurodont
Der 37 zeigt ein typisches langes Pulpakavum und kurze gekrümmte Wurzeln.

362 Dens in dente
Ein besonders eindrücklicher Fall von Dens invaginatus mit der obligaten Pulpanekrose und der dazugehörigen periapikalen Läsion.

Hyperzementosen und Schmelzperlen

Hyperzementosen können relativ häufig an avitalen Zähnen beobachtet werden. Sie finden sich dort als Ausdruck der Abwehr des Organismus gegen einen bestehenden chronischen Infekt. Kommt die Zementhypertrophie an vitalen Zähnen vor, ist an Osteopathien wie z. B. an den bei älteren Männern vorkommenden Morbus Paget zu denken. Schmelzperlen können nur dann röntgenologisch gut erfaßt werden, wenn sie in den Approximalraum ragen. Sie entpuppen sich manchmal als Phantom, das durch den Additionseffekt der Wurzelansätze an Molaren hervorgebracht wird.

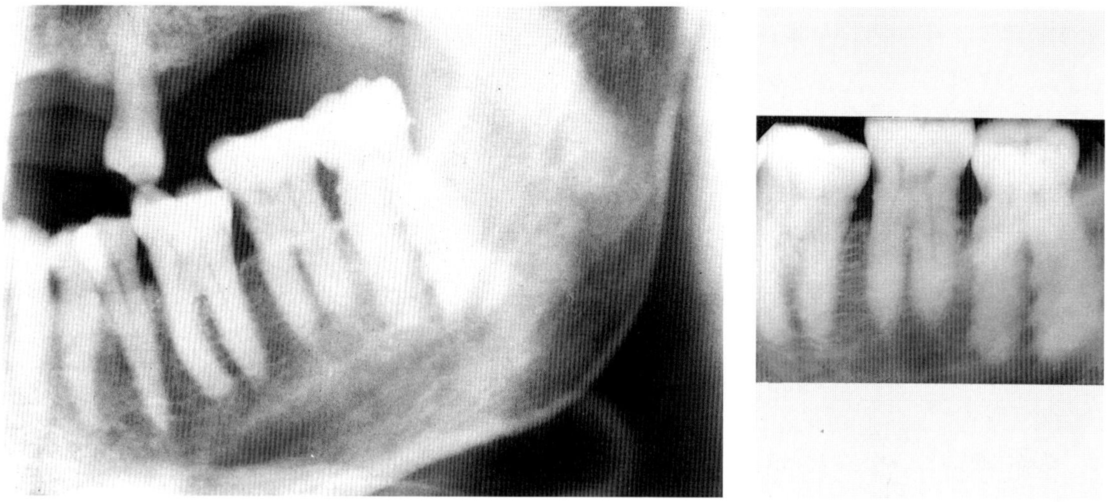

363 Hyperzementose im Vergleich zwischen Zahnaufnahme und Orthopantomographie
Tritt die Zementhypertrophie bei älteren Männern auf, so ist an die Osteodystrophia deformans (Paget) zu denken.

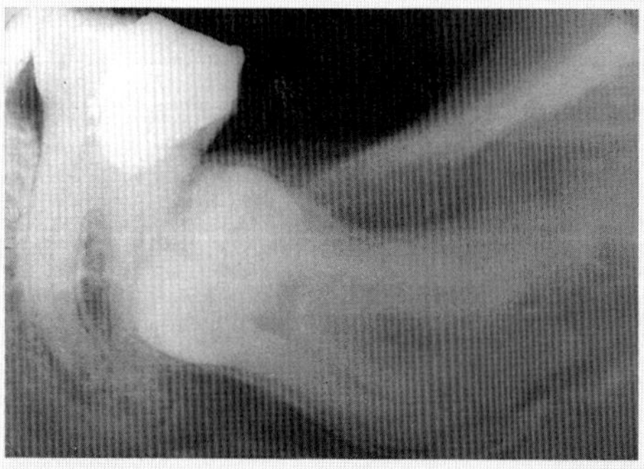

364 Hyperzementose
Sie tritt vornehmlich bei avitalen Zähnen als Ausdruck der Abwehr des Organismus auf. Zementhypertrophie kann aber auch bei vitalen Zähnen als Nebenerscheinung von Osteopathien oder essentiell beobachtet werden.

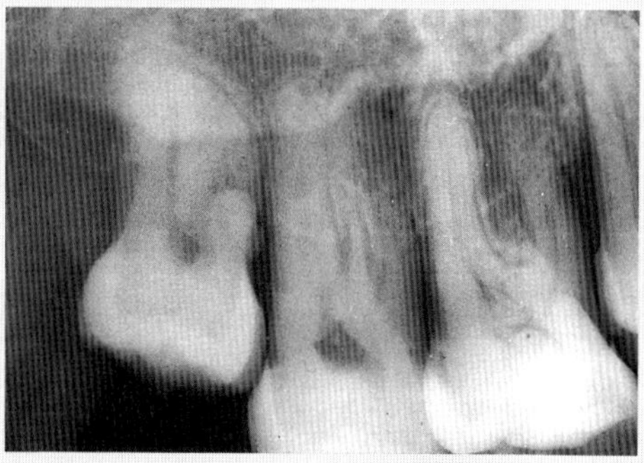

365 Schmelzperle
Als Hamartom den Odontomen zuzuordnen, tritt sie gern an der Schmelz-Zement-Grenze auf (18 mesial).

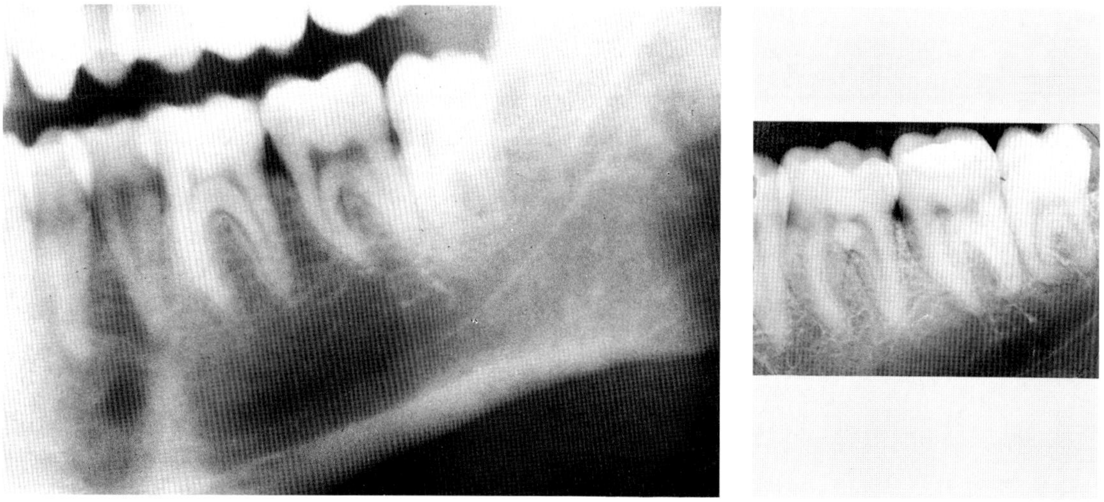

366 Schmelzperle
Sie wird aber auch gerne dort diagnostiziert, wo sie nur als Additionseffekt der Wurzelansätze (also an Bi- und Trifurkationen) ein projektorisch bedingtes Scheindasein führt. Rechts an 36 eine Schmelzperle, die links in der Orthopantomographie infolge der veränderten Projektionsbedingungen nicht erscheint.

Amelogenesis imperfecta

Die Amelogenesis imperfecta oder hereditäre Schmelzhypoplasie ist eine ektodermale Odontopathie mit unvollständig dominantem und geschlechtsgebundenem Erbgang. Sie zeigt klinisch eine typische Braunfärbung der entweder relativ glatten, mit sehr wenig Schmelz bedeckten Zahnoberflächen (Ausformung beim männlichen Geschlecht) oder einen höckerig-zapfenförmig gestalteten Schmelz (Ausformung beim weiblichen Geschlecht). Das Beispiel der Schmelzhypoplasien – die ja nicht radiologisch untersucht werden müssen – zeigt eindrücklich, daß neben der klinischen auch noch eine forensische Indikation zur Röntgenaufnahme bestehen kann.

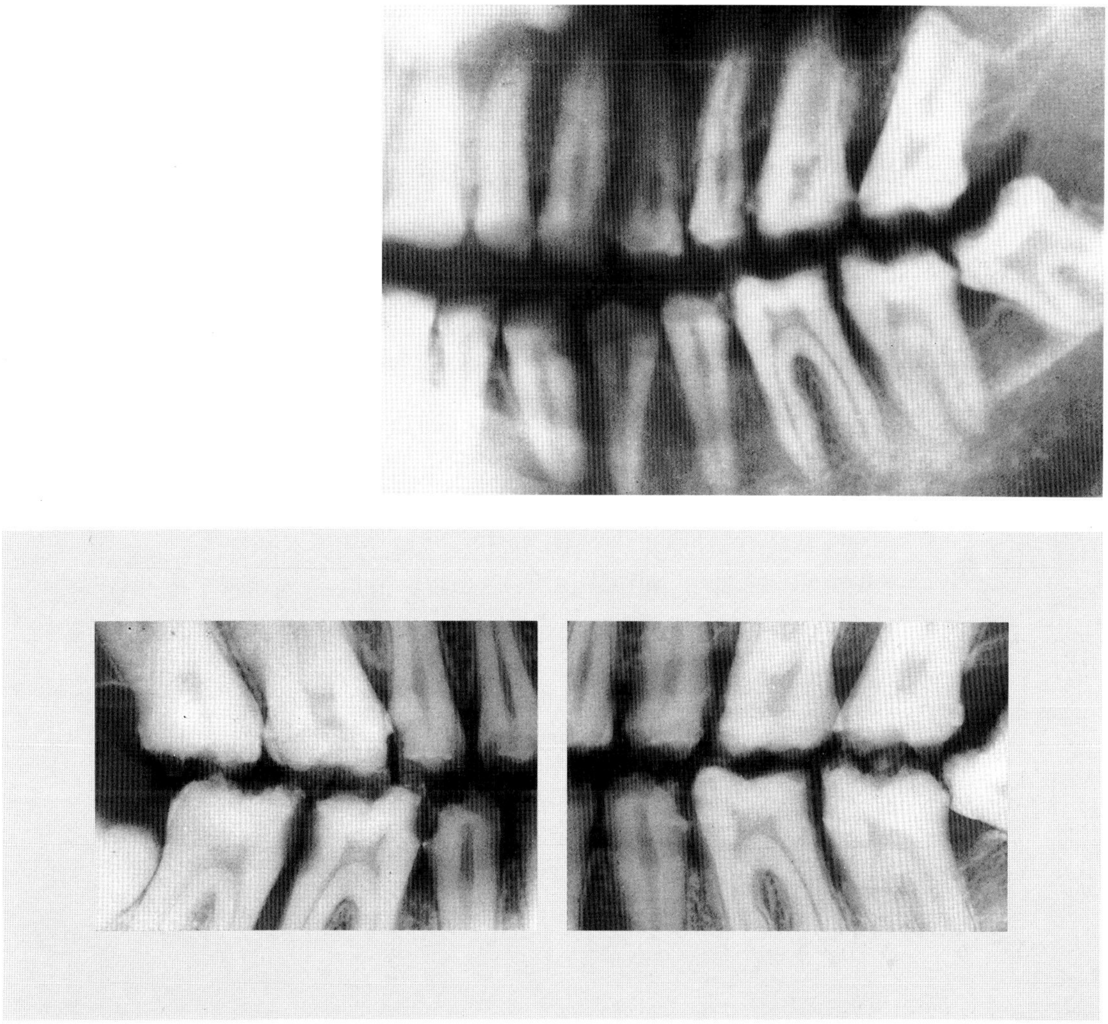

367 Amelogenesis imperfecta im Vergleich zwischen einer Orthopantomographie und den Bißflügelfilmen des gleichen Patienten
Man beachte die mit sehr wenig Zahnschmelz bedeckten Zahnoberflächen (männliche Form).

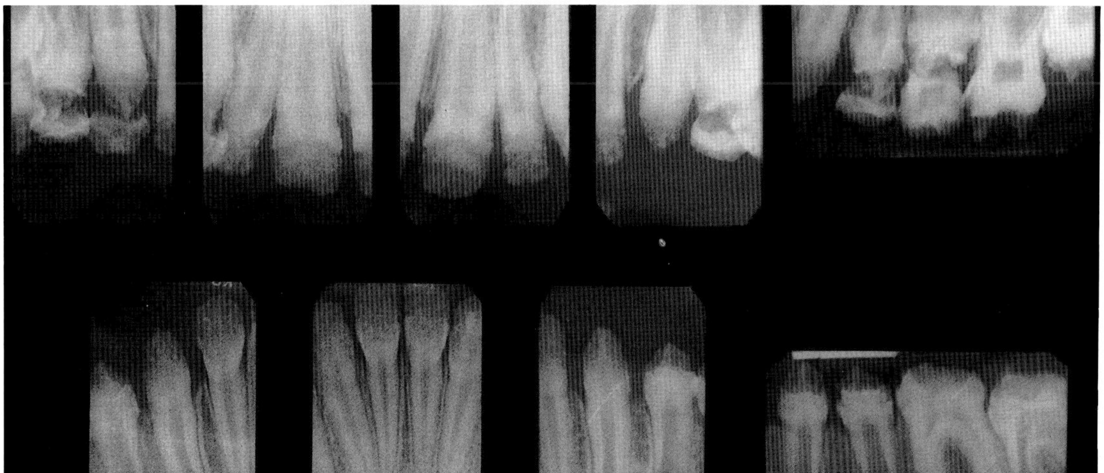

368 Ausschnitt aus dem Status einer Amelogenesis imperfecta
Zapfenförmig gestalteter und relativ dicker Schmelz (weibliche Form).

Dentinogenesis imperfecta

Bei der Dentinogenesis imperfecta handelt es sich um eine mesodermale Mißbildung mit Störung der Dentinbildung und mit einfach dominantem Erbgang. Sie kann auch kombiniert mit einer Osteogenesis imperfecta vorkommen. Die Zahnkronen erscheinen durch die Existenz der verkürzten und konisch verformten Wurzeln plump und groß. Eine dünne Schicht von Zahnschmelz überzieht das mißgebildete Dentin, das völlig unempfindlich ist. Ein typisches Zeichen ist die rasche Verkleinerung der anfänglich großen Pulpenkammern, die im Endstadium sogar obliterieren können.

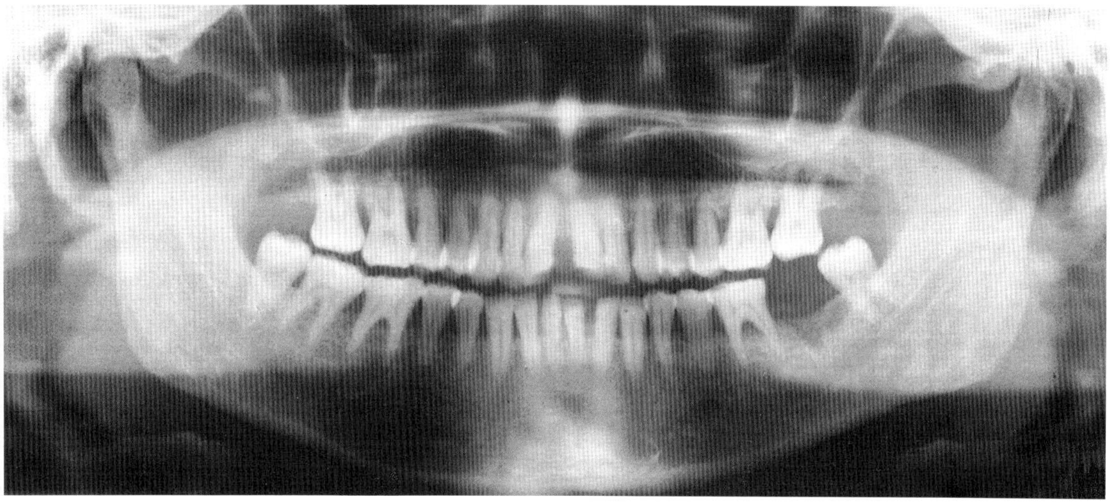

369 Dentinogenesis imperfecta einer 38jährigen Frau
Der gezeigte Fall gibt eine leichte Form mit zarten Wurzeln wieder. Es handelt sich um eine Mißbildung mit einfach dominantem Erbgang. Der von Rissen durchzogene dünne Zahnschmelz und das Dentin kauen sich allmählich ab.

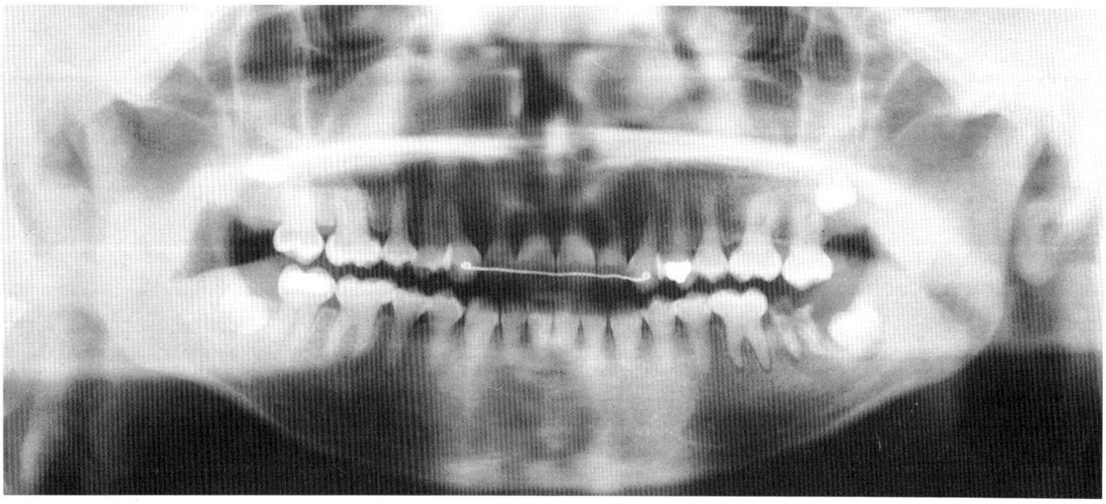

370 Dentinogenesis imperfecta eines 11jährigen Mädchens
Typisches Mißverhältnis zwischen Kronen und Wurzeln. Die Patienten zeigen unter Umständen Zeichen einer Osteogenesis imperfecta. Man beachte die bereits erfolgte Obliteration der Pulpakammern und der Wurzelkanäle.

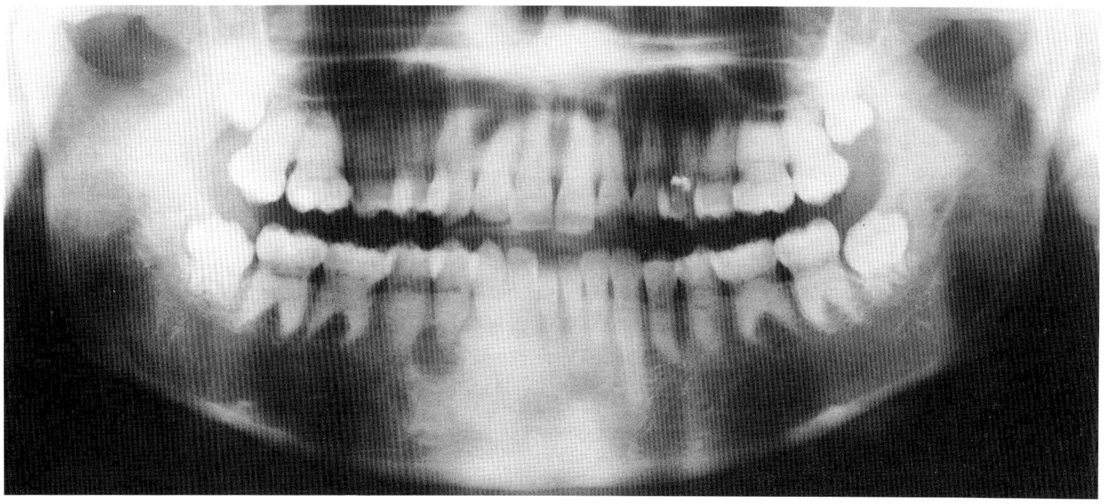

371 Dentinogenesis imperfecta einer 19jährigen Patientin
Auch hier ist die frühzeitig einsetzende Obliteration der im Anfangsstadium weiten Pulparäume zu beobachten. Die Wurzeln zeigen verkürzte und plumpe Formen.

Weitere Odontodysplasien

Die Odontogenesis imperfecta mit Mißbildungen der Zähne und Durchbruchstörungen beruht auf einer Störung der Odontoblastenfunktion, die häufig mit einer Dysfunktion der Osteoblasten kombiniert ist, die man Osteogenesis imperfecta nennt. Neben dieser anlagebedingten generalisierten Form findet man auch lokale Odontodysplasien, deren Ursache nur vermutet werden kann. Eine Sonderform der Odontodysplasie ist der Muschelzahn, der bei vollständig ausgebildetem Schmelzmantel übergroße Pulpakammern und fehlende Wurzelbildung zeigt.

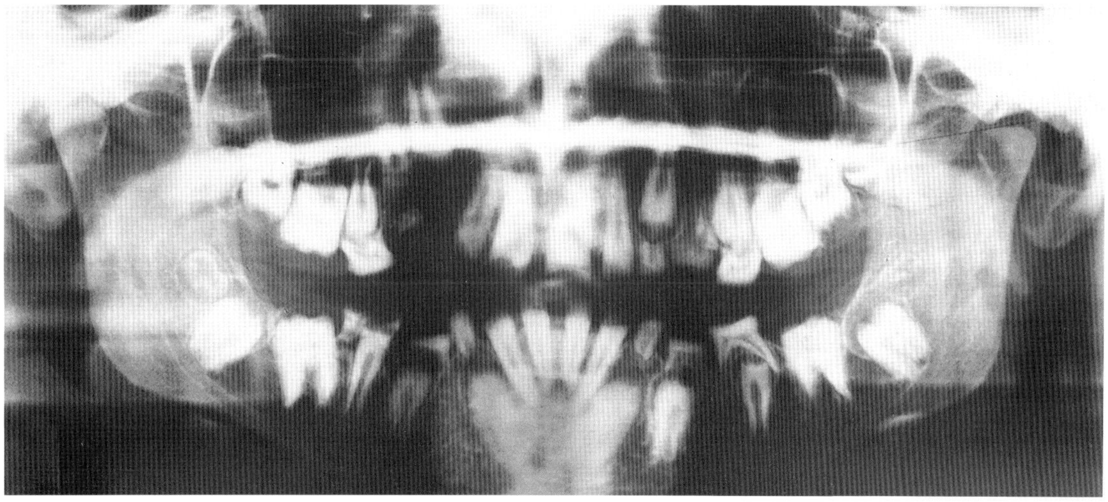

372 Odontogenesis imperfecta
Auffallend ist, daß die Pulpakammern von unterschiedlicher Größe sind. Die mißgebildeten Zähne brechen häufig nicht durch, und die Veränderungen umfassen den ganzen Zahn. Diese Mißbildung ist oft mit einer Osteogenesis imperfecta des Skeletts vergesellschaftet.

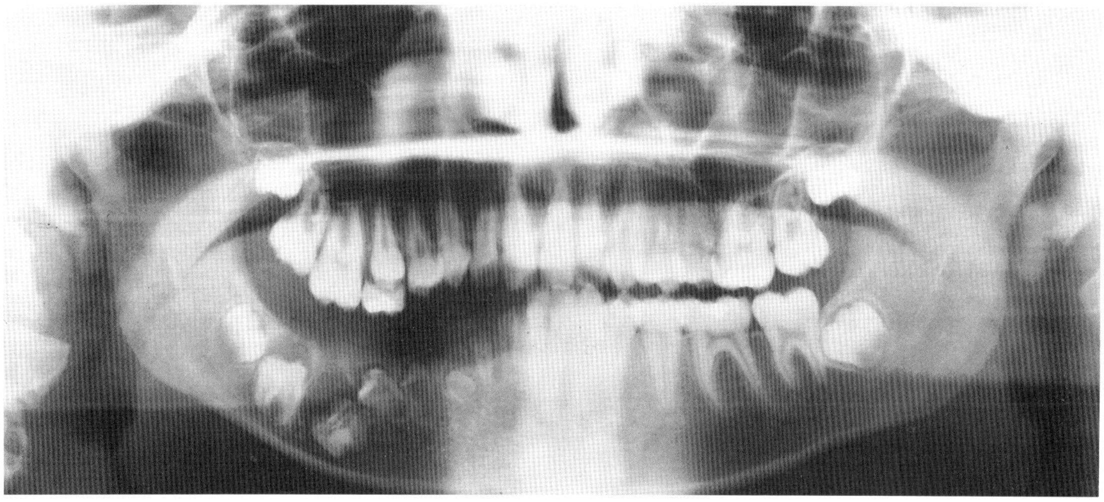

373 Nur im rechten Unterkiefer aufgetretene Odontodysplasie mit Mißbildung aller Zahnteile und fehlender Durchbruchsneigung
Als Ursache kann ein Unfall in frühkindlichem Alter angenommen werden, der eine lokale Störung der Odontoblastenfunktion verursacht hat.

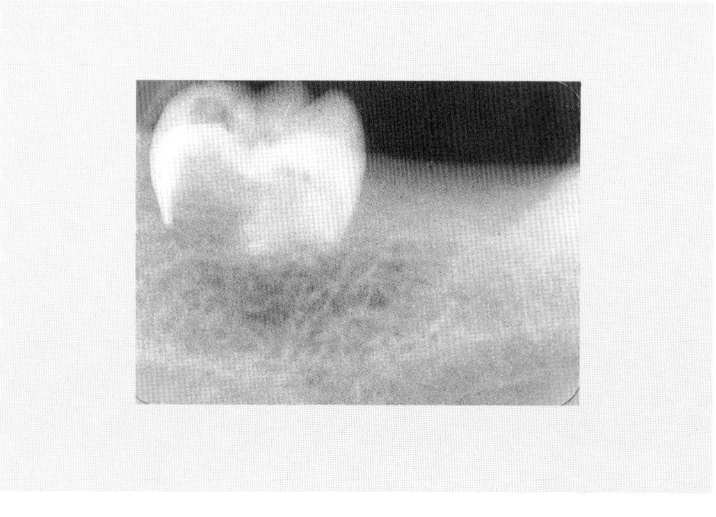

374 Sogenannter Muschelzahn
Form der Dentinogenesis imperfecta, bei der die Wurzeln nicht ausgebildet werden und die Pulpakammern außerordentlich groß bleiben.

Seitlich offener Biß bei Makroglossie und „idiopathische Wurzelresorption“

Obwohl beide Zustände nach systematischen Grundsätzen eher nicht in dieses Kapitel gehören würden, seien sie dennoch hier vorgestellt, um einen Vergleich mit den vorher gezeigten Fällen von Dentinogenesis bzw. Odontogenesis imperfecta zu ermöglichen. Die Veränderungen der Wurzelform im Molarenbereich des ersten Falles und die Wurzelresorptionen im zweiten Fall zeigen deutlich erkennbare Unterschiede zu den vorhergehenden Fällen.

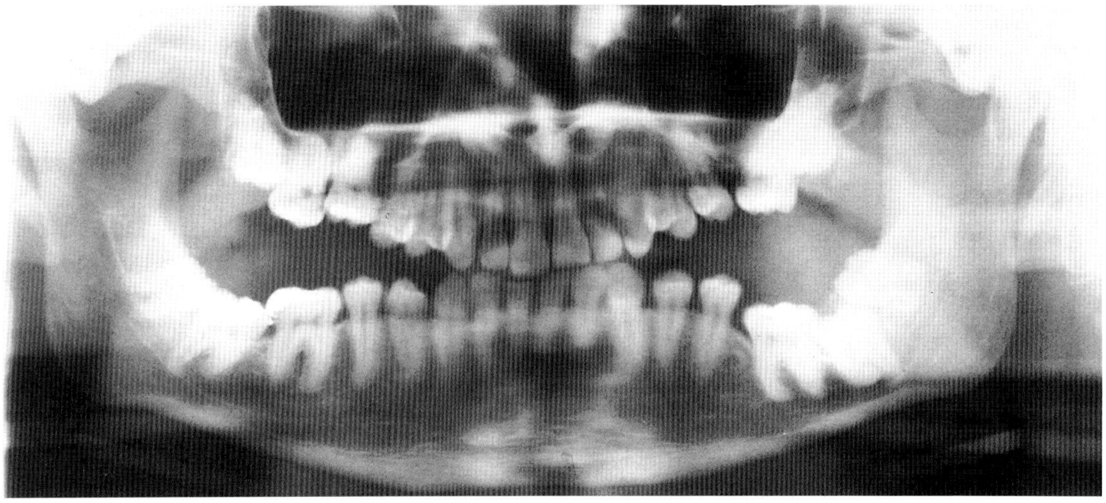

375 Seitlich offener Biß bei Makroglossie und mehrfachen Zahnretentionen
Vergleich zu den vorhergehenden Fällen.

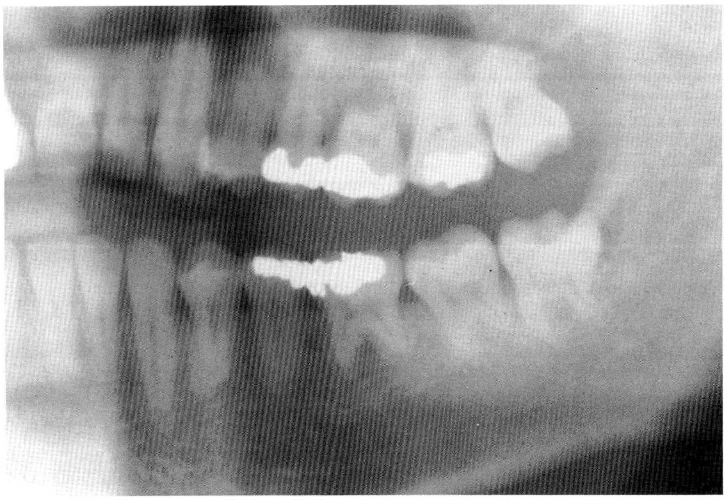

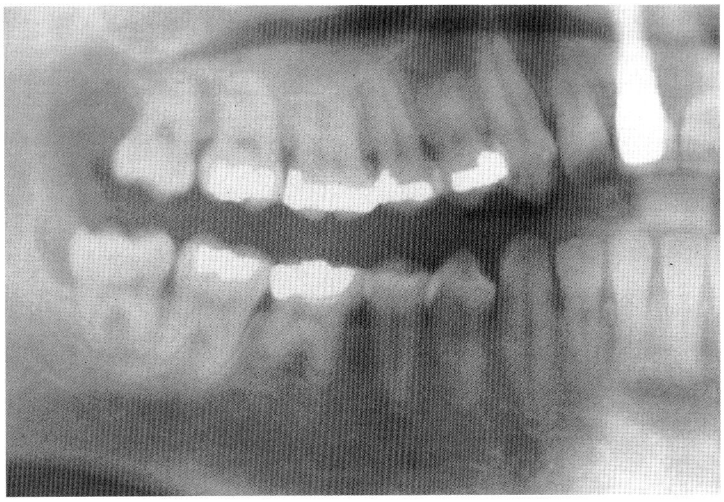

376 „Idiopathische Wurzelresorption“
Vergleich zu den vorhergehenden Fällen von Dentinogenesis imperfecta. In diesem Fall waren jedoch zwei Unfälle im frühkindlichen Alter nachzuweisen, so daß die traumatische Genese gesichert erscheint. Oben linke Seite im Ausschnitt und unten rechte Seite desselben Patienten.

Sammlung Dr. Ledermann, Herzogenbuchsee.

Konkremente, Verkalkungen, Verknöcherungen

Die Zusammenfassung der obigen Themen gestattet die Besprechung von verschiedenen röntgenopaken Objekten und Strukturen, die nicht immer außerhalb der Kiefer zu sehen und dort relativ leicht zu erkennen sind. Häufig liegen sie in Zahnaufnahmen und besonders in Orthopantomographien so im Strahlengang, daß sie in Superposition mit den Zähnen und Kiefern abgebildet werden. Da man nur ein zweidimensionales Bild vor sich hat und die dritte Dimension zu fehlen scheint, ist man geneigt, die sich in verschiedenen Bildebenen befindlichen Objekte und Strukturen nicht als Summationseffekte, sondern als reelle Strukturveränderungen in den Kiefern zu interpretieren. Dazu kommt, daß die außerhalb der Kiefer liegenden, strahlendichten Objekte zusammen mit den Strukturen der Kiefer durch den Additionseffekt der Strahlenschwächung deutlicher sichtbar werden, als dies ohne Überlagerung möglich wäre. Zudem kann sowohl die Zahnaufnahme als auch die Orthopantomographie nur ein Summationsbild liefern. Denn auch die Orthopantomographie gehört schließlich zu den Zonographien (mehr als 5 mm Schichtdicke) und nicht zu den Tomographien (weniger als 5 mm Schichtdicke), weshalb Summationseffekte nicht unterdrückt werden können. Alle diese hier nur andeutungsweise erwähnten Umstände machen deutlich, daß Fehlinterpretationen nur mit größter Aufmerksamkeit vermieden werden können. Alles hängt davon ab, den täuschenden Summationseffekt zu erkennen und die drohende Fehlinterpretation durch eine aufnahmetechnisch gekonnte Überprüfung der dritten Dimension auszuschalten.

Die wichtigsten schattengebenden Überlagerungsmöglichkeiten:

- Supra- und subgingivaler Zahnstein ist nur approximal sichtbar und überlagert im anderen Fall nur die Zahnwurzeln.
- Sialolithen aus der Glandula submandibularis produzieren, falls sie im Wharton-Gang liegen, Verschattungen im Kieferwinkel und im Prämolaren-Molaren-Bereich des Unterkiefers.
- Sialolithen aus der Glandula sublingualis sind meist zu klein, um im Frontzahnbereich des Unterkiefers Additionseffekte zu produzieren.
- Sialolithen aus der Glandula parotis werden, wenn sie im frontalen Drüsenlappen liegen, im Orthopantomogramm auf den Ramus, wenn sie im Ductus Stenoni liegen, auf die Oberkiefermolaren projiziert.
- Multiple Osteome und verkalkte Akneherde der Wangenhaut.
- Verkalkte Lymphdrüsen, die den Unterkiefer verschatten können.
- Verknöcherungen bei Myositis ossificans.
- Verknöcherungen des Lig. stylohyoideum.
- Überlagerungen des Corpus mandibulae durch das beim Schluckakt bewegte Zungenbein im Orthopantomogramm.

377 Supragingivale Zahnstein„fahnen“
Weiche Zahnaufnahme aus der Molarenregion des Unterkiefers links.

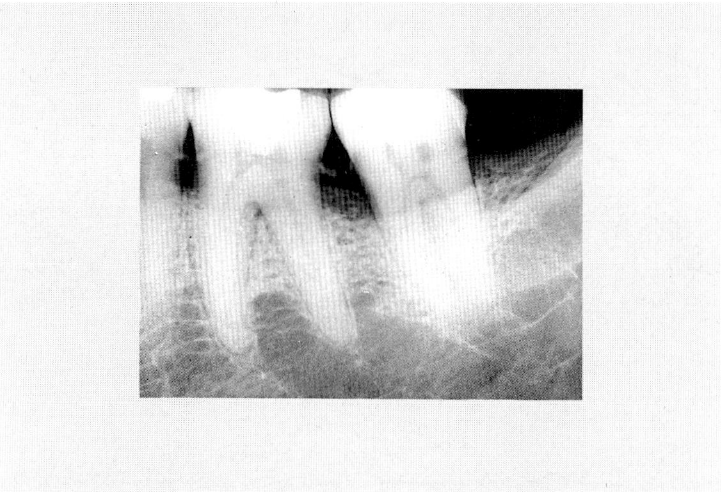

378 Supragingivaler Zahnstein bei einer 79jährigen Frau
Der Ausschnitt aus einer Orthopantomographie zeigt eine massive Anlagerung von supragingival gelegenem Zahnstein.

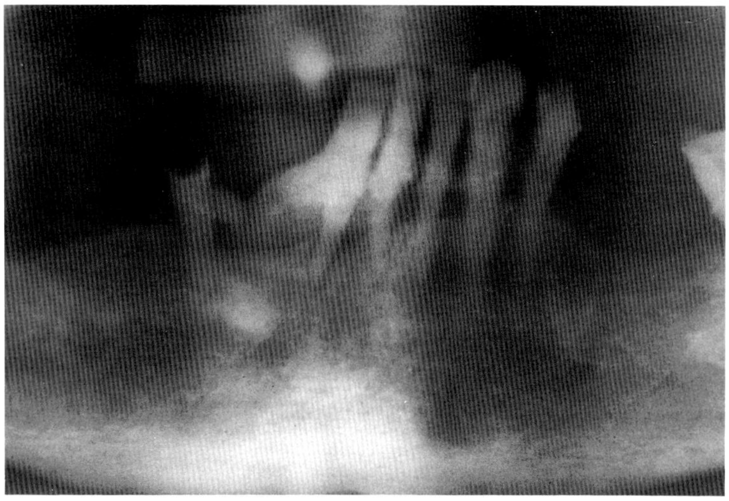

379 Verkalkte zervikale Lymphknoten bei einem 79jährigen Mann
Verkalkte Lymphknoten konnte man früher öfter nach Tuberkulose beobachten (Typus bovinus in der Kuhmilch). Immerhin sieht man solche verkalkten Lymphdrüsen gelegentlich noch bei älteren Patienten.

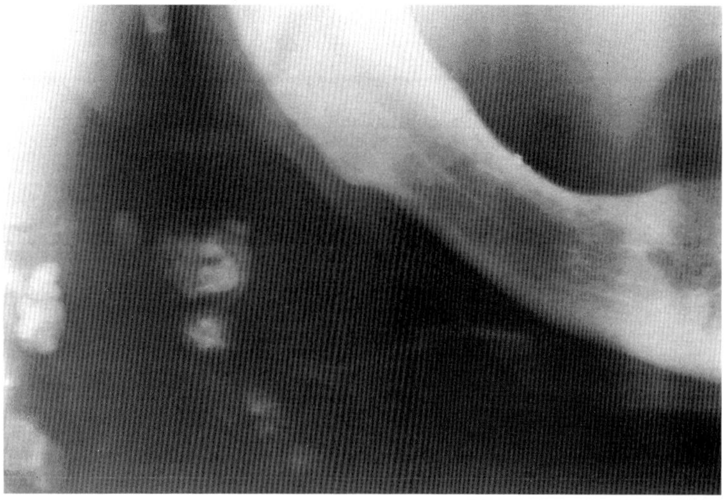

380 Verkalkte zervikale Lymphknoten bei einem 59jährigen Mann

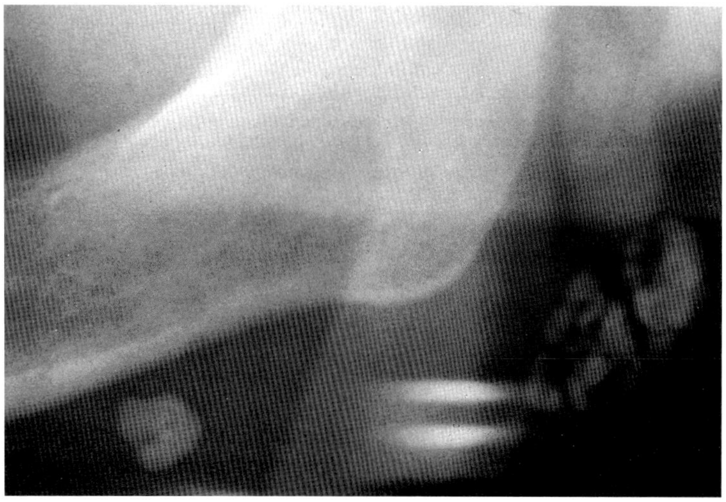

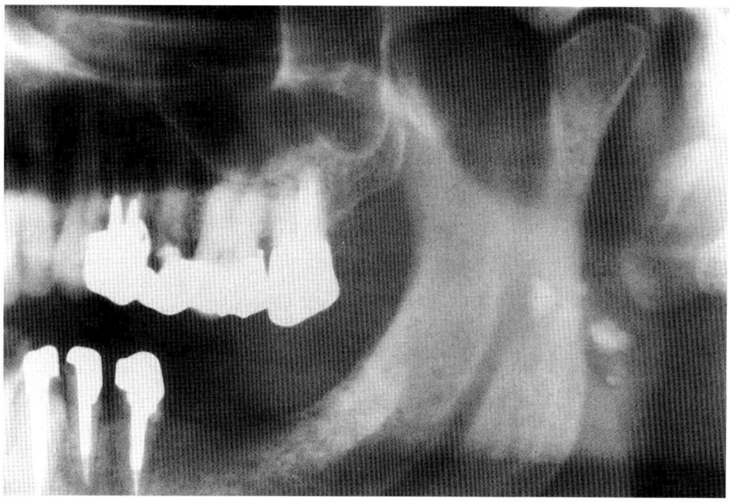

381 Verkalkungen in der Glandula parotis nach juveniler Parotitis epidemica bei einem 54jährigen Mann
Die Abb. 383 zeigt mit einer Sialographie die Konfiguration der Parotisdrüse im Orthopantomogramm.

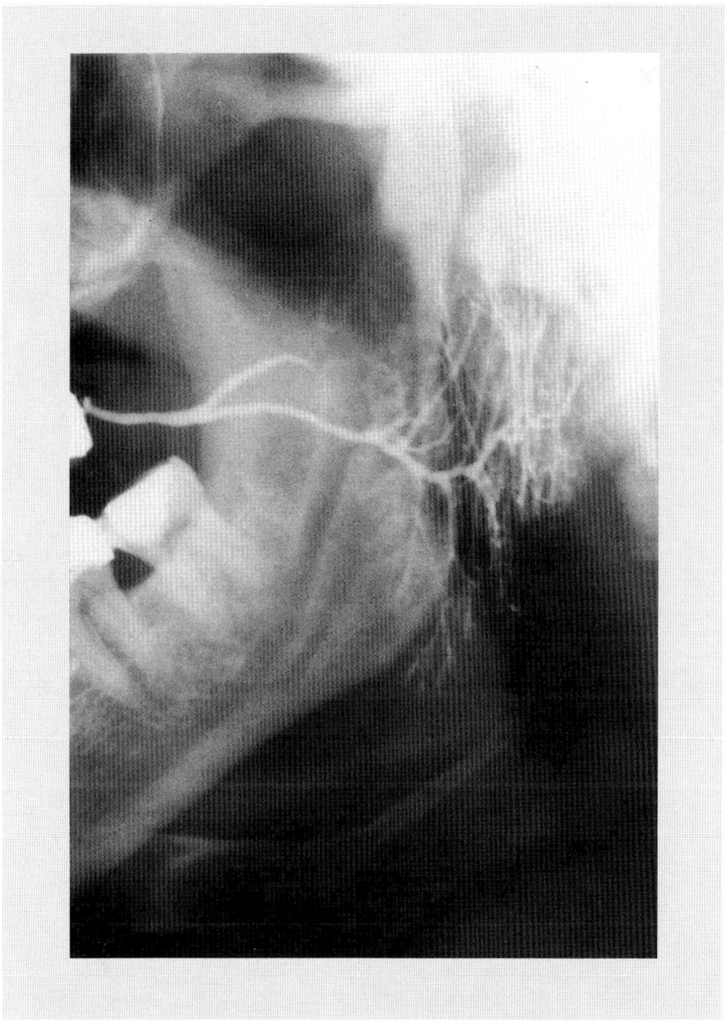

382 Sialographie der Glandula parotis eines 47jährigen Mannes
Röntgenanatomische Lage der Drüse und des Ausführungsganges in einer Orthopantomographie. Zur Röntgendiagnostik der Ohrspeicheldrüse werden jedoch auch konventionelle Aufnahmen in der Frontalebene oder Computertomographien benützt.

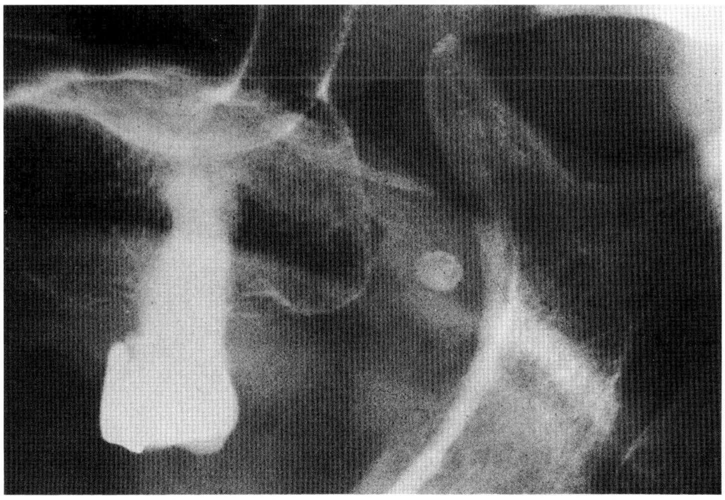

383 Sialolith im Stenon-Ausführungsgang der Glandula parotis bei einer 74jährigen Frau
An dieser Stelle können sich jedoch auch andere Verkalkungen wie Phlebolithen oder auch Osteome am Processus pterygoideus abbilden. Mit Hilfe der tangentialen Jochbeinaufnahme (Phlebolithen) oder einer axialen Schädelaufnahme oder mit CT (Osteome am Processus pterygoideus) kann die Differentialdiagnose geklärt werden.

384 Kleiner Sialolith aus der Glandula sublingualis bei einer 70jährigen Patientin (Pfeil)
Zur Verwendung gelangte eine Okklusalaufnahme vom Typ „Unterkiefer Halbseite" in perfekter Ausführung.

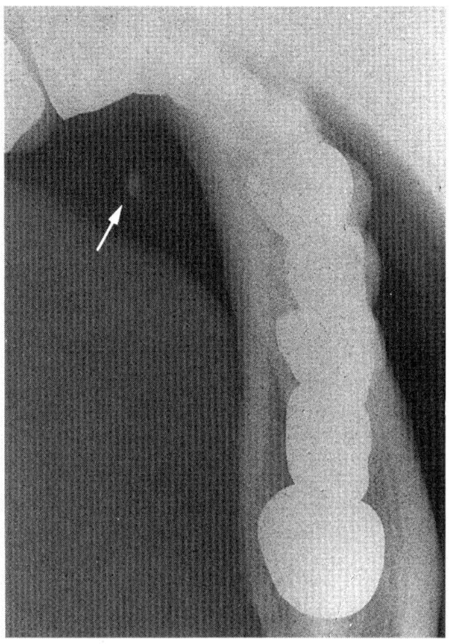

385 Sialolithen im Wharton-Gang der Glandula submandibularis einer 56jährigen Patientin
Der Vergleich zwischen einer Orthopantomographie und einer nicht regelrecht angefertigten Okklusalaufnahme ist aufschlußreich: Der auch in der Okklusalaufnahme gut sichtbare vordere Stein (Pfeil) liegt im Orthopantomogramm in der Wurzelregion von 44 und 43. Der rückwärtige Stein (Pfeil), der in der Orthopantomographie unterhalb der distalen Wurzel von 46 („wie ein Wurzelrest") liegt, kann mit der falsch angewendeten Okklusalaufnahme (unten) nicht mehr dargestellt werden (Pfeil).

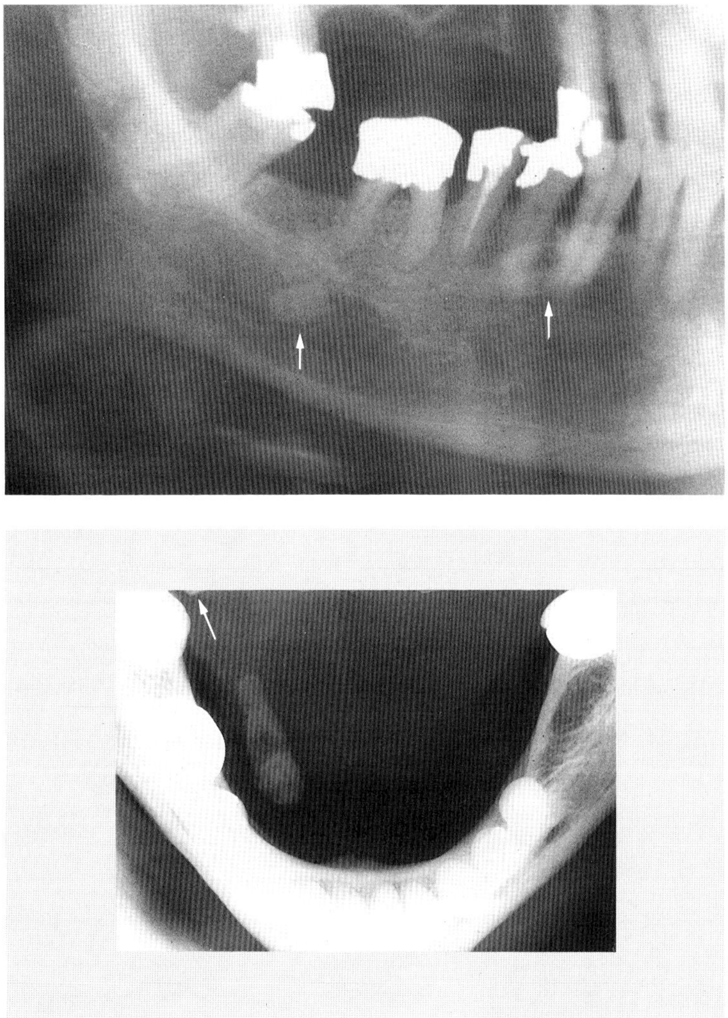

386 Sialographie der Glandula submandibularis eines 55jährigen Mannes
Typischer Verlauf des Ausführungsganges der Drüse im Orthopantomogramm. Das Corpus ossis hyoidis überlagert den unteren Pol der Drüse und täuscht eine Verkalkung vor.

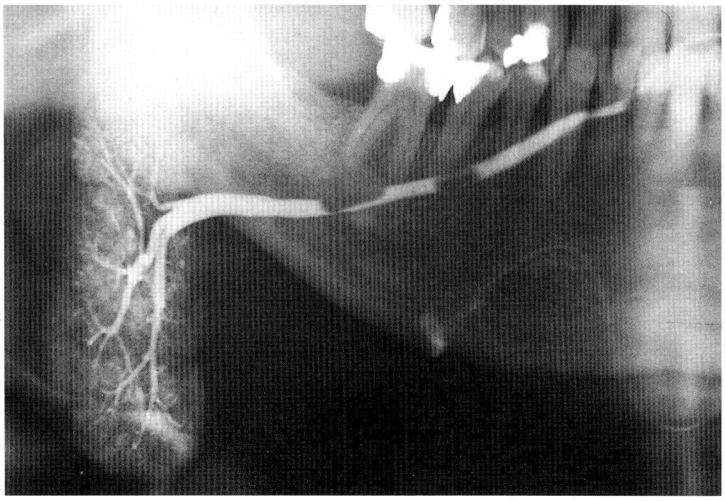

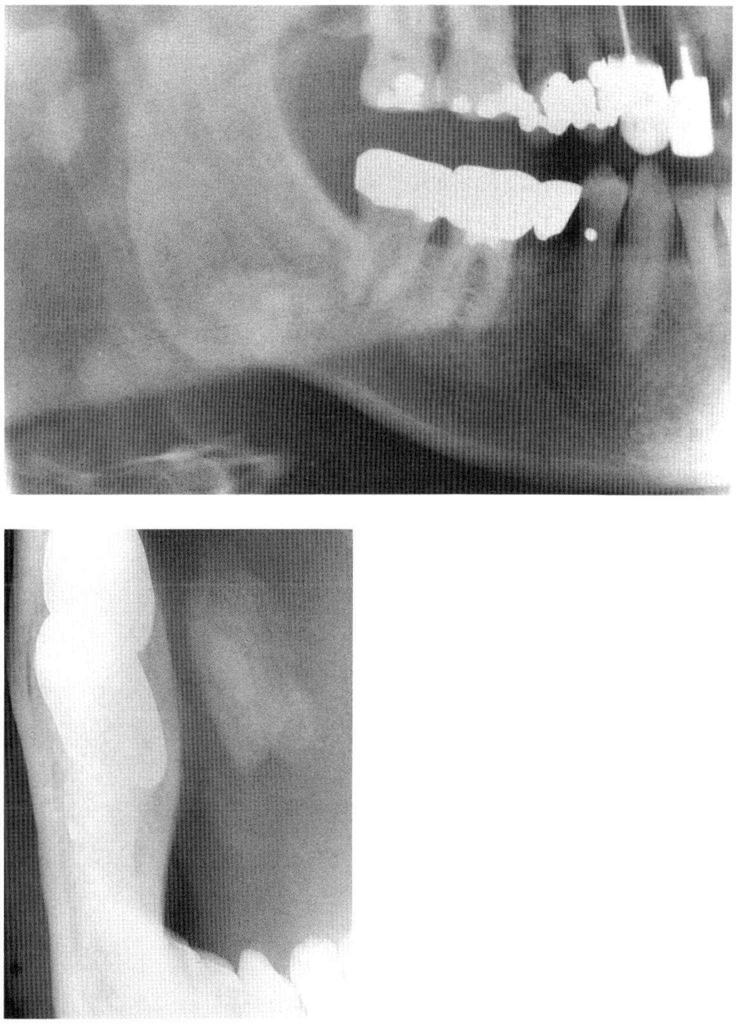

387 Großer, in Schichten aufgebauter Sialolith an der Biegung des Ausführungsganges bei einem 62jährigen Mann im Orthopantomogramm
Die regelrecht angefertigte weiche Okklusalaufnahme (unten) gibt den Stein in seiner Lage und in seiner ganzen Ausdehnung perfekt wieder.

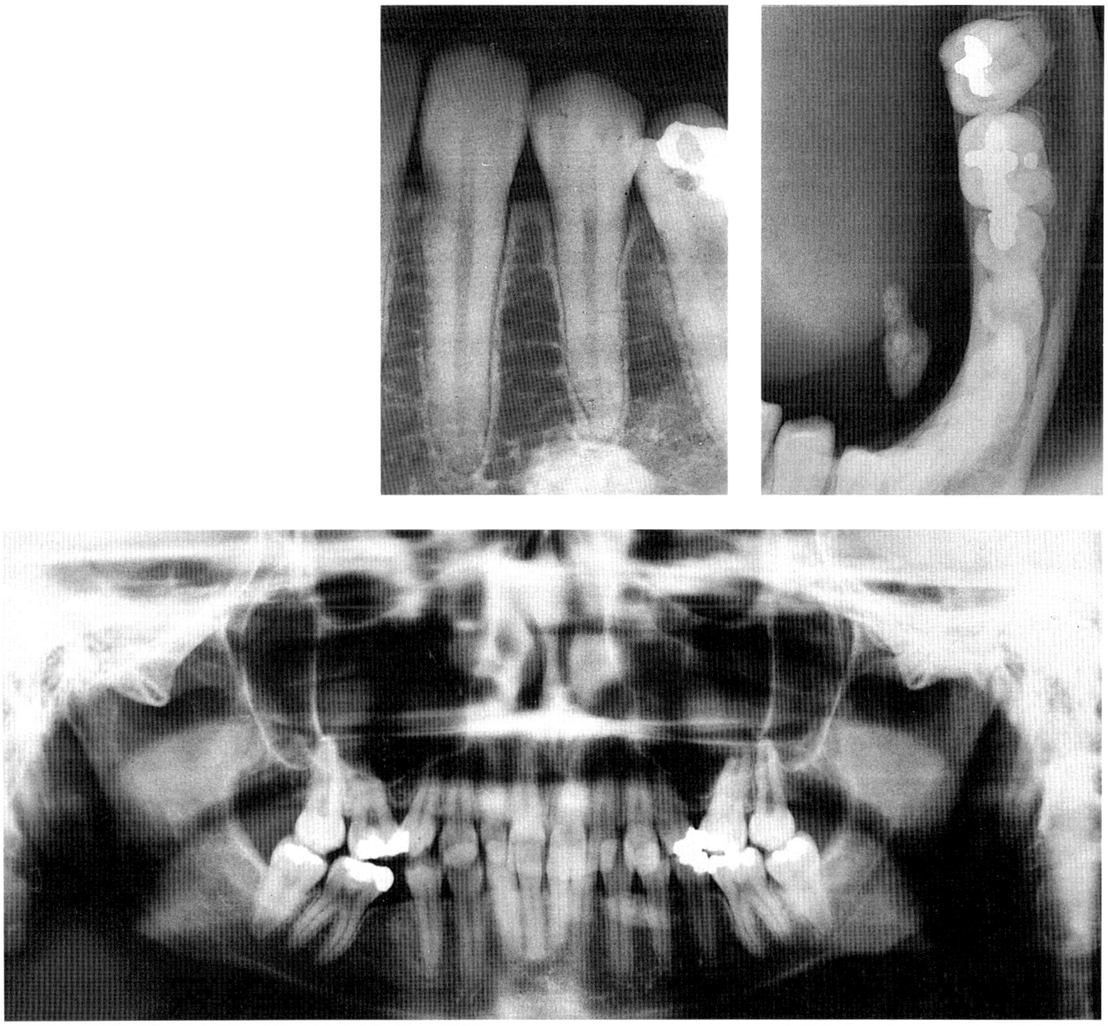

388 Zapfenförmiger Sialolith im vorderen Teil des Wharton-Ganges der linken Glandula submandibularis bei einem 53jährigen Mann
Die Kombination von Okklusalaufnahme, Zahnfilm und Orthopantomographie zeigt die typische Lokalisation eines solchen Steines in drei „klassischen" zahnärztlichen Aufnahmen und die mögliche Fehlinterpretation in Zahnaufnahmen und Orthopantomographien (aus Pasler, F. A.: Zahnärztliche Radiologie, 2. Aufl. Thieme, Stuttgart 1989).

389 Kleiner Sialolith an der Biegung des Duktus bei einer 41jährigen Frau
Die Okklusalaufnahme (rechts) zeigt trotz guter Aufnahmetechnik den Stein nur knapp.
Der Ausschnitt aus der Orthopantomographie desselben Falles zeigt die Lage des rundlichen Sialolithen an der Biegung des Wharton-Ganges (unten).

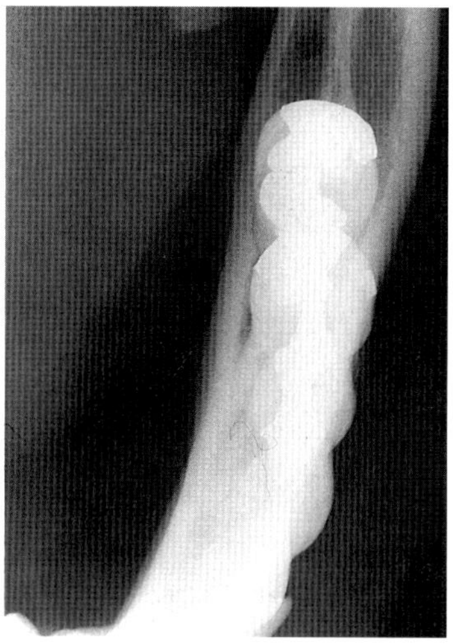

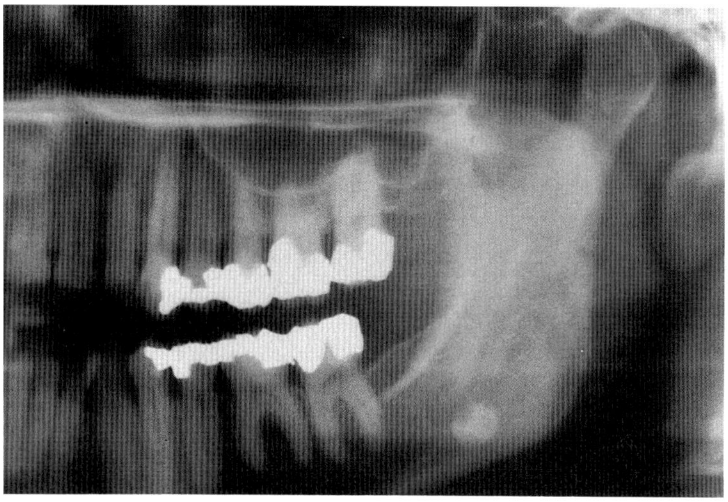

390 Großer Sialolith an der Biegung des Wharton-Ganges bei einem 64jährigen Mann
Der Sialolith hat zur Induration und Verkalkung eines Teils des Drüsenkörpers geführt.

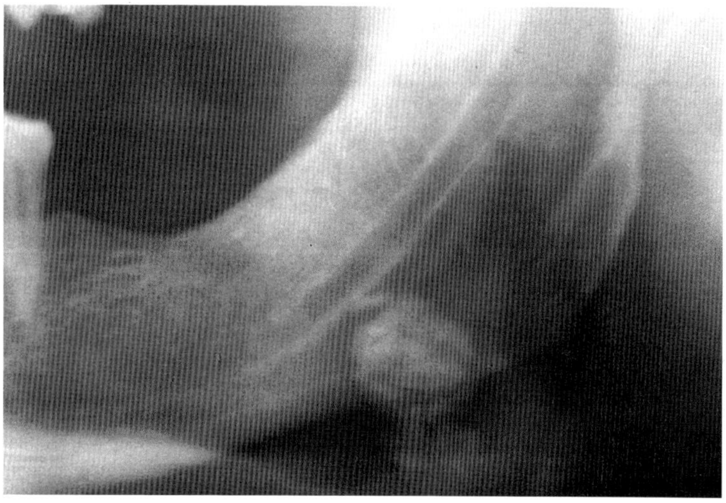

391 Speichelstein im Wharton-Gang der linken Glandula submandibularis einer 48jährigen Frau in einer Panoramavergrößerungsaufnahme
Als Nebenbefund sieht man eine fibröse periapikale Dysplasie (Zementome) an verschiedenen Zähnen in verschiedenen Stadien.

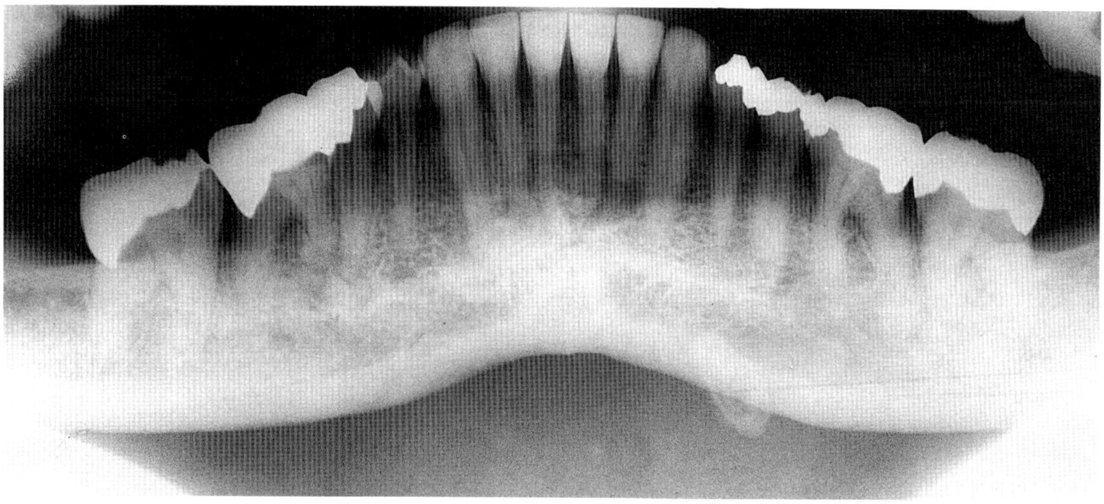

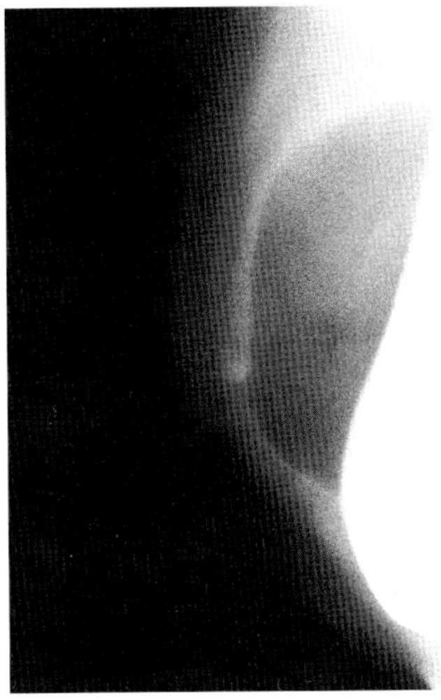

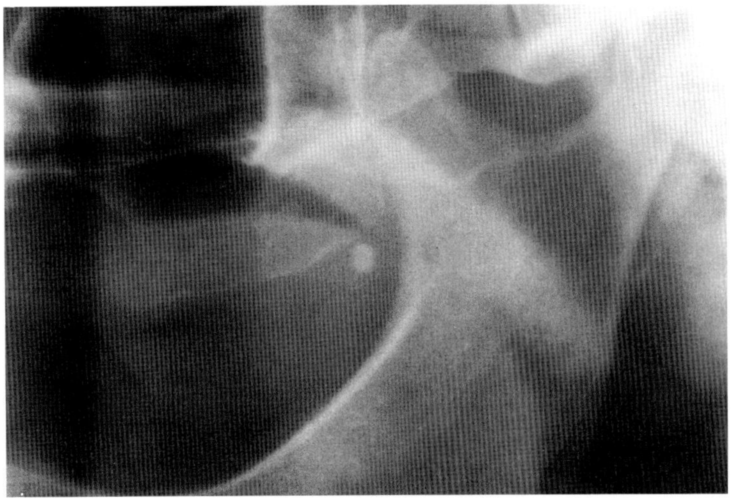

392 Phlebolith in der Wange einer 45jährigen Frau
Phlebolithen sind verkalkte Thromben, wie sie z.B. auch in Hämangiomen gebildet werden. Aufnahmetechnik „Wange tangential".

393 Phlebolith in der linken Wange einer 65jährigen Frau
Ausschnitt aus einer Orthopantomographie. Die hochovale Form des Steines deutet darauf hin, daß sich das Objekt filmnah befindet.

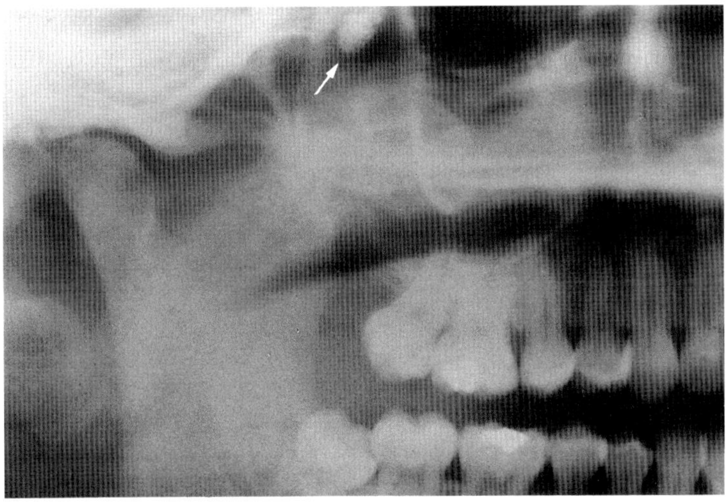

394 Rhinolith in der Kieferhöhle
Der Ausschnitt aus einem Orthopantomogramm zeigt einen Rhinolithen an der hinteren Wand des Sinus maxillaris (Pfeil) rechts.

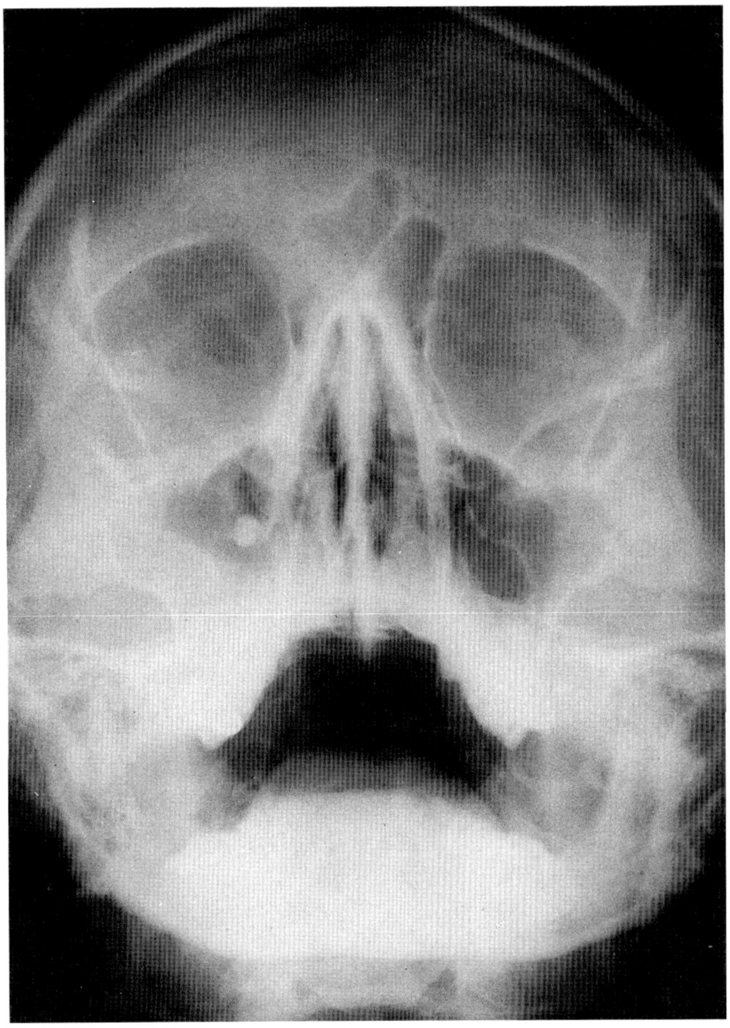

395 Rhinolith im rechten Sinus maxillaris
Die halbaxiale Schädelaufnahme zeigt denselben wie in Abb. 394. Man vergleiche die Darstellung des Sinus maxillaris in den beiden Aufnahmen: Erst die Halbaxiale zeigt, daß gleichzeitig eine chronische Sinusitis vorliegt.

396 Myositis ossificans einer 36jährigen Patientin

Solche Verknöcherungen scheinen als Folge eines Traumas oder wiederholter Entzündungen aufzutreten. In diesem Fall hat die Verknöcherung des M. masseter eine Mundöffnungsbehinderung bewirkt. Das obere Bild zeigt einen Ausschnitt aus einer Orthopantomographie, das untere die massive Verknöcherung in einer tangentialen Jochbeinaufnahme (Pfeile).

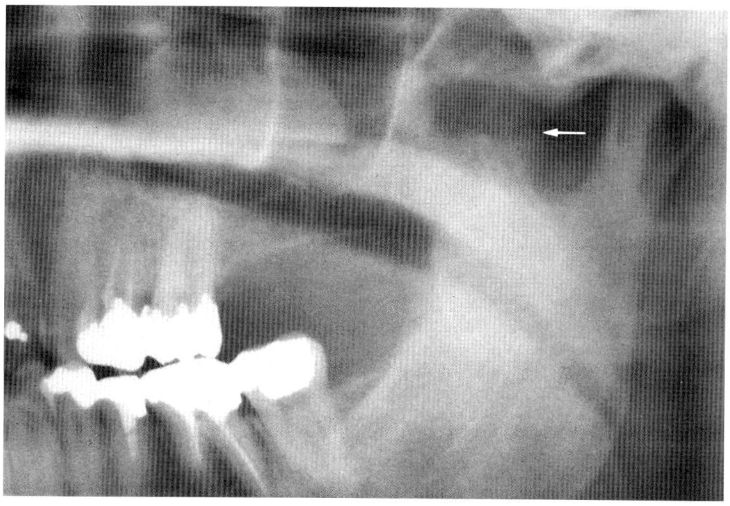

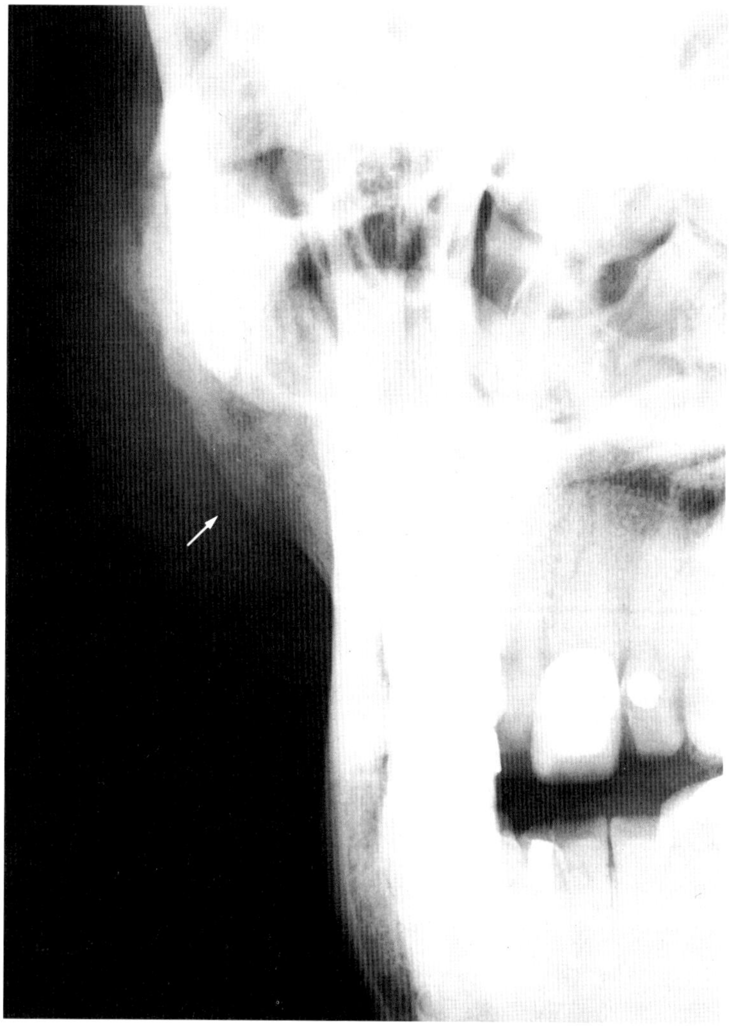

397 Verknöcherung des Lig. stylohyoideum

Die Verknöcherung reicht manchmal bis zum Cornu minus des Zungenbeins und bildet so eine „Stylohyoidkette“, die von nichtossifizierten Partien oder sogar von kleinen Gelenken unterbrochen sein kann. Derartig lange „Spieße“ führen nicht selten zu „Beschwerden unbekannter Genese“ im retromaxillären Bereich.

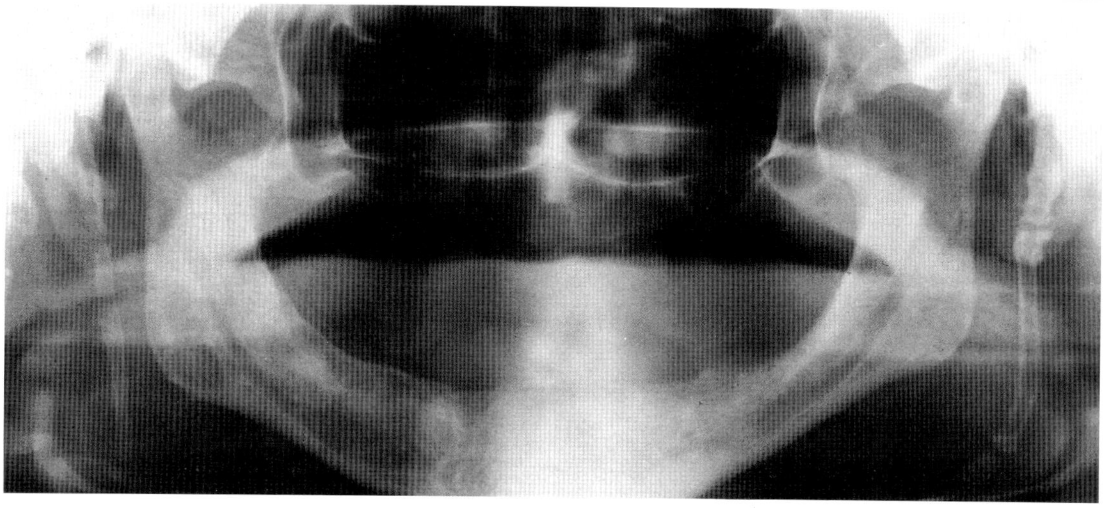

Regressive Veränderungen an Zähnen und Kiefern

Ganz allgemein spricht man von regressiven Veränderungen, wenn es sich um Rückbildungen wie Abrasion, Atrophie, Degeneration, Nekrose oder Resorptionen handelt.

Die Abrasionen, die klinisch diagnostiziert werden und daher nicht radiologisch untersucht werden müssen, können entweder durch physiologische oder durch unphysiologische Abnützung entstanden sein. Da es aus forensischen Gründen angezeigt sein kann, einen entsprechenden Fall nicht nur mit Fotos, sondern auch noch mit Röntgenaufnahmen zu dokumentieren, sei hier mit zwei charakteristischen Beispielen darauf eingegangen. Keilförmige Defekte z. B. sind auf Röntgenaufnahmen besonders gut nachweisbar, wenn sie sich gegen den Approximalraum hin ausdehnen.

Kronenresorptionen an retinierten Zähnen sowie Wurzelresorptionen an vitalen oder avitalen Zähnen können dagegen nur mit röntgenologischen Untersuchungsmethoden erfaßt werden. Es ist wiederum ausdrücklich festzuhalten, daß jeder Abnormität des Zahnwechsels und jeder Ursache für einen „ausgebliebenen" Zahn des bleibenden Gebisses mit geeigneten Übersichtsaufnahmen (Orthopantomogramm!) unter allen Umständen nachgegangen werden muß.

Erweiterte Pulpakammern weisen bei Erwachsenen auf mangelnde Sekundärdentinbildung hin. Verschattete Pulpakammern können sowohl freie als auch adhärente Dentikel enthalten, eine radiologische Differenzierung ist kaum möglich, da auch wandständige Dentikel je nach ihrer Lage im Strahlengang als „freie" erscheinen können und umgekehrt. Man beachte zudem, daß sich die vestibuläre Wand der Alveole bei Zahnaufnahmen auf die Pulpakammer projizieren und diese verschatten kann.

Die idiopathische Wurzelresorption kann sowohl „zentral" als auch „peripher" lokalisiert sein. Die „zentrale" Form ist auch unter dem Synonym „internes Granulom" bekannt. Während sie wohl in der Hauptsache auf Pulpatraumen wie z. B. Präparationstraumata zurückzugehen scheint, wird die „periphere" Form meist durch Verletzungen des Desmodonts wie z. B. durch Unfälle oder Reimplantationsversuche verursacht. Zu beachten ist, daß das Röntgenbild auch dann eine „zentrale" Resorption zeigen kann, wenn der Defekt exakt vestibulär oder palatinal bzw. lingual liegt. Eine exzentrische Zahnaufnahme im Sinne einer horizontalen Lokalisation vermag häufig Klarheit zu schaffen. Verursacht durch den Wachstumsdruck retinierter Zähne, durch abnorme Zahnbeweglichkeit oder forcierte kieferorthopädische Behandlung, können auch vitale Zähne befallen werden.
Angeschlossen an die regressiven Veränderungen sei hier auch die Altersatrophie erwähnt, obwohl sie von einigen Autoren in das Kapitel der Osteopathien eingeordnet wird. Die Alterserscheinung sollte unter Ausnützung des Filtereffekts möglichst mit den Prothesen am Platz und in Schlußbißposition untersucht werden. Die bei diesen Fällen meist stark nach lingual vergrößerte Spina mentalis ist nötigenfalls mit Aufbißaufnahmen zu untersuchen und zu dokumentieren.

398 Generalisierte Abrasion
Links: Ausschnitt aus dem Orthopantomogramm eines 54jährigen Mannes.
Rechts: Die Bißflügelaufnahme zeigt eine ungewöhnliche Abrasion in einem anderen Fall.

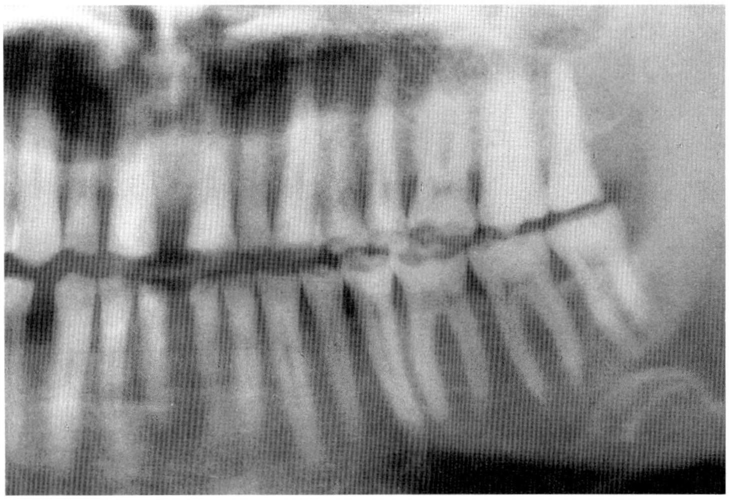

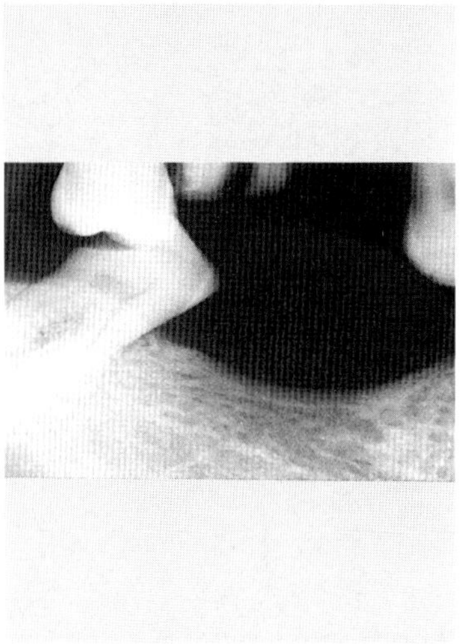

399 Milchzahnresorption des 75 bei einem 12jährigen Jungen
Störung der physiologischen Resorption durch die vorangegangene Wurzelbehandlung.

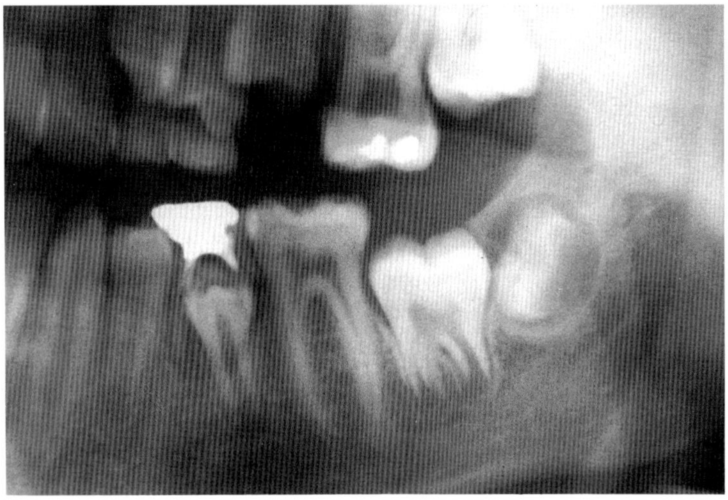

400 Beginnende Kronenresorption bei einer 44jährigen Frau
Der Ausschnitt aus einem Orthopantomogramm zeigt die beginnende Kronenresorption eines inkludierten 75, der den 35 aus seiner natürlichen Eruptionsrichtung verdrängt hat.

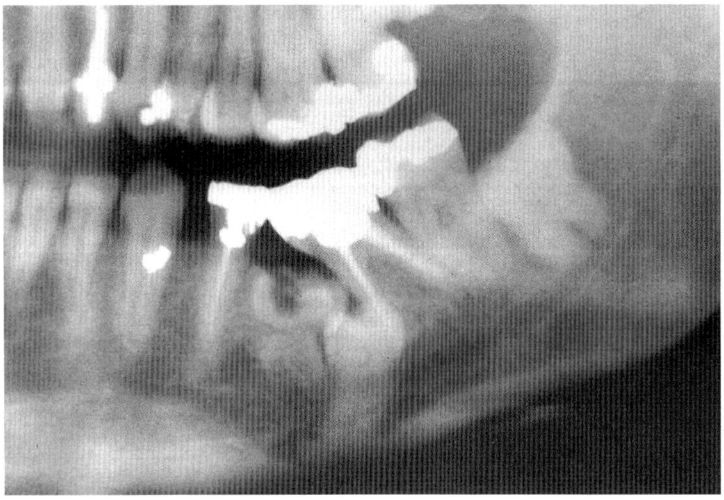

401 Kronenresorption an einem retinierten 43 bei einem 42jährigen Mann
Der Keim war (durch Unfall?) im frühen Kindesalter aus seiner normalen Eruptionsrichtung gedrängt worden.
Ausschnitt aus einem Orthopantomogramm. Der retinierte Zahn ist vergrößert, er liegt filmfern, d.h. lingual.

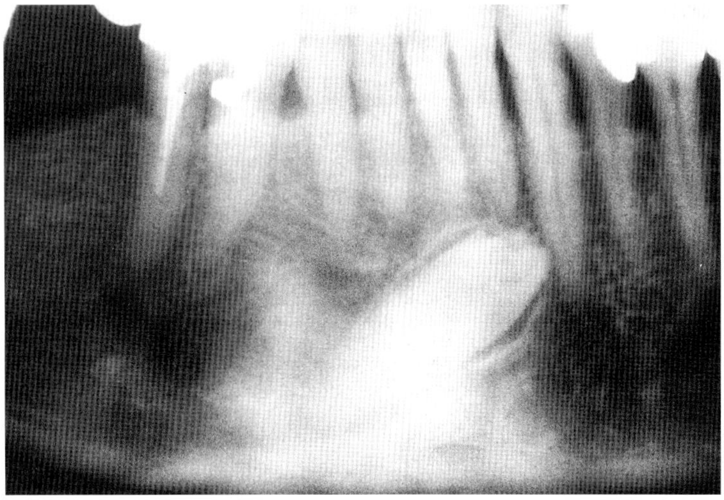

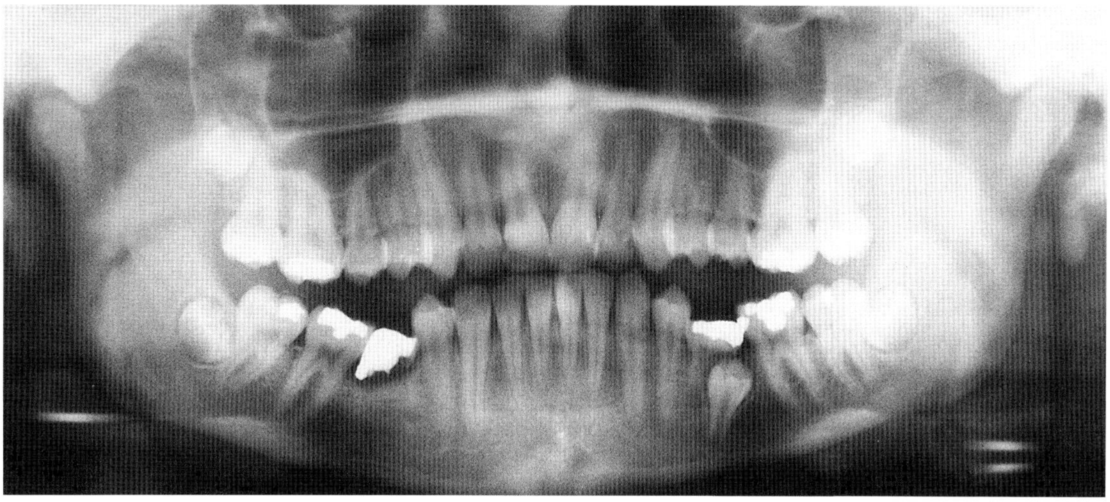

402 Milchzahnresorptionen des 75 und des 85 bei einem 14jährigen Mädchen
Der 45 war nicht angelegt.

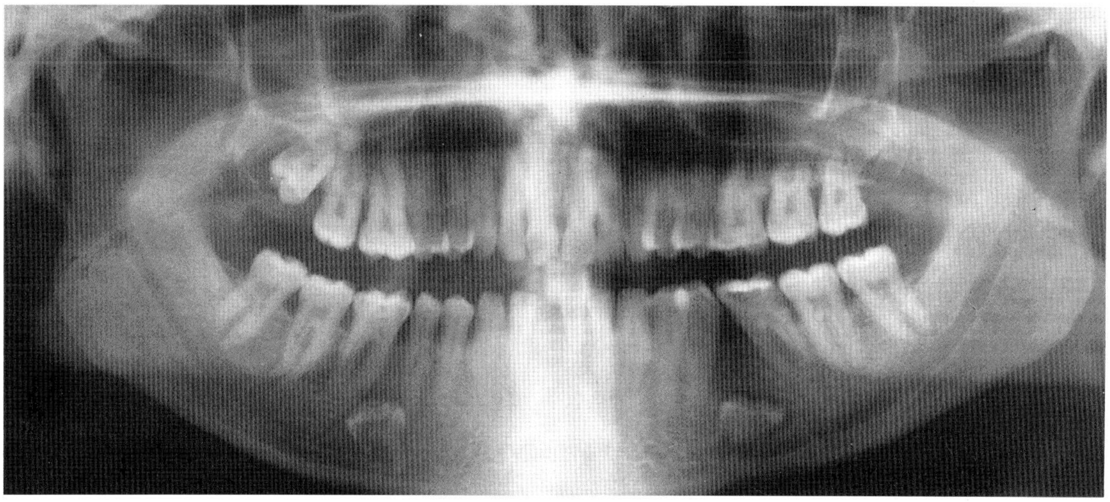

403 Milchzahnresorptionen der 75 und 85 bei einer 22jährigen Frau
Man beachte die Eruptionszyste, die der 18 trägt.

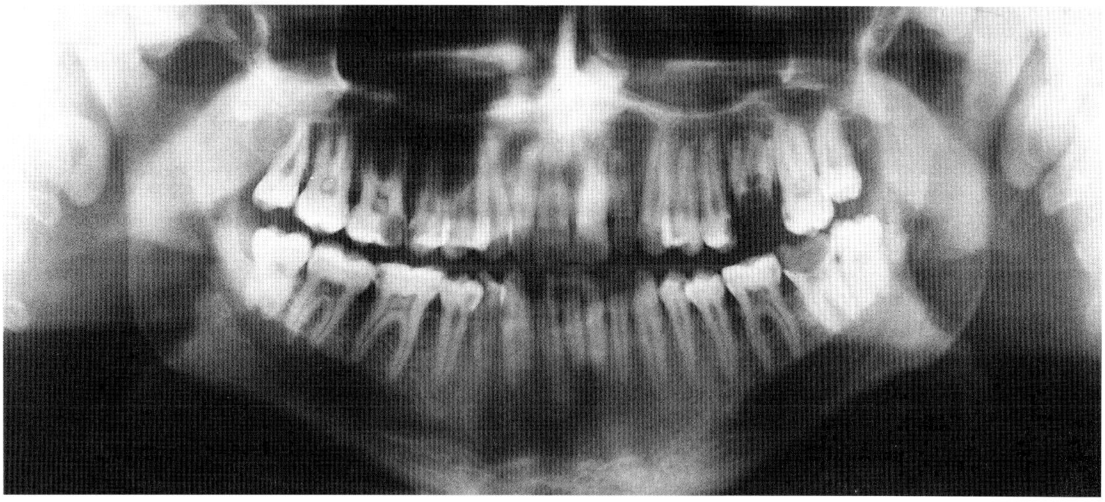

404 Dentikel
Das Röntgenbild zeigt Verschattungen in den Pulpakammern der Molaren. Der Röntgenbefund erlaubt jedoch keine Differenzierungen zwischen „freien" und „adhärenten" Dentikeln.

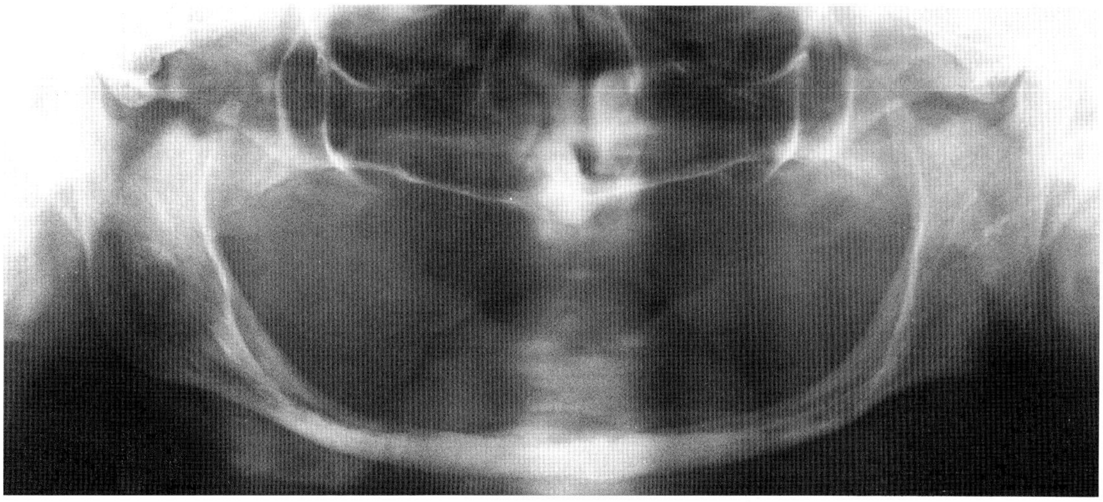

405 Senile Atrophie der Alveolarfortsätze des Ober- und Unterkiefers bei einer 77jährigen Frau
Man beachte, daß der N. mandibularis oberflächlich in einer Mulde zu verlaufen scheint.
Deutlicher können die Kieferkämme, besonders des Oberkiefers, dargestellt werden, wenn die (Kunststoff-)Prothesen am Platz belassen werden.

406 Idiopathische Resorption vom zentralen Typ eines ankylosierten 37 bei einem 25jährigen Mann
Bei fortgeschrittener Resorption werden solche Zähne außerordentlich strahlendurchlässig und deshalb auch als „ghost teeth" bezeichnet.

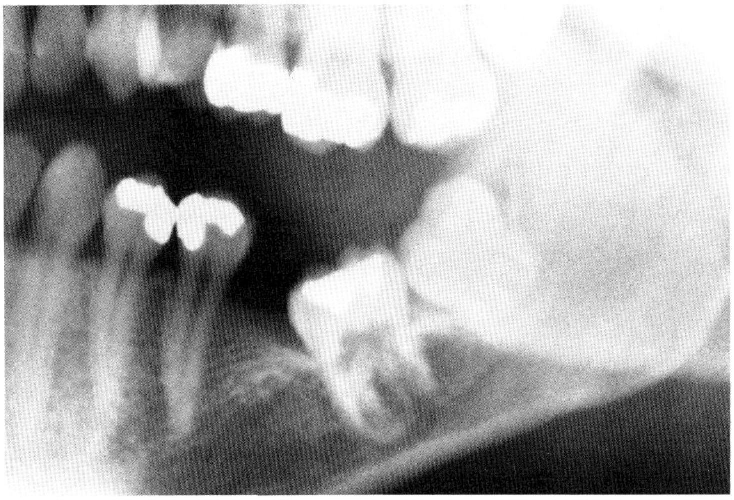

407 Idiopathische Resorption vom zentralen Typ nach Präparationstrauma (?) und Sekundärkaries eines 13 bei einer 47jährigen Frau
Die Läsion ist auch bekannt unter dem Synonym „internes Granulom".

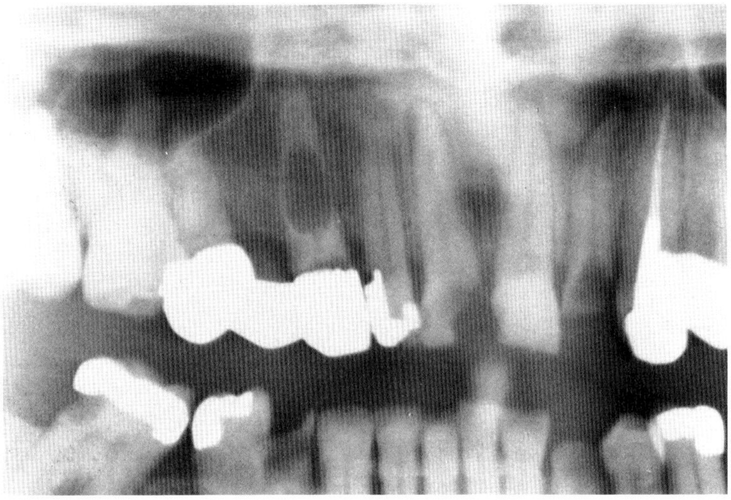

408 Idiopathische Resorptionen aus der Unterkiefer- und der Oberkieferfrontzahnregion
Frontzähne mit abnormer Beweglichkeit oder nach Präparationstraumen zeigen häufig die Ausbildung „interner Granulome". Die Abbildung links zeigt ein zentral projiziertes vestibulär gelegenes „internes Granulom".

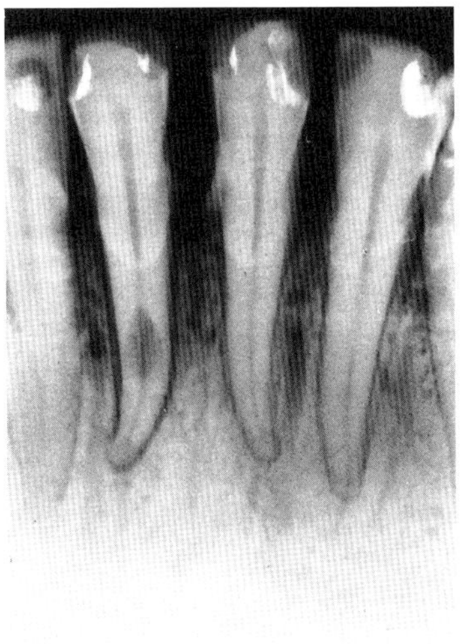

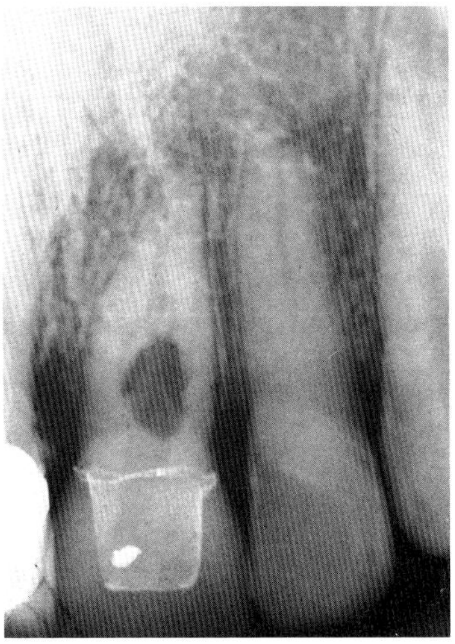

409 Milchzahnresorption an einem 53 und Wurzelresorption an einem 12
Links: Die Resorption wurde ausgelöst durch den Wachstumsdruck des retinierten 13 und seiner Follikularzyste.

Sammlung: Dr. Risk, Genf

Rechts: Wurzelresorption als Antwort auf die Pulpanekrose von 12.

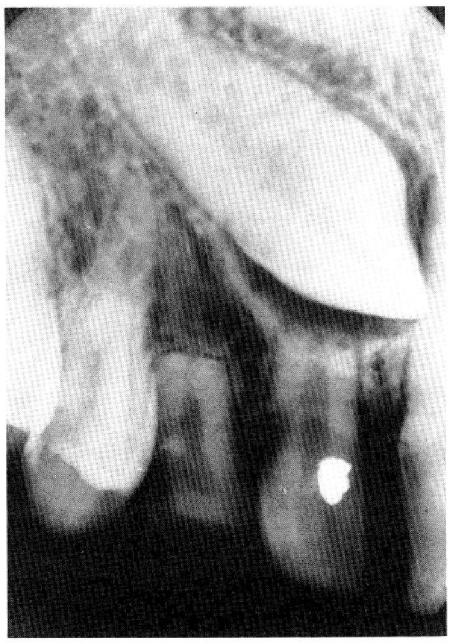

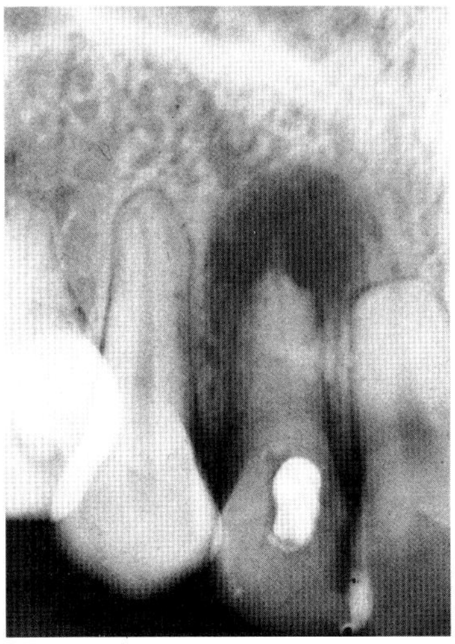

Entzündungen der Kiefer und Osteoradionekrose

Die besonderen Bedingungen, unter denen der Aufbau der Funktionseinheit der Kiefer mit ihren zahntragenden Alveolarfortsätzen erfolgt ist, eröffnen zahlreiche Möglichkeiten für die Entstehung und die Ausbreitung einer Infektion, wobei die aus statischen Gründen unterschiedliche Ausformung der Trabekelstruktur des Ober- und Unterkiefers noch weitere Varianten hinzufügt. Abhängig von der Ursache und dem Entstehungsort zeigen die klinischen Manifestationen möglicher Entzündungen verschiedene Aspekte. Von der radiologischen Untersuchung aller dieser Zustände, die von einer banalen dentogenen Infektion bis zur Osteomyelitis und zur Osteoradionekrose reichen können, erwartet man sich umfassende Informationen. Sie ergibt jedoch meist nur eine nüchterne Dokumentation des Zustandes der Gewebe *zum Zeitpunkt der Aufnahme,* erlaubt keine spekulative Interpretation und befindet sich häufig gar nicht in Übereinstimmung mit dem klinischen Bild. Dennoch weisen die sichtbar werdenden Röntgenzeichen – unabhängig von der Klassifikation der verschiedenen Ursachen – Gemeinsamkeiten der dokumentierbaren Gewebeveränderungen auf, weshalb eine Zusammenfassung unter dem obigen Titel verantwortbar erscheint.

In Abhängigkeit von der Virulenz der Erreger und dem Entstehungsort lassen sich die Entzündungen der Kiefer und ihre Röntgenzeichen auf die akuten und die chronischen Zustände einschränken. Bei *akuten Zuständen* kann das Röntgenbild die klinischen Erscheinungen immer erst mit einer Verspätung von mehreren Tagen zeigen, weil die seriöse Imbibition, das entstehende Ödem, die beginnende Entkalkung und die schlußendlich einsetzende Nekrose Zeit brauchen, um bildgebende Veränderungen zu setzen und dementsprechende Röntgenzeichen zu produzieren. Diese bestehen aus verwaschenen Aufhellungen mit unscharfer Begrenzung. Bei *chronischen Zuständen* sieht man neben Osteolysen auch reaktive Sklerosen, die sich je nach Abwehrlage, Virulenz der Keime und Dauer des Zustandes in einem wechselnden Verhältnis zueinander präsentieren. Durch eine Superinfektion oder einen akuten Schub kann dieses Bild verfälscht werden. Eindringlich sei davor gewarnt, die Röntgenzeichen der chronischen Entzündung mit bindegewebigen oder knöchernen Narbenbildungen oder gar mit Subtraktionseffekten im Knochen zu verwechseln. Das Röntgenbild allein, ohne Kenntnis der Klinik und ohne die Anwendung von klinischen Testmethoden zu interpretieren, ergibt selten die nötige diagnostische Sicherheit und läßt nur Vermutungen im Bereich des Möglichen oder Wahrscheinlichen zu.

Dank der stets früh einsetzenden Antibiotikatherapie sind die früher stark verbreiteten Formen der akuten wie der sekundär chronischen Osteomyelitis heute selten geworden. Die oft über einen längeren Zeitraum symptomlos bleibenden primärchronischen Formen überwiegen.

Die Osteoradionekrose, gelegentlich auch als Strahlenosteomyelitis bezeichnet, entsteht aufgrund latenter Knochenschäden und neigt immer zu Sequesterbildung.

Akute und chronische apikale Parodontitis

Solange trotz akuter klinischer Erscheinungen noch keine periapikalen Strukturveränderungen eingetreten sind, kann das Röntgenbild auch keine Reaktion zeigen. Über den Apex hinausgreifende akute Entzündungen zeigen neben dem verbreiterten Desmodontalspalt diffuse periapikale Aufhellungen. Die meist von rezidivierenden akuten Schüben unterbrochene chronische apikale Parodontitis zeigt häufig durch reaktive Sklerosen gut begrenzte Aufhellungen.

Im Falle vermuteter Fernwirkungen von klinisch vermuteten dentogenen Herden ist die radiologische Befunderhebung mit größter Vorsicht zu betreiben:

- Das Röntgenbild kann keine Aussage über die Vitalität eines Zahnes machen, es sei denn, er zeigt Zeichen einer Wurzelbehandlung
- Sich ausbreitende Entzündungen sind stets mit Verspätung, d. h. erst nach den eingetretenen Knochenreaktionen radiologisch erfaßbar
- Bildgebende periapikale Läsionen dürfen von Radiologen bestenfalls als *„mögliche"* oder *„wahrscheinliche"* Herde klassifiziert werden

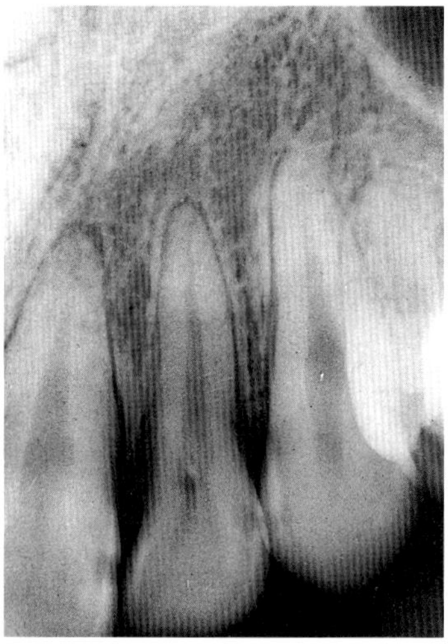

410 Pulpitis totalis
Der trepanierte 22 zeigt radiologisch kaum periapikale Veränderungen.

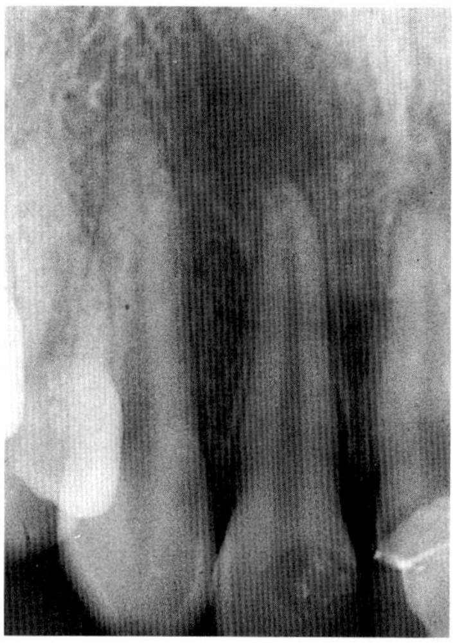

411 Subperiostaler Abszeß
Diffuse periapikale Aufhellung am 12.

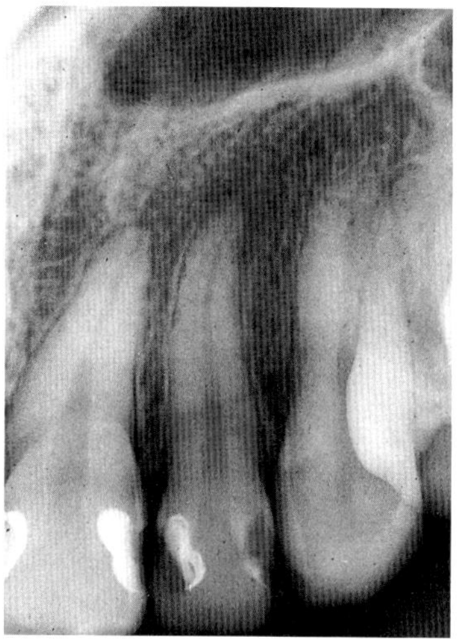

412 Chronische apikale Parodontitis
Die Lamina dura erweitert sich periapikal zu einer unscharf umgrenzten Aufhellung.

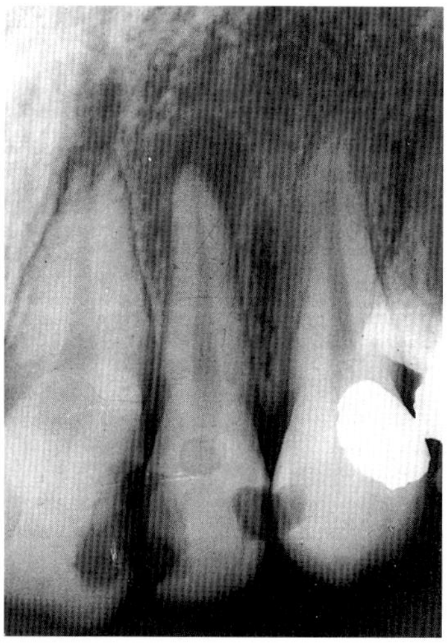

413 Chronische apikale Parodontitis
Mit periapikaler Osteolyse und opakem Randsaum. Abgekapseltes Granulom am 22.

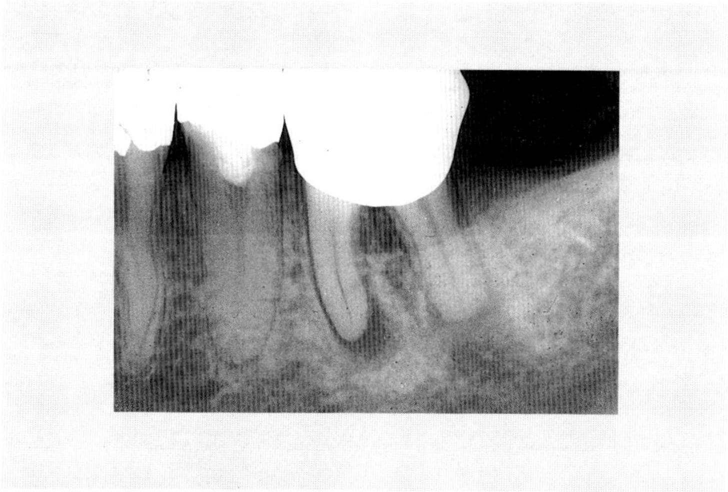

414 Chronische apikale Parodontitis
Mit reaktiver Sklerose an der mesialen und akutem Schub an der distalen Wurzel des 36.

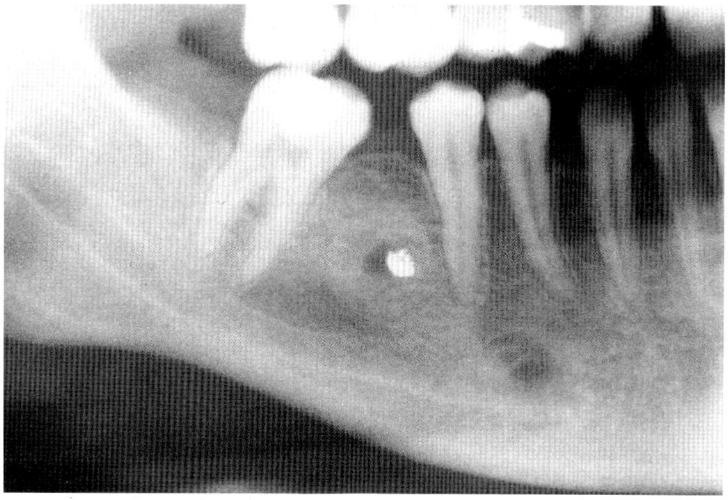

415 Fremdkörpergranulom
Reaktion um einen nach Extraktion von 46 in der mesialen Alveole verbliebenen Amalgamrest. Man beachte die reaktive Sklerose.

Diffus sklerosierende Osteomyelitis bei chronischer apikaler und marginaler Parodontitis

Chronische apikale und marginale Parodontitis kann mit ihren relativ gering virulenten bakteriellen Infektionen bei guter Abwehr zu einer besonders bei jüngeren Personen häufigen Sonderform der Osteomyelitis mit diffusen Verdichtungen des umgebenden Knochens führen. So ist z. B. der sonst schwer erkennbare Canalis mandibulae jetzt einerseits wegen des transparenten Inhalts und andererseits wegen der Sklerose der Kanalwände gut sichtbar. Diese Form der Osteomyelitis kann man gelegentlich auch nach Zahnextraktionen mit verzögerter Wundheilung antreffen.

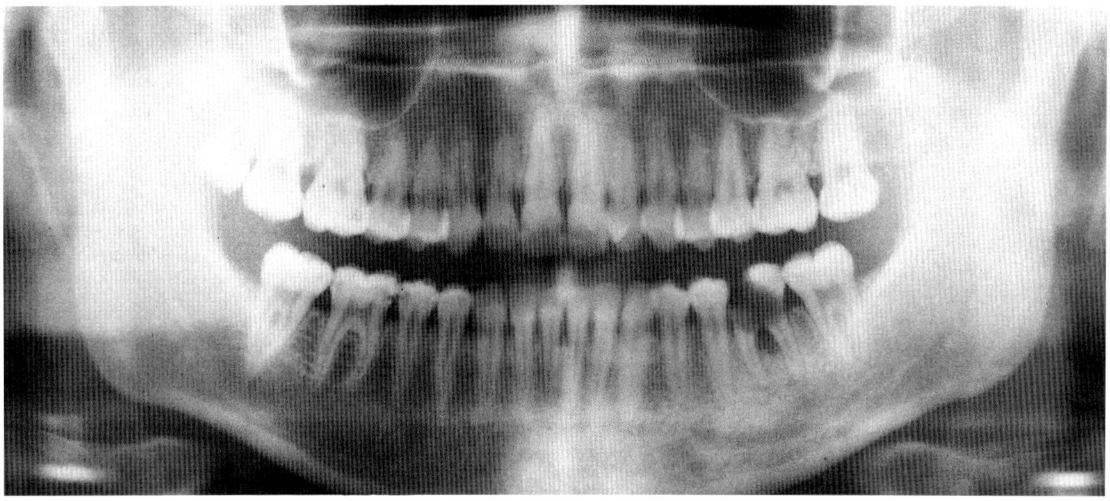

416 Diffus sklerosierende Osteomyelitis im linken Unterkiefer einer 22jährigen nach Pulpanekrose und interradikulärer Osteolyse von 36
Man vergleiche die linksseitige Verdichtung mit der gesunden rechten Seite.

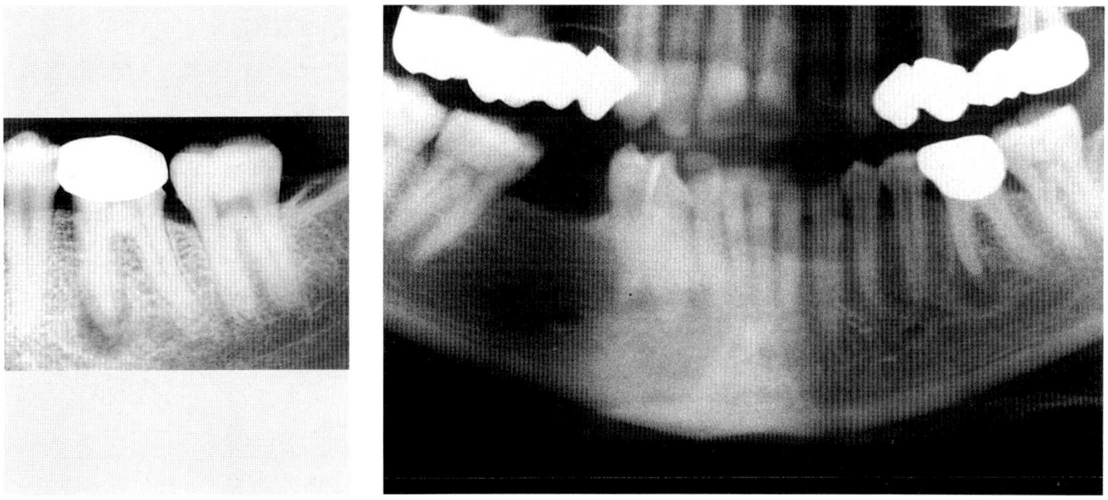

417 Chronische apikale Parodontitis nach Präparationstrauma und Pulpanekrose an 36
Vergleich zwischen Zahnfilm und Orthopantomographie.
Die Zahnaufnahme gibt ein Summationsbild der Läsion wieder. Unter der Einwirkung des Summationseffektes wird die Läsion bei Unterbelichtung radiologisch verkleinert.

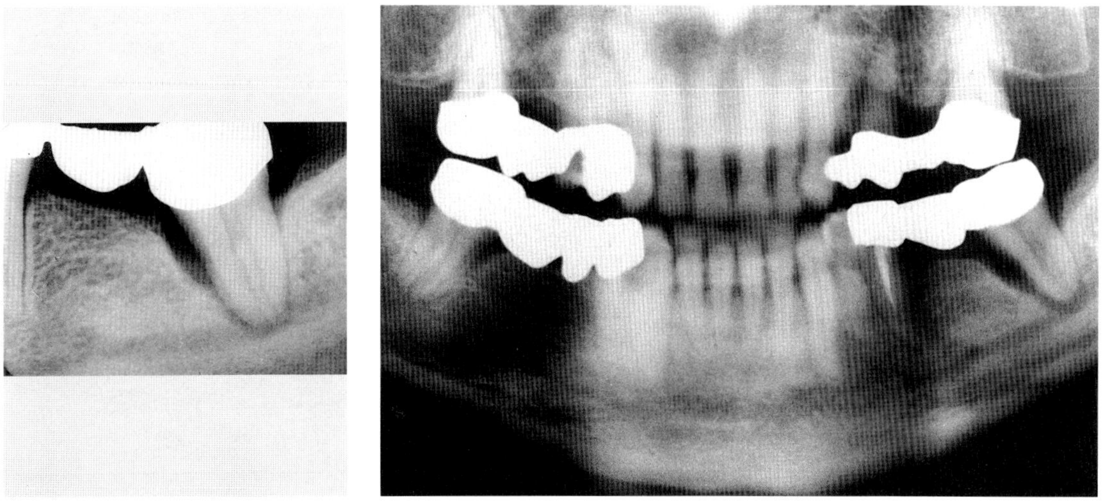

418 Marginale Parodontitis im Endstadium an 37
Vergleich zwischen Zahnfilm und Orthopantomographie. Man beachte die massive Knochenreaktion, die bis in die Kompakta reicht und erst im Seitenvergleich deutlich wird.

Sklerosierende Osteomyelitis und entzündliche Reaktionsenostosen

Nach chronischer apikaler oder marginaler Parodontitis, nach Zahnextraktionen und bei verzögerter Wundheilung ist gelegentlich eine lokale oder diffus sich ausbreitende primär chronische Osteomyelitis oder aber auch eine überschießende reaktive Produktion von sklerosiertem Knochen oder im Sinne von Knochennarben zu sehen, die als Stimulierung der Knochenneubildung auf die unterschwellige bakterielle Infektion der betroffenen Region angesehen werden kann. Solche kompakten Knochenneubildungen können vom Organismus nicht mehr resorbiert werden und bleiben daher über längere Zeit im Röntgenbild sichtbar.

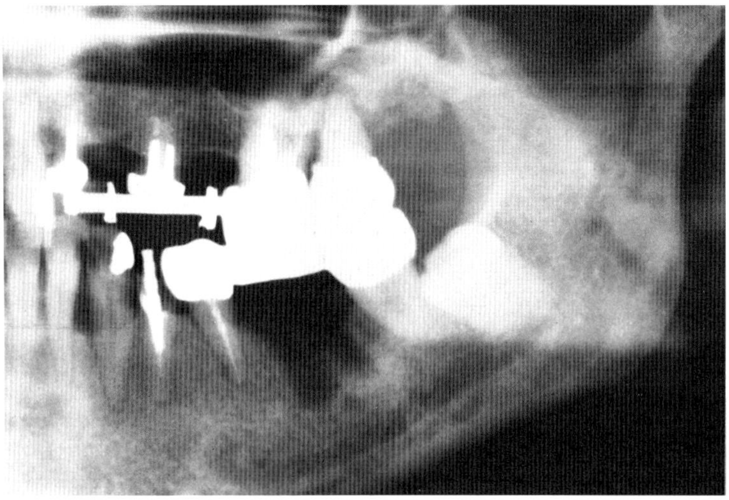

419 Lokalisierte, primär chronische Osteomyelitis
Nach Zahnextraktion und verzögerter Wundheilung 4 Monate nach Anfertigung der Brücke 35 bis 37. Man beachte die reaktive Sklerosierung um den Mandibularkanal und die unscharfen Alveolenränder.

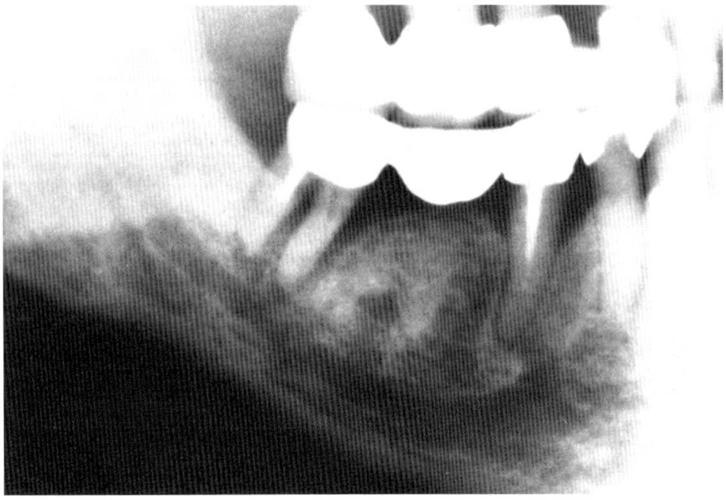

420 Kondensierende Ostitis in der ehemaligen Alveole von 46
Marginale Parodontitis an 47 im Endstadium mit chronischer apikaler Parodontitis an der distalen Wurzel. Verbreiterter Desmodontalspalt als Zeichen der Lockerung von 45 durch Überlastung.

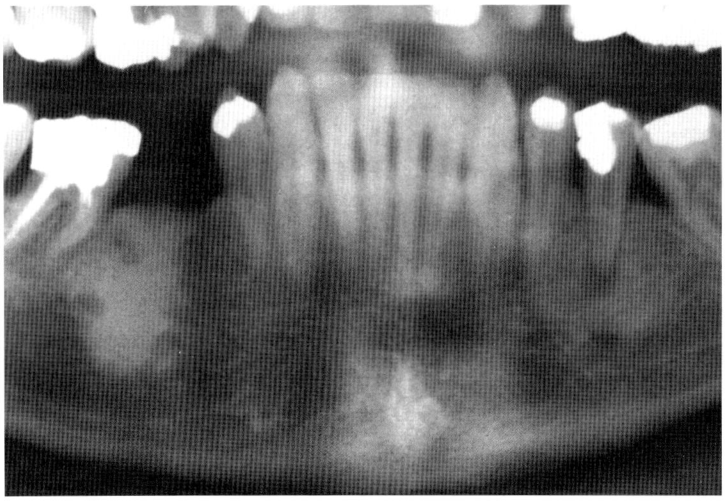

421 Reaktionsenostose am Platz der Alveole des extrahierten 46.
Histologisch zeigen solche Fälle kompakten Knochen ohne Markräume. Man beachte zum Vergleich die chronische apikale Parodontitis an 35 mit ausgedehnter reaktiver Sklerose.

Osteomyelitiden des Säuglings- und Kindesalters

Eine lebensbedrohliche Form der Osteomyelitis betrifft Säuglinge und Kleinkinder. Es handelt sich um eine schwere Intoxikation, die mit hohem Fieber beginnt und rasch zunehmende Schwellungen im Gesichtsbereich (speziell im Oberkiefer) entwickelt. Im sekundär chronischen Stadium kommt es zu Knochennekrosen und Zahnkeimsequestrierungen. Kinder im Vorschulalter entwickeln eine Kieferosteomyelitis oft nach Pulpanekrose an den Unterkiefermilchmolaren, die gelegentlich mit dem Untergang eines bleibenden Prämolarenkeimes verbunden sein kann.

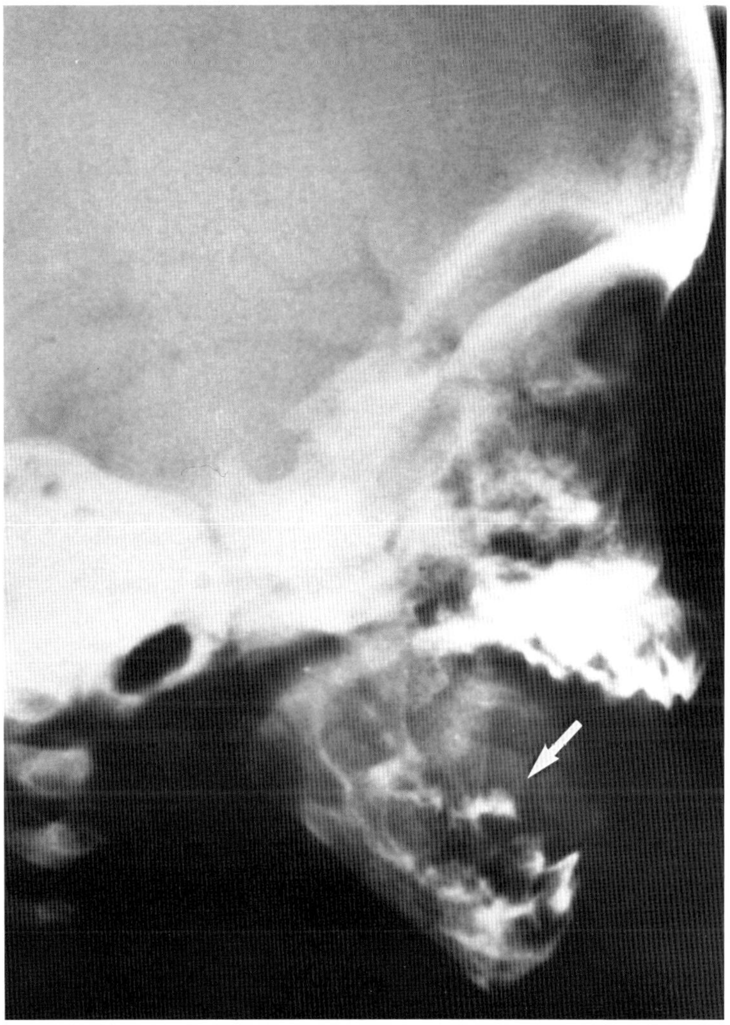

422 Fünf Monate altes Kind mit Osteomyelitis
Der Pfeil bezeichnet die Sequestrierung eines Unterkiefer-Milchmolaren, wie sie in späteren Stadien der Erkrankung gerne vorkommt.

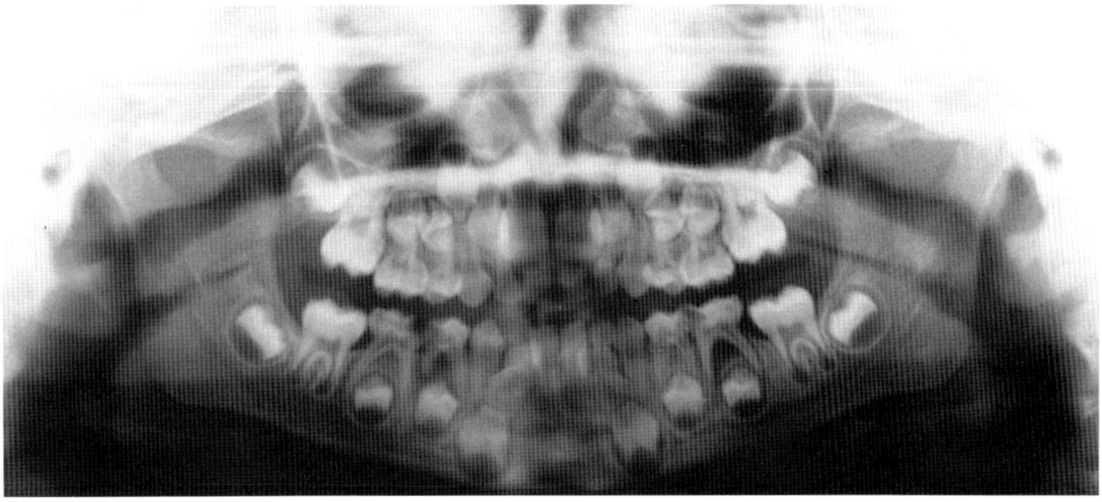

423 Profunde Milchzahnkaries an 85
Klinisch war Pulpanekrose bei 75 und 84 mit interradikulärer Osteolyse und periapikalem Abszeß (84) festzustellen. Radiologisch Zeichen lokaler Osteomyelitis in der Region 85–83.

Akute Osteomyelitis

Während ein eindrucksvolles klinisches Erscheinungsbild mit reduziertem Allgemeinzustand, Fieber, Weichteilschwellungen, Sensibilitätsstörungen und den typischen „bohrenden“ und „klopfenden“ Schmerzen besteht, ist radiologisch noch kein Befund zu erheben. Zunehmende Zahnbeweglichkeit und ein „dumpfer Klopfschall“ bei der Perkussion der betroffenen Zähne sind ein weiteres Leitsymptom, während das Röntgenbild erst 1–2 Wochen später umschriebene Aufhellungen als Vorboten der beginnenden Demarkation nekrotischer Bezirke zeigt.

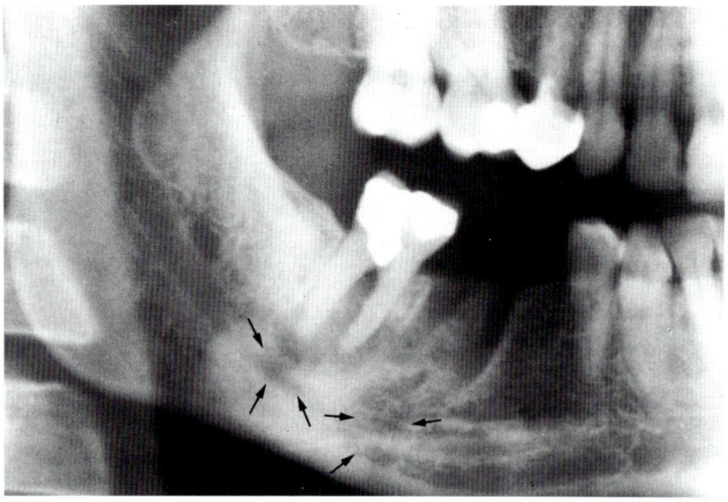

424 Akute Osteomyelitis in einem frühen Stadium nach Extraktion von 46
Neben den ursprünglich bestehenden apikalen und parodontalen Läsionen zeigen sich erste umschriebene Aufhellungen (Pfeile).

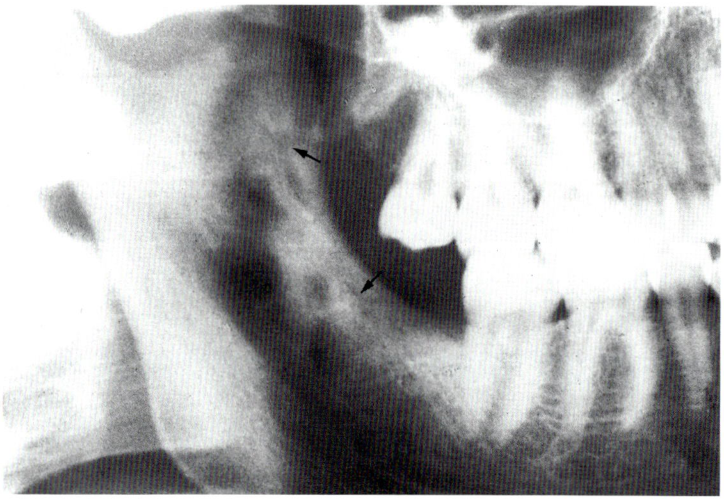

425 Akute Osteomyelitis im aufsteigenden Ast nach Extraktion von 48 und Absprengungsfraktur (Pfeile)
Beginnende und konfluierende Resorptionshöhlen umgeben die sklerosierte Partie im Stadium der Demarkation.

Röntgenzeichen der Osteomyelitis

- Akute Osteomyelitis: Röntgenzeichen können erst nach eingetretenen Strukturveränderungen beobachtet werden
- Sekundär chronische Osteomyelitis: 1–2 Wochen nach Beginn stehen ausgedehnte Nekrosen (Eiterbildung!) im Vordergrund. Demarkation und Periostreaktionen werden beobachtet
- Primär chronische Formen der Osteomyelitis: Aufhellungen (Knochenabbau) und Verschattungen (Knochenanbau) ergeben ein wolkig-wattiges Bild von wechselnder Zusammensetzung

Sekundär chronische Osteomyelitis

Mißlingt die Ausheilung der akuten, eitrigen Osteomyelitis, so kommt es nach etwa 2 Wochen zur Ausbildung einer sekundär chronischen Form, die in ihrem Erscheinungsbild von der Lokalisation und der Wirkung der Therapie abhängig ist. Röntgendiagnostisch beobachtet man nun konfluierende Resorptionsherde und die Demarkierung nekrotischer Partien des Knochens. Bei inadäquater Behandlung kommt es häufig zu Spontanfrakturen. Dank moderner Antibiotikatherapie ist diese Form der Osteomyelitis heute selten geworden.

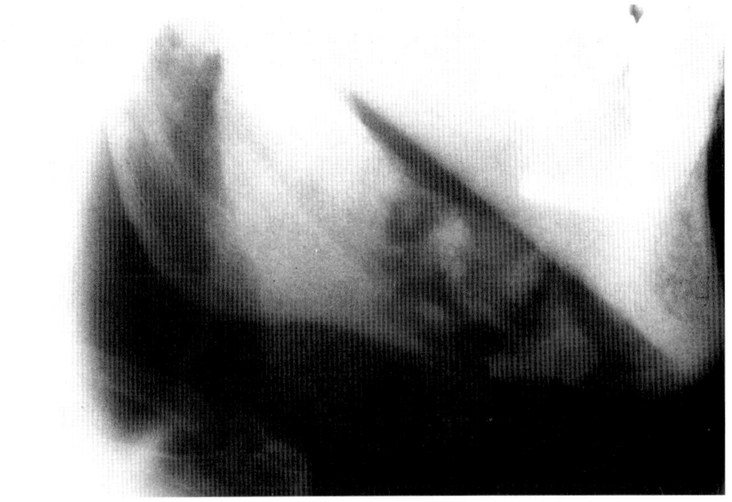

426 Sekundär chronische Osteomyelitis nach Extraktion eines 37 und verzögerter Wundheilung
Man sieht konfluierende unscharfe Aufhellungen, die Knochennekrosen entsprechen, neben Demarkierung und Sequesterbildung.

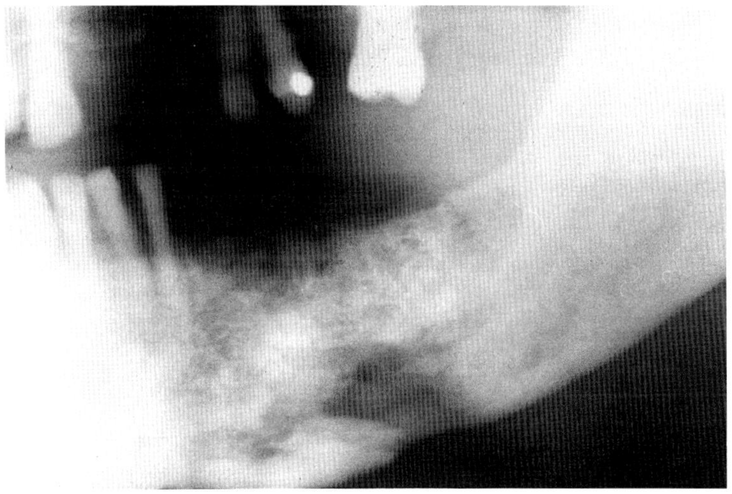

427 Sekundär chronische Osteomyelitis mit Nekrosen und Sequesterbildung
Die sog. Totenlade am unteren Bildrand ist deutlich demarkiert.

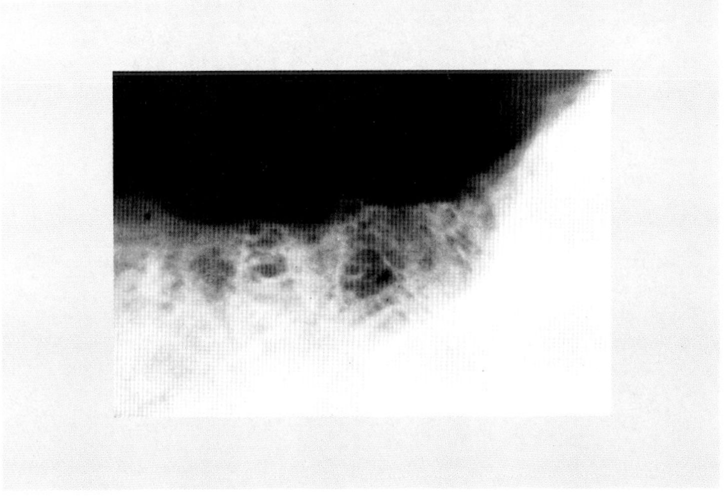

428 Derselbe Fall im Zahnröntgenbild
Die Aufnahme macht deutlich, wie wenig im Zahnröntgenbild zu sehen sein kann, wenn z. B. Weichteilschwellungen die korrekte Plazierung des Films verhindern.

Primär chronische Osteomyelitis, Osteoradionekrose

Am häufigsten werden heute wohl die primär chronischen Formen der Osteomyelitis beobachtet. Symptomarmer Beginn und massive Umbauvorgänge im Knochen bestimmen das röntgendiagnostische Erscheinungsbild, das von massiven Auftreibungen des vaskulär geschädigten Knochens begleitet sein kann. So verschieden sich die pathologischen Umbauvorgänge auch präsentieren können, so bleibt doch das im Verhältnis wechselnde Nebeneinander von Knochenanbau und Knochenabbau mit wolkig-wattigen Strukturveränderungen vorherrschend.

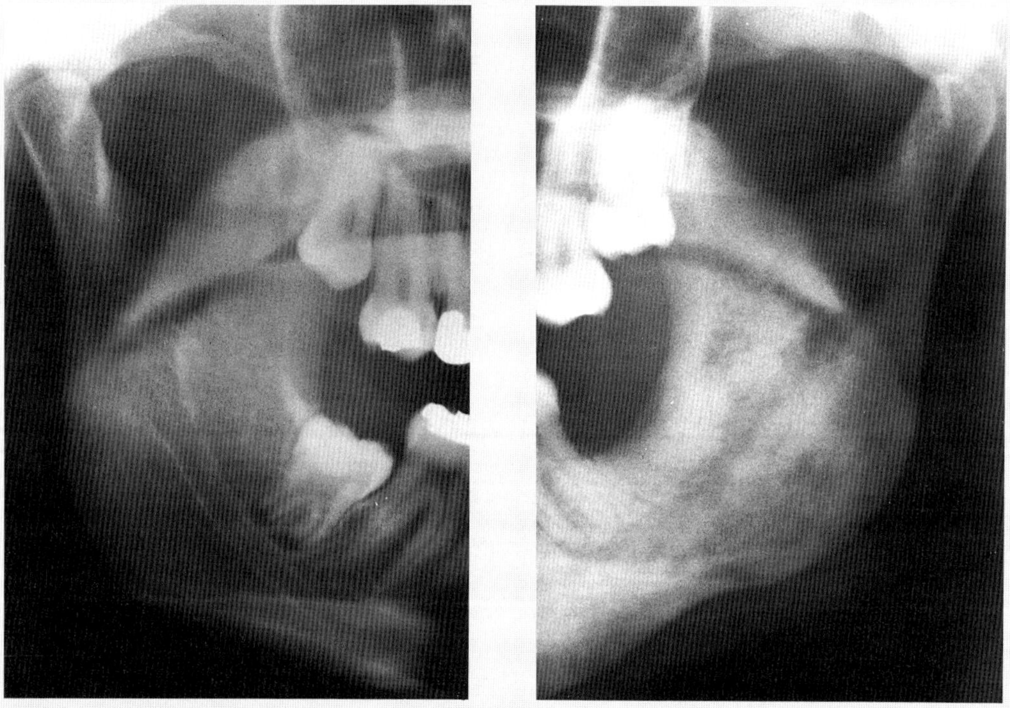

429 Primär chronische Osteomyelitis im Seitenvergleich nach Extraktion und verzögerter Wundheilung eines 38
Man beachte die verdichtete, wolkig-wattige Struktur und den Untergang der normalen anatomischen Zeichnung des Canalis mandibulae und vergleiche mit dem aufsteigenden Ast der gesunden Seite. Parästhesien und Auftreibungen des befallenen Knochens sind häufig.

Sammlung Dr. Ledermann, Herzogenbuchsee

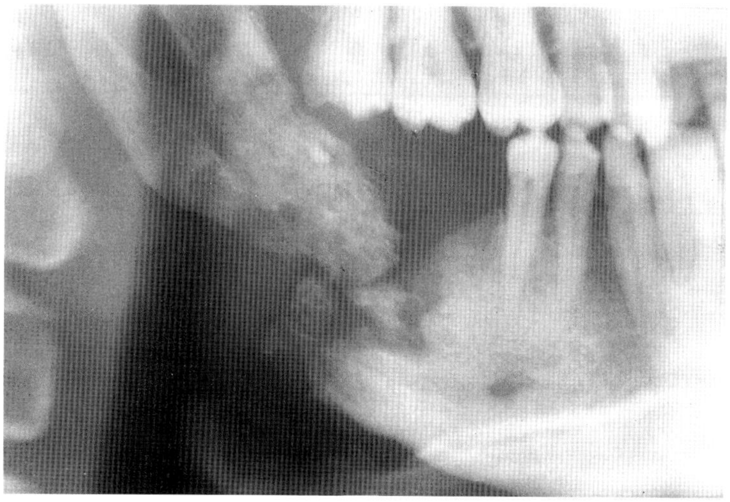

430 Osteoradionekrose mit Sequestern und Spontanfraktur
Osteoradionekrosen präsentieren sich röntgendiagnostisch im allgemeinen wie sekundär chronische Osteomyelitiden, wobei zu beachten ist, daß der Knochen und vor allem auch das Periost infolge der Gefäßschädigung zu keiner reparativen Leistung mehr fähig ist. So ist die mangelnde Periostreaktion ein typisches Röntgenzeichen.

Dentogene Sinusaffektionen

Nebenhöhlenerkrankungen sind zu 90% rhinogenen Ursprungs und gehören damit nicht in zahnärztliche Betreuung. Die Kieferhöhlen allein machen hier eine gewisse Ausnahme, da unser Arbeitsgebiet unmittelbar an sie grenzt. Alltägliche zahnärztliche Probleme wie z. B. akute und chronische periapikale oder parodontale Läsionen im Oberkiefer können bereits zu kollateralen Entzündungen des Periosts oder zu reaktiven Schwellungen der Sinusschleimhaut führen. Fremdkörperreaktionen nach Wurzelfüllungen und begleitende Kieferhöhlenentzündungen bei dentogenen Zysten, Tumoren oder Frakturen des Oberkiefers sind immer möglich. Während kaum Zweifel darüber bestehen können, daß die Behandlung von Erkrankungen der Kieferhöhle in die Hände des zuständigen Spezialisten gehören, ist festzustellen, daß der Zahnarzt zur Beurteilung von dentogenen Affektionen der Kieferhöhlen aufgrund seiner spezifischen Kenntnisse eindeutig im Vorteil ist. Umgekehrt ist aber bekannt, daß Patienten auch bei nicht dentogenen akuten und chronischen Entzündungen der Sinus maxillares häufig zuerst den Zahnarzt aufsuchen, weil die Zähne der Oberkieferprämolaren- und -molarengruppe beim Kauakt schmerzempfindlich reagieren. Die erhöhte Klopfempfindlichkeit und die verminderte Reaktion auf den Vitalitätstest kann anfangs, wenn nur ein vitaler und gefüllter Zahn beteiligt ist, den Zahnarzt leicht in diagnostische Schwierigkeiten bringen. Sind mehrere vitale Zähne mit enger anatomischer Beziehung zum Sinusboden beteiligt und lassen sich daneben noch weitere klinische Zeichen verifizieren, so wird die richtige klinische Diagnose erleichtert, während die Röntgendiagnose, besonders bei akuten und frischen Fällen, noch keine Veränderung ergibt.

Bis vor wenigen Jahren war dem Zahnarzt eine radiologische Befunderhebung in diesem Bereich nicht möglich, denn das Zahnröntgenbild zeigt infolge seines Formats und wegen der speziellen Projektionsführung höchstens den Kieferhöhlenboden und diesen nur in einer Schrägansicht. Wegen der Gefahr der Fehlinterpretation ist die Zahnaufnahme zur Untersuchung des Sinus ungeeignet. Erst die Orthopantomographie hat uns hier neue Wege eröffnet, um zumindest die alveoläre Bucht des Sinus maxillaris in bezug auf dentogene Irridationsmöglichkeiten überschaubar darzustellen und die klinische Untersuchung adäquat zu ergänzen.

Eine weiterführende Röntgendiagnostik wird dem Zahnarzt nur in Kliniken oder in besonderen Einzelfällen möglich sein, da sich die radiologische Untersuchungstechnik in den letzten Jahren stark gewandelt hat. Die bis heute immer noch allgemein als Standardaufnahme verwendete halbaxiale Schädelaufnahme wird mehr und mehr durch die Computertomographie ersetzt, die mit Knochen- und Weichteilfenster eine perfekte Beurteilung der ablaufenden Reaktionen gestattet. Trotzdem sollte der Zahnarzt die Möglichkeiten und Grenzen der heute üblichen Untersuchungsverfahren im Interesse einer korrekten Patientenführung kennen.

Dentogene Sinusaffektionen im Orthopantomogramm

Von periapikalen Läsionen ausgehende kollaterale Entzündungen bewirken neben Periostitis und polypösen Veränderungen der Sinusschleimhaut auch lokale Osteomyelitiden des Oberkiefers und führen zu akuten und chronischen Kieferhöhlenentzündungen. In der Regel sind solche dentogenen Sinusaffektionen im Unterschied zu rhinogenen Entzündungen unilateral begrenzt, doch hat auch diese Regel ihre Ausnahmen.

Von parodontalen Läsionen ausgehende Entzündungen bewirken ebenfalls Periostitis, polypöse Verdickungen der Sinusschleimhaut und akute wie chronische Entzündungen der Sinus maxillares.

Neben rhinogenen Sinusaffektionen, von denen hier nicht die Rede sein soll, kann auch eine Fehlpositionierung zur Verschattung der Sinusregion führen, die dem Unerfahrenen die Existenz einer Sinusitis vorspiegeln kann. Radiologisch fragliche Sinusaffektionen sind nach gründlicher zahnärztlicher Untersuchung mittels korrekter Überweisung der weiteren fachärztlichen Abklärung zuzuführen. Bei fraglicher Beteiligung

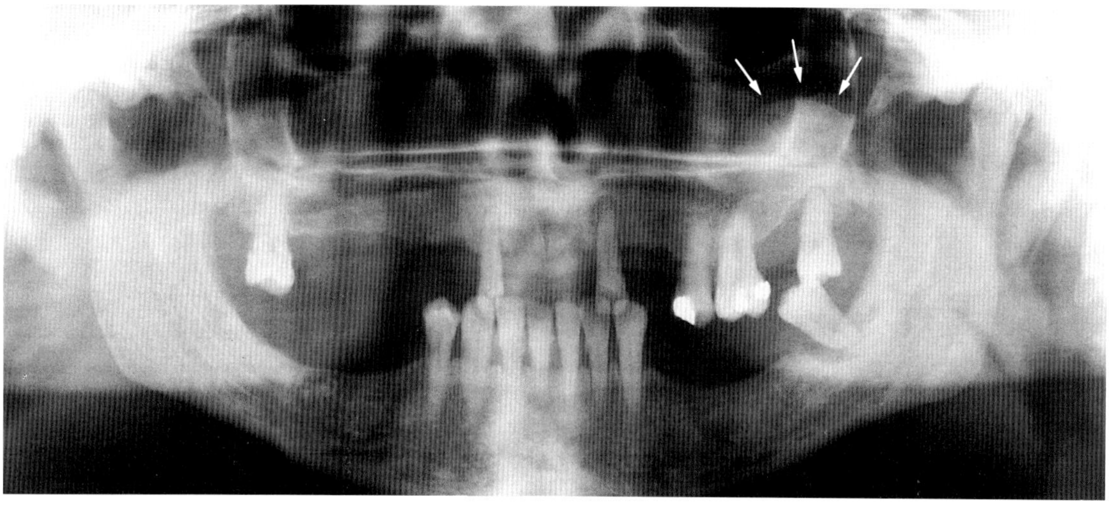

431 Dentogene unilaterale Polyposis der Sinusmukosa
Die Läsion geht von der profunden marginalen Parodontitis an 28 (Pfeile) aus.

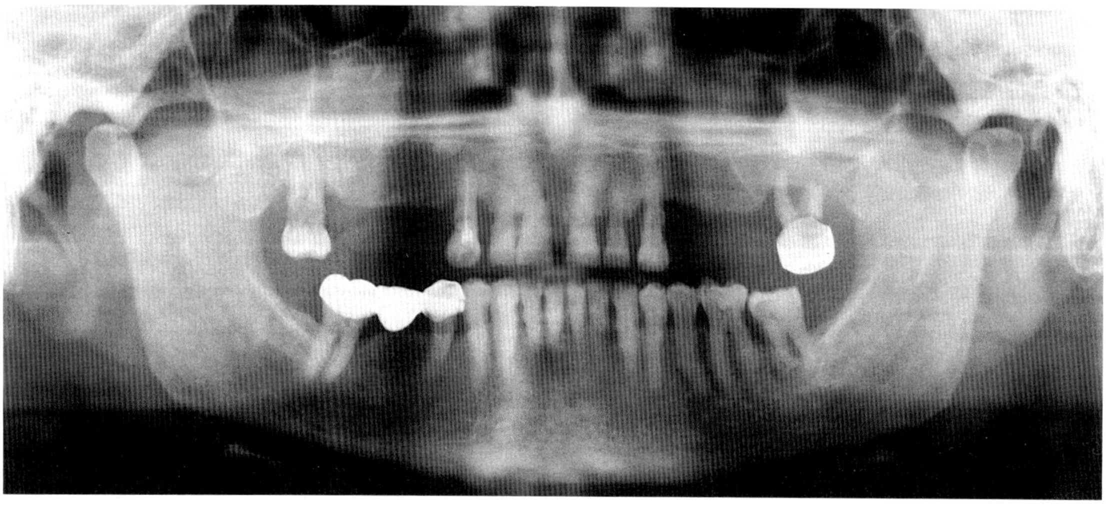

432 Bilaterale dentogene Sinusaffektion
Die Läsion geht aus vom parodontal geschädigten 27 mit polypöser Verdickung der Mukosa, aber ohne Sinusitis und vom avitalen parodontal geschädigten 17 mit Verschattung des ganzen Sinus im Sinne einer unilateralen dentogenen Sinusitis.

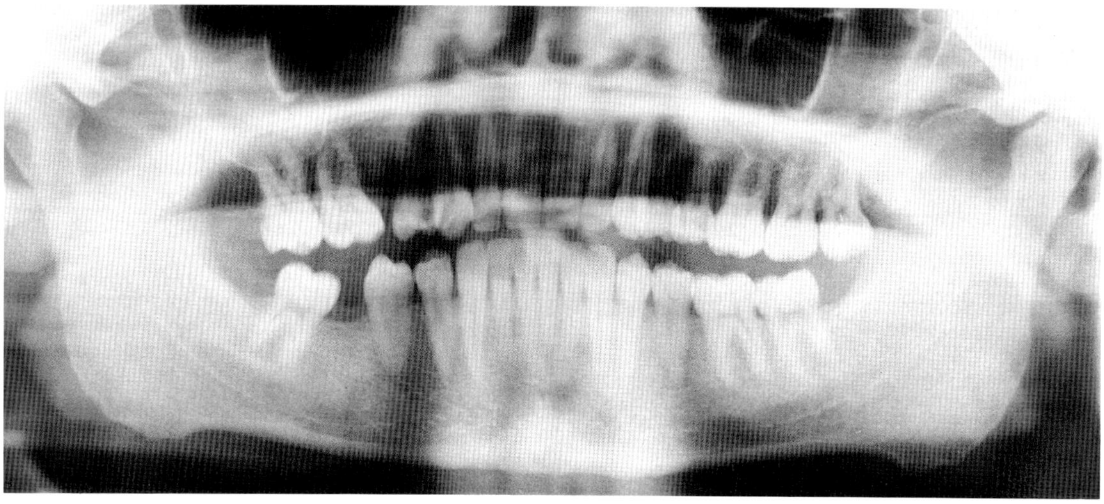

433 Fehlpositionierungen des Patienten
Sie können z.B. bei angehobenem Kinn den Eindruck einer bilateralen Verschattung der Sinus maxillaris erwecken und damit zu einer Fehldiagnose führen.

der Zähne ist vorsichtiges Abwarten der vorschnellen Devitalisation vorzuziehen.

Bei Beurteilungen ist zu beachten:

- *Nur* die alveoläre Bucht der Sinus maxillares ist beurteilbar und kann im Zusammenhang mit evtl. dentogenen Ursachen untersucht werden.
- Vorsicht bei der Beurteilung der *übrigen* Partien des Sinus maxillaris.
- Auf richtige Positionierung achten.
- Bei Verdacht auf *nicht dentogene Ursachen* ist eine *korrekte Überweisung* an den Spezialisten vorzunehmen.

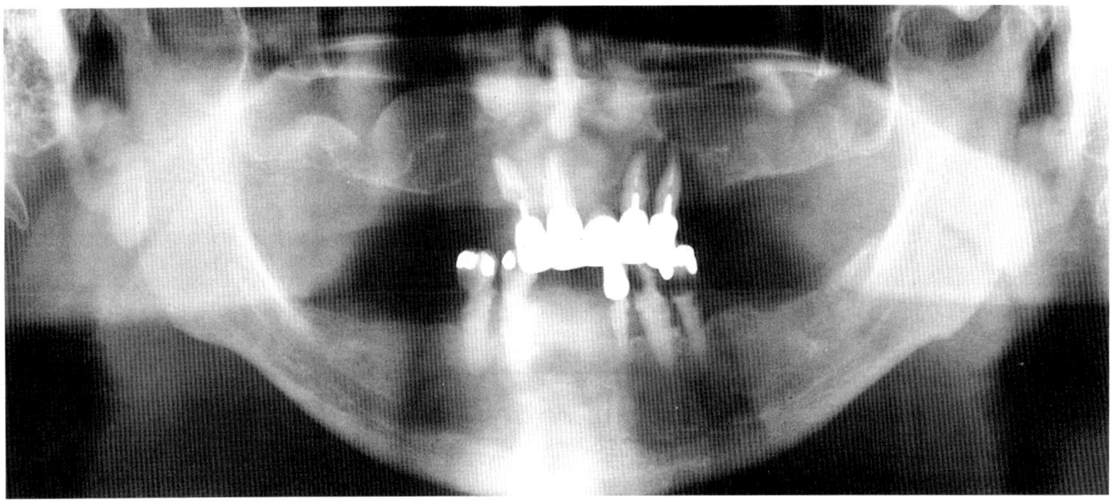

434 Dentogen verursachte Polyposis der Kieferhöhlenschleimhaut
Die devitalen 12, 11, 22 und 23 verursachen eine periapikale lokale Osteomyelitis. Im Gefolge zeigen sich polypöse Verdickungen der Mukosa beidseitig. Über den Mukosa„kissen" sind beide Sinus jedoch lufthaltig und ohne Befund.

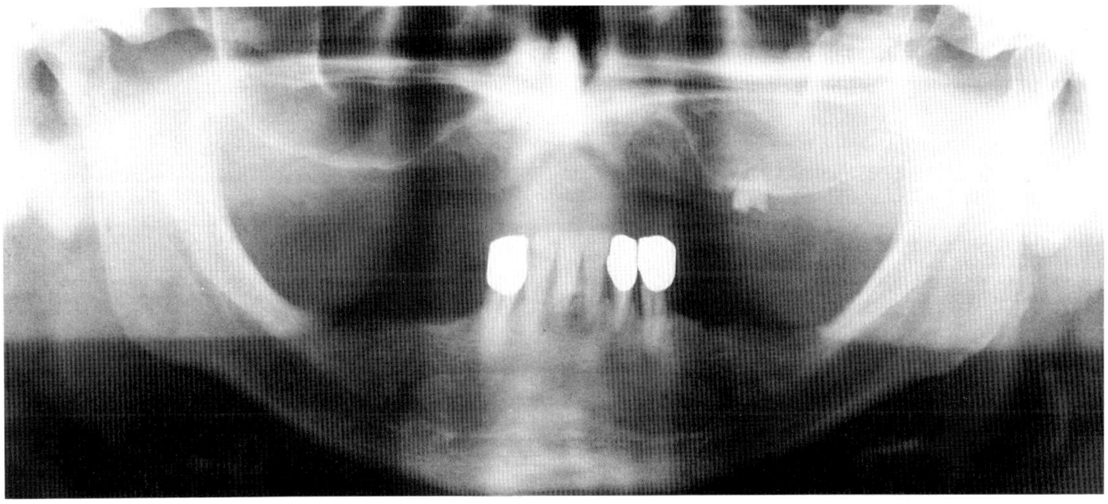

435 Dentogene unilaterale akute Sinusitis maxillaris
Der beherdete Wurzelrest 26 hat eine dentogene unilaterale Sinusitis verursacht. Man beachte im Vergleich die Darstellung des gesunden und lufthaltigen rechten Sinus.

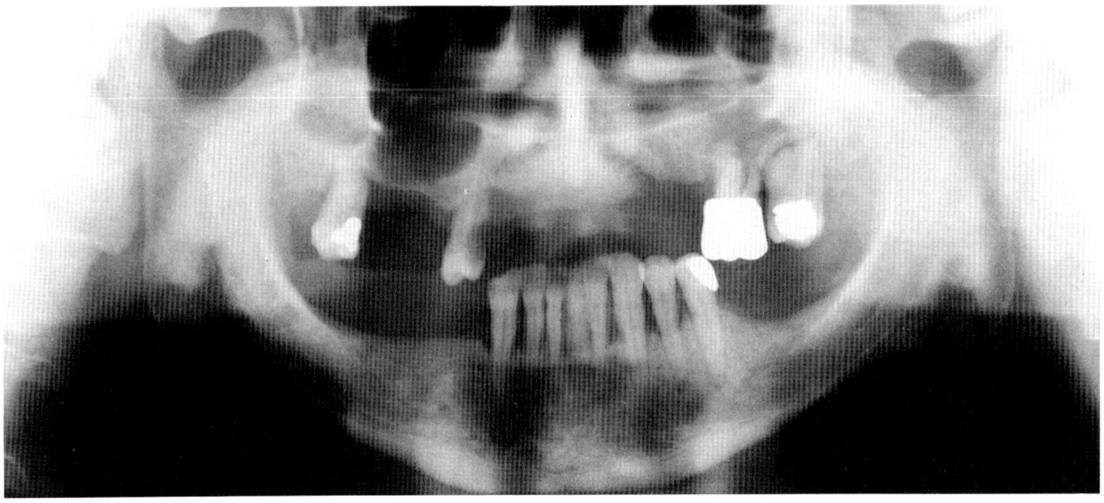

436 Dentogene unilaterale chronische Sinusitis maxillaris
Die von 27 ausgehende chronische apikale Parodontitis hat zu einer lokalen Osteomyelitis mit Verlust der Zeichnung der Sinusbegrenzung und zu massiver Verschattung des linken Sinus geführt.

Weitere Zeichen dentogener Infektion

Der praktische Vergleich zwischen Zahnaufnahmen und Orthopantomographien erlaubt die Feststellung, daß alle Formen von Schleimhautreaktionen wie z. B. auch Mukozelen nur in Orthopantomographien ausreichend dargestellt sind. Die mangelnde Transparenz in einer Zahnaufnahme darf, obwohl verdächtig, nicht dazu verleiten, mehr als eine Verdachtsdiagnose zu erheben. Selbst die Orthopantomographie ermöglicht nicht in jedem Fall eine eindeutige Diagnose, so daß sie in Zweifelsfällen durch weitere Untersuchungsmethoden zu ergänzen ist.

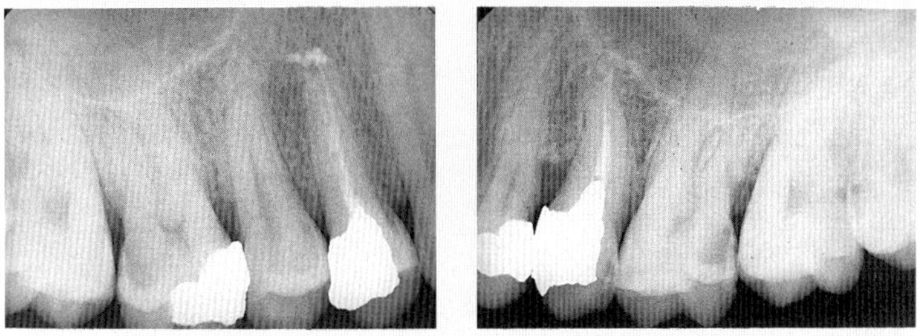

437 Zahnaufnahmen der Prämolaren-Molaren-Region
Wurzelbehandelte 14 und 25 sowie profunde Approximalkaries an 16 und 26 distal. Der Sinusboden ist nicht transparent. Eine Interpretation ist jedoch ohne eine übersichtliche Darstellung unmöglich.

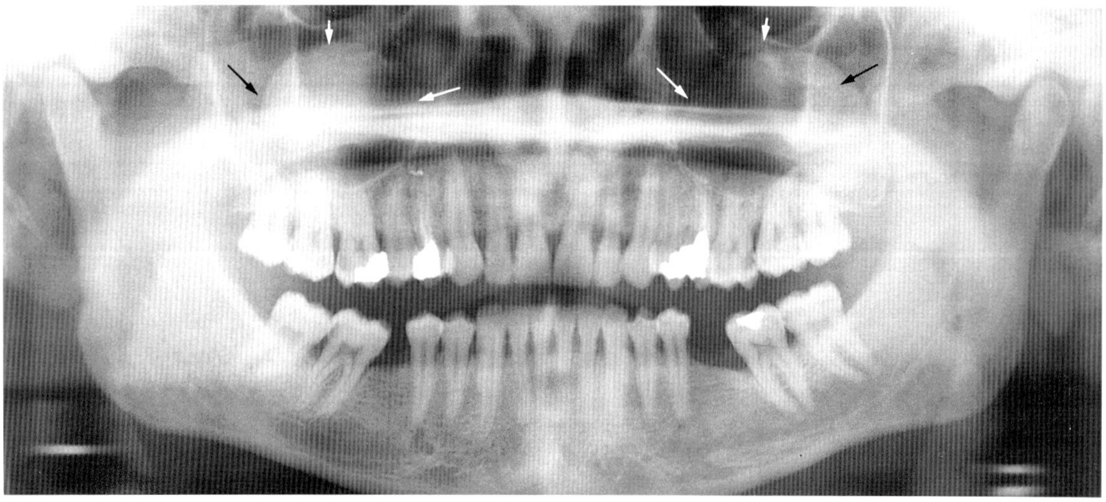

438 Orthopantomographie desselben Falles
Massive, runde Opazitäten in den beiden Sinus, die als Mukozelen (Schleimretentionszysten) anzusprechen sind (Pfeile). Sie verschatten in Zahnaufnahmen nur den Sinusboden, ohne eine differenzierte Diagnose zu ermöglichen.

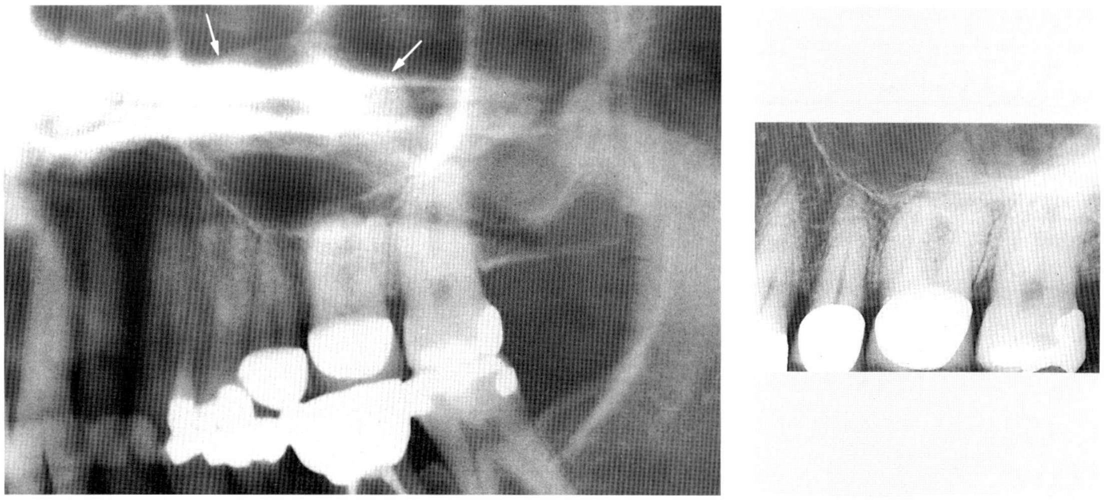

439 Ausbildung einer Mukozele über den Wurzeln eines avitalen 26 mit Pulpanekrose nach Präparationstrauma
Vergleich zwischen der Orthopantomographie (Pfeile) und der Zahnaufnahme desselben Falles.

Zufallsbefund und Bedeutung der halbaxialen Schädelaufnahme

Aufmerksame Betrachtung von Routineaufnahmen wie Zahnaufnahmen oder Bißflügelaufnahmen führt häufig zu Verdachtsdiagnosen, die durch Orthopantomographien und evtl. durch halbaxiale Schädelaufnahmen zu ergänzen sind, um einen perfekten Befund erheben zu können. Trotz Tomographie und CT gilt die halbaxiale Schädelaufnahme bei Sinusaffektionen noch immer als Basisaufnahme der Wahl, obwohl anzumerken ist, daß gerade die posteriore Sinusbucht über den Molaren nicht überschaubar dargestellt ist und zu Fehlbeurteilungen führen kann.

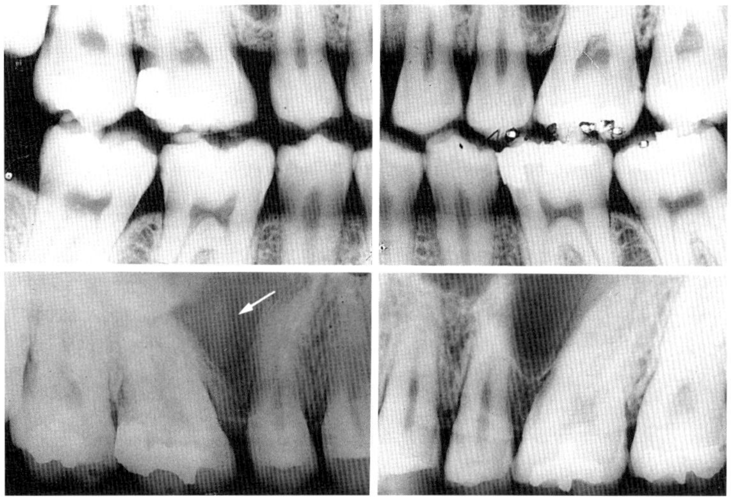

440 Wurzelrest eines 55 in einer Bißflügelaufnahme
Bei aufmerksamer Betrachtung der Bißflügelaufnahme erkennt man ein Diastema zwischen 16 und 15.
Die Zahnaufnahme der Region 16, 15 zeigt die Existenz eines Wurzelrestes von 55 in einem verschatteten Sinus (Pfeil).
Man vergleiche die beiden Zahnaufnahmen. Eine weiterführende Diagnostik wäre nur mit einer Orthopantomographie möglich.

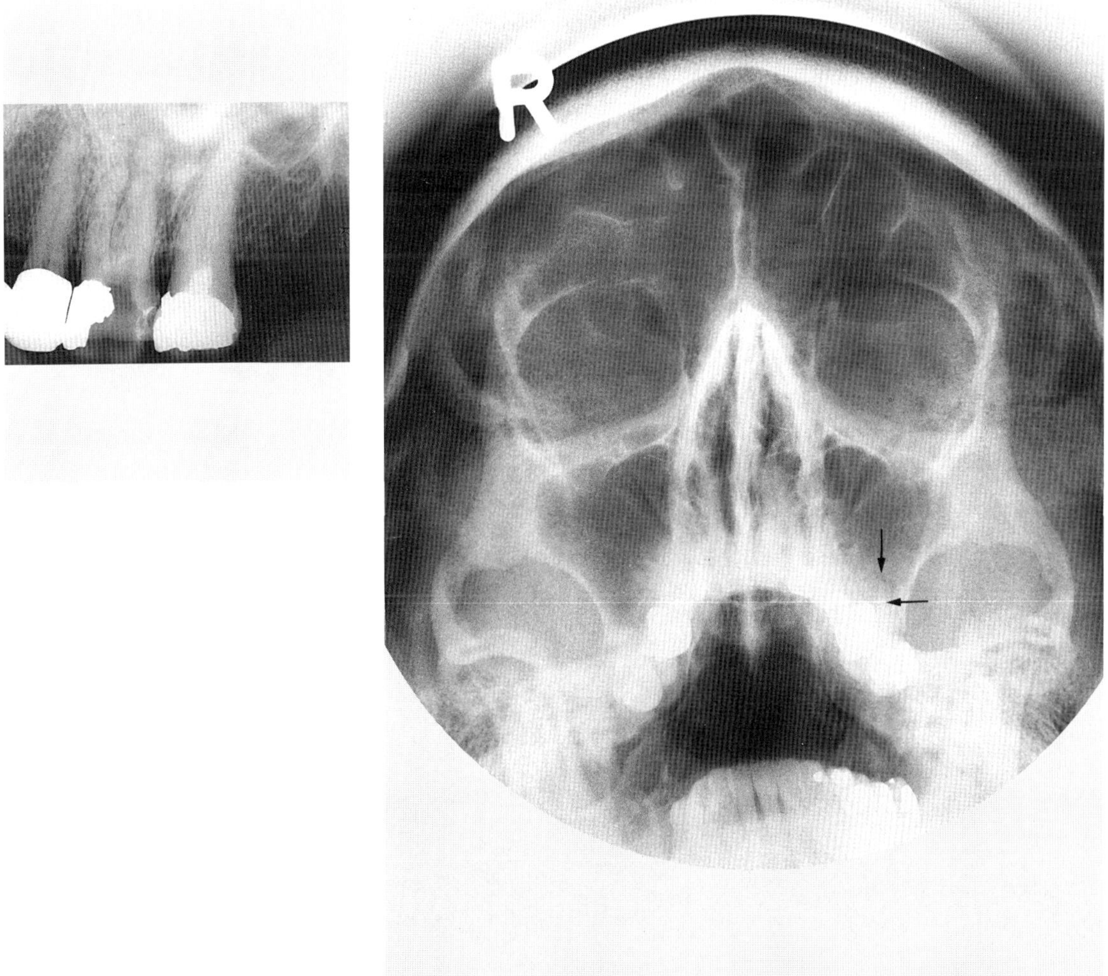

441 Osteomyelitis am Sinusboden ohne Begleitsinusitis
Die Zahnaufnahme zeigt periapikal von 26 Verschattungen und Strukturauflösungen im Sinne einer lokalen Osteomyelitis. Die ergänzende Halbaxiale bestätigt (Pfeile) die lokalisierte Entzündung ohne Beteiligung des Sinus, der sich normal lufthaltig präsentiert.
Die Region der 26 und 27 ist jedoch nicht überschaubar dargestellt.

Akute unilaterale dentogene Sinusitis

Die Gegenüberstellung der beiden Aufnahmen zeigt gut die Möglichkeiten und Grenzen einer Orthopantomographie und die ergänzenden diagnostischen Möglichkeiten der halbaxialen Schädelaufnahme im Falle einer akuten dentogenen Sinusitis. Während sich die Verschattung des betroffenen Sinus im Orthopantomogramm nur auf die posteriore Bucht beschränkt, zeigt die halbaxiale Schädelaufnahme unter der Wirkung des posteroanterioren Strahlengangs das volle Ausmaß der akuten Entzündung auch im Vergleich zur gesunden und lufthaltigen linken Seite.

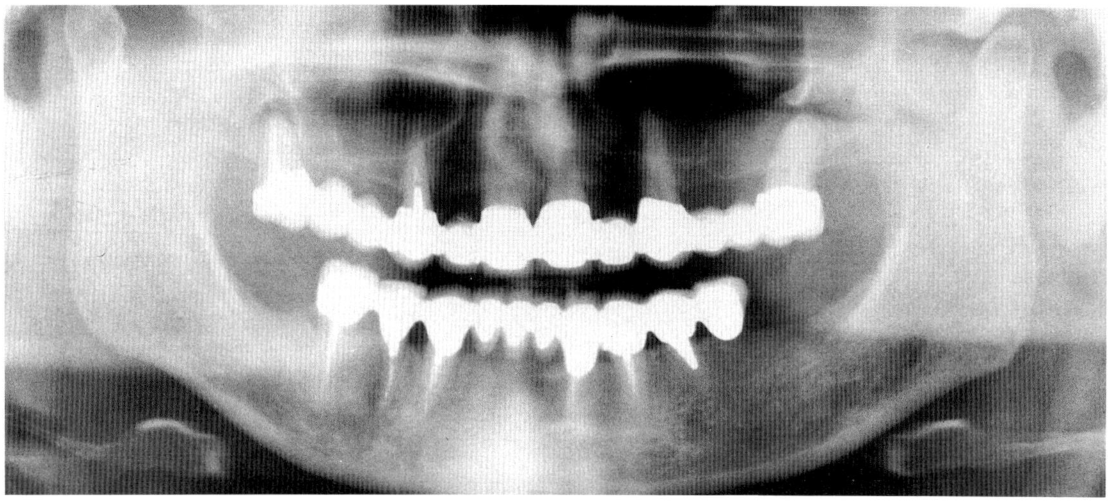

442 Akute unilaterale dentogene Sinusitis im Orthopantomogramm
Der schuldige 17 zeigt eine apikale Parodontitis im akuten Schub. Die anterioren Anteile des Sinus erscheinen frei von Verschattungen. Klinisch frühes Stadium einer akuten Sinusitis.

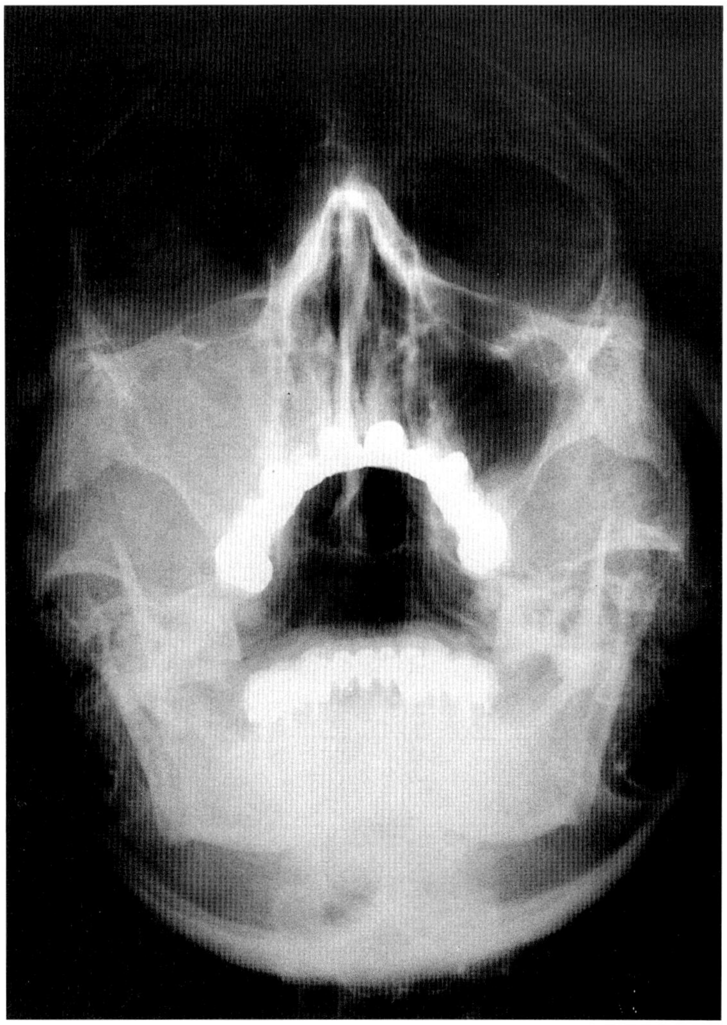

443 Akute unilaterale dentogene Sinusitis in einer halbaxialen Schädelaufnahme
Gleicher Fall wie Abb. 442. Der befallene Sinus zeigt eine gleichmäßige Verschattung, die Grenzen des Sinus sind noch sichtbar. Bei fortschreitender Entzündung können die Begrenzungen des Sinus unsichtbar werden. Purulente Entzündungen werden durch einen horizontalen Flüssigkeits„spiegel" angezeigt. Chronische Zustände zeigen unter dem Einfluß einer reaktiven Sklerose des umgebenden Knochens eine mehr oder minder deutliche Verdickung der Grenzen, die besonders im Bereich der Crista zygomaticoalveolaris augenfällig wird.

Sinusdiagnostik in halbaxialen Aufnahmen schematisch

Die Röntgendiagnostik der Sinus maxillares ist in praxi so komplex wie die anderer Regionen des menschlichen Körpers auch. Ausdrücklich sei an dieser Stelle darauf aufmerksam gemacht, daß die Röntgendiagnostik pathologischer Veränderungen der Sinus maxillares grundsätzlich in die Hand des Spezialisten gehört und deshalb hier nicht besprochen wird. Um aber dem Zahnarzt das Verständnis für die Röntgenzeichen vor allem der dentogenen Sinusaffektionen auf entzündlicher Basis zu erleichtern, sei hier trotz aller möglichen diagnostischen Schwierigkeiten der Versuch einer Schematisierung gewagt, ohne Anspruch auf Vollständigkeit erheben zu wollen. Insbesondere sei darauf aufmerksam gemacht, daß die Vielzahl der möglichen Mischformen von bildgebenden Schleimhaut- und Knochenreaktionen schematisch schwierig darzustellen ist.

Die Zeichnungen sollen die Veränderungen der Sinus maxillares schematisch so wiedergeben, wie sie in einer halbaxialen Schädelaufnahme zu sehen sein können.

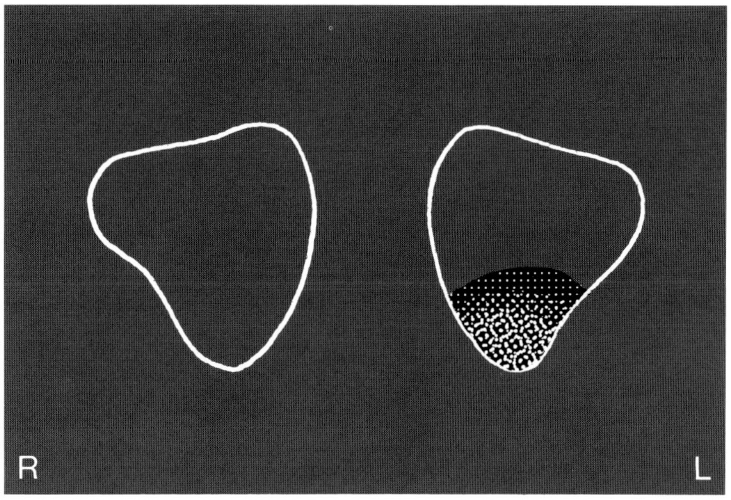

444 Unilaterale dentogene Infektion
Mit polypösen Verdickungen der Mukosa in der alveolären Bucht des Sinus maxillaris. Rest des Sinus lufthaltig = ohne Befund.

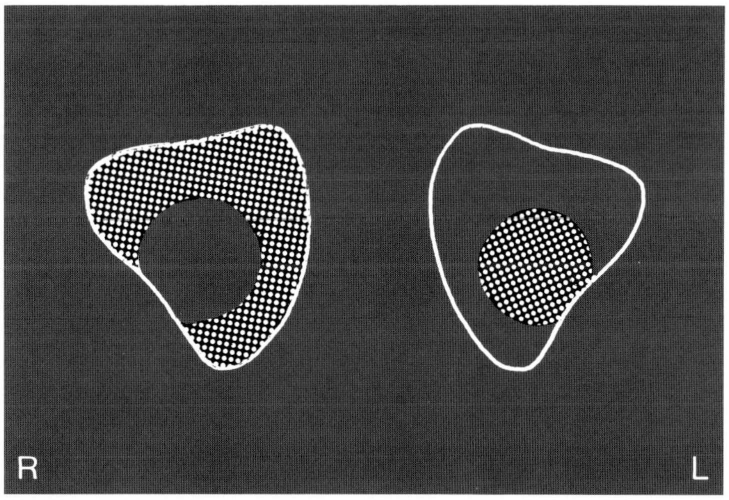

445 Mukozele (Schleimretentionszyste)
Sie zeigt sich im infizierten Sinus gelegentlich als Aufhellung und im lufthaltigen, normalen Sinus als kugelige Verschattung oft beträchtlicher Größe. Sie kann als Reaktion auf chronische Reize der Kieferhöhlenschleimhaut oder nach Radikaloperation (Caldwell-Luc) entstehen.

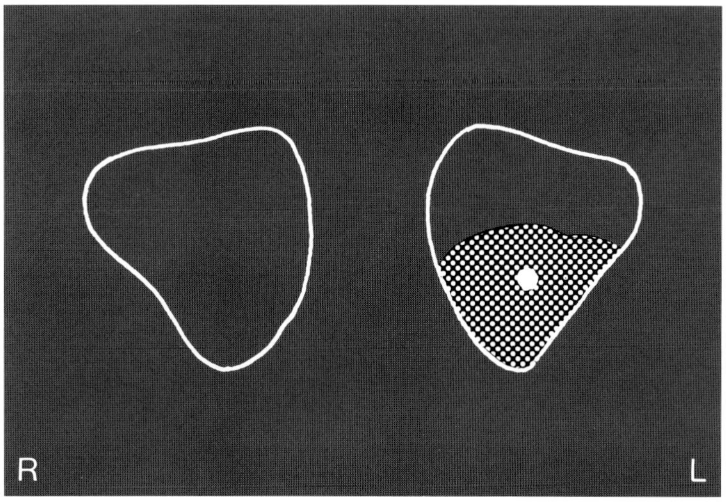

446 Fremdkörperreaktion um überschießende Wurzelfüllungsreste oder andere Fremdkörper
Bis zur Entwicklung einer Begleitsinusitis bleibt der Rest des Sinus lufthaltig.

447 Akute unilaterale (meist) dentogene Sinusitis
Der Röntgenbefund kann erst nach Tagen erhoben werden. Der Sinus ist gleichmäßig verschattet, die Sinusgrenzen sind gut bis schwach sichtbar und von normaler Dicke.

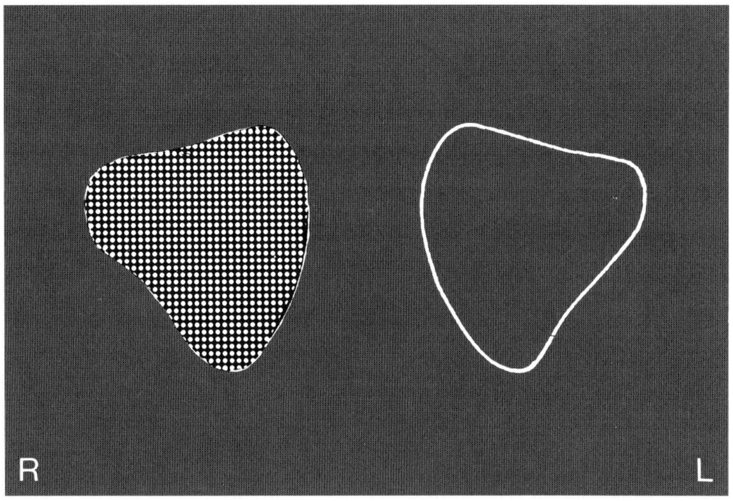

448 Akute bilaterale (meist) rhinogene Sinusitis
Gleiche Röntgenzeichen wie vorher, meist bilateral. Die gleichmäßige Verschattung wird durch die Schleimhautschwellung und den Flüssigkeitsaustritt bewirkt.

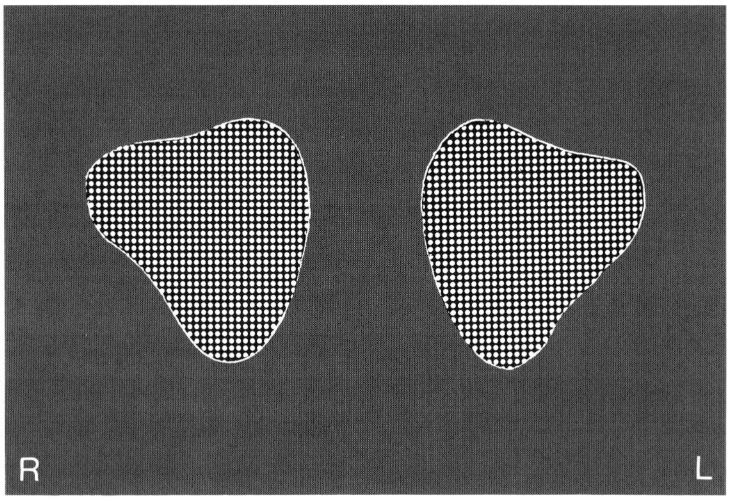

449 Chronische bilaterale Sinusitis maxillaris mit akutem Schub (links)
Annahme: Bestehen einer rhinogenen chronischen Sinusitis maxillaris, die links von einer zusätzlichen dentogenen Infektion überlagert wird.
Allgemeine Zeichen: verdicktes Schleimhautrelief, das den Sinus bis auf ein lufthaltiges Zentrum füllt. Die Crista zygomaticoalveolaris zeigt reaktive Sklerose. Links mit Flüssigkeitsaustritt überlagert (z.B. Empyem).

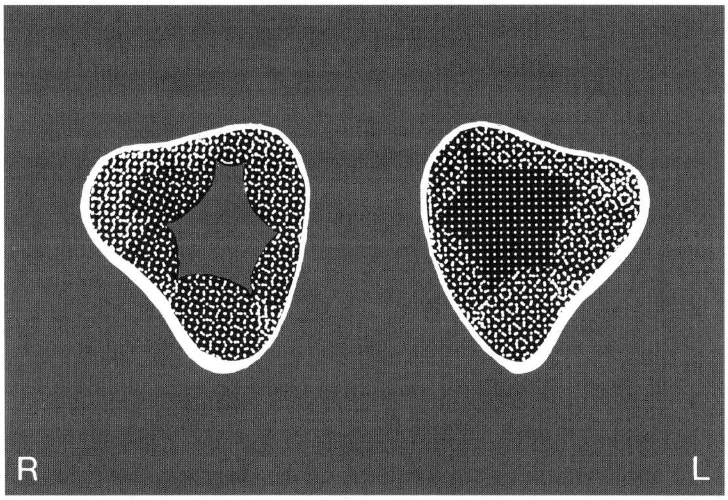

450 Einseitiger Flüssigkeitsspiegel
Werden die Aufnahmen am sitzenden Patienten gemacht, so zeigt z.B. das Kieferhöhlenempyem seine Existenz durch einen „Spiegel“ an. Nach Oberkieferfraktur kann oft ein „Hämatosinus“ mit denselben Röntgenzeichen beobachtet werden.

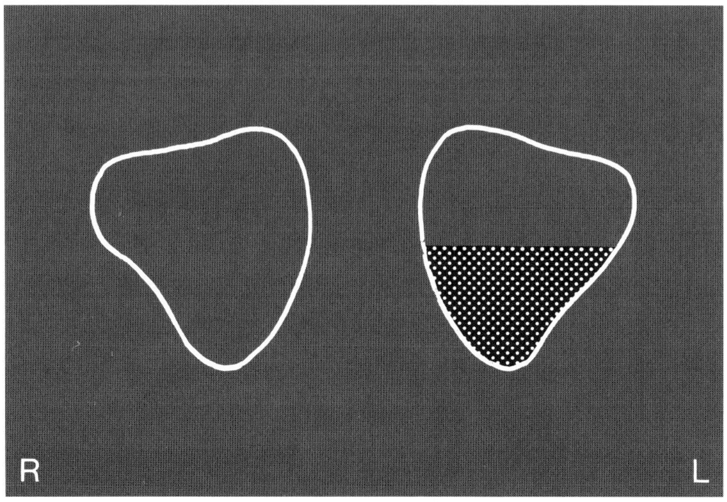

Akute und chronische Sinusitis maxillaris

Beginnende Sinusitis ist in frühen Stadien, wenn überhaupt, nur mit weichen halbaxialen Aufnahmen erfaßbar. Da auch eine bilaterale rhinogene Sinusitis einseitig beginnen kann, sind Verwechslungen mit einer dentogenen Infektion möglich, besonders wenn avitale Zähne vorhanden sind. Dentogene chronische Sinusitis kann aber offenbar nicht nur von Prämolaren und Molaren, sondern auch von den Frontzähnen ihren Ausgang nehmen. Zur weiteren radiologischen Abklärung können entweder Tomographien oder das CT empfohlen werden.

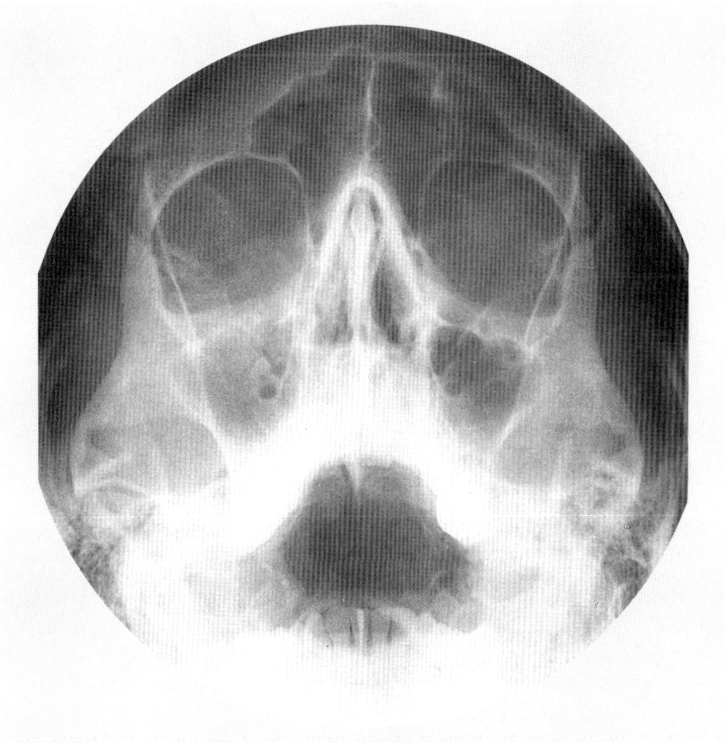

451 Beginnende bilaterale rhinogene Sinusitis
Die weiche Aufnahme zeigt eine einseitig beginnende rhinogene Sinusitis maxillaris. Im noch schwach verschatteten rechten Sinus ist als einzige Aufhellung das Foramen rotundum zu erkennen.

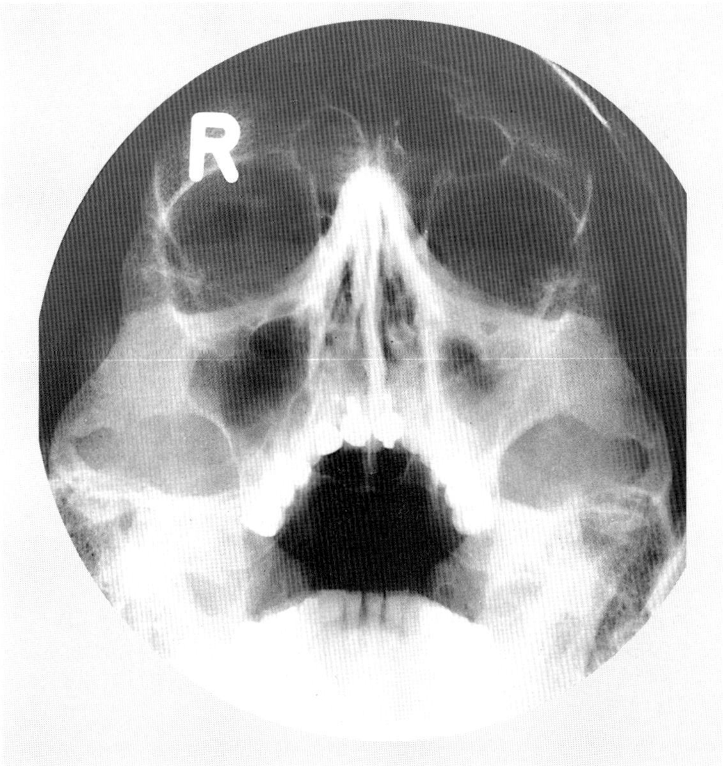

452 Unilaterale chronische Sinusitis maxillaris dentogenen Ursprungs
Gut zu sehen sind die unregelmäßig verdickte Schleimhaut mit lufthaltigem Zentrum und die reaktive Sklerose der Crista zygomaticoalveolaris. In der Frontregion standen seit Jahren die einzigen devitalen Zähne des Oberkiefers völlig reaktionslos mit einem Zustand nach Wurzelspitzenresektion.

Computertomographie als ergänzende Untersuchungsmethode

Eine mehr oder weniger asymptomatische chronische Sinusitis maxillaris, gleich welcher Genese, ist im Orthopantomogramm oft nicht auf den ersten Blick auszumachen, da meist andere diagnostische Probleme im Vordergrund stehen. Erst nach sorgfältiger klinischer Untersuchung und Anamnese ergeben sich die Verdachtsmomente, die eine weiterführende Röntgenuntersuchung rechtfertigen. Neben der halbaxialen Aufnahme wird heute vielfach das CT angewendet, um eine überlagerungsfreie axiale Darstellung der Sinus maxillares mit dem diagnostisch wichtigen Seitenvergleich zu erhalten.

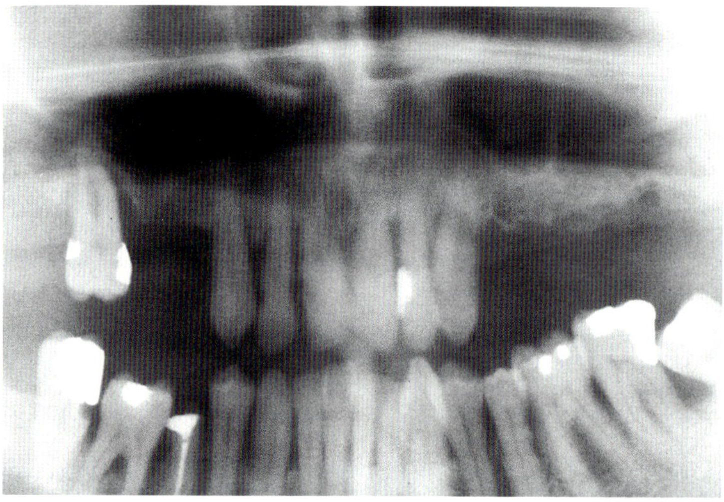

453 Chronische dentogene Sinusitis
Das Bild zeigt die alveoläre Bucht und die Knochenstrukturen im Vergleich. Links ist lediglich eine leichte Verschattung des Sinus und eine Sklerosierung des Alveolarkammes feststellbar.

Sammlung Priv.-Doz. Dr. J. Samson, Genf

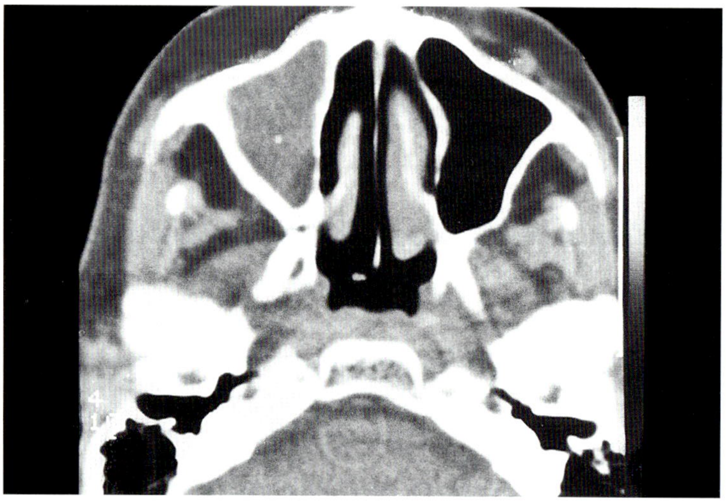

454 Chronische dentogene Sinusitis im CT
Am gleichen Patienten zeigt das axiale CT mit Weichteilfenster die beinahe totale Verschattung des linken Sinus durch die verdickte Mukosa. Deutlich sichtbar ist die reaktive Sklerose der Sinuswände links.

Möglichkeiten von Tomographie und Computertomographie in der Sinusdiagnostik

Tomographie
- seitliche und vor allem frontale Durchschichtung zur Lokalisation von Frakturfragmenten und Fremdkörpern. Konventionelle Darstellung von Weichteilveränderungen

Computertomographie
- vor allem axiale Darstellung im Seitenvergleich mit Knochenfenster und Weichteilfenster mit Dichtemessung von Verschattungen

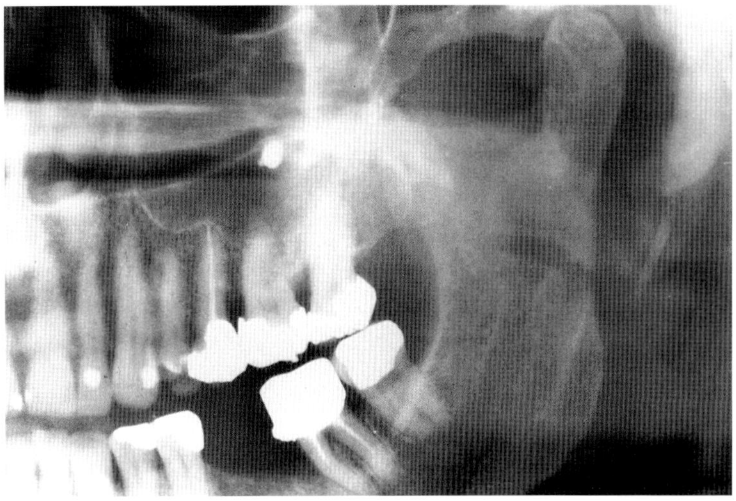

455 Aspergillose im Sinus maxillaris

Der Ausschnitt aus dem Orthopantomogramm zeigt den opaken Rest einer überschießenden Wurzelfüllung von 25 im Sinus. Der Sinus erscheint nicht verschattet.

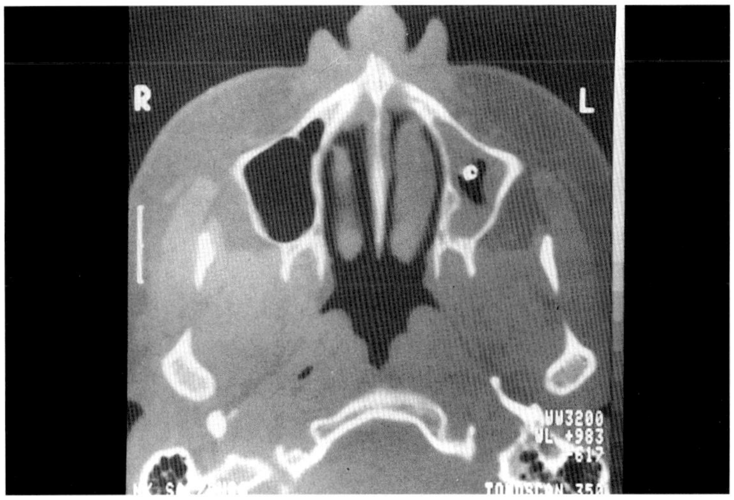

456 Axiales CT mit Weichteilfenster

Das Computertomogramm des gleichen Falles zeigt, daß der linke Sinus maxillaris fast völlig von weichteildichten Strukturen ausgefüllt ist. Im Zentrum findet sich der opake Rest der Wurzelfüllung. In der medianen Sinuswand ist eine reaktive Sklerose zu beobachten.

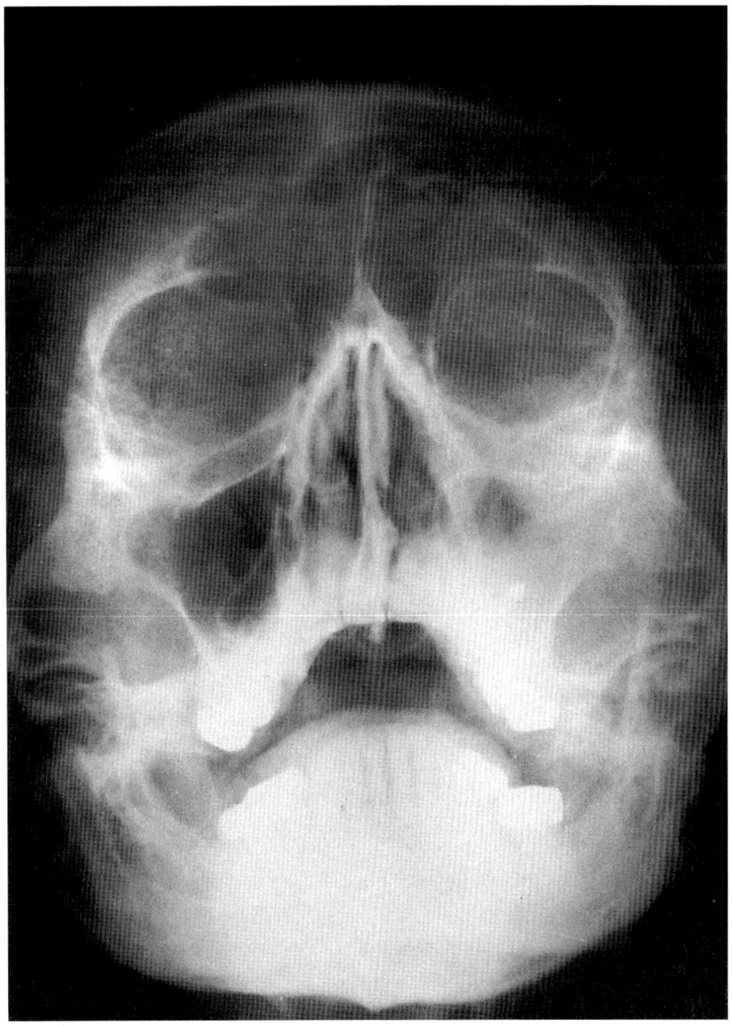

457 Gleicher Fall, halbaxiale Aufnahme

Um den opaken Wurzelfüllrest sieht man weichteildichte Verschattungen, die von einem konzentrisch wachsenden Pilzgeflecht gebildet werden. Als Folge dieser Aspergillose hat die Patientin während Jahren an rezidivierender unilateraler Sinusitis laboriert.

Sammlung Dr. H. Beck-Managetta, Landeskrankenhaus Salzburg

Fremdkörper, Wurzelreste und Operationsdefekte

Fremdkörper wie Wurzelfüllungsreste u.ä. bleiben häufig reaktionslos im Sinus liegen. Gelegentlich entwickelt sich eine Aspergillose, die zur Ausbildung einer chronischen Sinusitis führt.

Wurzelreste sind im Orthopantomogramm meist bedeutend besser zu erkennen als in Zahnaufnahmen, so daß sich Lokalisationsaufnahmen häufig erübrigen. Die klinisch diagnostizierbare Mund-Antrum-Fistel ist im Orthopantomogramm wegen der Verschattung der alveolären Bucht und des zunehmenden Verlustes des Sinusbegrenzungen ebenfalls gut dokumentierbar.

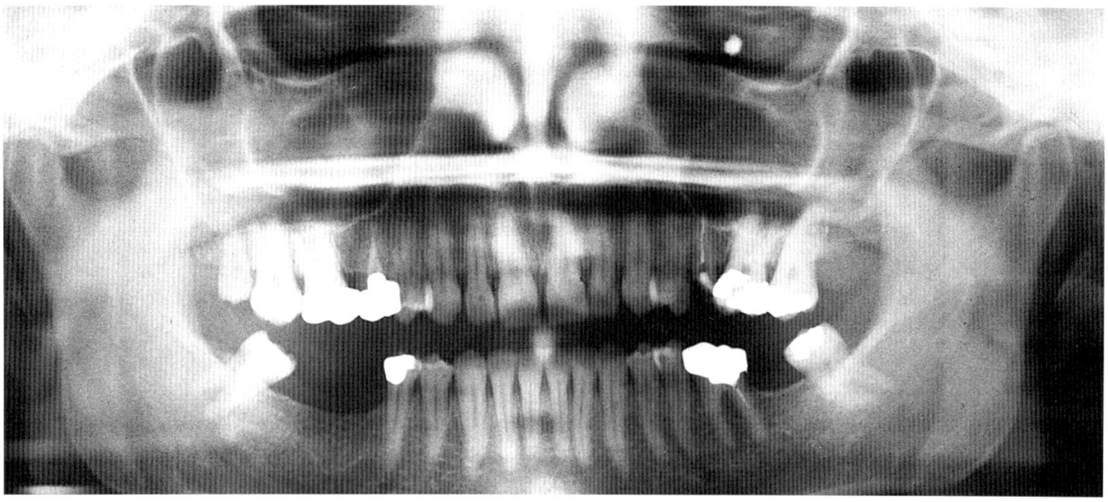

458 Wurzelfüllungsrest von 25 hoch und dorsal im linken Sinus maxillaris liegend
Man beachte, daß sich Anteile der Kieferhöhle und der Orbita im Orthopantomogramm überdekken (S. 25 ff.). Das Bild zeigt einen Ausschnitt aus einem Orthopantomogramm.

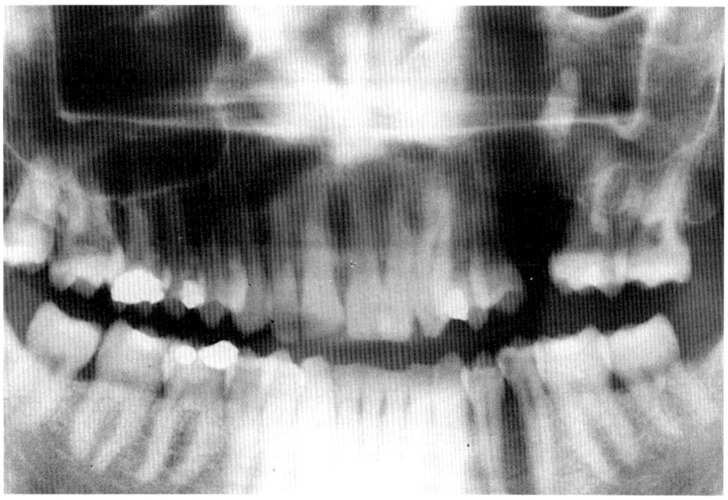

459 Wurzelrest von 26 im Sinus maxillaris liegend
Er liegt über dem Wurzelniveau der Zahnreihe und zeigt keinen Desmodontalspalt. Der umgebende Sinus erscheint verschattet.

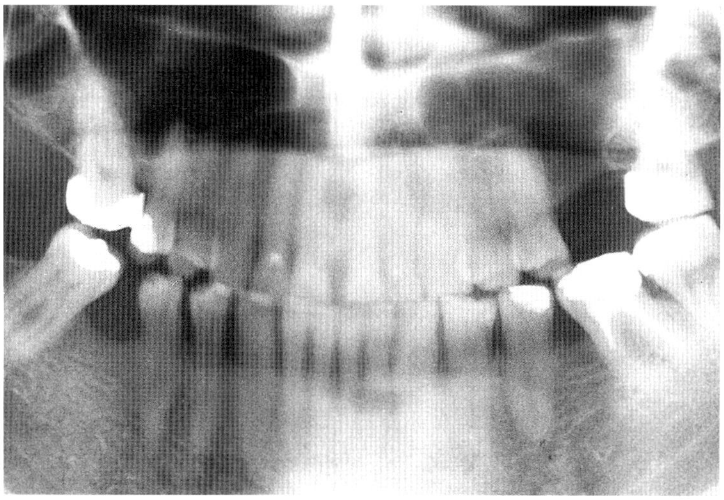

460 Mund-Antrum-Fistel links
Dem leicht verschatteten linken Sinus fehlt im Bereich von 26 die Begrenzungslinie der alveolären Sinusbucht.

Kiefergelenkveränderungen

Die Benützung dieses dehnbaren Begriffes gestattet die Zusammenfassung einer Reihe von radiologischen Befunden am Kiefergelenk, die Abweichungen von der Norm zeigen. Die Möglichkeiten zur Schädigung der Funktionstüchtigkeit der Kiefergelenke und zu pathologischen Veränderungen sind dementsprechend zahlreich.

Sie können umfassen:

- Entwicklungsstörungen,
- frühkindliche Traumen,
- fortgeleitete Entzündungen,
- Systemerkrankungen,
- Neoplasien,
- Unfälle,
- Okklusionsstörungen.

Jede der hier angeführten Ursachen kann wiederum ihrerseits zu Funktionsstörungen des betroffenen Gelenks und im Gefolge davon zur Auslösung degenerativer Veränderungen in den Gelenken führen.

Während der Zahnarzt früher keine Gelegenheit hatte, das Kiefergelenk gleichzeitig mit den Kiefern und den Zähnen radiologisch zu untersuchen, gibt die routinemäßig ausgeführte Orthopantomographie die Möglichkeit, das Kauorgan als Funktionseinheit abzubilden und alle ihre Elemente in eine – wenigstens groborientierte – Interpretation mit einzubeziehen. Entsprechend der Erkenntnis, daß die Kiefer mit den Kiefergelenken, dem Zahnsystem und den Kaumuskeln eine funktionelle Einheit bilden, sollte das Kauorgan vom Zahnarzt stets als Ganzes untersucht und behandelt werden, da ja selbst z. B. geringe okklusale Störungen ihre Auswirkungen auf den Muskeltonus und die Kondylenposition haben können. Während heute diesen Tatsachen im klinischen Untersuchungsgang mit Selbstverständlichkeit Rechnung getragen wird, hat selbst die moderne Bildgebung noch keine Möglichkeit, das Kauorgan als Funktionseinheit darzustellen. Allein die Orthopantomographie zeigt, je nach Indikation und je nach der gewählten Aufnahmetechnik, die Strukturen oder die Position des Kondylus in einer Qualität, die in vielen Fällen bereits zur Beurteilung ausreicht. Damit ist aber auch angedeutet, daß es in vielen Fällen nötig sein wird, durch weiterführende radiologische Untersuchungsmethoden zusätzliche Informationen einzuholen.

Die Interpretation von Kiefergelenkaufnahmen aller Art ist nicht einfach, da sich Klinik und Röntgenbild kaum je zur Korrelation bringen lassen. Bestehende klinische Symptome werden stets erst einige Zeit nach dem Auftreten destruierender oder neoplastischer Knochenveränderungen bildgebend und werden häufig noch durch Summationseffekte verfälscht. So können in Ergänzung der Orthopantomographie meist nur sorgfältig ausgeführte spiralige Tomographien, Arthrotomographien oder mit spezieller Lagerungstechnik im CT hergestellte Aufnahmen empfohlen werden.

Untersuchung des Kauorgans mit dem Orthopantomogramm

Um die *Bißverhältnisse* gleichzeitig mit der *Position der Kondylen* abzubilden, ist es notwendig, die Aufnahme in habitueller Okklusion herzustellen. Die Positionierung des Patienten (S. 13 ff.) erfordert allergrößte Aufmerksamkeit; die Stellung der Mediansagittalebene am Hinterkopf ist mit Genauigkeit zu überprüfen, um Asymmetrien der Darstellung und damit Fehldiagnosen zu vermeiden.

Zur Untersuchung von *Form und Struktur der Kondylen* stellt man den Patienten in der üblichen Normposition ein und benützt die Aufbißlehre. Die Kondylen erscheinen so meist gut überschaubar in einer zonographischen Schicht von etwa 20 mm Dicke. Eine einwandfreie Beurteilung ist nur dann möglich, wenn der Unterkiefer bei der Positionierung symmetrisch vorgeschoben wurde. Man beachte, daß vor der Einleitung weiterer unverhältnismäßig komplizierter Röntgenuntersuchungen die Möglichkeiten der klinischen Untersuchung, der Modellanalyse und der Orthopantomographie auszuschöpfen sind. Häufig genügen diese Unterlagen zur Korrektur einer Malokklusion.

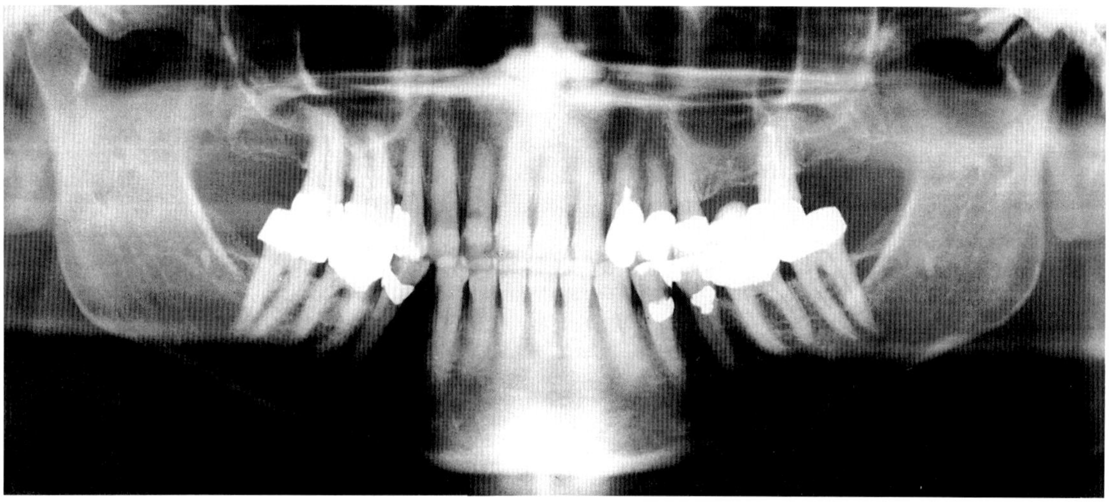

461 Untersuchung der Bißverhältnisse in Relation zur Kondylenposition am Vollbezahnten
Es empfiehlt sich, eine harte Aufnahme herzustellen. Das Bild zeigt einen Fall von Kiefergelenkbeschwerden rechtsseitig bei Malokklusion. Man beachte die unterschiedliche Kondylenposition an der Eminentia articularis.

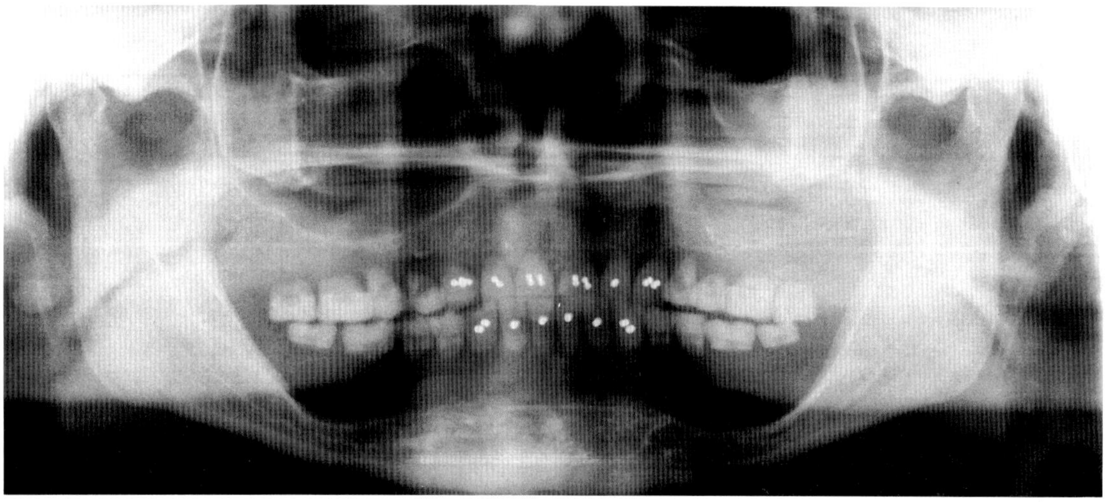

462 Untersuchung der Bißverhältnisse in Relation zur Kondylenposition am zahnlosen Prothesenträger
In diesem Fall ist es notwendig, die Prothesen am Platz zu belassen. Das Bild zeigt einen Fall mit rechtsseitigen Kiefergelenkbeschwerden bei mangelnder Abstützung links. Man beachte die unterschiedliche Kondylenposition an der Eminentia articularis.

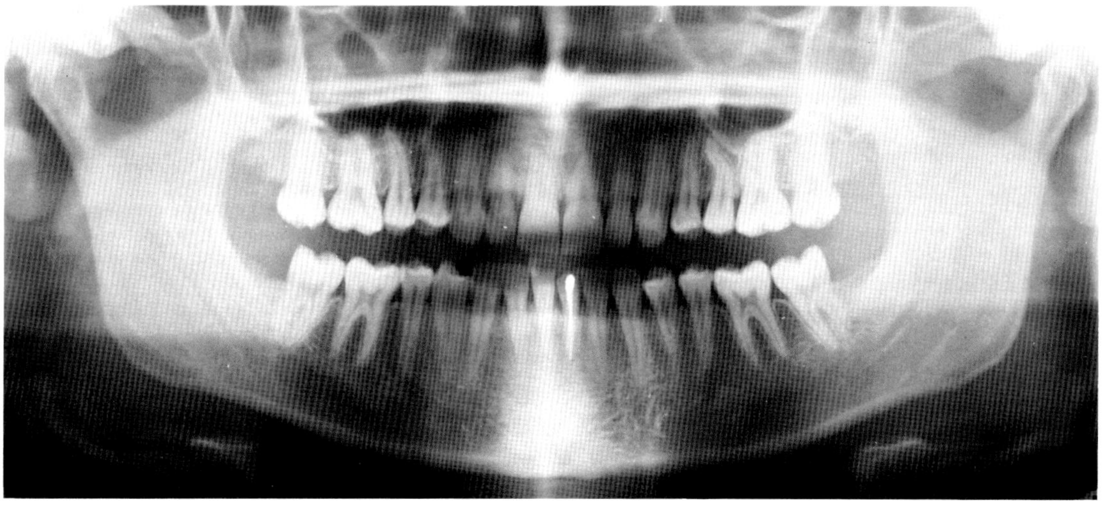

463 Untersuchung der Kondylen in Normposition mit Aufbißlehre
Der leicht geöffnete Unterkiefer läßt die Kondylen meist ohne Überlagerung beurteilbar hervortreten. Am rechten Kondylus der 18jährigen Patientin wird hier eine osteochondrale Exostose mit hohem Knorpelanteil sichtbar. Cave asymmetrische Vorbewegung des Unterkiefers bei der Positionierung!

Sammlung Dr. H. R. Rahm, Schaffhausen

Kiefergelenkbeschwerden bei Malokklusion

Schon der fehlgeleitete Eruptionsdruck eines querliegenden retinierten Zahnes genügt, um eine durch Malokklusion erzeugte Funktionsstörung und damit Kiefergelenkbeschwerden zu erzeugen. Lückengebisse mit nach mesial gekippten Molaren bilden mit den schiefen Ebenen des Füllungs- und Kronen-Brücken-Ersatzes eine Gefahr zur Entwicklung einer Funktionsstörung, die beim Vorliegen von pathologischen Veränderungen an den Kondylen besonders gravierend in Erscheinung treten kann.

Jüngere Patienten mit derartigen Funktionsstörungen zeigen meist sonst keine radiologisch erfaßbaren Befunde, weshalb weiterführende radiologische Untersuchungen vermieden werden können.

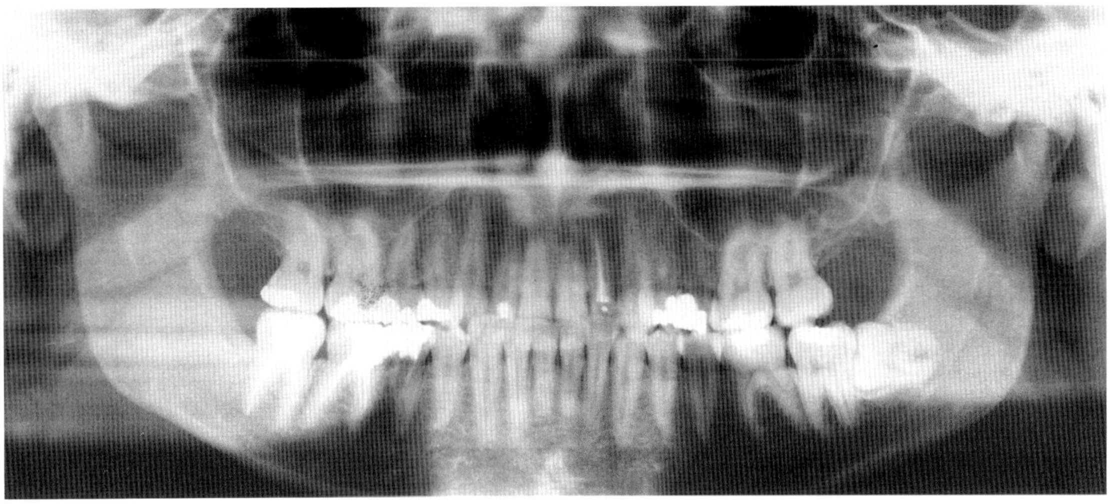

464 Kiefergelenkbeschwerden nach Verlust des 28 und unter dem Einfluß der Fehlstellung des halbretinierten 38
Man beachte die Malokklusion von 27 und 37 bei der 23jährigen Patientin. Sie hat zu einer schmerzhaften Funktionsstörung im linken Kiefergelenk geführt.

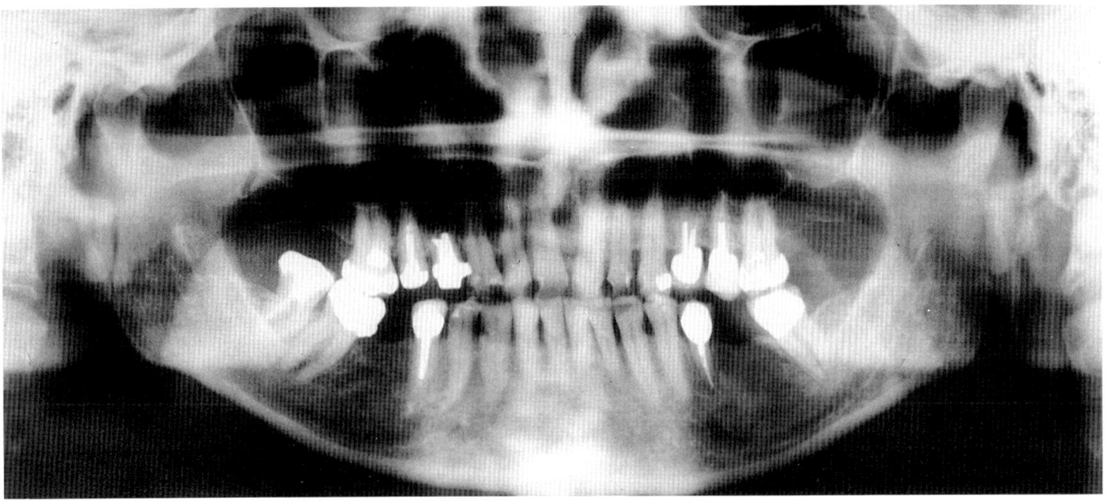

465 Kiefergelenkbeschwerden nach Verlust der 17, 18, des 28, der 36, 38 und des 46 mit Mesialkippung der 47, 48 und des 37
Man beachte die „schiefe Ebene" am überkronten 47 bei dieser 47jährigen Patientin.

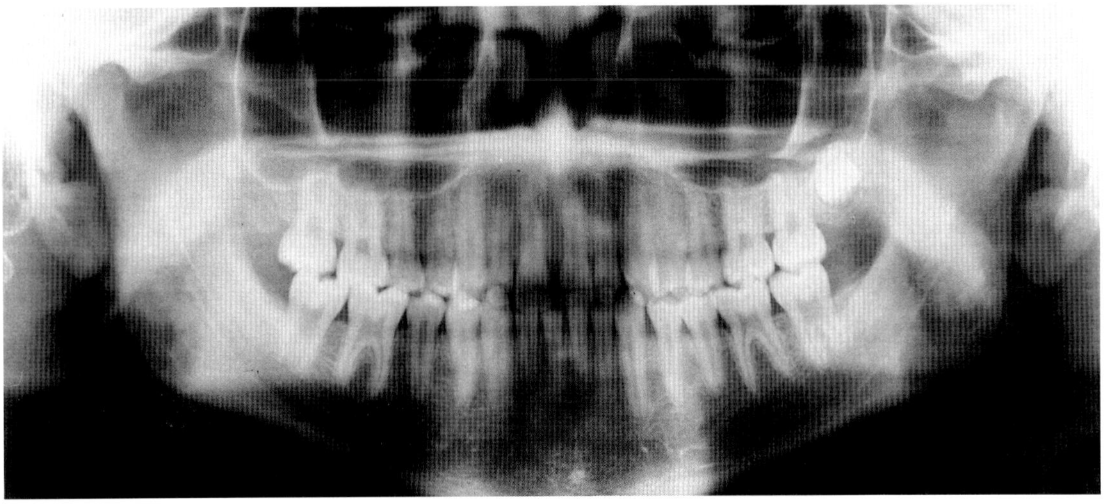

466 Kiefergelenkbeschwerden bei rechtsseitigem Kreuzbiß
Man beachte das unterschiedliche „Ineinandergreifen" der Okklusalflächen rechts und links bei diesem 16jährigen Patienten, das Diastema bei 11, 21 und die unterschiedlichen Kondylenpositionen im Schlußbiß.

Filmtomographie am Kiefergelenk

Durch die Entwicklung individueller Kaugewohnheiten einerseits, durch störende Ersatzarbeiten und deren Abnützung andererseits kommt es zur Ausbildung von Malokklusionen, die durch Funktionsstörungen zu traumatisch bedingten degenerativen Veränderungen an den Kiefergelenken führen können. Dabei wird der Unterkiefer in der Schlußbißphase meist als Ganzes um eines der Gelenke gedreht, so daß es in der Folge zu anterioren, posterioren, lateralen und medialen Fehlpositionen der Kondylen mit Diskusläsionen und späteren arthrotischen Veränderungen kommt.

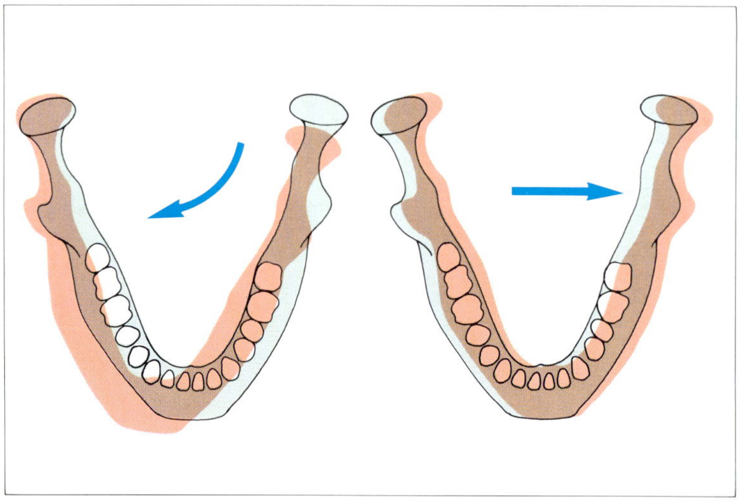

467 Mögliche Drehbewegung oder Seitverschiebung des Unterkiefers in der Schlußbißphase schematisch

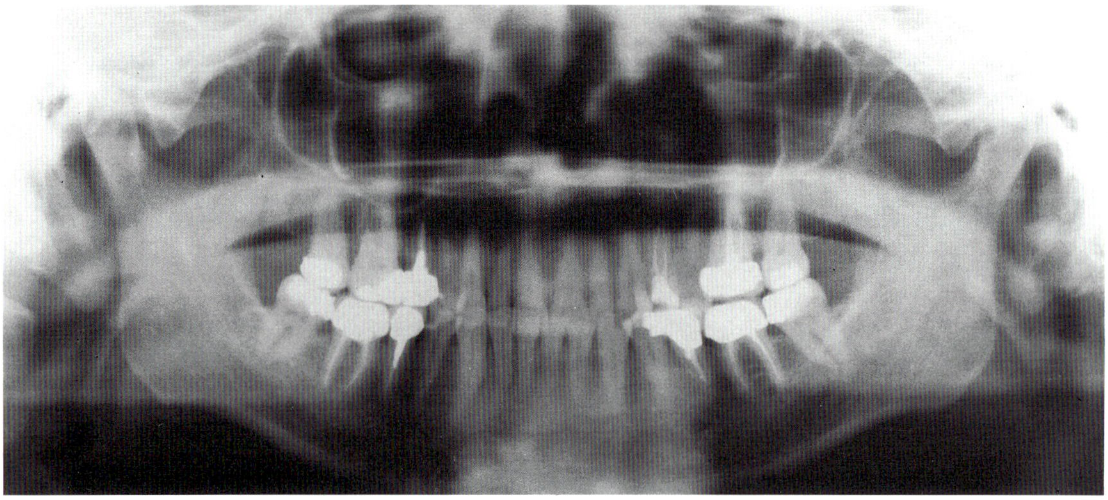

468 Kiefergelenkbeschwerden links
Die Orthopantomographie der 43jährigen Patientin zeigt eine unterschiedliche Positionierung der Kondylen im Schlußbiß mit Verdacht auf degenerative Veränderungen links. Eine dorsale Verlagerung des rechten und eine ventrale des linken Kondylus ist schon im OPG erkennbar.

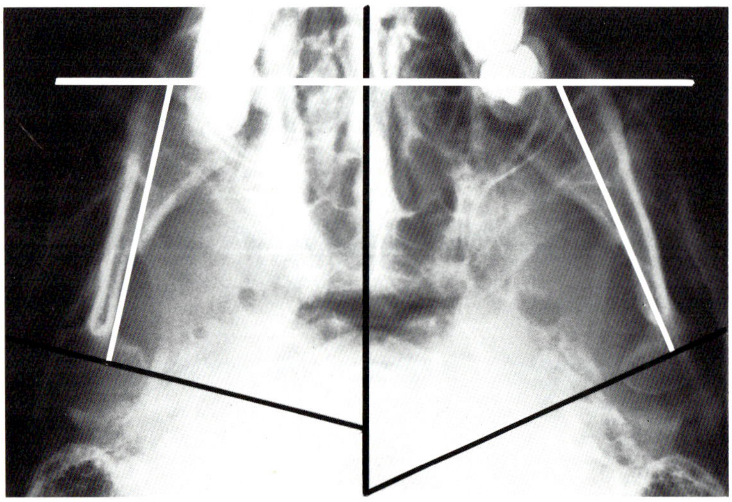

469 Axiale Schädelaufnahme desselben Falles
Dorsale Verlagerung des rechten und eine ventrale Verlagerung des linken Kondylus im Sinne einer Drehbewegung um einen Drehpunkt im rechten Kondylus.
Nach Überprüfung des Neigungswinkels der Kondylenachsen zur Mediansagittalebene (schwarz) und zur Frontalebene (weiß) mit Hilfe einer axialen Aufnahme ergeben achsengerecht und präzise eingestellte spiralige Tomographien ausgezeichnete Resultate, die in manchen Fällen auch den Diskus selbst erkennen lassen.

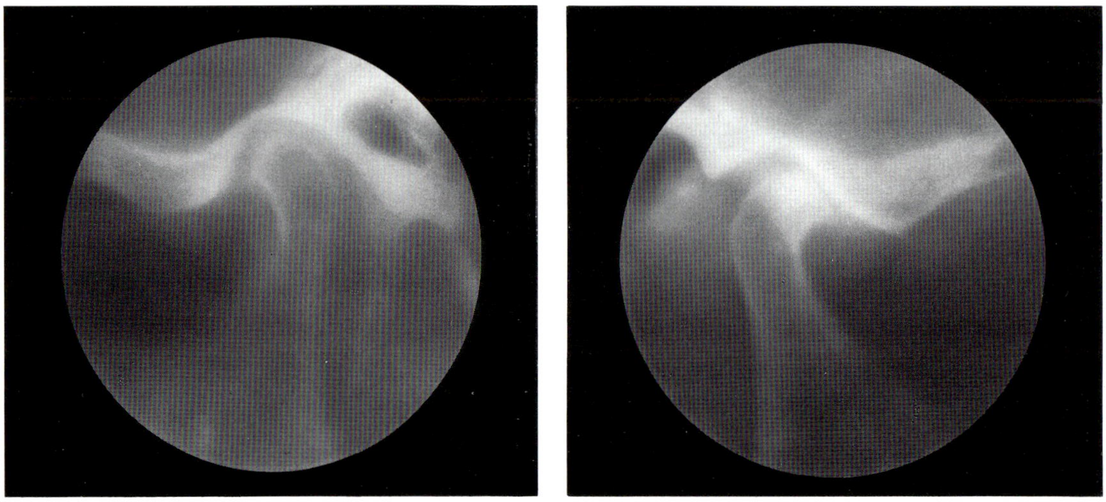

470 Spiralige Tomogramme desselben Falles
Rechts ein normal strukturierter und positionierter Kondylus. Linksseitig sieht man deutlich die ventrale Verlagerung und die fortgeschrittene Arthrose des Kondylus bei Diskusperforation.

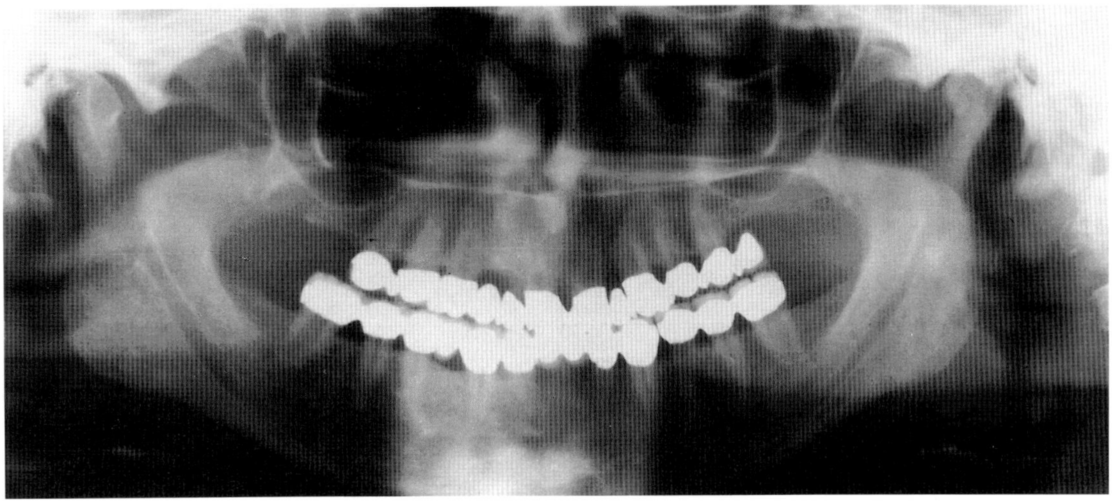

471 Malokklusion und Diskusläsion nach Totalrekonstruktion
Das Ausgangsröntgenbild zeigt in Schlußbißposition einen links offenen Biß und eine asymmetrische Kondylenposition bei anterior verlagertem Diskus links mit Verkalkungen.

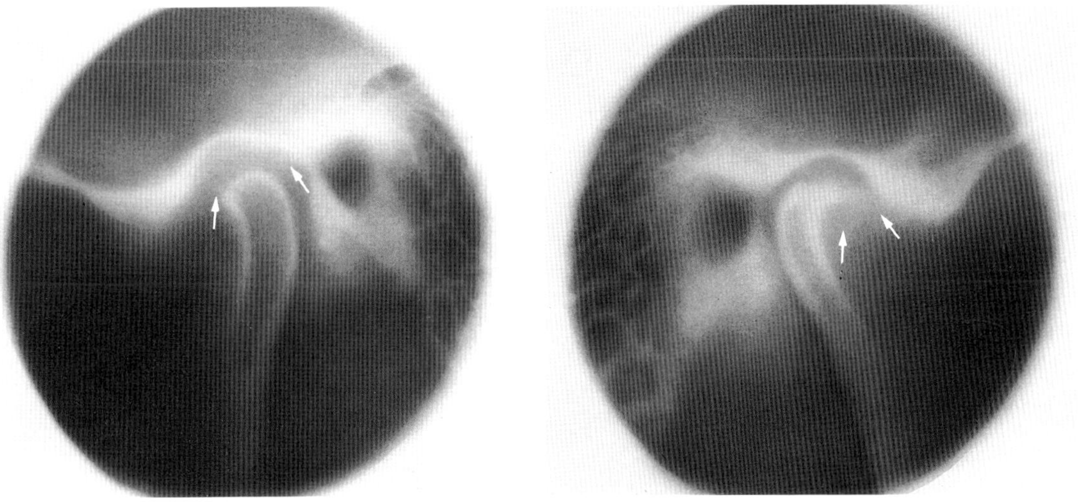

472 Spiralige Tomographien rechts und links in Schlußbißposition
Der linke Diskus liegt anterior (Pfeile), der Kondylus steht in einer „Kompressionsposition" tief in der Pfanne und zeigt arthrotische Veränderungen. Der rechte Kondylus ist normal konfiguriert und in „Distraktion", d.h. nach medial, verlagert. Der Diskus ist an seinem Platz (Pfeile).

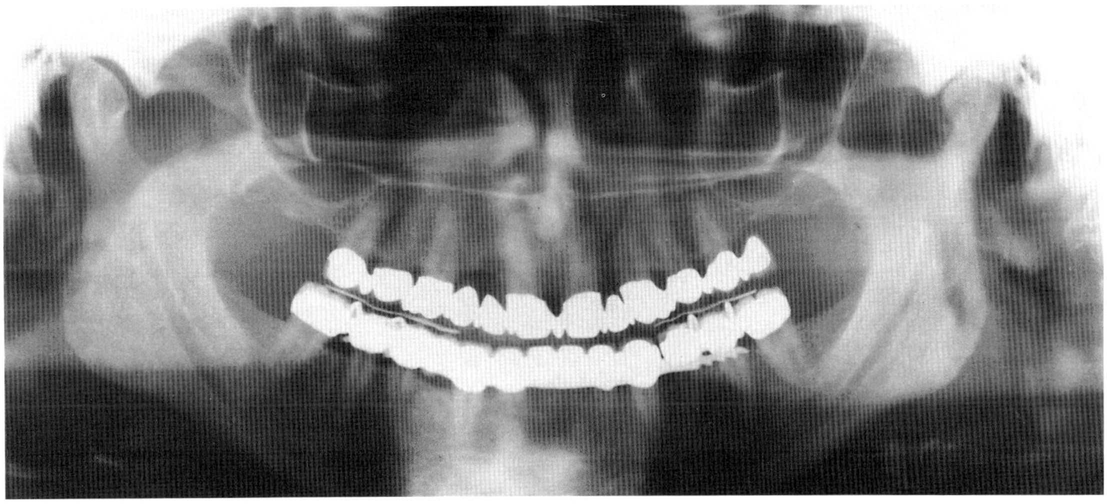

473 Derselbe Fall, Kontrollaufnahme mit Aufbißschiene
Man beachte die Stellung der Kondylen. Nach 9monatiger Tragzeit der Schiene und Fixierung der neuen Bißlage mit provisorischen Kunststoffbrücken konnte die Patientin trotz der irreversiblen Veränderungen beschwerdefrei entlassen werden.

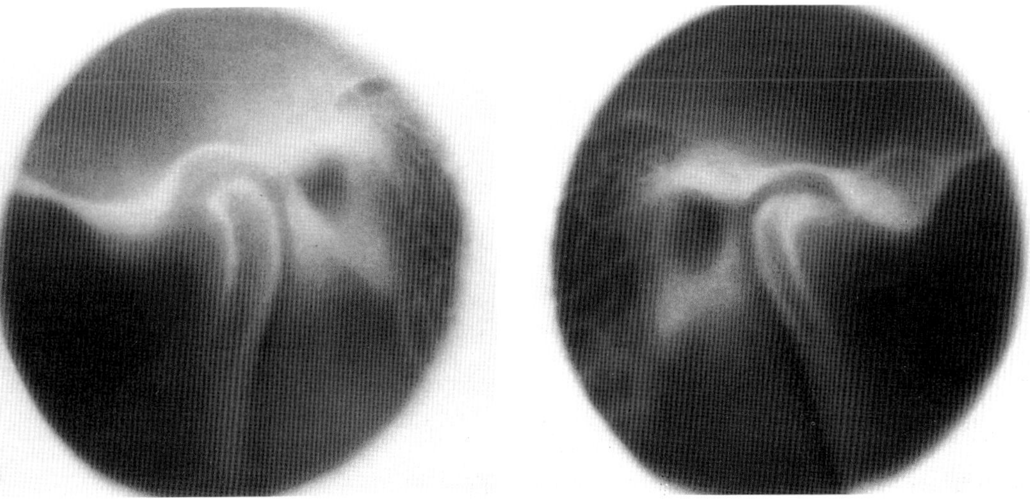

474 Derselbe Fall, Kontrolltomographie nach Korrektur der Malokklusion

Computertomogramm des Kiefergelenks in seitlicher Direktabnahme

Der mit dem Computer errechnete und rekonstruierte Aufbau sagittaler Schnitte des Kiefergelenks ist qualitativ nicht so befriedigend, um Details am Knochen oder den Discus articularis darzustellen. Nur bei spezieller Lagerung (S. 123) ist die Direktabnahme einer seitlichen Ansicht des Kiefergelenks möglich. Mit dem Weichteilfenster gelingt es so häufig, den dreidimensionalen Discus articularis in den verschiedenen Öffnungspositionen des Gelenks zweidimensional darzustellen.

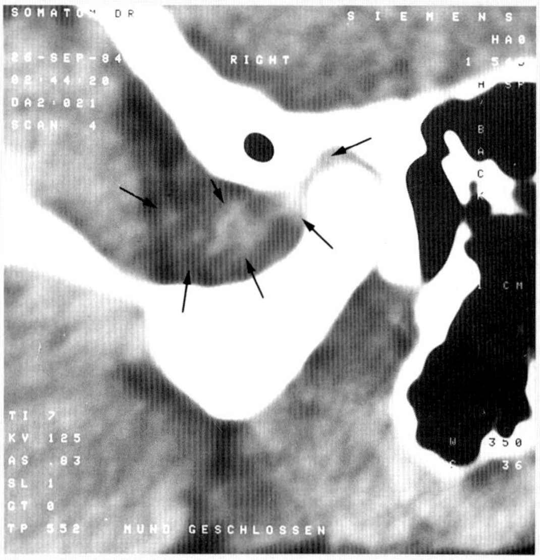

475 Anterior fixierter und perforierter Discus articularis in seitlicher Direktabnahme mit Weichteilfenster bei habitueller Okklusion
Der Kondylus ist nach dorsal verlagert und der Diskus ventral fixiert (Pfeile).

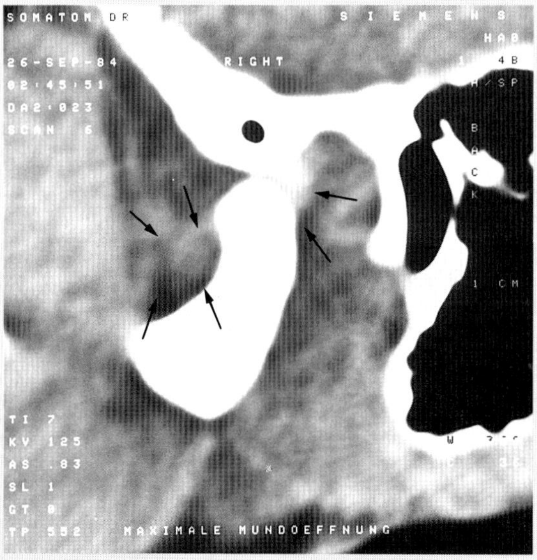

476 Derselbe Fall in maximaler Mundöffnung
Kondylus auf der Höhe der Eminentia articularis und Diskus in blockierter Öffnungsposition (Pfeile).

Kernspintomographie am Kiefergelenk

Als weiteres bildgebendes Verfahren ist heute die Kernspintomographie in Konkurrenz zu den röntgendiagnostischen Methoden getreten (S. 124).
Obwohl die Darstellung des Knochens niemals die Qualität neuerer Computertomographen erreicht, ist die Weichteildarstellung bei Verwendung spezieller Oberflächenspulen im Kontrast mit nicht signalgebenden Strukturen (wie dem Discus articularis) von diagnostischer Bedeutung. Die weitere technische Entwicklung dieses Verfahrens als nichtinvasive Methode muß interessieren.

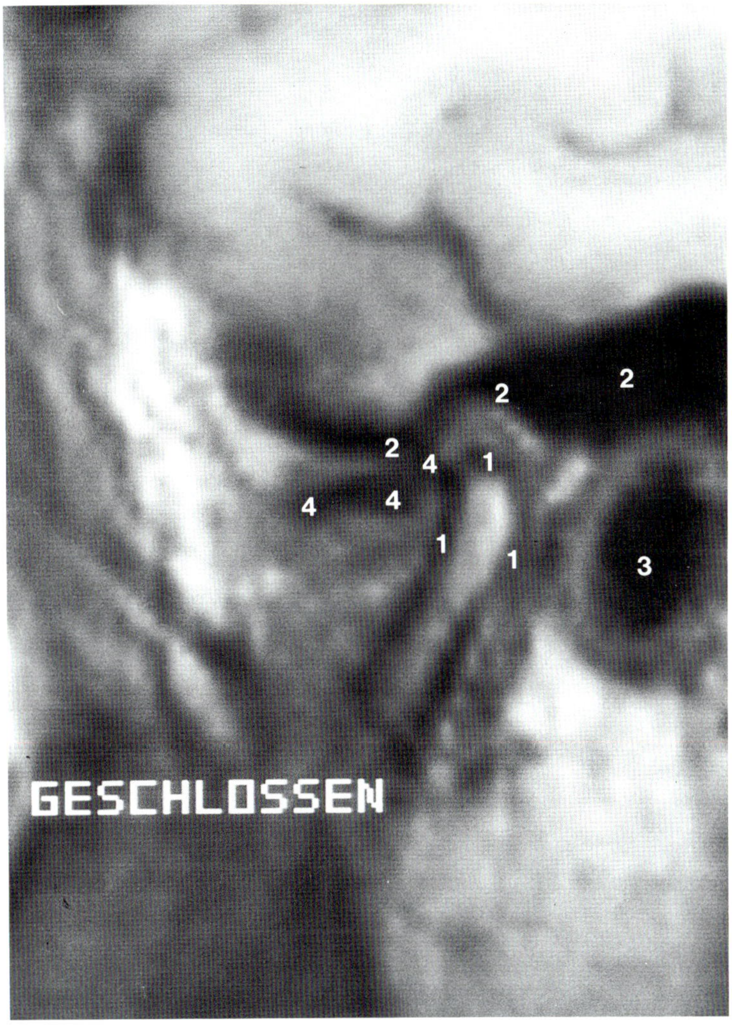

477 Anterior fixierter Discus articularis in einer seitlichen Kernspintomographie mit Oberflächenspirale für das Kiefergelenk
Die deckende Kompaktalamelle des Kondylus ist als nicht signalgebende (schwarze) Kontur erkennbar (1). Ebenso zeichnen sich das Tuberculum articulare, die Fossa und Teile des Felsenbeines ab (2). Der Porus acusticus ist ebenfalls schwarz markiert (3). Bei habitueller Okklusion liegt nun der ebenfalls nicht signalgebende Discus articularis in anterior fixierter Position (4) vor dem Kondylus.

Sammlung Prof. Dr. Dr. E. Steinhäuser und PD Dr. W. J. Spitzer, Erlangen

Vorteile der Kernspintomographie
- Keine ionisierende Strahlung
- Großer Kontrastumfang (Weichteile!)
- Zweidimensionale Darstellung des Discusarticularis

Nachteile der Kernspintomographie
- Knochenveränderungen sieht man besser im CT
- Lange Liegezeiten für den Patienten
- Für Patienten mit Klaustrophobie, Herzschrittmachern und ferromagnetischen Implantaten ungeeignet

Hypoplasien und Exostosen der Kondylen

Mehrheitlich beim weiblichen Geschlecht beobachtet man einseitige oder auch doppelseitige Hypoplasien der Kondylen, die sich angeboren (z. B. bei Dysostosis otomandibularis) als Folge frühkindlicher Traumen oder aus der Nachbarschaft fortgeleiteter Infekte (z. B. nach Otitis media) finden. Fehlentwicklungen dieser Art und osteochondrale Exostosen können an den Kondylen je nach Lokalisation zu Funktionsstörungen im Bewegungsablauf der Gelenke und zu Irritationen der Kaumuskulatur führen, die wiederum eine kompensatorische Wachstumsstörung der Kiefer auslösen können.

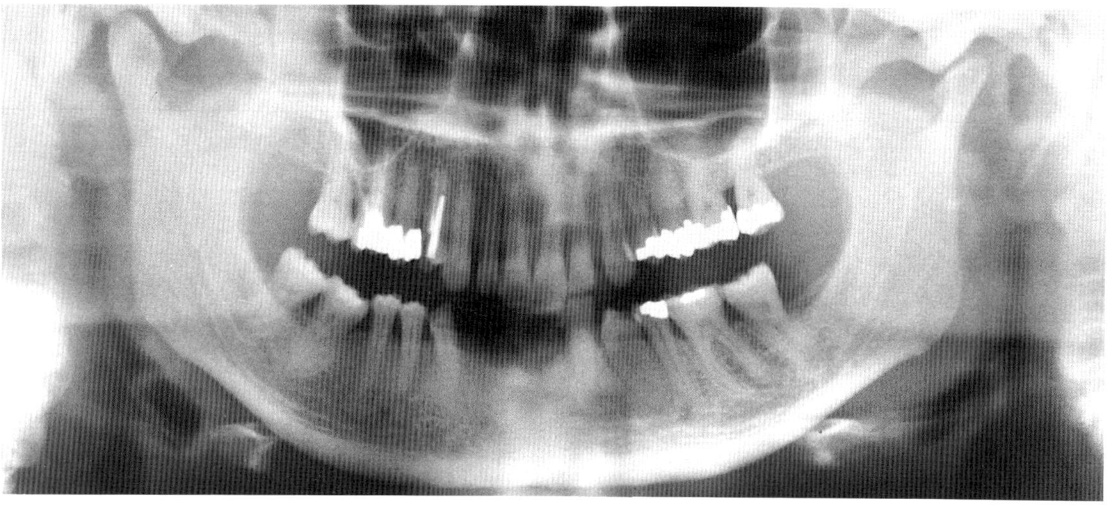

478 Linksseitige Hypoplasie des Kondylus bei einer 57jährigen Frau mit Kiefergelenkbeschwerden
Hypoplasien eines Kondylus werden häufig als Zufallsbefunde entdeckt und müssen nicht zu Kiefergelenkbeschwerden führen. Gelegentlich jedoch kommt es bei forcierten kieferorthopädischen Behandlungen, nach Zahnverlusten oder Rekonstruktionsarbeiten zu Reaktionen im Gelenkbereich.

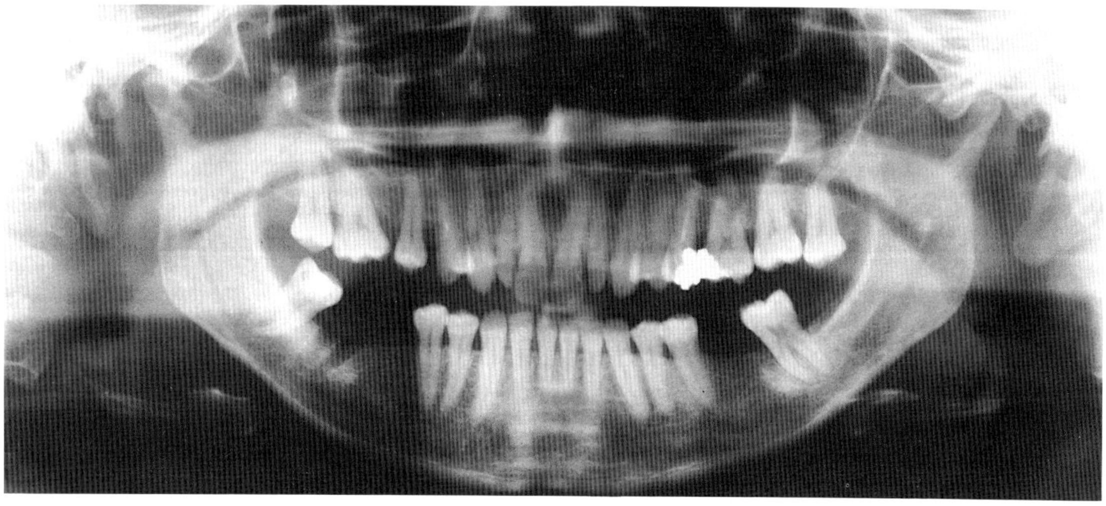

479 Doppelseitige Hypoplasie der Kondylen bei einer 34jährigen Frau mit Kiefergelenkbeschwerden
Man beachte die Auswirkungen der Zahnverluste auf die Okklusionsebene.

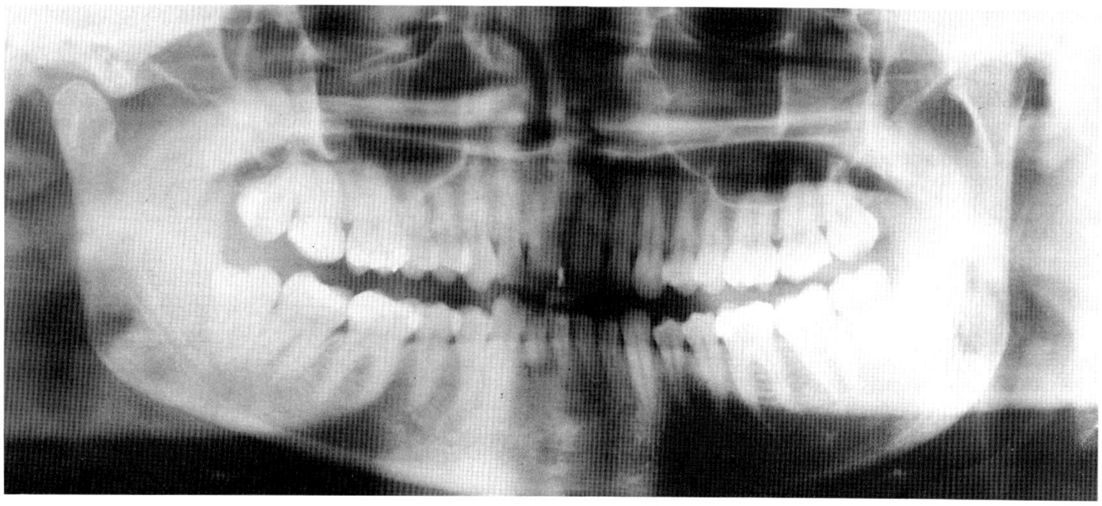

480 Einseitige Kondylushypertrophie bei linksseitiger Hemihypertrophie des Unterkiefers
Am linken Kondylus findet man im anterioren Bereich der Gelenkfläche eine knochendichte Verdikkung, die hier nicht als Arthrose, sondern als osteochondrale Exostose anzusprechen ist.

Hyperplasien und osteochondrale Exostosen

Eine der Ursachen abnormer muskulärer Hyperaktivitäten und damit eines asymmetrischen Kieferwachstums kann der vorzeitige und einseitige Schluß der Schädelnähte darstellen. Eine andere Ursache können die im jugendlichen Kondylus nicht so selten sich entwickelnden osteochondralen Exostosen oder Osteochondrome an der Gelenkfläche bilden, die dort eine irritierende und traumatisierende Wirkung auf das Gelenk und die Kaumuskulatur ausüben können. Die Gelenkfunktion wird durch die einsetzenden degenerativen Veränderungen nicht selten schwer beeinträchtigt.

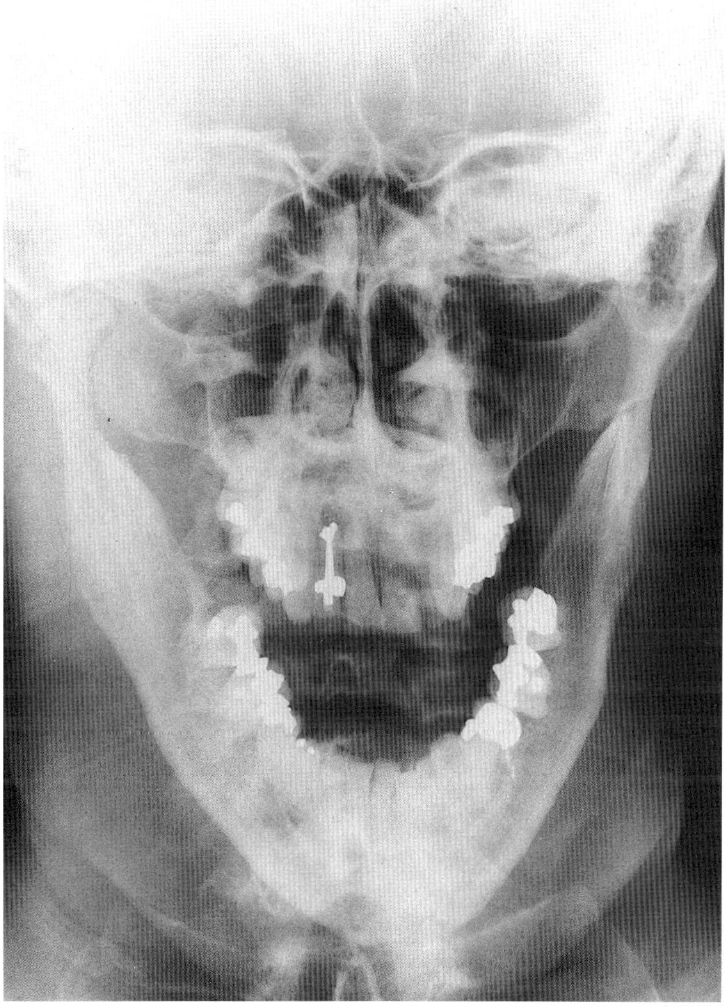

481 Osteochondrom des linken Kondylus einer 31jährigen Frau in einer Unterkieferübersicht p.-a.
Deutlich erkennt man die asymmetrische Öffnungsbewegung des Unterkiefers mit Zurückbleiben des linken, in Schonstellung verbleibenden Kiefergelenks.

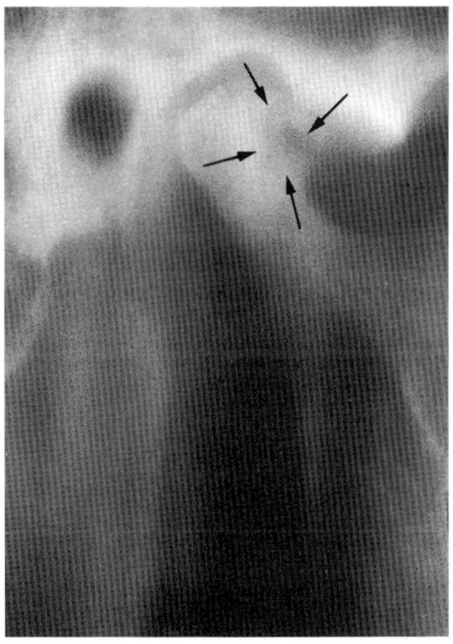

482 Derselbe Fall mit einer linearen Tomographie des linken Kiefergelenks in Schlußbißposition
Man sieht das Osteochondrom umgeben von einer reaktiven Sklerose als Zeichen der bestehenden Arthritis (Pfeile). Besonders auffallend sind hier die auch auf das Pfannendach übergreifenden arthrotischen Veränderungen der Knochenstruktur.

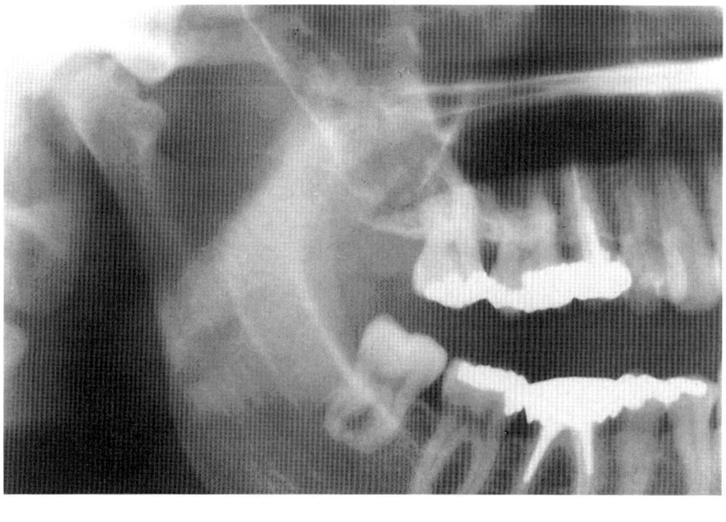

483 Osteochondrom am rechten Kondylus einer 30jährigen Patientin mit Kiefergelenkbeschwerden
Man sieht deutlich die „Exostosen" am vorderen Rand der Gelenkfläche. Die radiologisch sichtbaren Aufhellungen entsprechen Partien mit einem hohen Anteil chondralen Gewebes, die zur Bildung von „Geröllzysten" neigen.

Sammlung Dr. L. Gäumann, Burgdorf

Entzündliche und degenerative Veränderungen

Arthritis, die entzündliche Veränderung des Kiefergelenks, entsteht häufig als fortgeleitete Entzündung aus Nachbarorganen auf hämatogener und traumatischer Grundlage. Befallen ist primär stets der Kondylus, der Strukturauflösungen und reaktive Sklerosierungen im Sinne osteomyelitischer Veränderungen zeigt, bevor es zum Knochenabbau und Ersatz durch minderwertigen Knochen, zur Arthrose, kommt. Unter dem fortwährenden Einfluß der funktionellen Belastung kommt es neben einer Vergröberung der Begrenzungen zu kompensatorischen Vergrößerungen der Gelenkflächen mit Randwülsten und Randzacken.

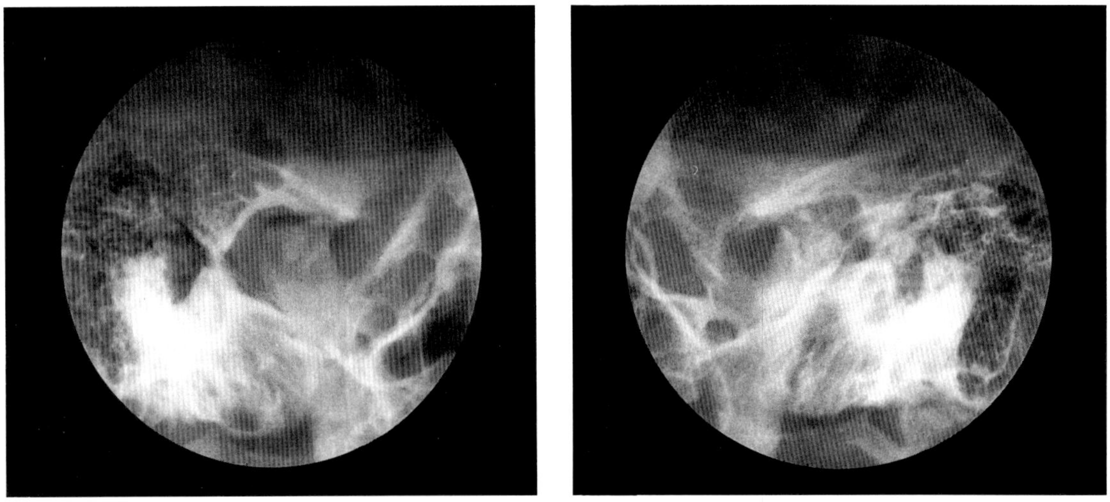

484 Doppelseitige Polyarthritis rheumatica
Die beiden Kondylen in einem akut entzündlichen Schub und in typischer Schonstellung. Sie zeigen osteomyelitische Veränderungen mit Knochenabbau, reaktiver Sklerose und Verlust der normalen Konfiguration.

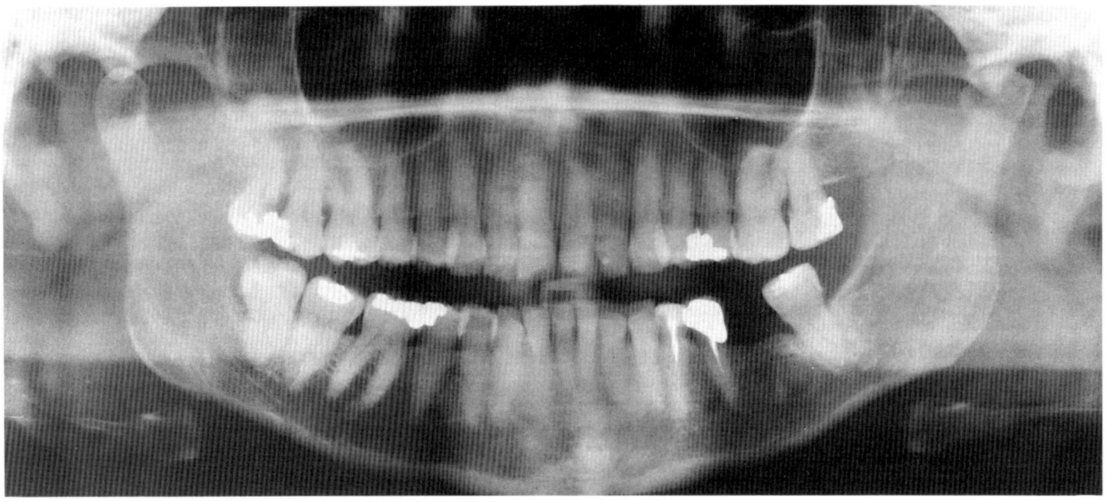

485 Arthrotische Umbauvorgänge
Der linke Kondylus zeigt arthrotische Veränderungen nach intrakapsulärer Kondylusfraktur. Der eingetretene Höhenverlust und die Verbreiterung der Gelenkfläche sind zu erkennen.

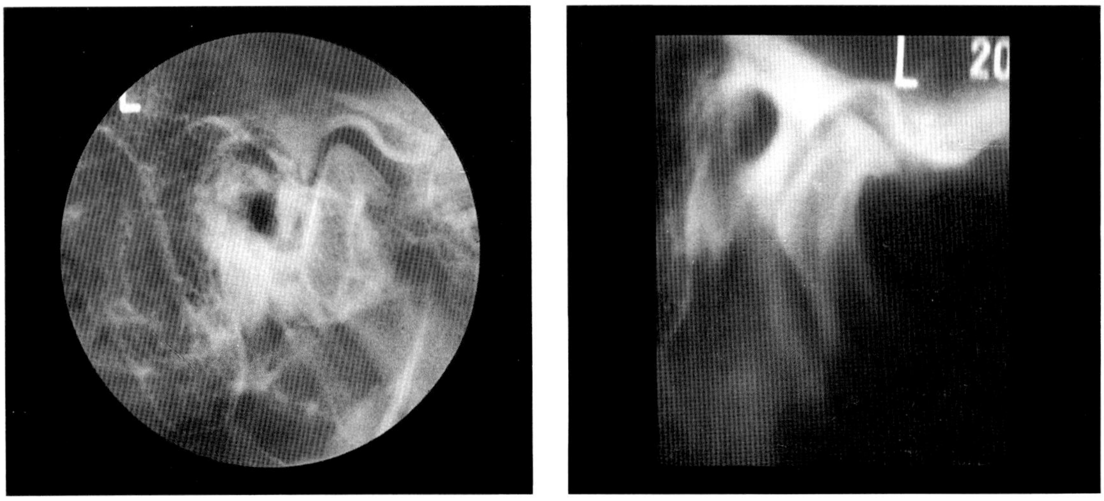

486 Arthrotische Randzackenbildung
Die Schülleraufnahme und die lineare Tomographie vom gleichen Patienten zeigen eine typische Randzackenbildung und eine Vergröberung der Begrenzungen von Köpfchen und Pfanne im Sinne arthrotischer Umbauvorgänge.

Zysten und Pseudozysten

Als Zysten und Pseudozysten werden Hohlraumbildungen klassifiziert, die als echte Zysten histologisch eine Epithelauskleidung aufweisen, die ihnen als Pseudozysten fehlt. Radiologisch zeigen sie im nichtentzündeten Zustand eine arttypische Zeichnung mit scharfer Begrenzung, die ihnen im entzündeten Zustand fehlt. Ihr Wachstum ist langsam und verdrängt die anatomischen Strukturen der Umgebung im Verhältnis zu deren Widerstand. Man unterscheidet zwischen odontogenen und nichtodontogenen Zystenbildungen. Weitere epithelausgekleidete Zysten, die in den Weichteilen entstehen, sind – wie z. B. die nasoalveoläre Zyste – nur mit Hilfe einer Kontrastfüllung sichtbar zu machen. Ihre Besprechung entfällt daher. Andere Weichteilzysten aber, wie z. B. die Mukozele des Sinus maxillaris, können radiologisch erfaßt werden und sind hier berücksichtigt. Zu den nicht epithelführenden Pseudozysten werden neben den solitären und aneurysmatischen Knochenzysten auch andere, radiologisch als Aufhellungen anzusprechende Hohlraumbildungen wie die latente Knochenhöhle des Unterkiefers gezählt.
Radikuläre apikale und radikuläre laterale Zysten entstehen aus Epithelresten, den Malassez-Inseln, die aus der Hertwig-Epithelscheide stammen. Diese proliferieren auf Entzündungsreize, die immer von pulpatoten Zähnen ihren Ausgang nehmen. Nach Ernährungsstörungen und Einschmelzung innerer Epithelschichten kommt es zur Hohlraumbildung und zum typischen Zystenwachstum. Die parodontalen Zysten entstehen nach demselben Schema, nehmen aber ihren Ausgang von einer Knochentasche, weshalb der beteiligte Zahn nicht unbedingt avital sein muß.
Follikuläre Zysten, die vor der Ausbildung der Zahnhartsubstanz entstehen wie Primordial- und Keratozysten, sind als Fehlleistungen der Zahnleiste zu verstehen. Sie formen sich an der Stelle eines regulären oder eines überzähligen Zahnes und werden gelegentlich zusammen mit dem Basalzellnävussyndrom angetroffen. Das Epithel der Keratozysten verhornt.
Follikuläre Zysten, die nach der Ausbildung der Zahnhartsubstanzen entstehen, bilden ihr Epithel aus dem inneren und äußeren Schmelzepithel der Zahnanlage. Sie entwickeln sich, wie z. B. die Eruptionszyste, auf traumatisierende Reize oder durch andere weitgehend unbekannte Faktoren.
Residualzysten vom odontogenen Typ entstehen überall dort, wo Zähne unter Zurücklassung eines Teiles des Zystenbalges entfernt werden.
Nichtodontogene Zysten entstehen als epithelführende Zysten je nach Lokalisation aus Epithelresten der Hochstetter-Epithelmauer, des Tractus nasopalantinus oder der Gaumennaht. Sie sind seltener als odontogene Zysten anzutreffen und führen als Überlagerungseffekte gelegentlich zu diagnostischen und damit auch therapeutischen Problemen.
Bei den nicht von Epithel ausgekleideten Pseudozysten werden als Entstehungsursache Traumen, Markblutungen, Resorptionsstörungen, osmotischer Ausschluß, Zirkulationsstörungen und Entwicklungsstörungen verantwortlich gemacht. Sie werden auch als Reparationsvorgänge nach Knochentumoren angesehen.

Kurze Klassifikation der den Zahnarzt interessierenden Zysten

I. Odontogene Zysten (mit Epithelauskleidung)

1. Radikuläre Zysten
   - apikale Zysten
   - laterale Zysten

2. Parodontale Zysten

3. Follikuläre Zysten

   a) vor Ausbildung von Zahnhartsubstanz
      - Primordialzyste
      - Keratozyste

   b) nach Ausbildung von Zahnhartsubstanz
      - Eruptionszyste
      - koronale Zyste
      - laterale Zyste
      - Zyste mit Zahnrudiment

4. Residualzysten jeder Genese

II. Nichtodontogene Zysten (mit Epithelauskleidung)

1. Nasopalatinale Zysten

2. Mediane (fissurale) Zysten
   - mediane alveoläre Zyste
   - mediane Gaumenzyste

3. Laterale (fissurale) Zysten
   - nasoalveoläre Zyste
   - globulomaxilläre Zyste

4. Mediane Unterkieferzyste

5. Residualzysten jeder Genese

III. Pseudozysten (ohne Epithelauskleidung)

1. Solitäre Knochenzyste
2. Aneurysmatische Knochenzyste
3. Latente Knochenhöhle (Stafne)

Odontogene Zysten

Radikuläre Zysten

Radikuläre Zysten entwickeln sich um den Apex des erkrankten Zahnes (apikale radikuläre Zyste) oder um einen lateralen Ausgang des Pulpakanals (laterale radikuläre Zyste (Abb. 487). Die Wurzel steht im Zystenhohlraum. Im klinisch ruhigen Zustand zeigt die Zyste einen klaren opaken Begrenzungssaum und verdrängt Nachbargebilde. Im akut entzündlichen Zustand fehlt das Röntgenzeichen der opaken Begrenzung.

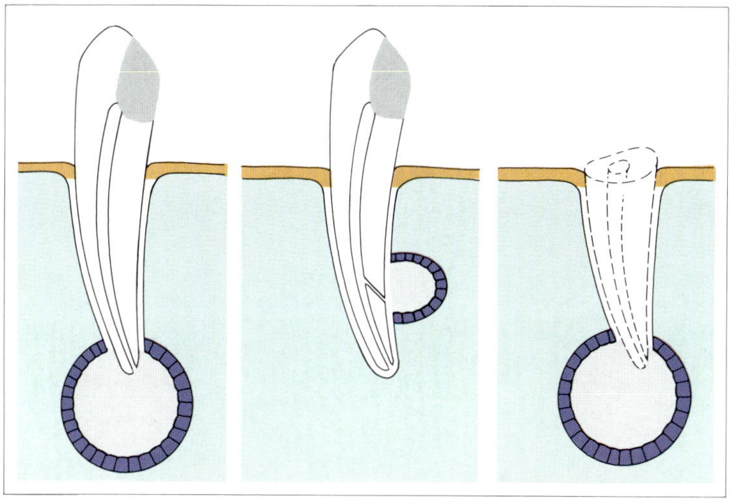

487 Die apikale, laterale und residuale radikuläre Zyste schematisch

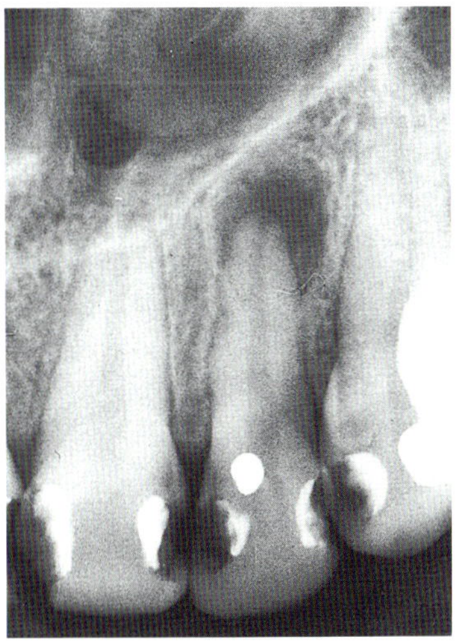

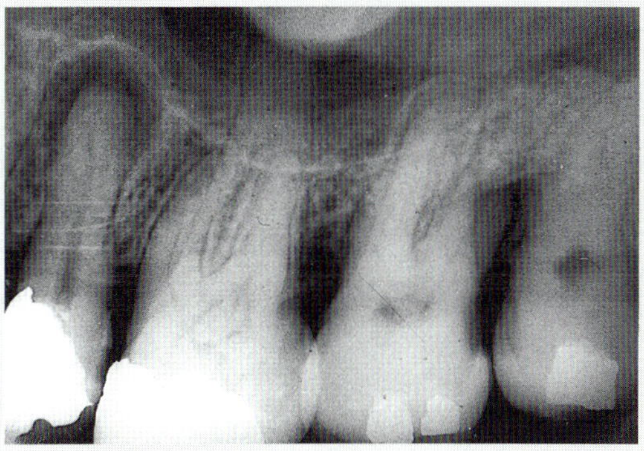

488 Kleine, klinisch ruhige radikuläre Zyste mit dem typischen „opaken Saum"
In dieser Größe vom „Granulom" radiologisch nicht zu unterscheiden.

489 Kleine, klinisch ruhige radikuläre Zyste, die sich gegen den Boden der Kieferhöhle vordrängt
Der Desmodontalspalt ist nicht mehr nachweisbar.

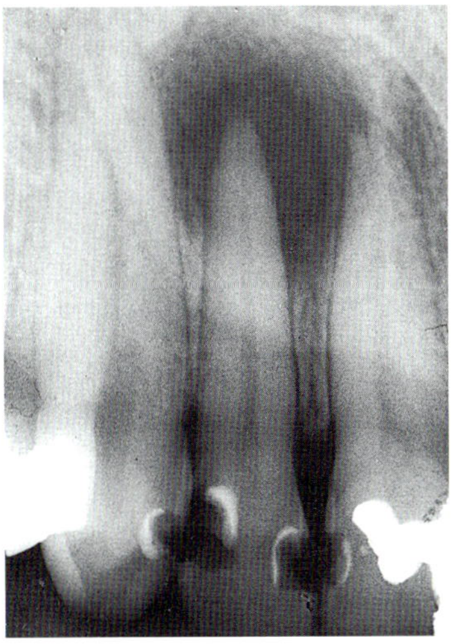

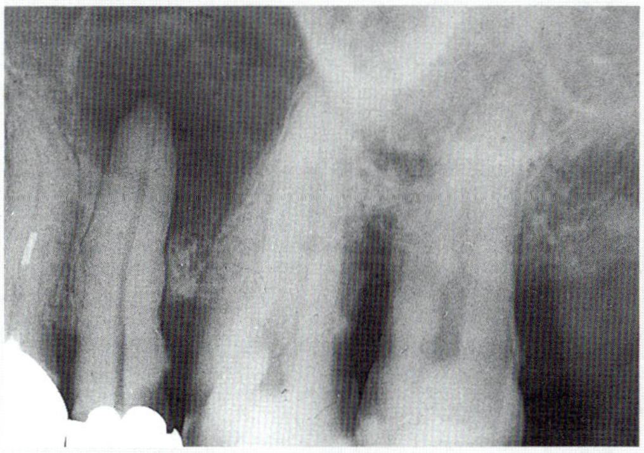

490 Infizierte radikuläre Zyste
Die Zyste hat ihre typischen röntgendiagnostischen Zeichen infolge der serösen Durchtränkung der Umgebung verloren und präsentiert sich nun ohne scharfe Begrenzung und wie tunnelierend.

491 Infizierte, radikuläre Zyste von 25, den Boden der Kieferhöhle verdrängend
Der verbreiterte Desmodontalspalt zeigt die „Elongation" und die Lokkerung des Zahnes an. Um die im Zystenhohlraum stehende Wurzel ist der Desmodontalspalt nicht mehr nachweisbar.

Röntgenzeichen radikulärer Zysten
- Rundliche Aufhellung mit opakem Saum
- Der Apex steht in der Aufhellung
- Verdrängung benachbarter Zähne und Strukturen

Infizierte Zyste:
- Der Hohlraum zeigt jetzt unscharfe Begrenzung
- Unsichtbarwerden von Hintergrundstrukturen. Der Defekt wirkt „tunnelierend"
- Verbreiterung der Desmodontalspalten am schuldigen Zahn

Radikuläre Zysten im Unterkiefer

Neben klinisch inaktiven Fällen, die alle typischen röntgendiagnostischen Zeichen der radikulären Zyste zeigen, sieht man gelegentlich infizierte Zysten, bei denen der klinische Befund die Sicherung der Diagnose ermöglicht. Daneben sieht man jedoch auch atypische Ausformungen der Zyste, die an andere pathologische Manifestationen erinnern.

Die Ausschnitte aus Orthopantomographien machen wiederum deutlich, wie sehr diese Technik den Informationsgehalt der Röntgenuntersuchungen unserer Tage erweitert hat.

492 Typische Ausformung einer radikulären Zyste
Die Zyste geht vom Wurzelrest eines 34 aus. Klinisch ruhiger Fall. Zufallsbefund. Auch die Extraktion von Wurzelresten sollte nie ohne vorherige Röntgenkontrolle durchgeführt werden. Der unvollständig entfernte Zystenbalg ist stets Ursache für die Entstehung einer Residualzyste.

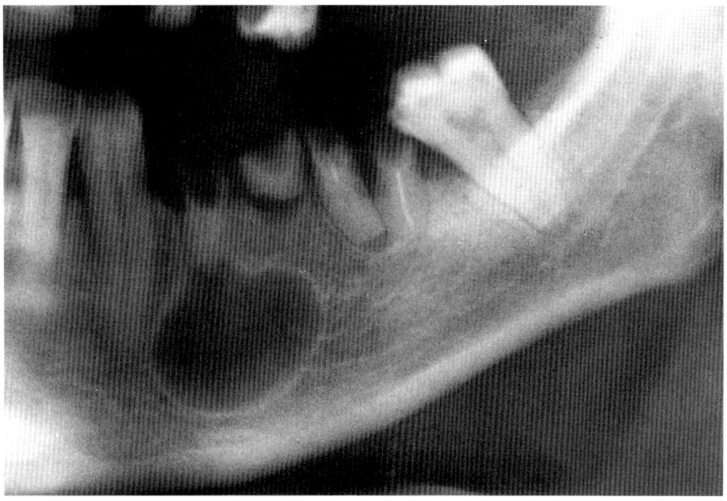

493 Infizierte radikuläre Zyste
Die Zyste geht aus von Zahn 35, der mit seiner Wurzel unter Verlust des Desmodontalspaltes im Hohlraum steht. Unscharfe Begrenzung, die ohne Kenntnis des klinischen Befundes radiologisch nicht eindeutig diagnostiziert werden kann.

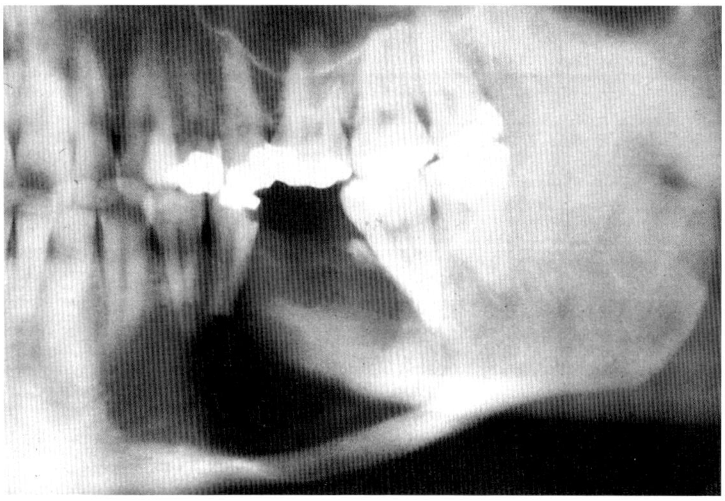

494 Atypische Ausformung einer radikulären Zyste
Die Zyste geht vom Wurzelrest des 32 aus. Das Bild täuscht einen „mehrkammerigen" Prozeß vor. Es könnte sich mit dieser Lokalisation ebensogut um ein Ameloblastom, ein Riesenzellgranulom oder eine Keratozyste handeln.

Sammlung Dr. K. Weibel, Baden

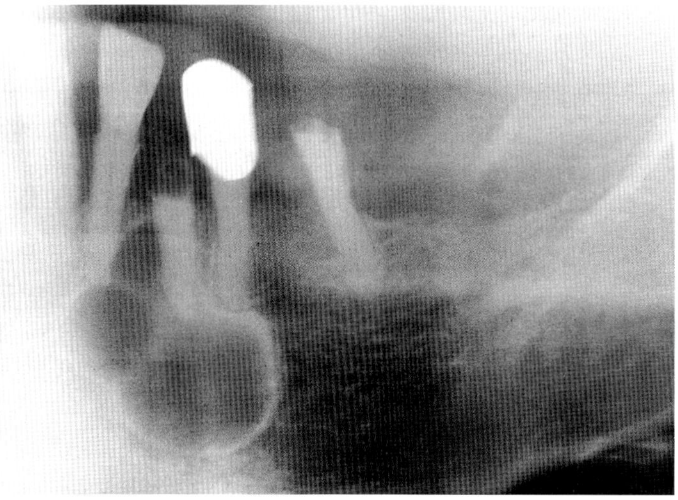

Radikuläre Residualzysten im Unterkiefer

Der avitale, mit seiner Wurzel in der scharf begrenzten Aufhellung stehende Zahn ist ein sicheres Röntgenzeichen für das Bestehen einer radikulären Zyste. Radikulären Residualzysten fehlt dieses Zeichen, weshalb hier lediglich der darüber fehlende Zahn als Röntgenzeichen für eine Vermutungsdiagnose benützt werden kann. Da Residualzysten aber auch von atypisch impaktierten Zähnen mit Follikularzysten stammen können, kann sich die Röntgendiagnose auch nicht an der Lokalisation der rundlichen Aufhellungsfigur im Kiefer orientieren. Radiologisch als „Residualzysten" interpretierte Aufhellungen können aber auch durch andere odontogene oder nichtodontogene Läsionen hervorgerufen werden. Hier muß besonders auf das Ameloblastom aufmerksam gemacht werden, das sich noch nach Jahren am Platz einer früheren Extraktionsstelle entwickeln kann und wohl für die meisten der nach dem 30. Lebensjahr entstehenden Ameloblastome verantwortlich ist. Es ist deshalb absolut notwendig, die bei der Entfernung zystenähnlicher Läsionen gewonnenen Gewebe histologisch untersuchen zu lassen.

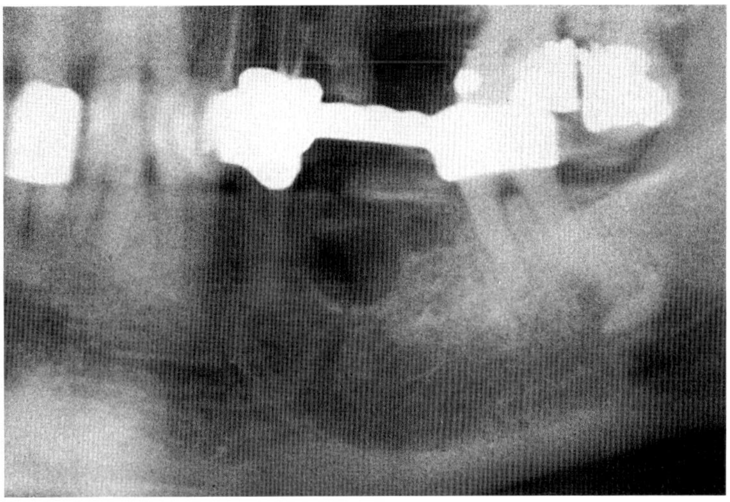

495 Radikuläre Residualzyste ausgehend vom fehlenden 35
Bei dieser Lokalisation kann es sich ohne weiteres auch um ein Ameloblastom handeln.
Der Fall soll deutlich machen, daß die radiologische Differentialdiagnose in der Praxis schwierig sein kann, weshalb dringend empfohlen wird, bei der Entfernung zystenähnlicher Läsionen eine feingewebliche Untersuchung vornehmen zu lassen.

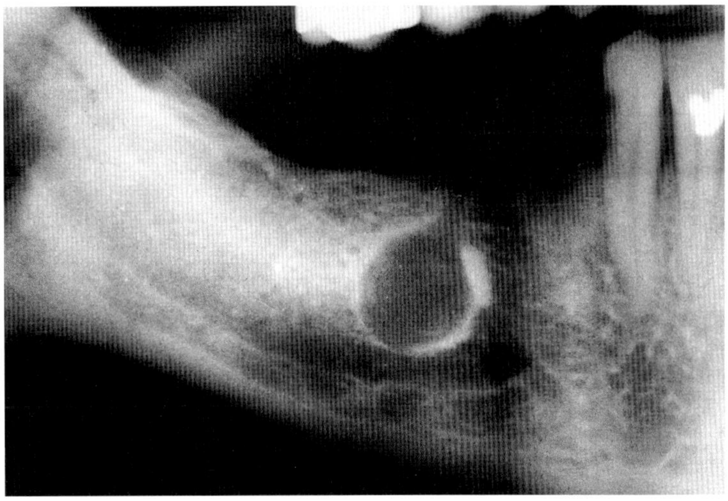

496 Radikuläre Residualzyste ausgehend von 46
Ein Wurzelrest ist durch das Zystenwachstum zur Seite gedrängt worden.

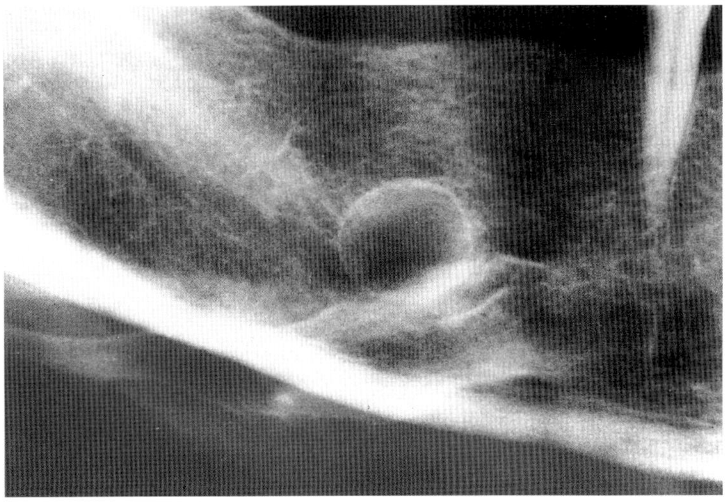

497 Ossifizierendes Fibrom, eine radikuläre Residualzyste simulierend, bei einem 57jährigen männlichen Patienten
Man beachte die Verdrängung des Mandibularkanals und die leichte Verschattung innerhalb der opaken Begrenzung, die evtl. auf das Bestehen eines ossifizierenden Fibroms hinweisen kann.

Radikuläre Zysten im Oberkiefer

Statistischen Angaben zufolge treten radikuläre Zysten häufiger im Oberkiefer auf. Sie können sich oft in Richtung der Sinus maxillares ausbreiten und erreichen dort wegen des geringen Widerstandes und des vermehrten Platzangebotes unbemerkt beträchtliche Größen. Obwohl ihre höhenmäßige Ausdehnung im Orthopantomogramm hervorragend dargestellt wird, sind zur Ermittlung ihrer Ausdehnung in der dritten Dimension ergänzende Informationen wie Aufbißaufnahmen erforderlich. Bei großen Oberkieferzysten ist der Einsatz von frontalen Filmtomographien oder koronaren Computertomographien indiziert.

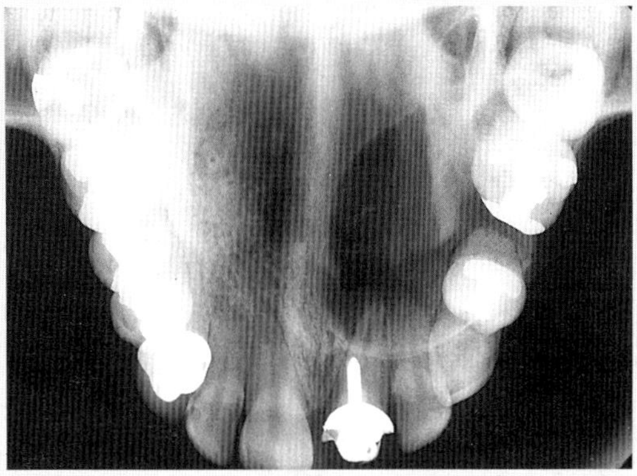

498 Radikuläre Oberkieferzyste, ausgehend von den 21 und 22, Aufbißaufnahme
Die Ausdehnung der Zyste in der Horizontalen wird (von kleinen Verzeichnungen abgesehen) gut dargestellt.

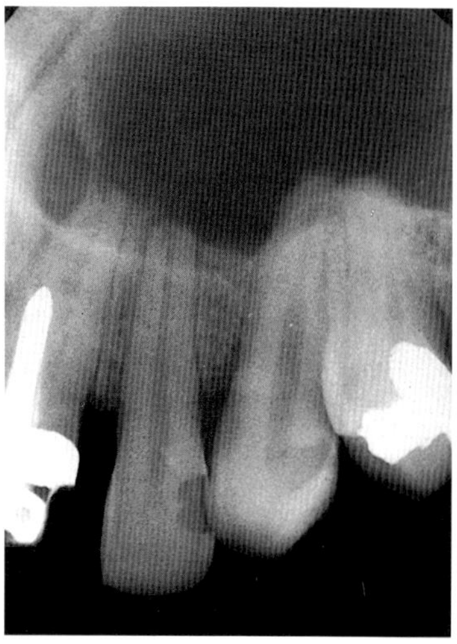

499 Derselbe Fall in einer Zahnaufnahme
Die Zahnaufnahme kann die Ausdehnung der Zyste nicht wiedergeben.

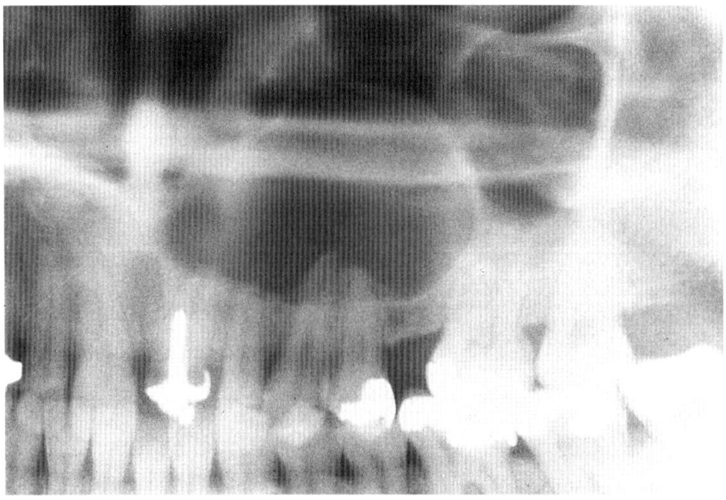

500 Ausschnitt aus dem Orthopantomogramm desselben Patienten
Der Ausschnitt zeigt in der seitlichen Projektion perfekt die Höhenausdehnung der Zyste, die den größten Teil des linken Sinus maxillaris ausfüllt. Man beachte die feine opake Begrenzungslinie, die sogar im Sinus erhalten bleibt. Zur Dokumentation der Ausdehnung der Zyste in der Frontalebene kann die Aufbißaufnahme dienen. Sie ist gegebenenfalls durch Tomogramme oder CT zu ergänzen.

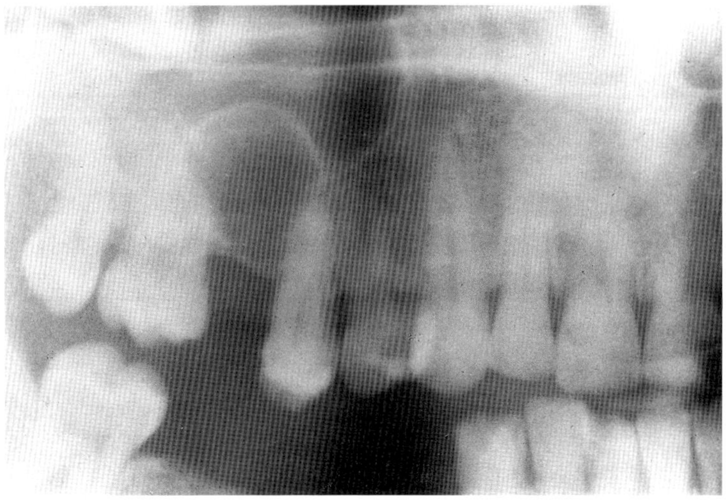

501 Radikuläre Residualzyste im Oberkiefer, ausgehend von der Extraktionsstelle von 16
Man beachte auch hier wiederum die feine opake Begrenzungslinie, die die wachsende Zyste vor sich her schiebt und oft lange Zeit imstande ist, den Sinus maxillaris vor Infektion und Begleitsinusitis zu bewahren.

Follikuläre Zysten

Vor der Bildung der Zahnhartsubstanz (Abb. 502) entstehen zahnlose Zysten, die ihre Existenz einer Fehlleistung der Zahnleiste verdanken. Die Primordialzyste entsteht daher an der Stelle bleibender oder überzähliger Zahnkeime und besonders gern in der Kieferwinkelregion (Abb. 502 links). Das aktive Epithel kann verhornen, erzeugt Keratin und bildet damit die Keratozyste aus. Sie entwickelt Satelliten, die in frühen Stadien radiologisch nicht nachgewiesen werden können (Abb. 502 rechts). Sie ist häufig vergesellschaftet mit dem Morbus Gorlin-Goltz.

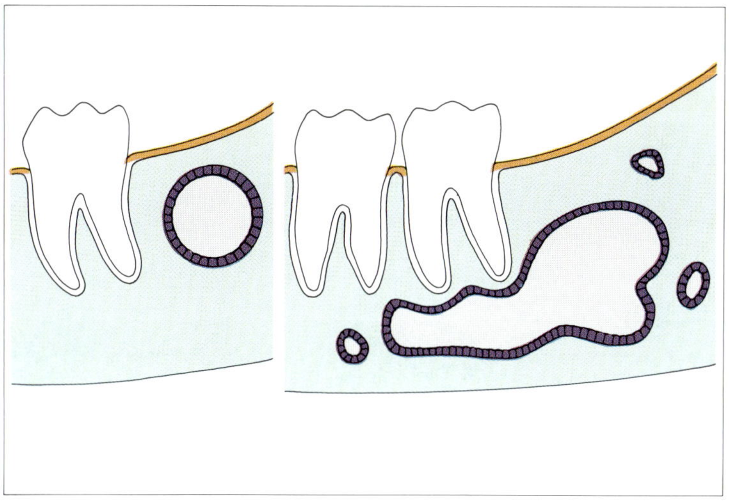

502 Primordial- und Keratozyste schematisch

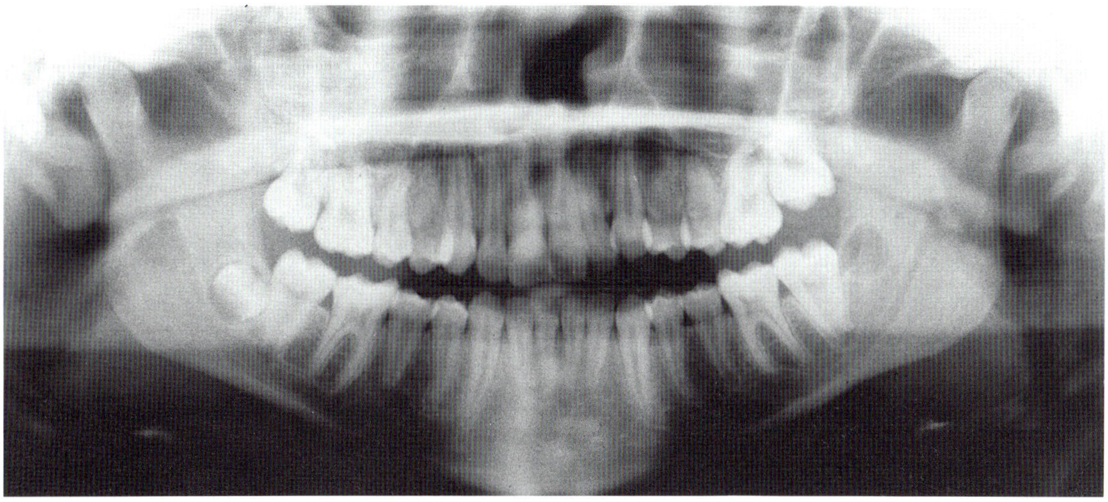

503 Kleine Primordialzyste
Zyste anstelle des Zahnkeimes von 38 bei einem 15jährigen Jungen.

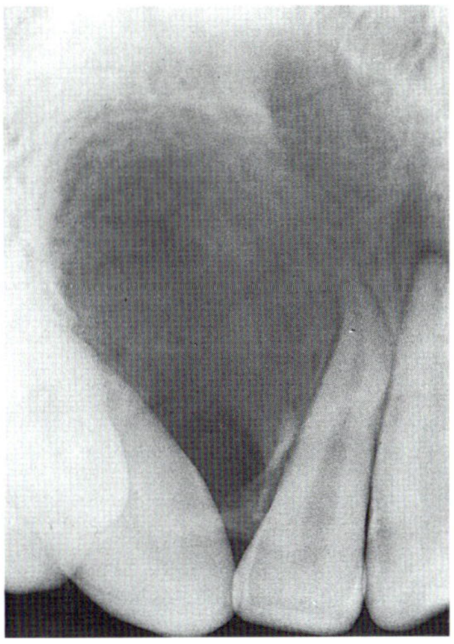

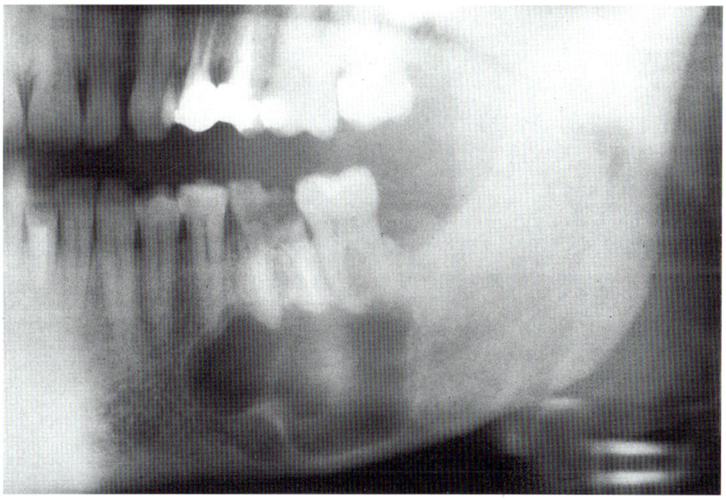

504 Typisch ausgebildete Keratozyste in einem Ausschnitt aus einem Orthopantomogramm
Die Zyste täuscht Mehrkammerigkeit vor.

505 Mehrkammerige Keratozyste aus dem Oberkiefer, mesial von 13 gelegen
Die Umgebung der Eckzähne des Ober- und Unterkiefers ist neben der Unterkiefer-Molarenregion ein bevorzugter Lokalisationsort.

Sammlung Prof. J. Pindborg, Kopenhagen

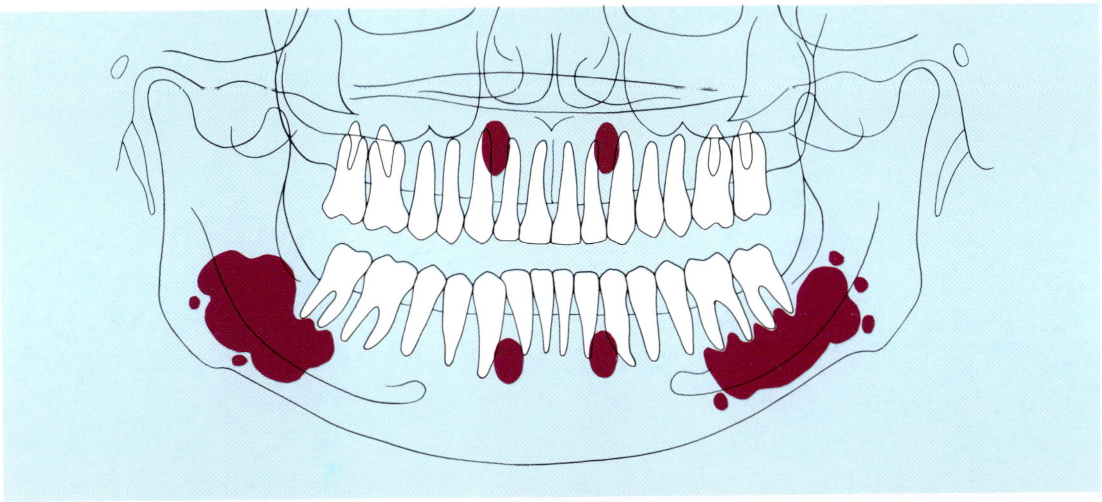

506 Die wichtigsten Lokalisationen der Keratozyste

Nach der Bildung der Zahnhartsubstanz entstehen zahnhaltige Zysten (Abb. 507), die aus dem Schmelzepithel stammen. Man unterscheidet verschiedene Typen: Eruptionszysten, die sich während des Durchbruchs der Weisheitszähne entwickeln, und koronare Zysten, die die Kronen der befallenen Zähne umschließen. Gelegentlich sieht man in der Zyste ein Zahnrudiment. Auch radiologisch stellt man fest, daß die Zyste an der Schmelz-Zement-Grenze ansetzt. Bei größeren Zysten und einer mehr axialen Projektion zur Achse des retinierten Zahnes ist dieses Kriterium oft nicht nachweisbar.

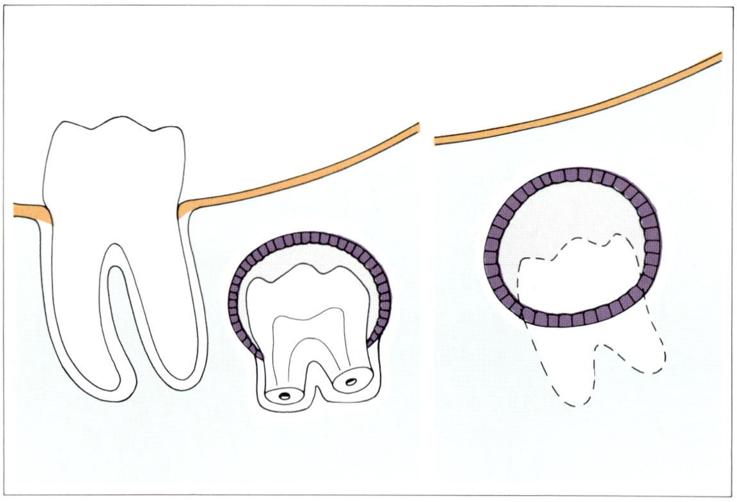

507 Zahntragende Follikularzysten schematisch

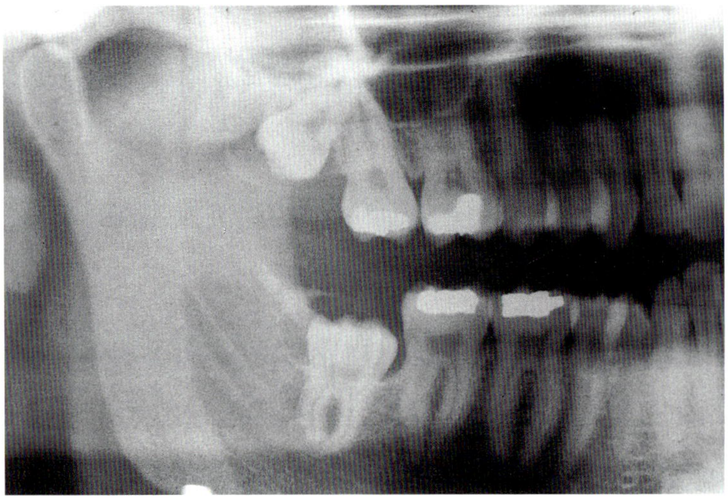

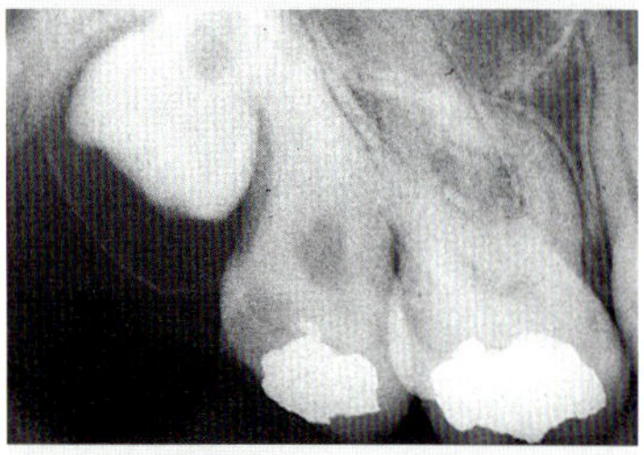

508 Eruptionszysten an den durchbrechenden 18 und 48
Man beachte den typischen Ansatz der Zyste an der Schmelz-Zement-Grenze.

509 Eruptionszyste an einem 18 in einer Zahnaufnahme

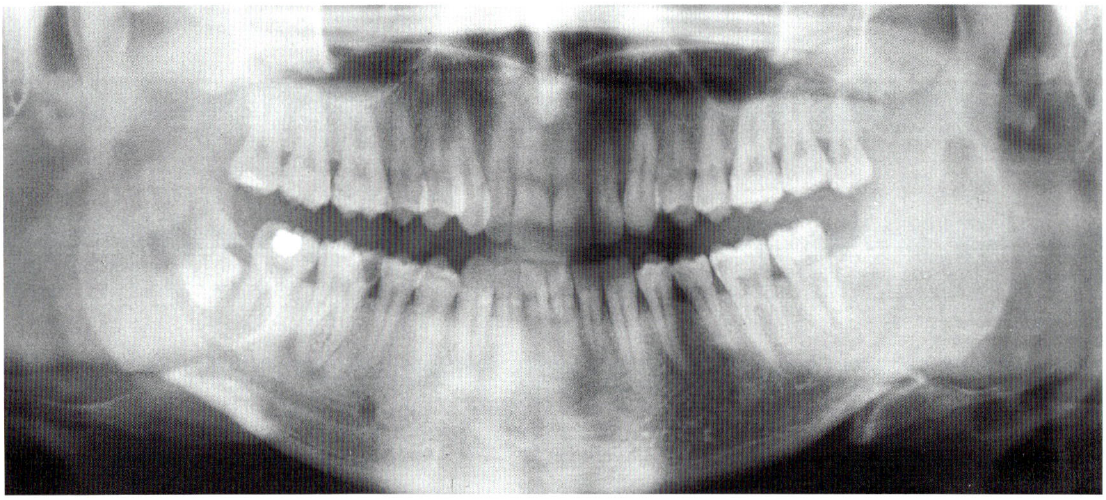

510 Koronare follikuläre Zyste an einem vollretinierten 48
Man beachte die chronische apikale Parodontitis an 46 und die Elongation des 28 mit mesialer Karies.

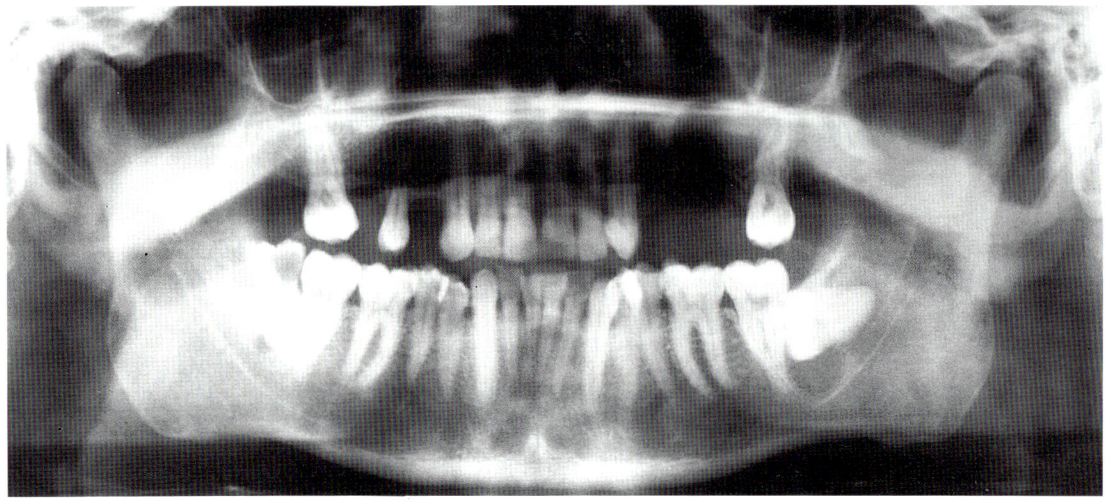

511 Laterale follikuläre Zyste an einem vollretinierten 38
„Laterale follikuläre Zysten" können an halbretinierten Weisheitszähnen auch durch eine Tasche entstehen und sind dann klinisch als parodontale Zysten anzusprechen.
Man beachte die perikoronäre Osteolyse, die profunde Karies und die apikale Parodontitis am 48, die zu einer primär chronischen Osteomyelitis im Kieferwinkel geführt hat.

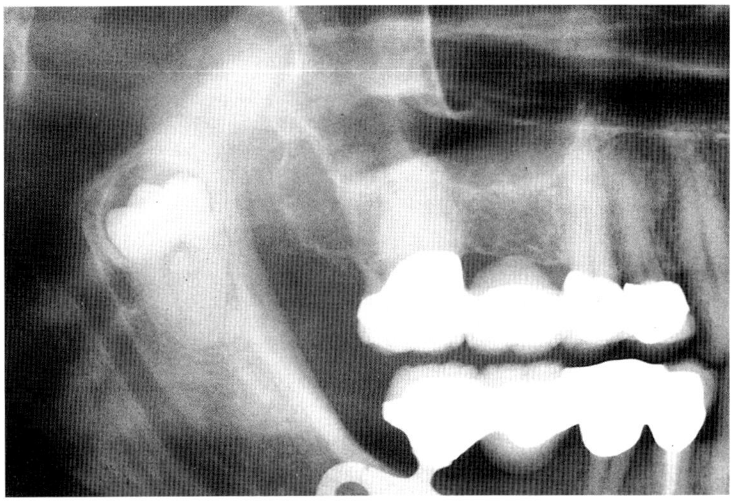

512 Retinierter 48 eines 52jährigen Patienten
Deutlich markierter Follikelsack in einem Ausschnitt aus einem Orthopantomogramm. Zufallsbefund nach Freiendimplantat nach Linkow und Rekonstruktionen im Ober- und Unterkiefer.

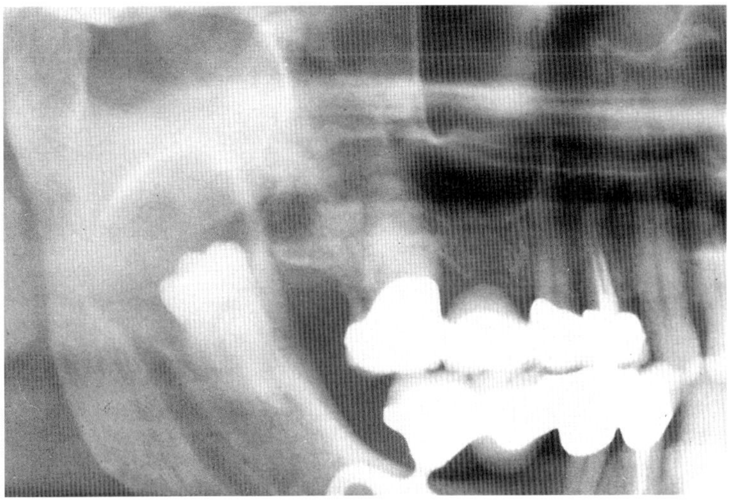

513 Derselbe Fall 5 Jahre später
Klinisch mit einer Parulis der Kieferwinkelregion rechts und radiologisch mit einer kirschgroßen koronaren Follikularzyste im aufsteigenden Ast.
Man beachte den typischen Ansatz der Follikularzyste an der Schmelz-Zement-Grenze und die nunmehr unscharf gewordene Begrenzung.

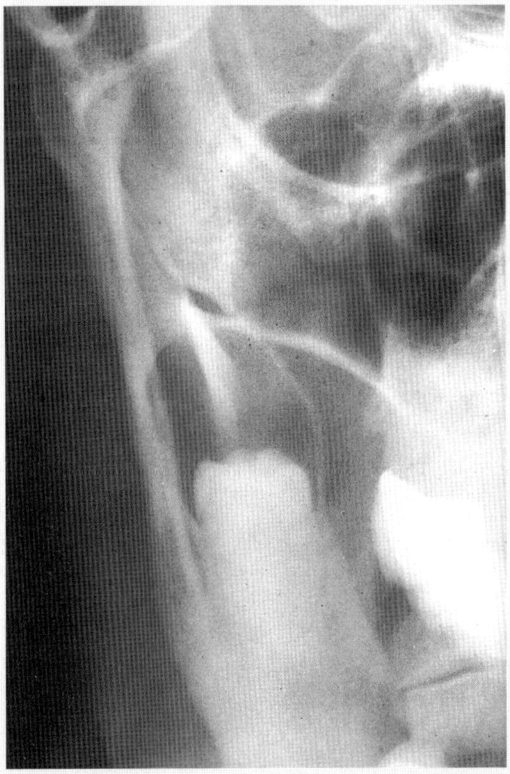

514 Derselbe Fall in einem Ausschnitt aus einer Unterkiefer-Aufnahme p.-a.
Die Follikularzyste hat sich typischerweise nach lingual entwikkelt.
Ist ein unterer Weisheitszahn im aufsteigenden Ast retiniert, so genügt zur Darstellung der Zystenexpansion in der Frontalebene meistens schon die Aufnahme „Unterkiefer p.-a. mit maximaler Mundöffnung" (S. 117).
Zur Lokalisation größerer Zysten im Corpus mandibulae oder im Kieferwinkel empfiehlt sich ante operationem dringend die Überweisung zur Anfertigung axialer Schnitte mit dem Computertomograph.

Atypisch lokalisierte Follikularzysten

Auf der vorhergehenden und auf dieser Seite sind atypisch lokalisierte Follikularzysten demonstriert, die nur mit Orthopantomographien und ergänzenden Spezialaufnahmen erfaßt und lokalisiert werden konnten. In der Praxis können zur Untersuchung in der dritten Dimension vor allem exakt angefertigte Aufbißaufnahmen hilfreich sein. Die Verwendung von seitlichen oder p.-a. Fernröntgenaufnahmen kann sich als nützlich erweisen, die Aufnahmetechnik der „Unterkiefer p.-a. mit maximaler Mundöffnung" kann empfohlen werden. Darüber hinaus ist es vor allem bei großen Oberkieferzysten absolut erforderlich, den Patienten zur Anfertigung von Filmtomographien oder Computertomographien an ein Radiologie-Institut oder eine Klinik zu überweisen.

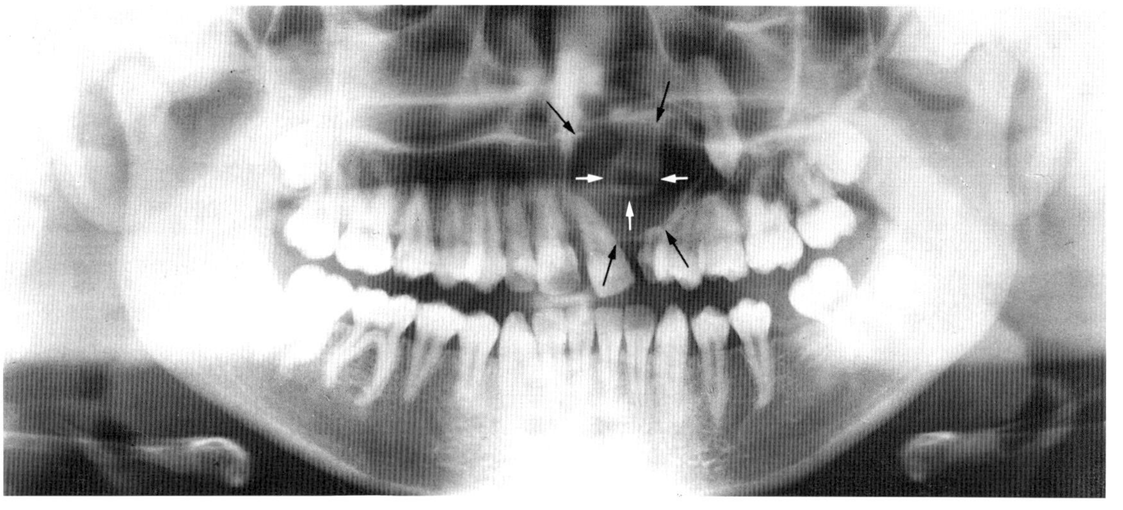

515 Koronale Follikularzyste an 22 mit verdrängtem 23 und persistierendem 63 bei einer 17jährigen Patientin
Der stark vergrößerte und überstrahlte 22 liegt weit palatinal, während der 23 stark nach vestibulär verdrängt wurde (Pfeile).

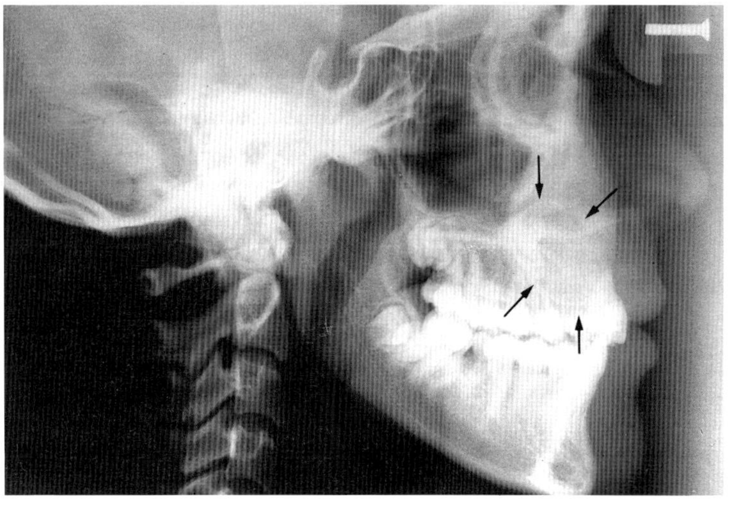

516 Gleicher Fall in seitlicher Fernröntgenaufnahme
Lage von Zyste und Zähnen aus lateraler Sicht (Pfeile).

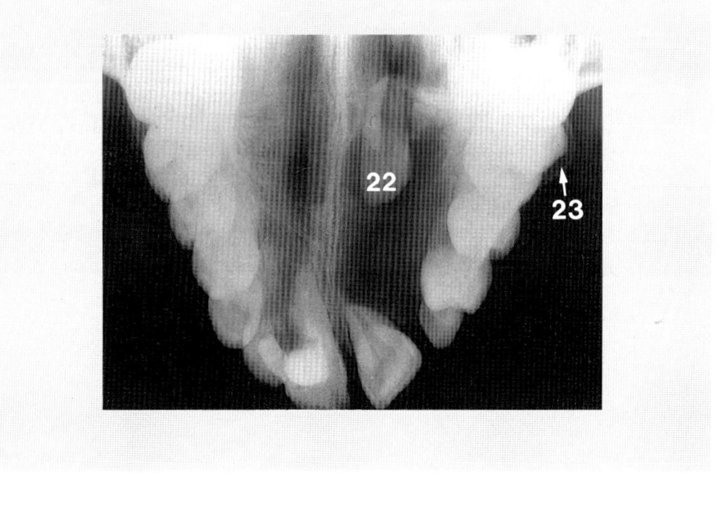

517 Aufbißaufnahme desselben Falles
Obwohl die Zähne 22 und 23 (mit Pfeil) durch diese Projektion im Vergleich zur Realität etwas schräg nach dorsal projiziert werden, gibt die Aufbißaufnahme eine gute Übersicht in der dritten Dimension.

Nichtodontogene Zysten

Sie werden aus Epithelresten des Tractus nasopalatinus, der embryonalen Hochstetter-Mauer und den Gesichtsspalten gebildet. Je nach Lokalisation und Ausdehnung entwickeln sich im Canalis incisivus die „Duktuszysten“ und die nasopalatinalen Zysten, die sich auch zwischen die Zentralen drängen können. Das Nasenseptum und die Spina nasalis anterior zwingen zur Bildung der typischen Herzform. In der Mitte des Gaumendaches entsteht die mediane fissurale Gaumenzyste aus den Resten der embryonalen Gaumenfortsätze (Abb. 518).

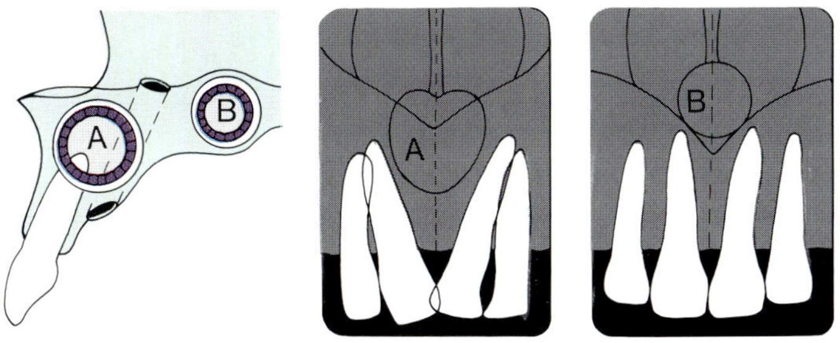

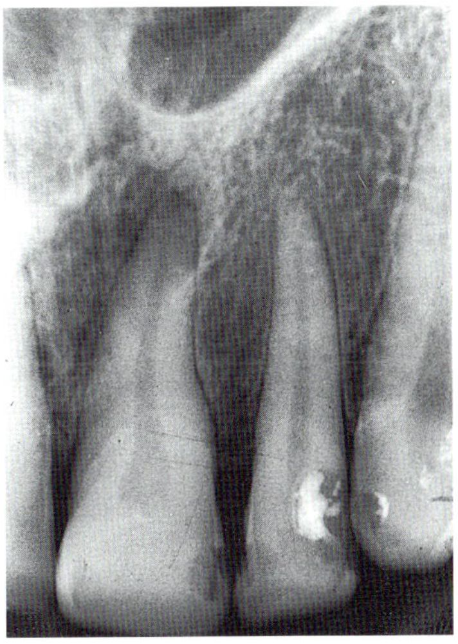

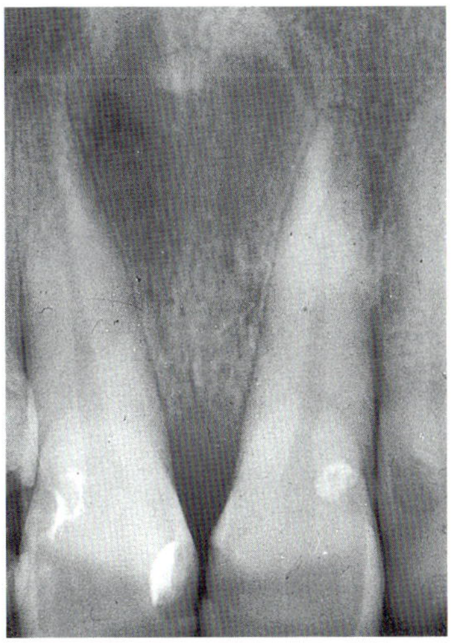

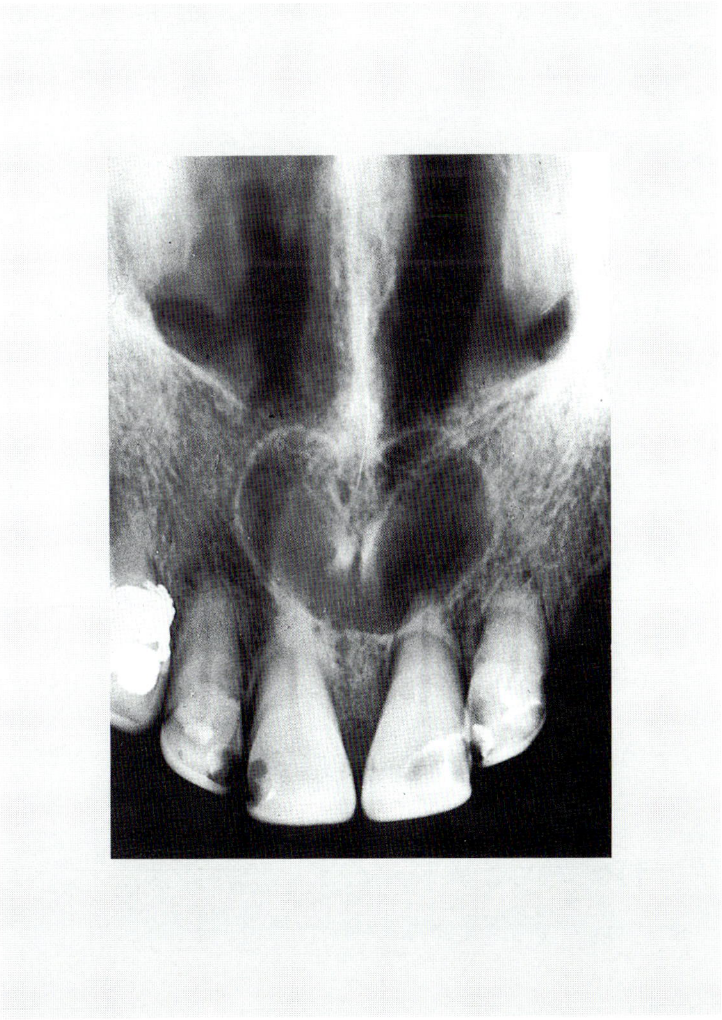

518 Lokalisation der nasopalatinalen (A) und der medianen fissuralen Zyste (B) schematisch und im „Röntgenbild“

519 Canalis-incisivus-Zyste oder „Duktuszyste“
Die Zyste überlagert in dieser Zahnaufnahme den Apex des 21 und täuscht damit eine periapikale Läsion vor (Vitalitätsprüfung!).

520 Nasopalatinale Zyste in einem frühen Stadium
Die Zyste entwickelt sich zwischen den Wurzeln der 11 und 21 und drängt diese auseinander.

521 Nasopalatinale Zyste
Die Zyste hat sich gaumenwärts der Frontzähne im nasalen Teil des Duktus entwickelt und konnte daher die Wurzeln der 11 und 21 nicht verdrängen.

Neben den häufiger vorkommenden nasopalatinalen Zysten werden auch nichtodontogene Zysten der Papilla palatina beschrieben, deren Bestehen jedoch radiologisch nicht nachzuweisen ist, weil sie in den Weichteilen liegen. Zwischen den Wurzeln der zentralen oberen Schneidezähne wird auch die Existenz einer medianen alveolären Zyste beschrieben, deren Herkunft aus dem Epithel der Zahnleiste vermutet wird. Die medianen fissuralen Zysten, die aus versprengten Anteilen der Gaumennaht entstehen können, sowie Zysten aus der Sutura palati transversa sind selten. Gelegentlich wird die Existenz einer medianen Unterkieferzyste beschrieben (Schema Abb. 522).

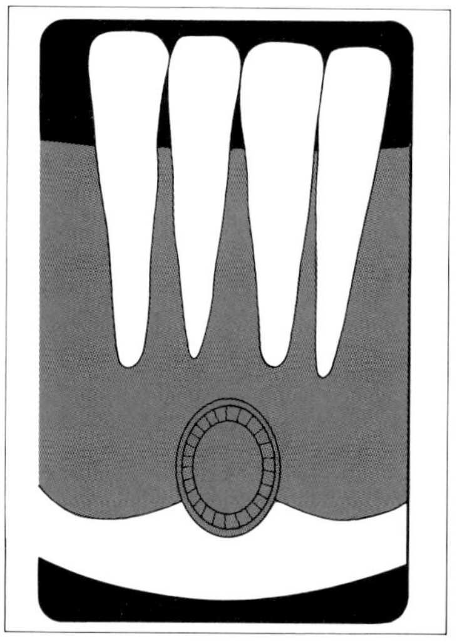

522 Mediane Unterkieferzyste schematisch

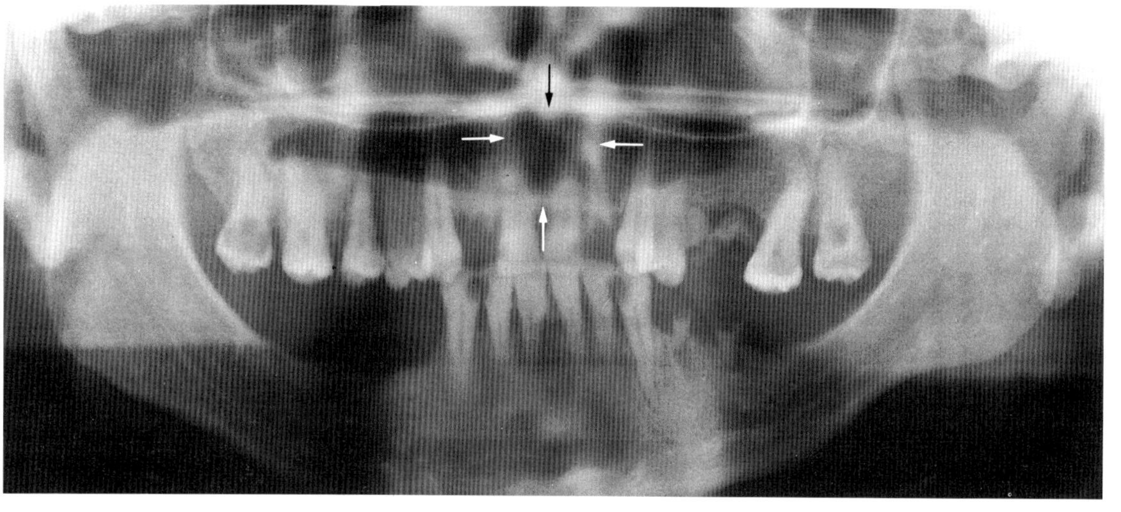

523 Nasopalatinale Zyste im Orthopantomogramm
Typische Herzform, aber ohne Verdrängung der Wurzeln der 11 und 21 (Pfeile). Dies bedeutet, daß sich die Zyste palatinal der Frontzahnwurzeln entwickelt hat.

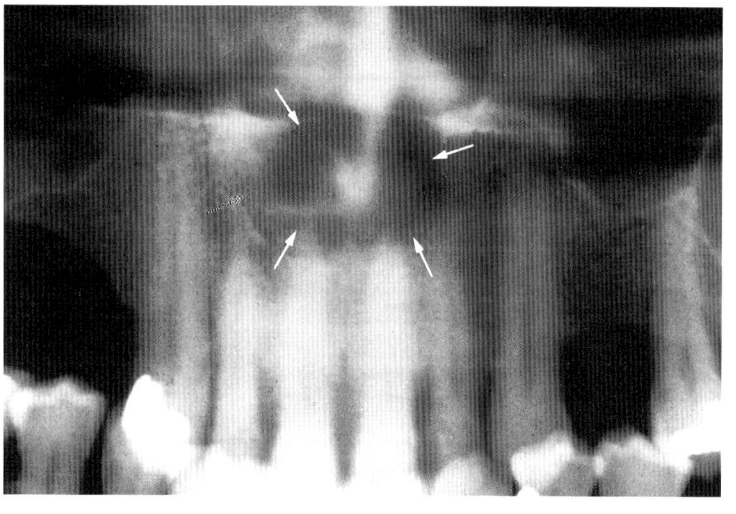

524 Mediane (fissurale) Gaumenzyste
Die Zyste wölbt den Boden der Nasenhöhle vor (Pfeile). Die Spina nasalis anterior, Anteile der Crista nasalis des Oberkiefers und der Vomer, zusammen besser als knöchernes Nasenseptum bekannt, bleiben stehen.

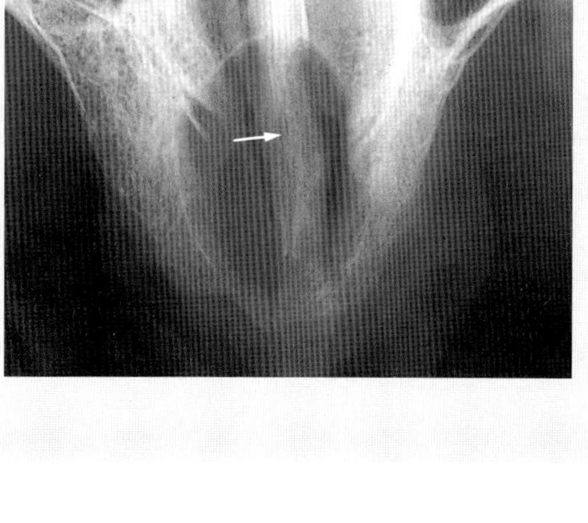

525 Mediane (fissurale) Gaumenzyste in einer Aufbißaufnahme
Da die kaudalen Anteile des knöchernen Nasenseptums im Bereich der Crista nasalis von der wachsenden Zyste bereits resorbiert wurden, ist die Sutura mediana nicht mehr überall nachweisbar (Pfeil).

Aus der embryonalen Hochstetter-Epithelmauer stammen auch zwei Zysten, von denen die eine – nämlich die nasoalveoläre – subperiostal im Bereich der Nasolabialfalte liegt und radiologisch nur mit einer Kontrastmittelfüllung nachgewiesen werden kann (Abb. 526,a), während die andere sich zwischen die Wurzeln der vitalbleibenden lateralen Schneidezähne und Eckzähne drängt und dort als globulomaxilläre Zyste (Abb. 526,b) eine Aufhellung in der Form einer umgekehrten Birne bildet.

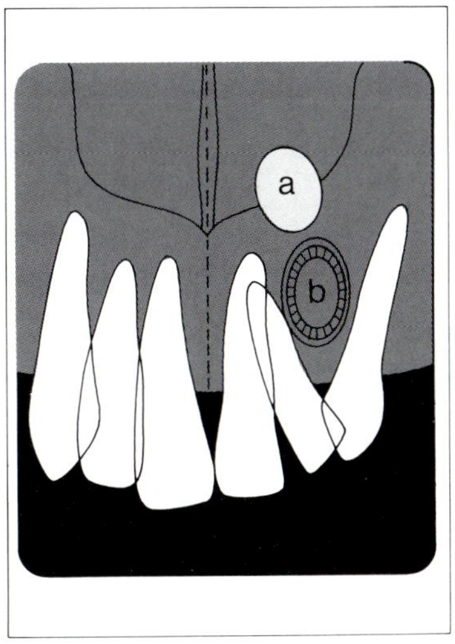

526 Nasoalveoläre und globulomaxilläre Zyste schematisch

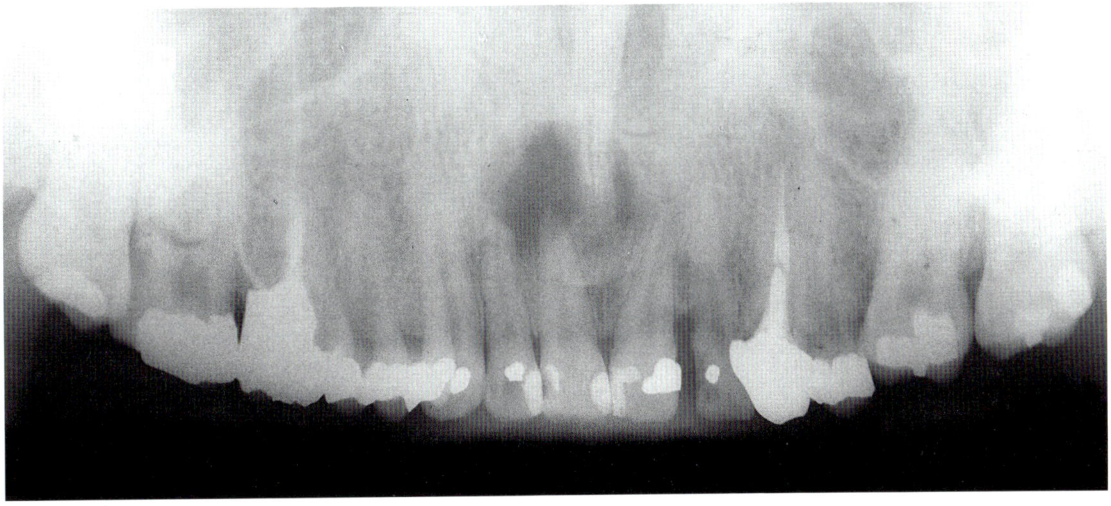

527 Mediane Gaumenzyste
Panorama-Vergrößerungsaufnahme des Oberkiefers.

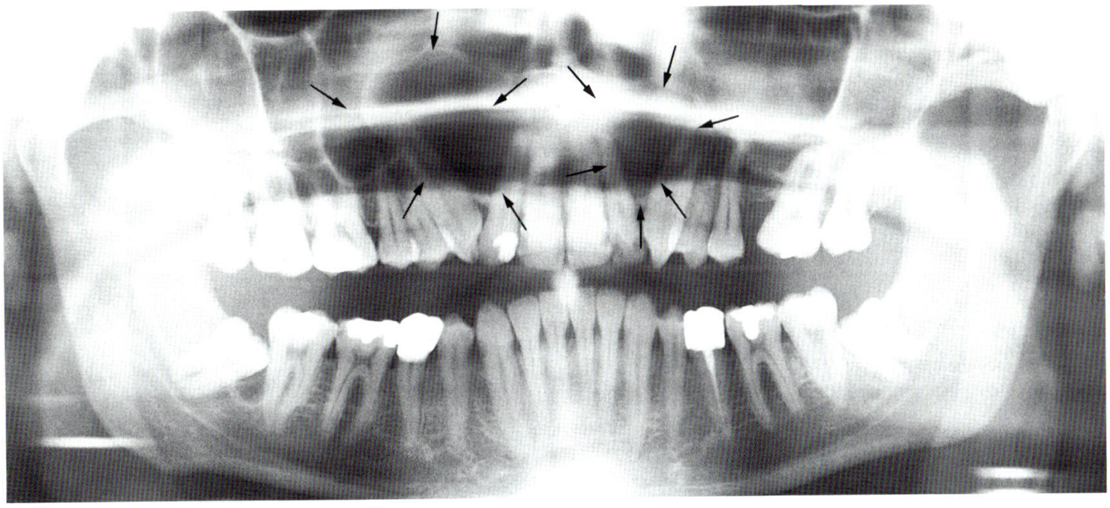

528 Doppelseitige globulomaxilläre Zyste
Man sieht (Pfeile), wie die Zyste die Wurzeln der lateralen Schneidezähne und der Eckzähne verdrängt, so daß ein Hohlraum in der Form einer umgekehrten Birne entsteht. Solche Zysten werden auch als Abortivform der Kiefer-Gaumen-Spalte betrachtet.

Einige mögliche Ursachen für Aufhellungen in der Eckzahnregion des Oberkiefers:
- apikale radikuläre Zyste
- parodontale Zyste
- globulomaxilläre Zyste
- Keratozyste
- adenomatoider odontogener Tumor
- Osteoblastom
- Ameloblastom

Pseudozysten

Man spricht von Pseudozysten, weil diese epithellosen Hohlraumbildungen radiologisch ähnlich wie Zysten aussehen. Je nach Anamnese und Inhalt teilt man diese „zystoiden" Bildungen in solitäre Knochenzysten (Abb. 529) und aneurysmale Knochenzysten (Abb. 533) ein. Von einem guten Teil der solitären Knochenzysten weiß man anamnestisch, daß ihrer Entstehung ein Unfall zugrunde lag, weshalb man diese als „traumatische Knochenzyste" bezeichnet (Abb. 529 links). Intraoperativ erweist sich die solitäre Knochenzyste als leerer Hohlraum.

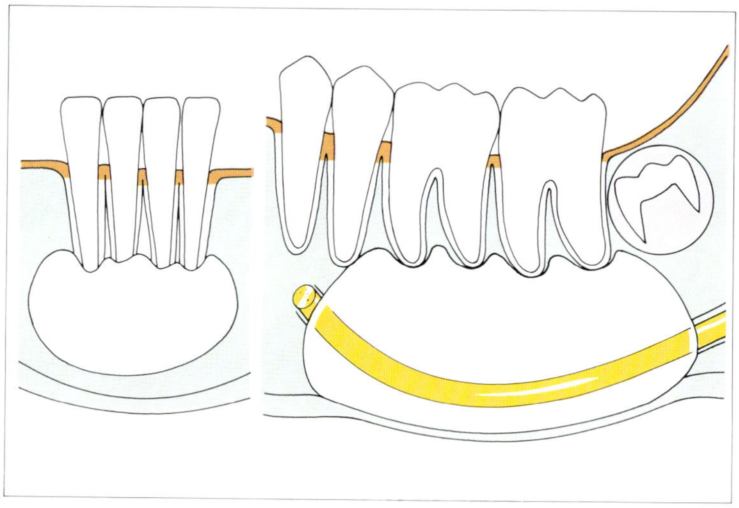

529 Solitäre Knochenzysten im Unterkiefer schematisch
Links die typische Lokalisation der traumatischen Knochenzyste.

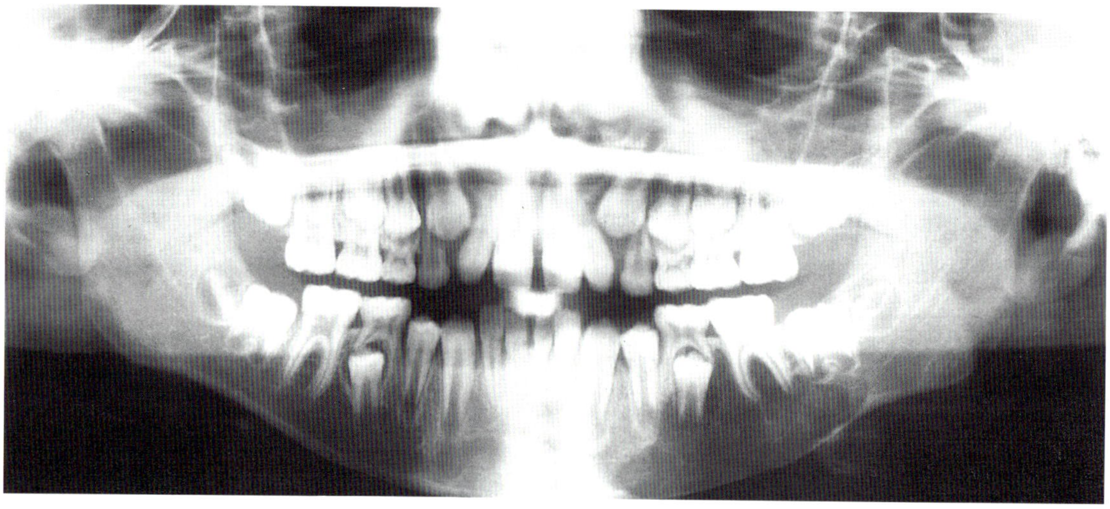

530 Solitäre Knochenzyste im Corpus mandibulae links bei einem 9jährigen Mädchen
Auffällig ist die Verdünnung und Vorwölbung der Kompaktalamelle. Dieses Röntgenzeichen ist typisch für Pseudozysten im horizontalen Ast.

Sammlung Dr. G. Nager, Fribourg

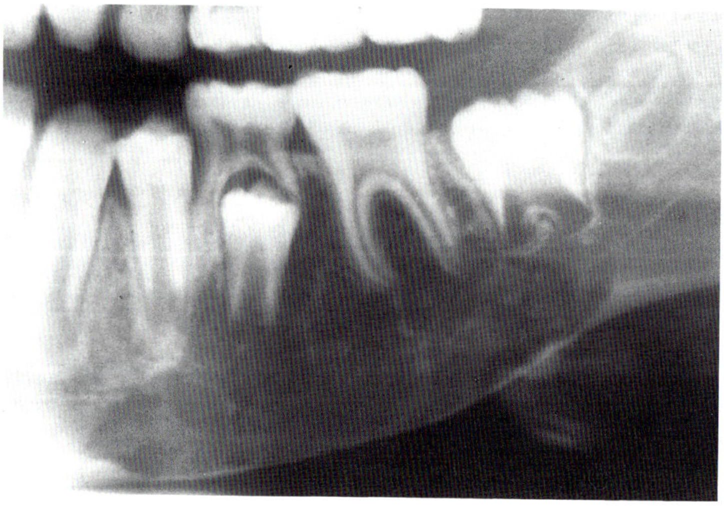

531 Ausschnitt aus dem Orthopantomogramm desselben Falles
Man beachte die nicht ganz von Trabekeln freie Transparenz mit vorgewölbter und verdünnter Kompakta. Der leere Hohlraum wird im Molarenbereich vom N. mandibularis traversiert.

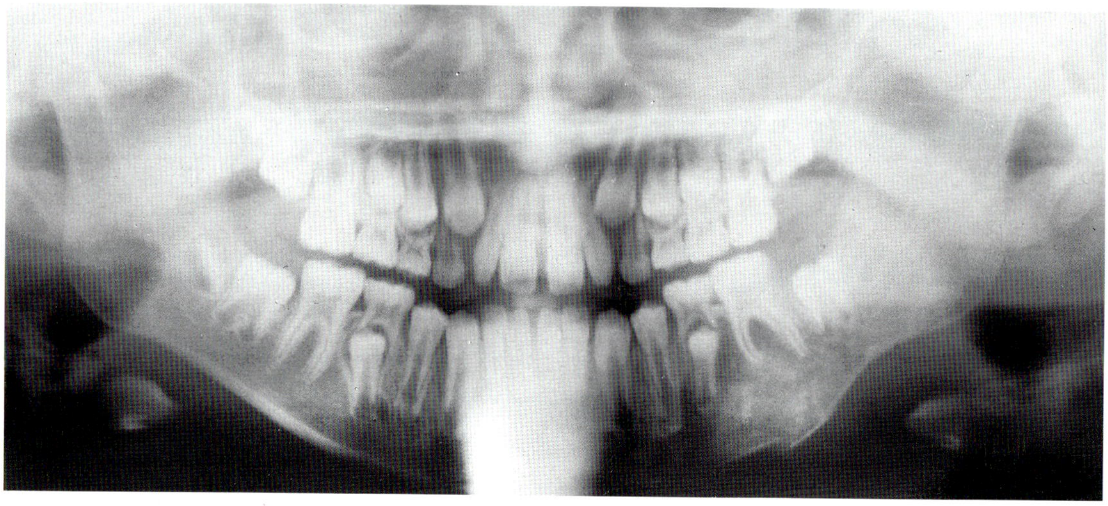

532 Solitäre Knochenzyste
OPG desselben Falles postoperativ. Man beachte die *scheinbare Fraktur* im Operationsbereich. Der Patient hat sich während der Exposition bewegt.

Aneurysmale Knochenzysten zeigen histologisch einen von osteoiden verkalkenden Substanzen, endothelausgekleideten Kavernen und fibrösem Netzwerk ausgefüllten „zystischen“ Hohlraum, der schnell „wächst“. Die „Zyste“ präsentiert sich aus diesem Grund radiologisch wie eine solitäre Knochenzyste. Eine radiologische Differenzierung ist daher nicht möglich.
Bevorzugte Lokalisation ist das Corpus mandibulae bei 11- bis 15jährigen Knaben. Nach unten korrigierte Belichtungsdaten lassen das sehr strahlendurchlässige Objekt deutlicher erscheinen (Abb. 533).

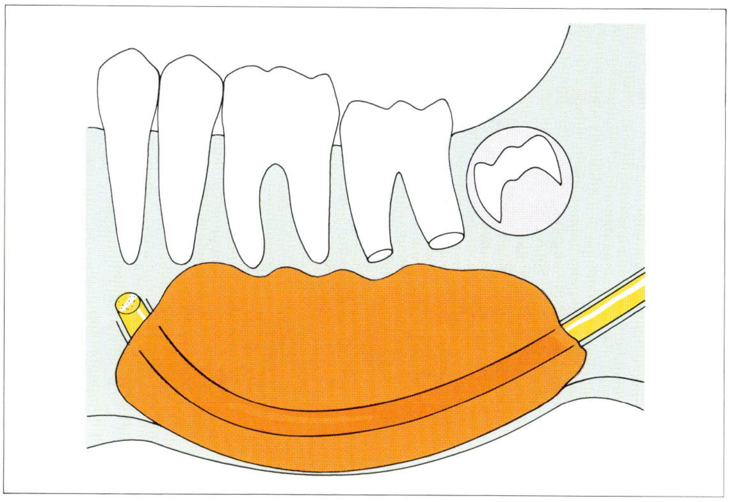

533 Aneurysmale Knochenzyste schematisch

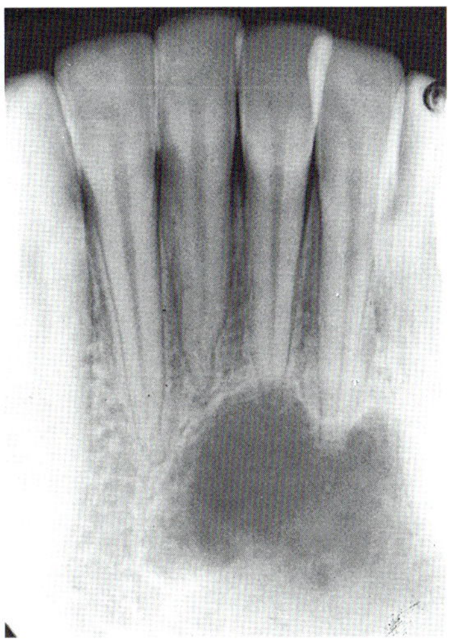

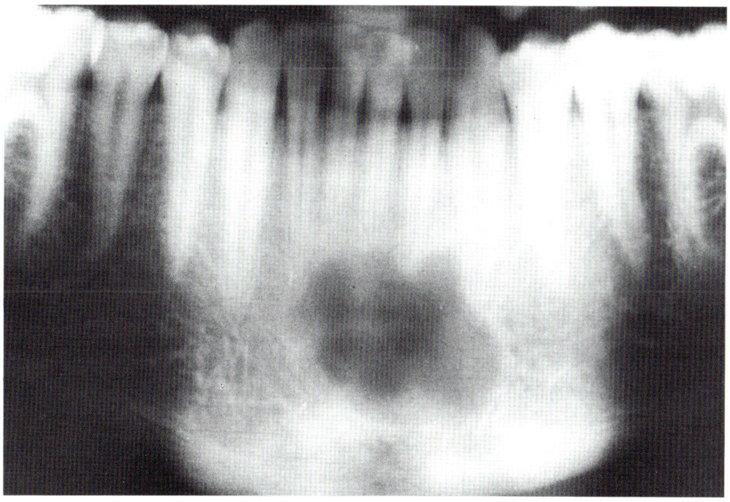

534 Traumatische Knochenzyste im Unterkiefer-Frontzahnbereich bei einem 18jährigen Patienten
Vergleich Zahnfilm-Orthopantomographie. Die Läsion läßt sich radiologisch kaum vom zentralen Riesenzellengranulom differenzieren.

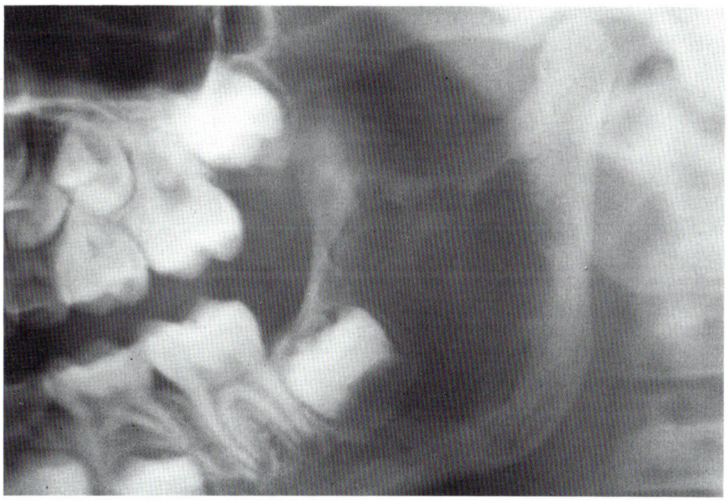

535 Solitäre Knochenzyste in seltener Lokalisation bei einem 7jährigen Mädchen

Sammlung Prof. M. Perko, Zürich

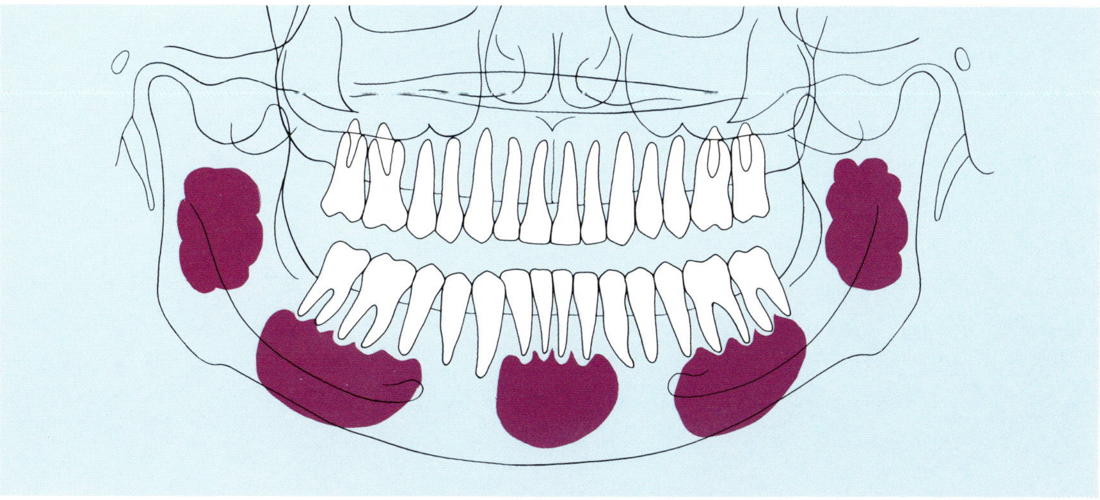

536 Typische Lokalisationen der solitären Knochenzyste
Die Zyste ist im 1. und 2. Dezennium anzutreffen. Die aneurysmale Knochenzyste wird hauptsächlich im 10.–15. Lebensjahr im horizontalen Ast des Unterkiefers gefunden.

Die latente Knochenhöhle, auch bekannt unter der Bezeichnung „Stafne-Zyste", wird gelegentlich unter die Pseudozysten gezählt, obwohl die Impression der lingualen Knochenplatte im Bereich der Fovea submandibularis, seltener im Kieferwinkelbereich, nicht das geringste mit einer Zyste zu tun hat und diese Bezeichnung nur dem radiologischen Zustandsbild verdankt. Je nach Lokalisation und Projektionsrichtung wird die Impression dank dem bekannten Tangentialeffekt mit „Kortikalisierung" oder kaudal offen dargestellt (Abb. 537). Die Genese ist umstritten.

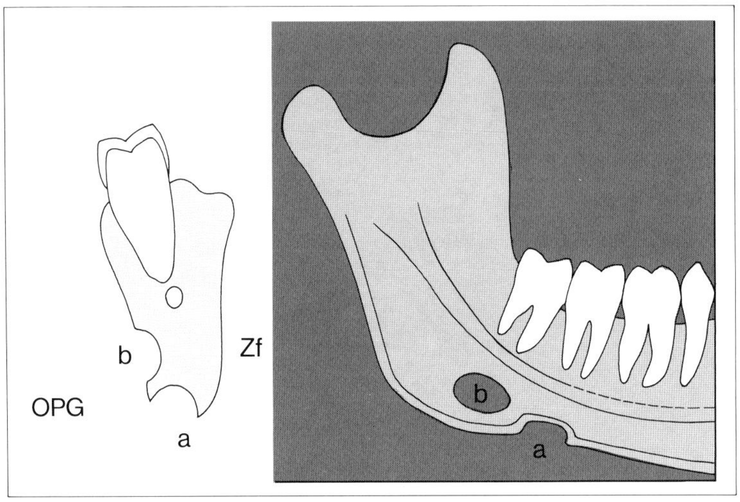

537 Latente Knochenhöhlen mit der Einstellung für eine Zahnaufnahme oder für ein Orthopantomogramm schematisch

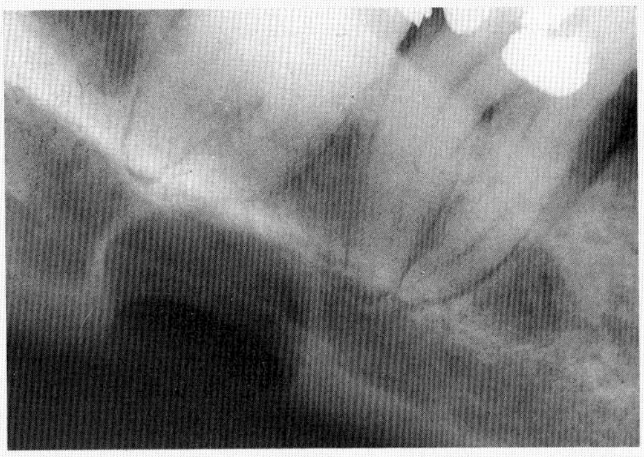

538 Latente Knochenhöhle vom kaudal offenen Typ in einer Zahnaufnahme
Man beachte die Kortikalisierung der tiefen „Delle", die kaudal offen ist (Abb. 537, a)

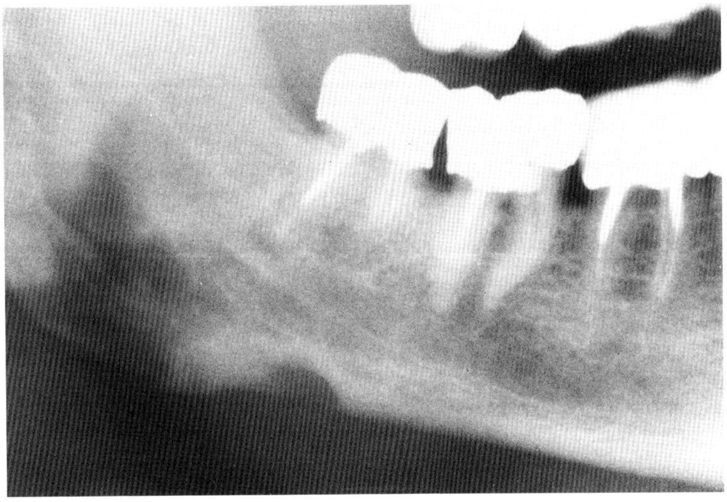

539 Latente Knochenhöhle vom selben Typ im Orthopantomogramm
Man beachte die Verdickung der umgebenden Kortikalis. Es ist interessant hier anzumerken, daß sich an derselben Stelle ein ossifizierendes Fibrom, ein „Processus anguli" oder ein peripheres Osteom entwickeln kann.

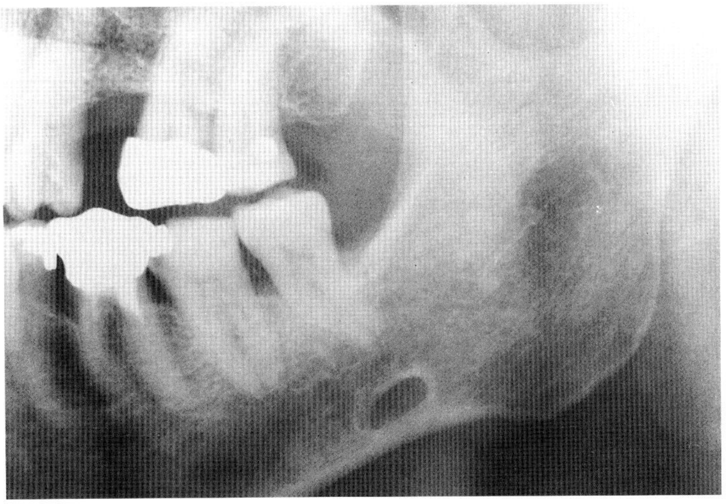

540 Latente Knochenhöhle vom geschlossenen Typ
Man beachte die Verdickung der Kompakta um die Impression, die typischerweise immer unterhalb des Canalis mandibulae und meist vor dem Kieferwinkel lokalisiert ist (Abb. 537, b).

Odontogene Tumoren und Pseudotumoren

Odontogene Tumoren und tumorähnliche „Pseudo"tumoren entwickeln sich als Neoplasien aus der Lamina dentalis. Sie sind im allgemeinen benigne, einige unter ihnen neigen jedoch, sehr selten, zur malignen Entartung. Da sie langsam, asymptomatisch und ohne Schleimhautveränderungen wachsen, wird ihre Existenz in Frühstadien meist nur durch Zufall nachgewiesen oder erst nach der Ausbildung von Deformationen oder auffallenden Asymmetrien des Gesichtsschädels erkannt. Das Wachstum einzelner Entitäten, wie z. B. des Ameloblastoms, kann infiltrativ erfolgen und ihre restlose operative Entfernung erschweren, weshalb solche Läsionen mit Hartnäckigkeit zum Rezidiv neigen, während andere, wie z.B. das Odontom, problemlos chirurgisch entfernt werden können. Zementbildende Läsionen müssen demgegenüber nur in besonderen Fällen einer Therapie unterzogen werden. Mit einer entsprechenden radiologischen Überwachung im zweiten und dritten Dezennium können die nachteiligen Auswirkungen im späteren Alter für den Patienten in Grenzen gehalten werden.

Ameloblastom. Als häufigster Tumor der Kieferregion tritt das Ameloblastom nach Literaturangaben verhältnismäßig spät, nämlich im vierten Dezennium auf. Dies ergibt jedoch wahrscheinlich ein falsches Bild, da der schmerzlos und langsam wachsende Tumor in frühen Stadien keine Schleimhautveränderungen und auch keine Auftreibung der Kiefer zeigt, so daß er vor der Ära der Panoramaaufnahmetechnik erst nach vielen Jahren und im Spätstadium entdeckt werden konnte. Der Tumor befällt beide Geschlechter gleichermaßen; er rezidiviert gerne und kann in etwa 2% der Fälle maligne entarten. Er zeigt histologisch ein variables Bild; solide Formen wachsen infiltrativ, während sich zystische Formen gutartiger verhalten.

Lokalisation: Etwa 80% der Ameloblastome entstehen im Unterkiefer. Dort entwickeln sich etwa 70% im Molarenbereich und im Kieferwinkel, rund 25% im Prämolarenbereich und der Rest im Frontzahnbereich.

Untersuchungstechnik:
- Orthopantomographie, bei Spätstadien mit Reduktion der Expositionsdaten;
- Unterkiefer p.-a. mit reduzierten Expositionsdaten;
- Zahnaufnahme als Zielaufnahme bei Frühstadien;
- Unterkiefer-Aufbißaufnahmen, halbseitig, mit reduzierter Belichtungszeit;
- im Oberkiefer und bei Spätstadien empfiehlt sich das CT.

Röntgenzeichen: Ameloblastome können sich „unilokulär" (eventuell mit „lobulär" ausgebuchteten Randbezirken) oder „multilokulär" präsentieren. Die multilokulären Formen zeigen entweder größere rundliche „Seifenblasen" mit dünnen Septen und verdünnter Kortikalis (bei Spätstadien) oder zahlreiche kleine Bläschen wie „Honigwaben" und dicken Septen. Die letzte Form kann an ähnliche Bilder des zentralen Hämangioms erinnern. Nicht selten ist ein Zahn in die Läsion eingeschlossen.

Differentialdiagnose:
- odontogenes Myxom, besonders im Kieferwinkelbereich;
- zentrales Riesenzellgranulom, besonders im Prämolarenbereich des Unterkiefers;
- Spätstadien follikulärer Zysten;
- adenoider odontogener Tumor, unilokulär, Eckzahnbereich des Oberkiefers;
- ameloblastisches Fibrom in späten Stadien.

Als Mischtumor entsteht im ersten und zweiten Dezennium, besonders gern im Molarenbereich des Unterkiefers, das *ameloblastische Fibrom,* das in seltenen Fällen sarkomatös entarten kann. Das *ameloblastische Fibroodontom* wird zu den Odontomen gezählt.

Odontogenes Myxom. Es befällt beide Geschlechter gleichermaßen. Als Fibromyxom kommt es als benigner mesenchymaler Tumor mit geringer Rezidivneigung auch im übrigen Skelett vor und geht dort aus versprengtem schleimbildenden Bindegewebe hervor. Als odontogenes Myxom geht es von der Zahnpapille aus, befällt Jugendliche und jüngere Erwachsene im zweiten und dritten Dezennium und rezidiviert in den Kiefern überaus häufig.

Lokalisation: Das odontogene Myxom befällt hauptsächlich die Mandibula und findet sich dort besonders gerne in der Molarenregion und im Kieferwinkel. Es ist im Oberkiefer selten.

Untersuchungstechnik:
- Orthopantomographie, bei Spätstadien mit Reduktion der Expositionsdaten;
- Unterkiefer p.-a. mit reduzierten Expositionsdaten;
- Unterkiefer-Aufbißaufnahmen, halbseitig, mit reduzierter Belichtungszeit;
- im Oberkiefer und bei Spätstadien empfiehlt sich das CT.

Röntgenzeichen: Odontogene Myxome sind den seifenblasenartigen Bildern der Ameloblastome sehr ähnlich. Gelingt die Darstellung der Feinstruktur, so kann man strähnig-dünne, eher mehr geradlinige und wie „zerrissene" Trabekel beobachten. In fortgeschrittenen Fällen ist die Kortikalis verdünnt und vorgewölbt. Zahnverdrängungen mit Inklusionen sind möglich.

Differentialdiagnose:
- Ameloblastom in der Kieferwinkelregion;
- Riesenzellgranulom in der Prämolarenregion des Unterkiefers;
- aneurysmale Knochenzyste in der Prämolarenregion des Unterkiefers.

Zementome. Unter diesem Begriff werden nach heutiger Meinung eine Reihe von zementbildenden Veränderungen in den Kiefern vereinigt, die allerdings nur zu einem Teil den odontogenen Tumoren zugeordnet werden, während ein anderer Teil mesenchymalen Ursprungs ist oder gar reaktive Ursachen zu haben scheint. Zu den letzteren gehört die im mittleren Lebensalter vor allen Dingen bei Frauen nicht selten zu beobachtende periapikale zementale Dysplasie, deren Röntgenzeichen hier zusammen mit denen der Zementoblastome und der zementbildenden Fibrome besprochen werden soll. Fließende Übergänge und Kombinationen erschweren eine absolut gültige und röntgendiagnostisch praktikable Einteilung dieser Entitäten, die doch nur über Rückschlüsse aus dem histopathologischen Befund zu konstruieren sind. Da eine feingewebliche Untersuchung und eine entsprechende Therapie meist nur in differentialdiagnostisch zweifelhaften Fällen eingeleitet wird, kann man sich in der Praxis auf die Erkennung grundlegender röntgendiagnostischer Charakteristika solcher Veränderungen beschränken.

Periapikale zementale Dysplasie. Zementome aus der Reihe der periapikalen Dysplasie entstehen in der Überzahl der Fälle bei Frauen mittleren Alters vor allem in der Frontzahnregion des Unterkiefers, wobei in solchen Fällen – speziell bei jüngeren Individuen – auch einzelne Frontzähne des Oberkiefers befallen sein können. Die Veränderungen lassen schematisch drei Entwicklungsstadien erkennen, treten meist multipel auf und können, vor allem bei Angehörigen farbiger Rassen, auch mit Zementoblastomen in der Prämolaren- und Molarenregion des Unterkiefers kombiniert sein.

Lokalisation: Unterkiefer-Frontzahnregion, gelegentlich kombiniert mit Läsionen an einzelnen Zähnen der Oberkieferfront oder mit Zementoblastomen im Unterkiefer-Seitenzahnbereich.

Untersuchungstechnik:
- Orthopantomographie,
- ergänzende Zielaufnahmen mit Zahnfilmen.

Röntgenzeichen: Nicht immer scharfbegrenzte periapikale Aufhellungen und Verschattungen. Vereinfachend sind drei Entwicklungsstadien zu beobachten:
- Stadium der Fibrosierung mit umschriebenen periapikalen Aufhellungen,
- Stadium der beginnenden Verkalkung mit flockigen Verschattungen,
- Endstadium mit gleichmäßig dichter Verschattung.

Die Läsion zeigt den typischen Wurzelkontakt.

Differentialdiagnose:
- chronische apikale Parodontitis (Vitalitätsprobe!),
- Hyperparathyreoidismus,
- als Verschattung: Knocheninfarkt,
- Morbus Paget in Abhängigkeit von Alter und Geschlecht.

Zementoblastome. Zementome aus der Reihe der Zementoblastome entstehen im zweiten und dritten Dezennium und bevorzugen leicht das männliche Geschlecht.

Lokalisation: Zementoblastome sind fast ausschließlich in der Prämolaren- und Molarenregion des Unterkiefers zu finden. Sehr selten kann man sie im Seitenzahnbereich des Oberkiefers beobachten.

Untersuchungstechnik:
- Orthopantomographie,
- ergänzende Zielaufnahmen mit Zahnfilmen.

Röntgenzeichen: Oft kaum erkennbare, aber gut begrenzte Verschattungen. Die uniforme oder fleckige Verschattung aller Grade läßt an unterschiedliche Stadien der Einlagerung kalkdichter Materialien denken.

Differentialdiagnose:
- periapikale Läsionen und Knochennarben;
- Knocheninfarkt;
- Morbus Paget in Abhängigkeit von Alter und Geschlecht;
- Osteoblastom, kein Wurzelkontakt;
- ossifizierendes Fibrom, kein Wurzelkontakt.

Zementbildende Fibrome. Zementome aus der Reihe der zementbildenden Fibrome stehen radiologisch sowohl gewissen Formen der Zementoblastome als auch der ossifizierenden Fibrome nahe und können daher röntgendiagnostisch kaum differenziert werden. Sie zeigen eine – meist erst in späteren Stadien – erkennbare Expansion mit Zeichen der Vortreibung und Verdünnung der Kortikalis. Sie entstehen nicht nur häufig bei Frauen mittleren Alters, sondern gelegentlich auch bei jungen Männern und können dann infolge ihrer Lokalisation mit einer solitären Knochenzyste verwechselt werden.

Odontome werden heute eher als Entwicklungsstörungen denn als echte Tumoren angesehen, obwohl z. B. das ameloblastische Fibroodontom ebensogut als Mischtumor eingestuft werden kann. Je nach Reifungszustand der Läsion kann man zwei Grundformen unterscheiden, die röntgendiagnostisch von amorphen Massen bis zu ausdifferenzierten Zähnen alle Übergänge zeigen können. Die erste Form weist stets ungeordnetes und sehr opakes Konglomerat von Zahnelementen wie Schmelz, Dentin, Zement und Bindegewebe auf und wird als *komplexes Odontom* bezeichnet. Besteht das Odontom aus einem oder mehreren rudimentären oder vollausgebildeten Zähnen, so spricht man von einem *zusammengesetzten Odontom.*

Da überzählige Zahnanlagen je nach Lokalisation offenbar befähigt sind, auf bestimmten Ebenen der Zahnentwicklung eine häufig ungehemmte Reproduktionsaktivität zu entfalten, müßten eigentlich alle Stadien einer abnormen Zahnentwicklung von der radiologisch kaum nachweisbaren Aufhellung der unverkalkten Zahnanlage bis zum vollentwickelten überzähligen Zahn den Odontomen zugeordnet werden können.

Lokalisation: Das komplexe Odontom bevorzugt mit seinen Varianten bei Männern die untere Weisheitszahnregion und bei Frauen die Tuberregion. Die zusammengesetzten Odontome finden sich fast ausschließlich im Frontzahnbereich des Ober- und Unterkiefers.

Untersuchungstechnik:
- Orthopantomographie,
- ergänzende Zielaufnahmen mit Zahnfilmen,
- CT im Kieferwinkelbereich (N. mandibularis),
- CT im Tuberbereich (Sinus maxillaris).

Röntgenzeichen: Das komplexe Odontom zeigt entweder eine scharf begrenzte und von einem Aufhellungssaum umschlossene amorphe und uniforme oder eine äußerst strahlendichte Verschattung mit Randzakken, die durch besser ausdifferenzierte Schmelzanteile gebildet werden. Nicht selten finden sich impaktierte Nachbarzähne. Das zusammengesetzte Odontom zeigt rudimentäre oder vollausgebildete Zähne, die häufig von einem Aufhellungssaum umschlossen werden.

Differentialdiagnose: bei typischer Lokalisation keine.

Ameloblastisches Fibroodontom. Es kommt als seltene Sonderform der Odontome hauptsächlich bei Jugendlichen beiderlei Geschlechts vor.

Ameloblastom

Das Ameloblastom zeigt in allen seinen Erscheinungsformen radiologisch eine gute Abgrenzung, die darüber hinwegtäuscht, daß feingeweblich eine infiltrative Wachstumstendenz vorherrscht. Die Aufhellungen können im allgemeinen als bienenwabenförmig oder seifenblasenartig beschrieben werden. Eingeschlossene oder benachbarte Zähne werden verdrängt, die Wurzeln häufig anresorbiert. Die Kortikalis wird extrem verdünnt, aber nicht durchbrochen. Rezidive zeigen häufig ein Bild, das dem des odontogenen Myxoms außerordentlich ähnlich ist. In jüngerem Alter scheint die Entstehung aus primordialen und follikulären Zysten und in höherem Alter aus entsprechenden Epithelresten nach oft jahrelang zurückliegenden Zahnextraktionen zu überwiegen, weshalb bei jeder Entfernung zystenähnlicher Läsionen eine histologische Untersuchung erfolgen muß.

Im Unterkiefer und besonders in der Weisheitszahnregion sind beginnende Ameloblastome vor dem Hintergrund der noch bestehenden Knochenstruktur (Summationseffekt!) erst bei entsprechender Größe radiologisch zu erfassen.

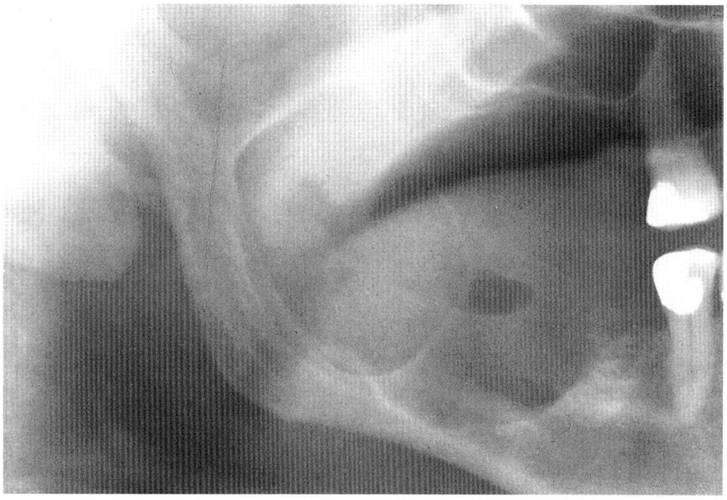

541 Ameloblastom im Kieferwinkel bei einem 48jährigen Mann
Großblasige Form mit ovalären Aufhellungen, von wenigen stark ausgedünnten Septen durchzogen. Die gewöhnlich erhaltene dünne Knochendecke ist hier trotz weicher Aufnahme durchgeschlagen. Eine Spätform, die klinisch durch Auftreibung und Fluktuation imponiert.

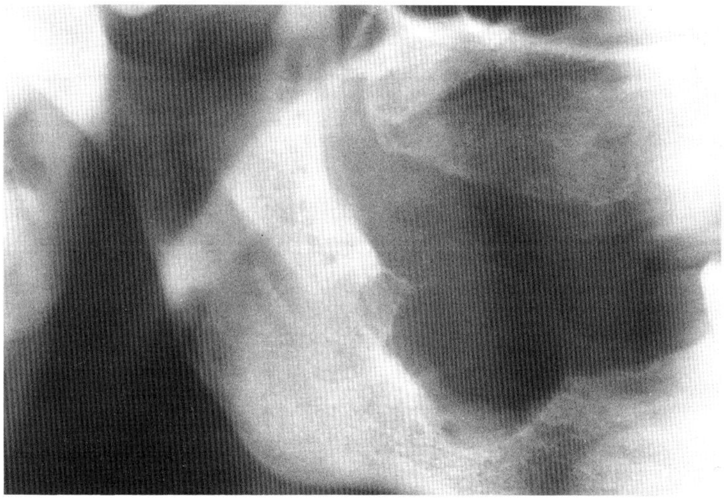

542 Seifenblasenähnliche Form eines Ameloblastoms der Molarengegend bei einer 35jährigen Frau
Ein Rezidiv. Man beachte neben der multilokulären Seifenblasenform, daß nun der Mandibularkanal nicht mehr zu sehen ist und der Kieferwinkel eine reaktive Sklerose der Knochenstruktur aufweist.

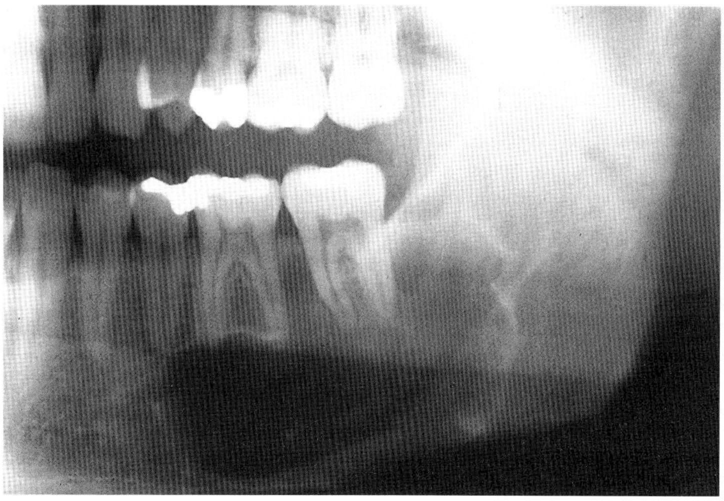

543 Ameloblastom eines 28jährigen Mannes, das stark an eine Keratozyste erinnert
Relativ frühe Form mit lobulären Ausbuchtungen der sich unilokulär präsentierenden Aufhellung.

Sammlung Dr. K. Weibel, Baden

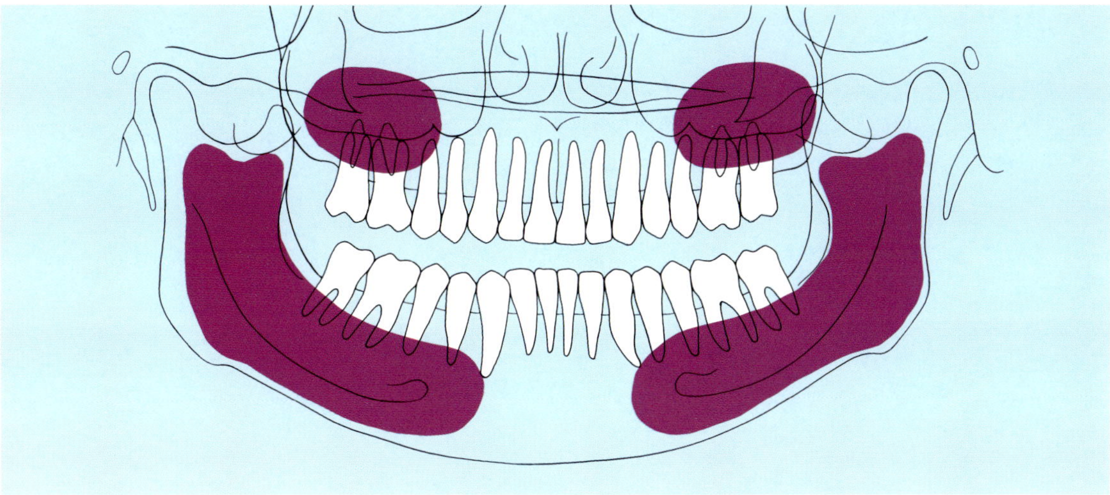

544 Häufigste Lokalisationen des Ameloblastoms

Seine Entstehung fällt wohl in der Hauptsache ins 2. und 3. Dezennium, weshalb bei kariesfreien jüngeren Erwachsenen die ausschließliche Verwendung von Bißflügelfilmen zur Kontrolle der Kiefer ungenügend ist. Das Ameloblastom ist zu 80% im Unterkiefer und nur zu 20% im Oberkiefer lokalisiert.

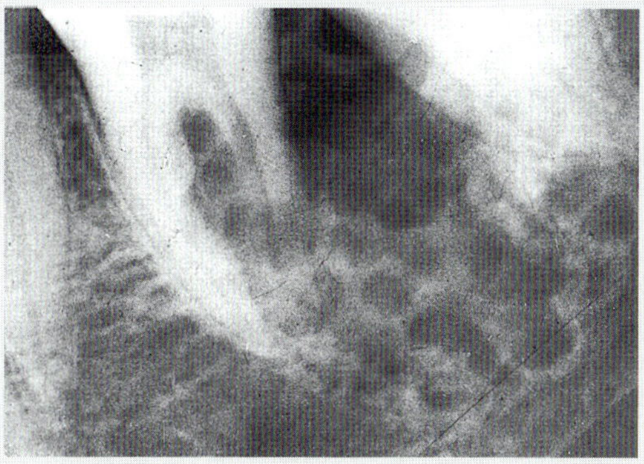

545 Honigwabenartiges kleines Ameloblastom bei einer 19jährigen Patientin im Zahnröntgenbild

Frühform. Die relativ dick umrandeten „Bläschen" verursachen Subtraktionseffekte und täuschen Wurzelresorptionen vor.

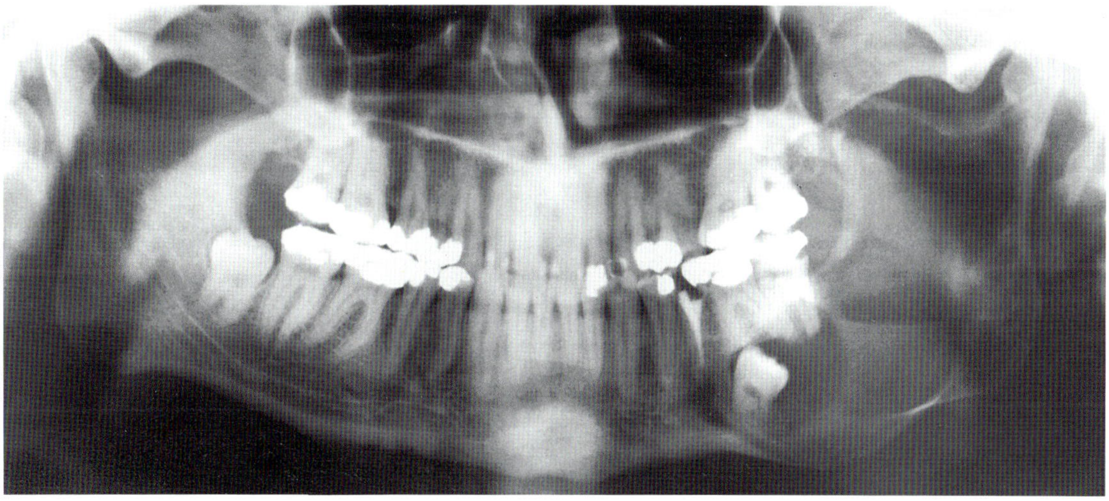

546 Großes seifenblasenförmiges Ameloblastom in typischer Lage im Molarenbereich, Kieferwinkel und aufsteigenden Ast

Spätform. Öfter sind auch ein Weisheitszahn oder ein zweiter Molar in der Läsion eingeschlossen. Man beachte die Vorwölbung und die Ausdünnung der Kompakta, die nur in weichen p.-a. Unterkiefer-Aufnahmen oder noch besser im CT sichtbar wird.

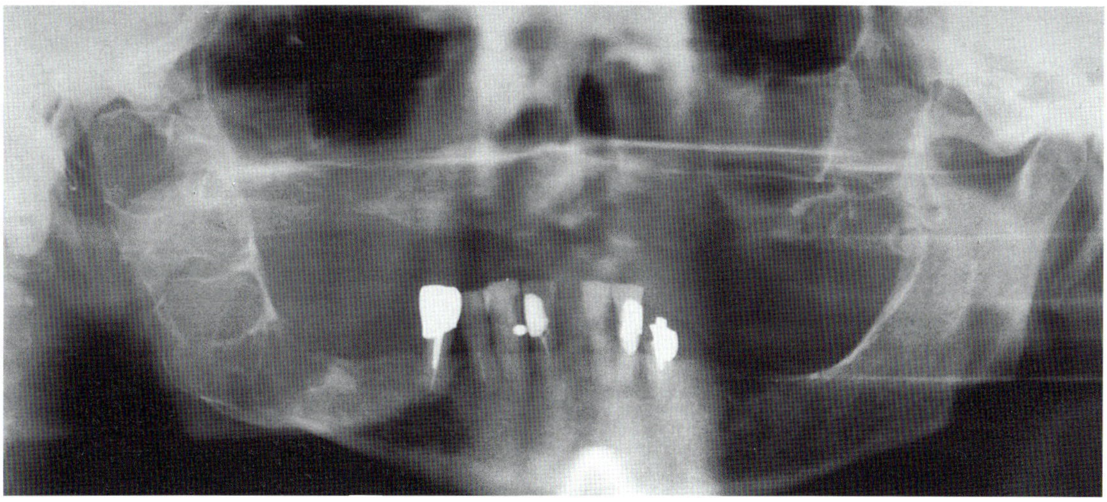

547 Rezidivierendes Ameloblastom im rechten aufsteigenden Ast des Unterkiefers

Es präsentiert sich radiologisch ähnlich wie ein Myxom. Der Kondylus wird bei so großen Läsionen kaum je ergriffen. Spontanfrakturen sind jedoch möglich.

Ameloblastisches Fibrom

Der häufigste ameloblastische Mischtumor ist wohl das ameloblastische Fibrom, das schon am Ende des ersten Dezenniums entsteht und radiologisch nur in dieser Anfangsphase arttypisch klassifiziert werden kann: Während die Follikularzyste klassischerweise an der Schmelz-Zement-Grenze ansetzt, sieht man, daß das ameloblastische Fibrom anfangs wie ein „Hut" der Okklusalfläche des betroffenen Zahnes aufsitzt. Mit zunehmender Größe der Läsion ist dieses Zeichen nicht mehr erkennbar, so daß eine Artdiagnose im Vergleich mit der follikulären Zyste oder dem Ameloblastom unmöglich sein kann.

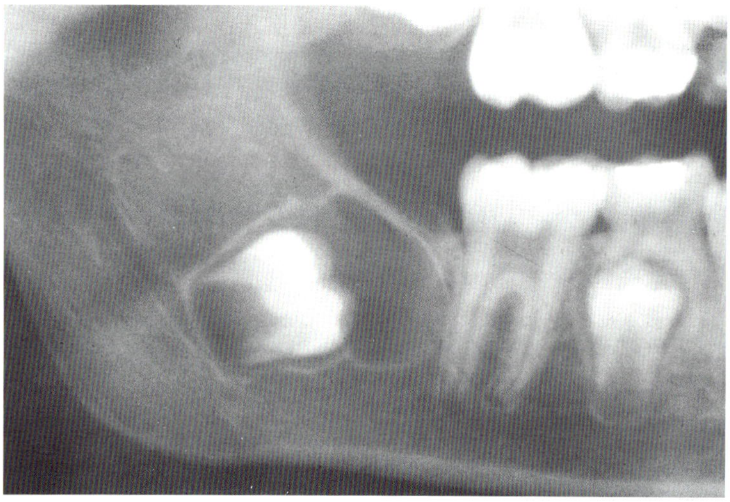

548 Ameloblastisches Fibrom eines 8jährigen Patienten
Man sieht in dieser wie auch in der folgenden Aufnahme deutlich, wie das ameloblastische Fibrom der Okklusalfläche des zweiten Molaren „aufsitzt". Follikuläre Zysten setzen an der Schmelzzement-Grenze an.

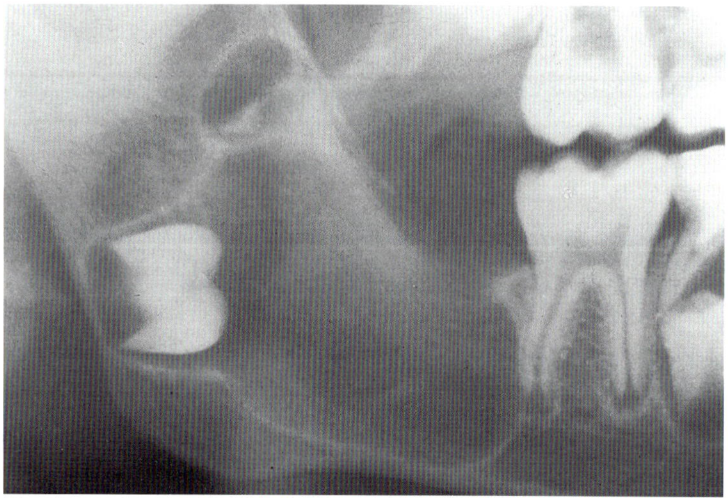

549 Ameloblastisches Fibrom einer 8jährigen Patientin
Der etwas weiter fortgeschrittene Fall zeigt, wie sich nun der Follikelsack öffnet und damit das anfänglich klare Röntgenzeichen verwischt. Man beachte die Verdrängung des Keimes von 48 in den aufsteigenden Ast.

Aufnahmetechnischer Hinweis für die korrekte Darstellung größerer strahlendurchlässiger Zysten, Tumoren und tumorähnlicher Läsionen:

- Die häufig noch bestehende, aber meist stark verdünnte knöcherne Begrenzung ist in geeigneten Standardprojektionen mittels herabgesetzter Expositionsdaten sichtbar zu machen. Die klare Darstellung von Begrenzungen und Strukturdetails ist häufig von ausschlaggebender Bedeutung für die Differentialdiagnose und vor allem im Vergleich zu malignen Prozessen.

Odontogenes Myxom

Der von der Zahnpapille ausgehende benigne, schleimhaltige Tumor befällt beide Geschlechter gleichermaßen. Er wächst langsam und führt in Spätstadien zu Auftreibungen der Kiefer und zu einer Verdünnung der vorgetriebenen Kortikalis. Die Röntgenzeichen zeigen im Unterkiefer seifenblasenähnliche bis strähnige Strukturen „wie ein zerrissenes Fischernetz". Im Oberkiefer sind dagegen kaum Strukturen zu sehen, die Röntgenzeichen erinnern an die des Ameloblastoms oder der Follikularzyste. Der Tumor zeigt besondere Neigung zum Rezidiv.

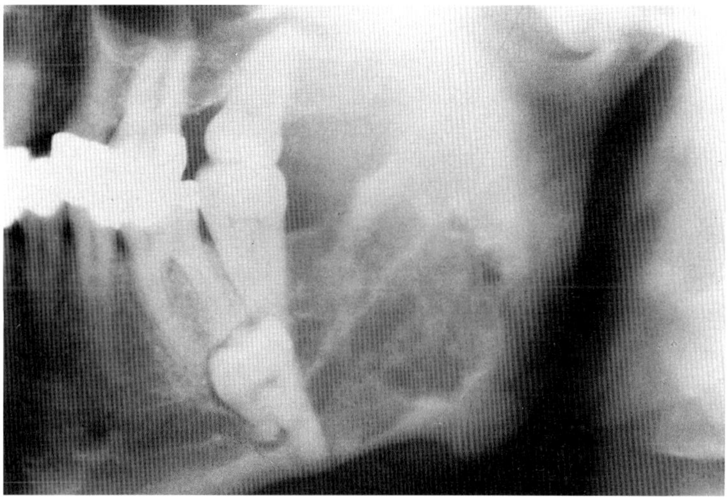

550 Odontogenes Myxom im linken Kieferwinkel
Das Bild zeigt gut das infiltrative Wachstum, das die Strukturen des Mandibularkanals auflöst. Der 38 erscheint verdrängt und inkludiert.

Sammlung PD Dr. R. Drommer, Göttingen

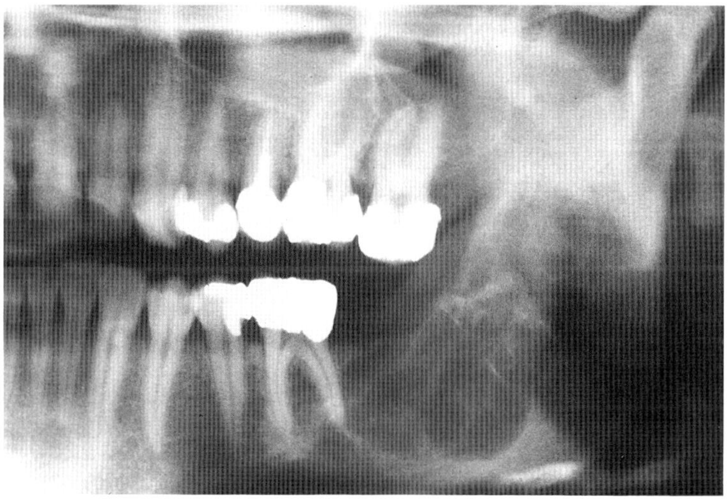

551 Rezidivierendes odontogenes Myxom
Die Strukturzeichnung erinnert an ein multilokuläres Ameloblastom mit seifenblasenartiger Ausformung.

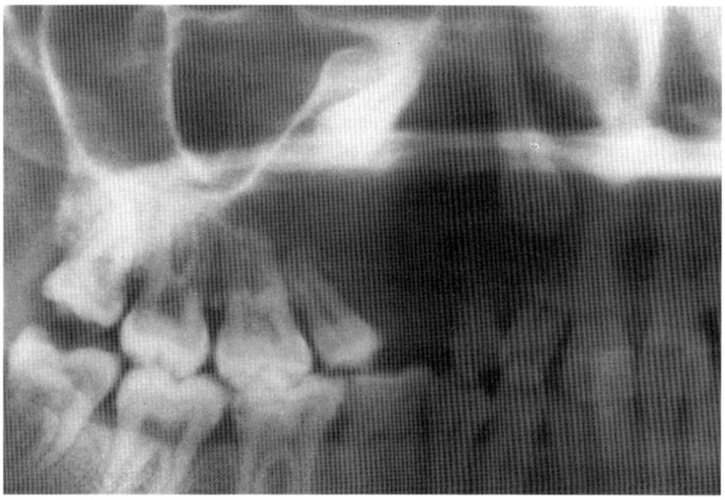

552 Odontogenes Myxom des Oberkiefers
Lediglich die fehlende typische Begrenzungslinie der Follikularzyste gibt einen vagen Hinweis auf die Natur dieser Aufhellung. Sie ist radiologisch nicht von einer Follikularzyste oder einem Ameloblastom zu unterscheiden.

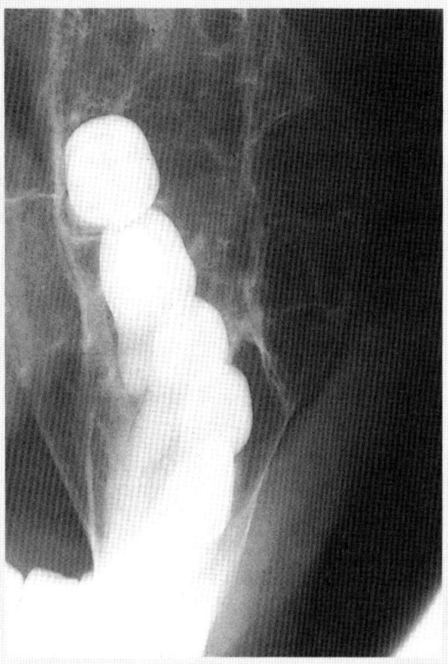

553 Odontogenes Myxom des Unterkiefers in einer Aufbißaufnahme
Die radiologische Differentialdiagnose zwischen Myxom und Ameloblastom kann bei Lokalisationen im Unterkiefermolarenbereich evtl. durch eine weiche, halbseitige Aufbißaufnahme geklärt werden. Sie kann – wie z. B. in dieser Aufnahme – die für eine Spätform des odontogenen Myxoms typische Struktur mit Auftreibung, Kortikalisverdünnung und strähniger Trabekelzeichnung besser zeigen als andere Methoden.

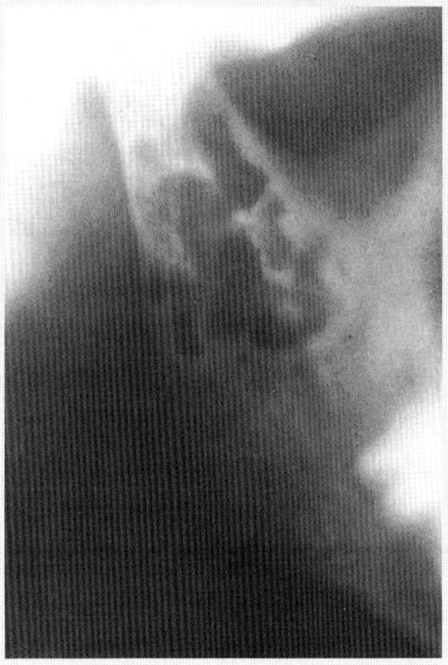

554 Myxom im Processus articularis
Die laterale Tomographie des aufsteigenden Astes zeigt die kleinblasige Struktur dieses nichtodontogenen Myxoms. Dieser Typ des Myxoms, den man auch anderweitig im Skelett antrifft, verhält sich klinisch weniger aggressiv als das odontogene Myxom und rezidiviert selten.

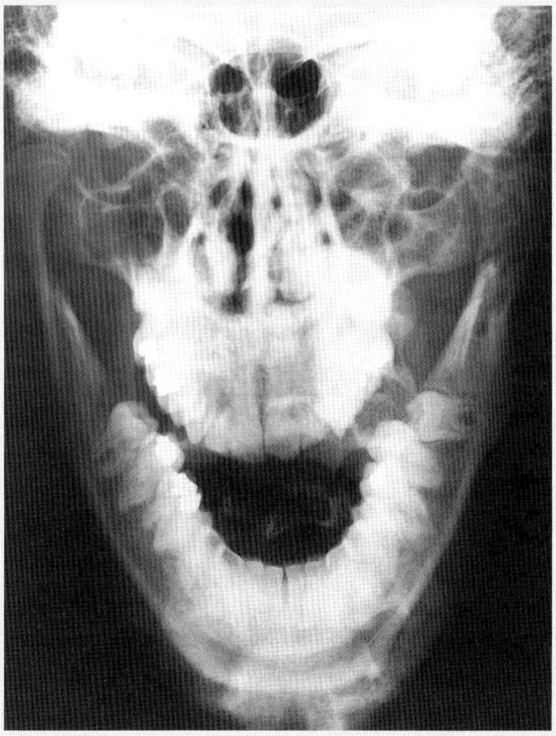

555 Derselbe Fall in einer Unterkieferaufnahme p.-a.
Die Aufnahme gibt den aufsteigenden Ast in der Frontalebene wieder und zeigt die Ausdehnung des Tumors – wenn z. B. vom Orthopantomogramm ausgegangen wird – in der dort fehlenden dritten Dimension.

Sammlung PD Dr. R. Drommer, Göttingen

Zementome

Periapikale zementale Dysplasie

Dieser Typ des Zementoms befällt die unteren Frontzähne von Frauen meist mittleren Alters. Ein erstes „fibröses" Stadium kann mit einem Granulom verwechselt werden (Vitalitätsprüfung!). Es wird gefolgt von Stadien mit kalkdichten Einlagerungen. Die multiplen Manifestationen im Unterkiefer können gelegentlich mit solitären Läsionen im Oberkiefer oder auch kombiniert mit Zementoblastomen in der Prämolaren- und Molarenregion des Unterkiefers vorkommen.

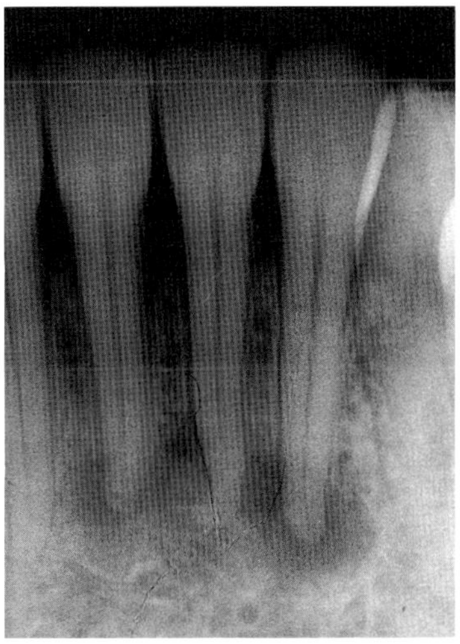

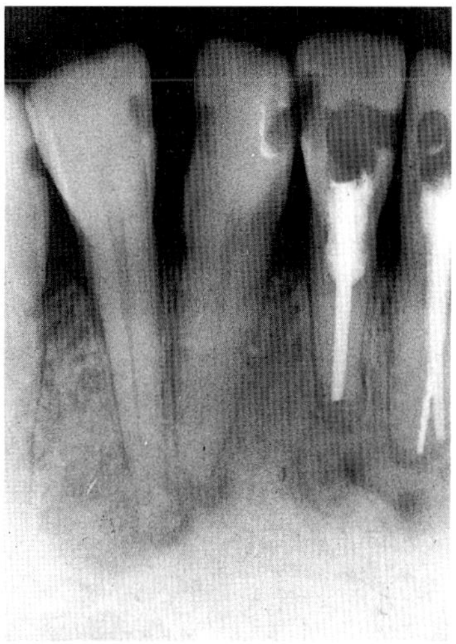

556 Periapikale zementale Dysplasie
Die Zahnaufnahme zeigt ein erstes „fibröses" Stadium. Man prüfe stets die Vitalität der betroffenen Zähne.

557 Periapikale zementale Dysplasie
Typischer Interpretationsirrtum (s. Therapieversuch am 31 und 32). Die 42, 41 zeigen das zweite Stadium der kalkdichten Einlagerungen.

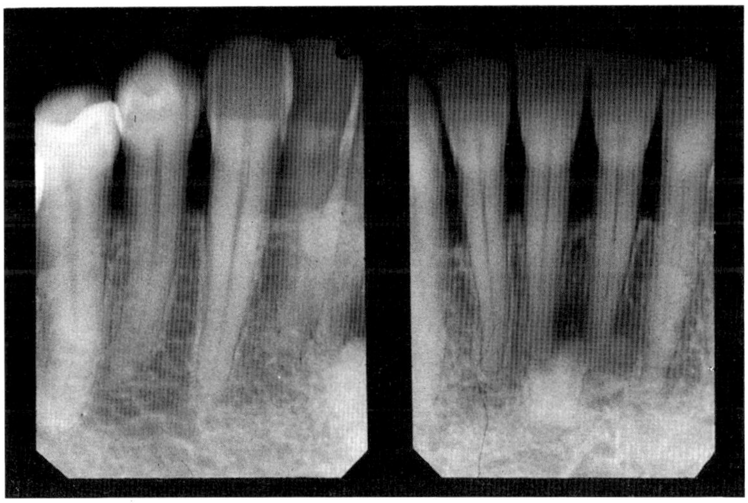

558 Periapikale zementale Dysplasie
Zweites und drittes Stadium der Zementeinlagerung in zwei Bildern aus demselben Status. Bis zum Endstadium dauert die Entwicklung ca. 4–6 Jahre. Die befallenen Zähne bleiben vital.

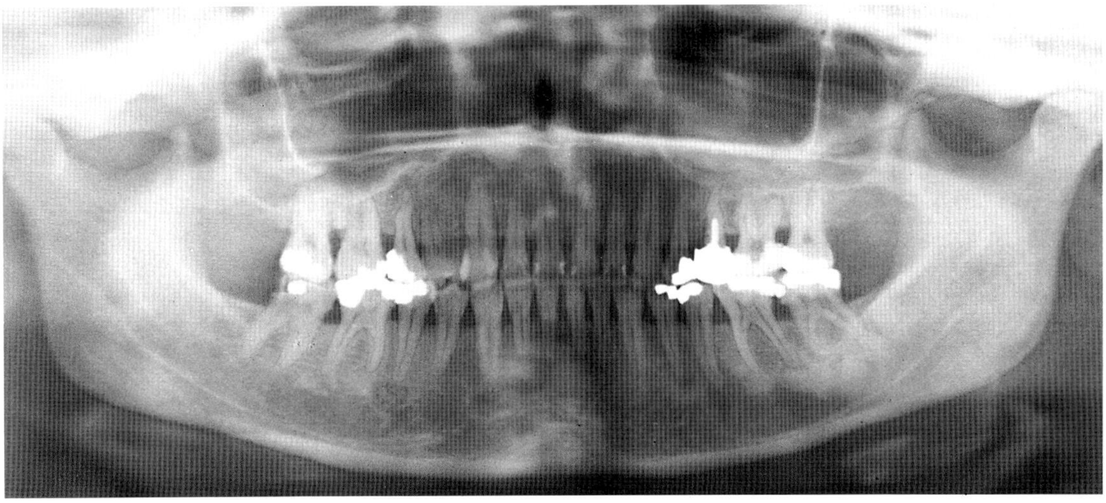

559 Periapikale zementale Dysplasie
45jährige Patientin mit multiplen Läsionen in der Unterkieferfront und in der Prämolaren- und Molarenregion des Unterkiefers. Alle Zähne des Unterkiefers zeigten auf CO_2-Test vitale Reaktion.

In manchen Fällen läßt sich neben der klassischen Lokalisation in der Unterkieferfront auch ein Befall der oberen Frontzähne radiologisch nachweisen. Es ist aber zu bedenken, daß auch z. B. das Osteoblastom in der Oberkieferfront nicht selten zu ähnlichen Ausformungen führt, so daß der Radiologe oft nur aufgrund der Röntgenzeichen des Wurzelkontaktes entscheiden kann. Da die Zähne in beiden Fällen vital bleiben, muß in den meisten Fällen nur beim Bestehen klinischer Beschwerden eine Therapie eingeleitet werden.

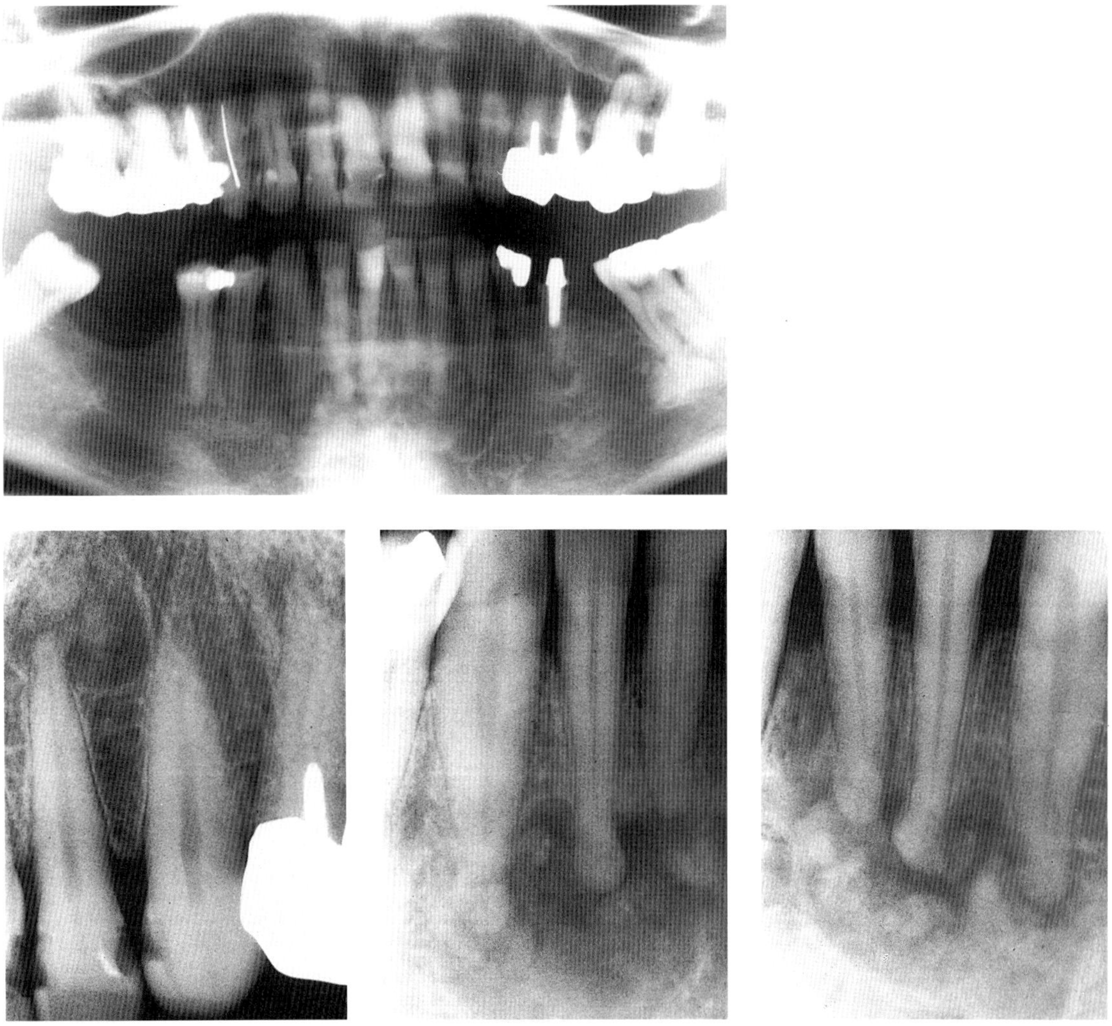

560 Periapikale zementale Dysplasie bei einer 50jährigen Frau
Die Orthopantomographie und die drei folgenden Zahnaufnahmen zeigen das zweite Stadium der Zementbildung an den 33–43 und an den 21, 22. In der Unterkieferfront konfluieren die Läsionen, die Wurzelspitzen der befallenen Zähne zeigen den typischen Wurzelkontakt mit den kalkdichten Einlagerungen.

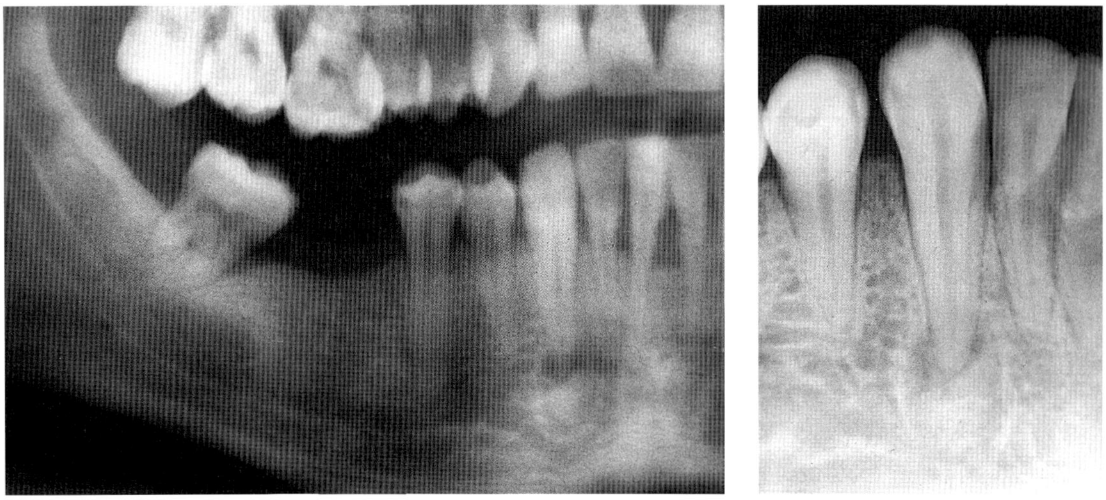

561 Periapikale zementale Dysplasie
Das Orthopantomogramm und die Zahnaufnahme zeigen den solitären Befall eines 43 mit den Zeichen der kompletten Verschattung im dritten Stadium und Ausbildung eines Aufhellungssaumes.

Zementoblastom

Dieser besonders bei jüngeren Frauen der farbigen Rassen vorkommende Tumor befällt vorwiegend den Prämolaren- und Molarenbereich des Unterkiefers. Er kann solitär oder multipel vorkommen und zeigt radiologisch häufig eine nur schwach ausgeprägte uniforme Verschattung, die im Vergleich zur Umgebung oft als Aufhellung imponiert. Die Abgrenzung gegen das ossifizierende Fibrom kann auf Schwierigkeiten stoßen.

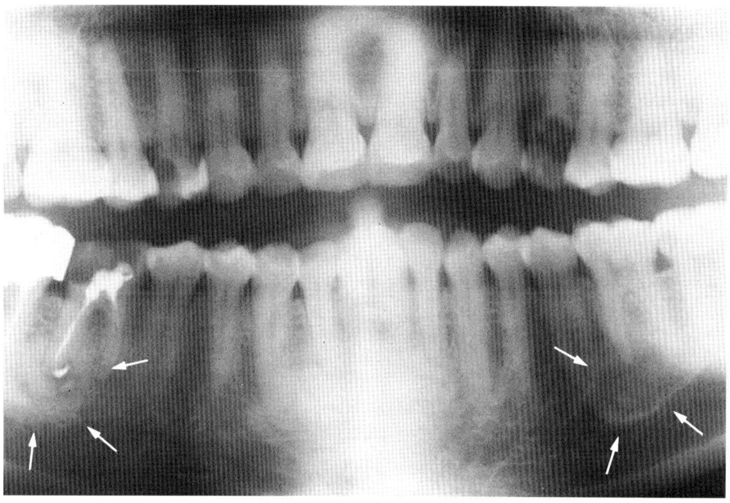

562 Zementoblastome um die Wurzelspitzen der Sechsjahrmolaren im Unterkiefer
Man erkennt (Pfeile) eine leichte, uniforme Verschattung mit opakem Randsaum bei 36 und das fehlbehandelte Pendant bei 46, das nun eine reaktive Sklerose des umgebenden Knochens zeigt.

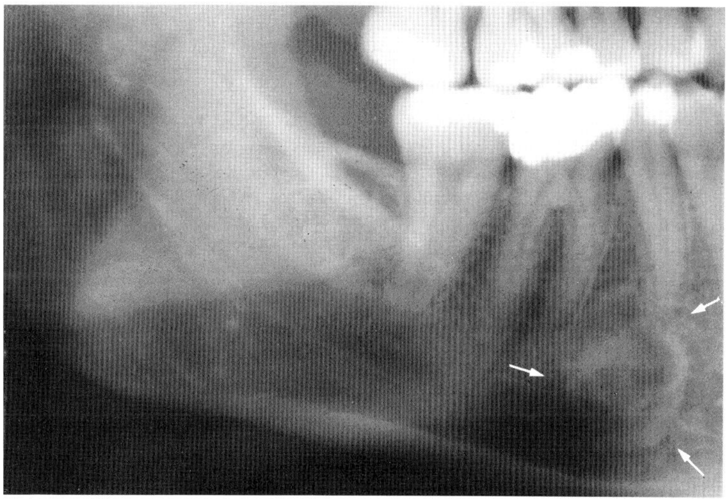

563 Zementoblastom
Die mäßig stark verschattete Läsion, im Kontakt mit der Lamina dura und der Wurzel des 45 stehend, wird von einem opaken Saum umgeben (Pfeile).

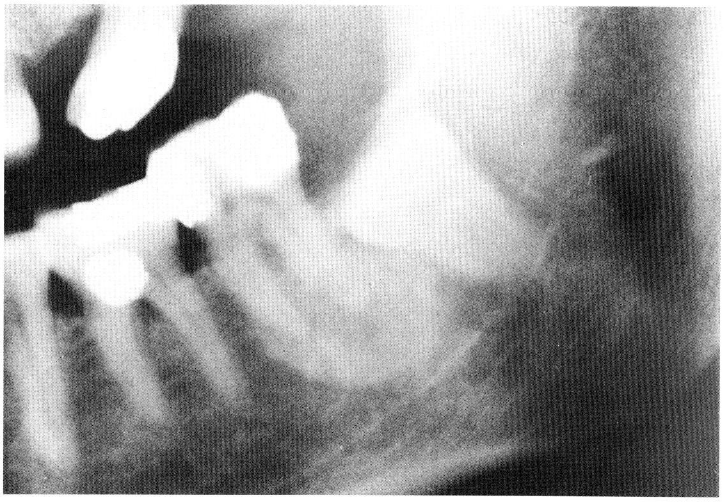

564 Zementoblastom
Der 37 zeigt ein Zementoblastom, das beide Wurzeln umschließt. Nach Extraktion des Zahnes bleiben solche Zementoblastome im Kiefer liegen, wo sie häufig demarkiert werden und sequestrieren.

Eine weitere Form des Zementoblastoms zeigt sich solitär meist am unteren ersten Molaren und befällt häufig junge Männer. Es erscheint in Anfangsstadien grob strukturiert mit von Bindegewebe verursachten fleckigen oder bandförmigen Aufhellungen und erreicht im Reifezustand häufig eine beachtliche Größe und einen hohen Grad von Verschattung. Die Wurzeln des betroffenen Zahnes sind anfangs oft von Aufhellungen überlagert, die Resorptionen vortäuschen können.

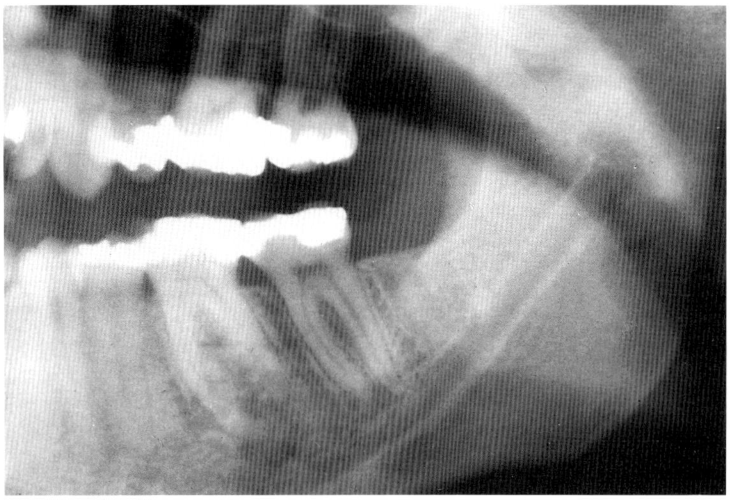

565 Zementoblastom an einem 36
Das frühe Stadium läßt sich an der fleckigen Struktur der kalkdichten Zementeinlagerung und dem hohen fibrösen Anteil erkennen.

Sammlung Dr. Ph. Zimmerli, Cernier

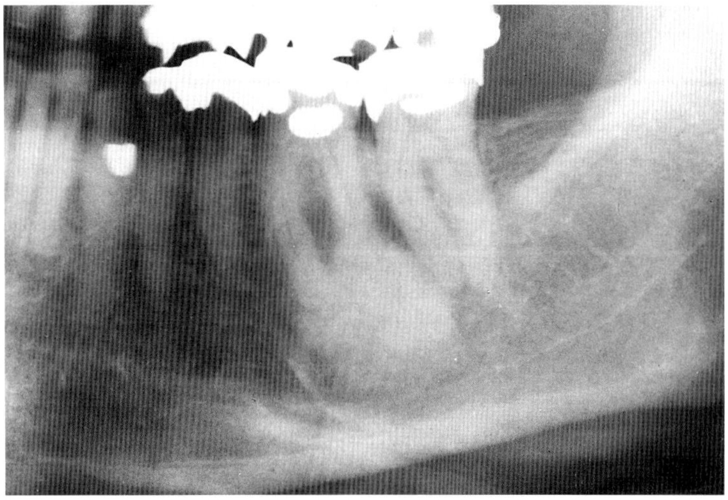

566 Zementoblastom
Die opake Struktur der vollentwikkelten Läsion ist von einem breiten Aufhellungssaum umgeben und überdeckt nahezu vollständig die Wurzelspitzen des befallenen 36.

Sammlung Dr. K. Weibel, Baden

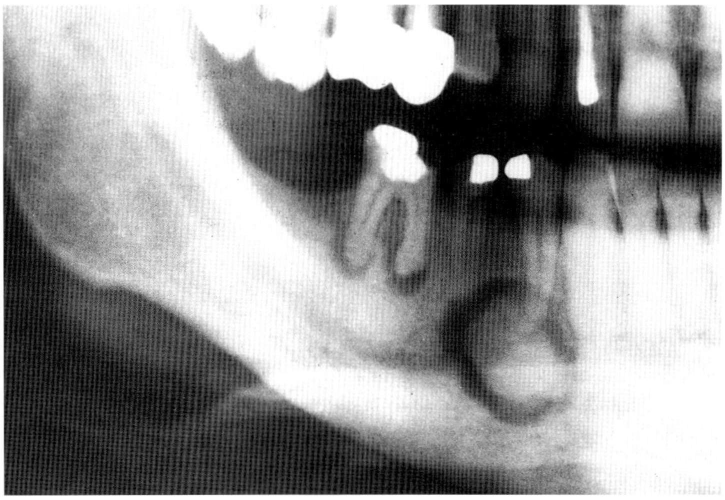

567 Zementoblastom
Die deutliche Demarkation des um die Wurzel des 44 gebildeten Zementoblastoms ist wohl durch die chronische apikale Parodontitis des 46 verursacht worden. Man beachte die dadurch induzierte primär chronische Osteomyelitis in diesem Teil des Unterkiefers.

Zementoblastom, zementbildendes Fibrom

Während viele der diagnostizierten Zementoblastome über Jahre keine klinischen Erscheinungen verursachen, können andere wegen mangelnder Vaskularisation, Trauma oder aufgrund von aus der Umgebung fortgeleiteten Entzündungen Demarkierung und Sequestrierung zeigen. Selbst der Pathologe dürfte je nach Schnittführung Schwierigkeiten haben, zwischen Osteomyelitis, ossifizierendem Fibrom oder eben Zementoblastom zu entscheiden.

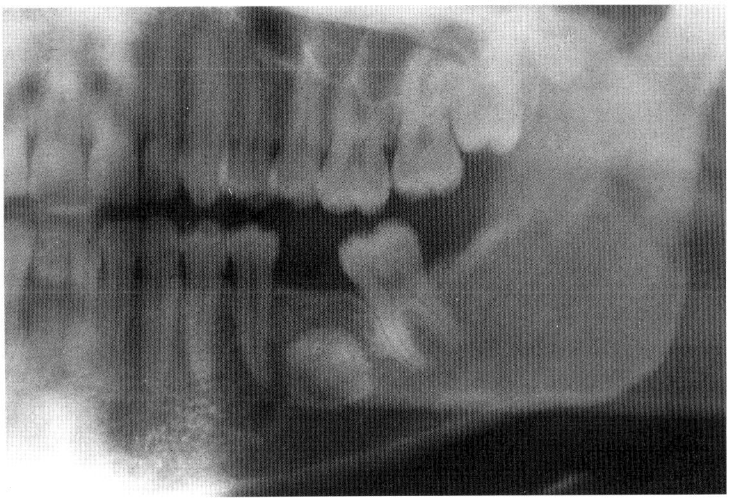

568 Zementoblastom
Nach Extraktionen zurückgelassene Zementoblastome können, wie hier in der Region 36 einer 21jährigen Frau, reaktionslos bleiben oder auf Entzündungsreize aus apikalen oder marginalen Parodontitiden mit Sequestration reagieren. Die Aufhellung um die Wurzelspitzen des 35 und des 33 zeigen, daß sich hier weitere Zementoblastome im Stadium der Fibrosierung befinden.

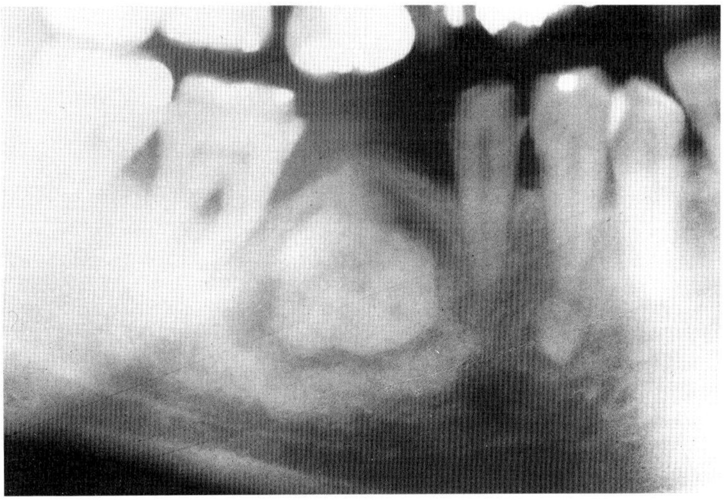

569 Demarkiertes Zementoblastom
Das große Zementoblastom in der Extraktionslücke von 46 bei einem 40jährigen Mann zeigt in der Umgebung Zeichen der chronischen Entzündung mit reaktiver Sklerose und befindet sich im Stadium der Sequestration. Ursache war die chronische marginale Parodontitis am 47. Man beachte die periapikale zementale Dysplasie am 44.

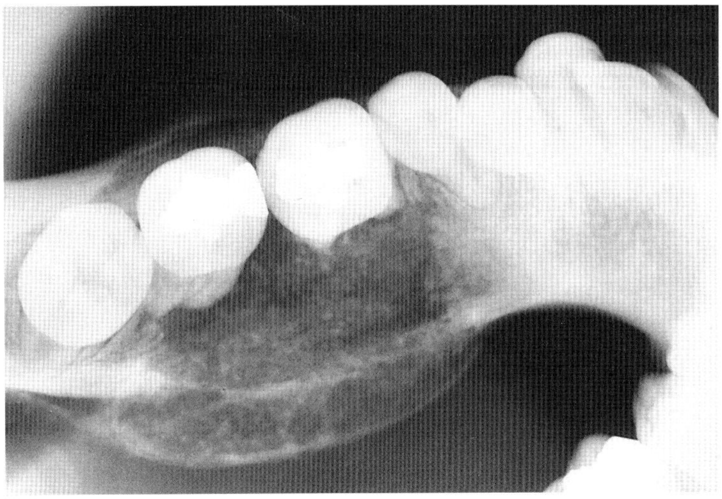

570 Zementbildendes Fibrom
Die, hier mit Absicht quergestellte, halbseitige Aufbißaufnahme des Unterkiefers zeigt die Strukturdetails eines zementbildenden Fibroms bei einem 19jährigen Mann. Die gut abgegrenzte Läsion läßt die Vortreibung und Verdünnung der Kortikalis erkennen. Man kann die kalkdichten Zementeinlagerungen sehen.

Odontome

Komplexes Odontom

In seiner amorphen Form kommt dieses Odontom hauptsächlich bei jungen Männern vor, ist vor allem im Weisheitszahnbereich des Unterkiefers anzutreffen (Abb. 574, violett) und zeigt Neigung zur Eruption. Die nicht sehr strahlendichte Masse muß mit weichen Aufnahmen erfaßt werden. Überwiegend beim weiblichen Geschlecht bildet sich eine höher differenzierte und äußerst strahlendichte Form aus, die im Röntgenbild gezackte Ränder zeigt. Sie ist (Abb. 574, hellviolett) im Ober- und Unterkiefer lokalisiert.

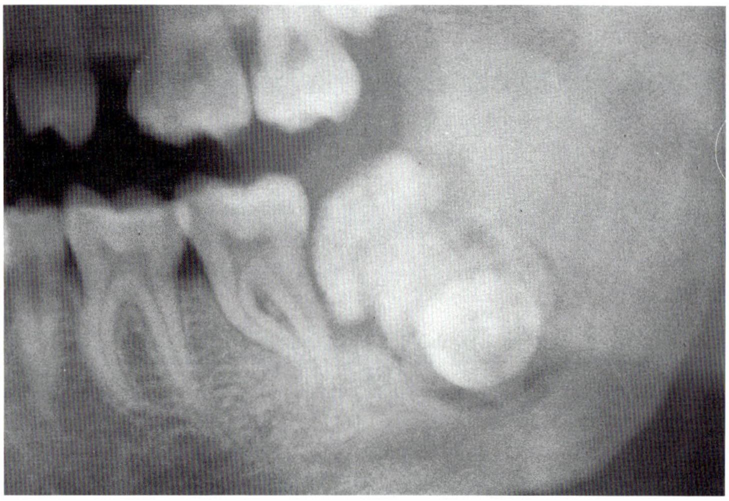

571 Komplexes Odontom
Man sieht dank der weichen Aufnahme gut die übereinandergeschichteten Massen des Odontoms, das den 38 verdrängt hat und sich klinisch in voller Eruption befand. Die Umgebung zeigt aufgrund des chronischen Entzündungsreizes eine reaktive Sklerose. 25jähriger Mann.

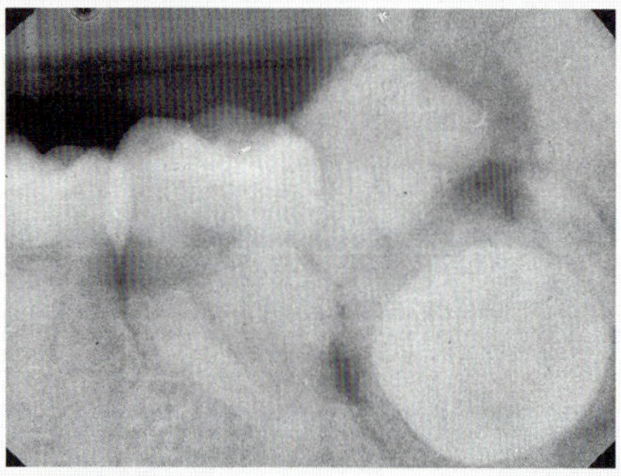

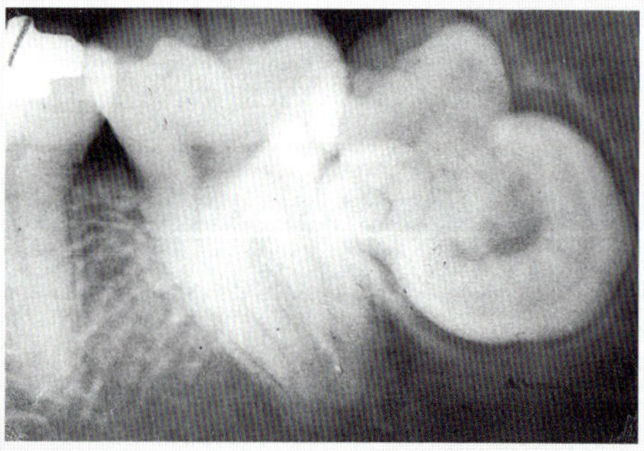

572 Komplexes Odontom
Die Zahnaufnahme zeigt die Situation eines durchbrechenden komplexen Odontoms beim gleichen Patienten.

573 Zusammengesetztes Odontom
Zum Vergleich zeigt die Zahnaufnahme ein zusammengesetztes Odontom.

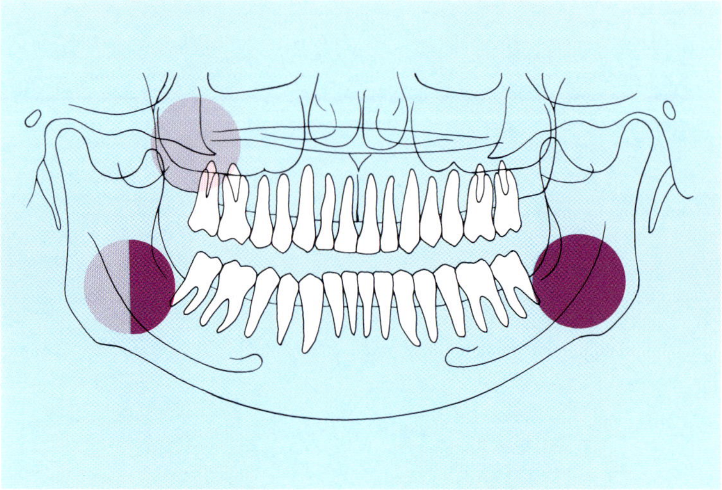

574 Lokalisation der Odontome
Die hauptsächlichsten Lokalisationen beim männlichen Geschlecht (violett) und beim weiblichen Geschlecht (hellviolett).

Übergangsformen

Während das komplexe Odontom bei Männern nicht immer ein klinisch auffälliges Größenwachstum erreicht, entwickelt sich die Läsion beim weiblichen Geschlecht häufig zu einem größeren kugeligen Gebilde, das meist im Tuberbereich, aber auch in der Weisheitszahnregion des Unterkiefers auftreten kann. Neben der Strahlendichte ist gern eine zackige Randkontur sichtbar, die von weiter ausdifferenzierten und miteinander kompositartig verbundenen Zahnelementen gebildet wird.

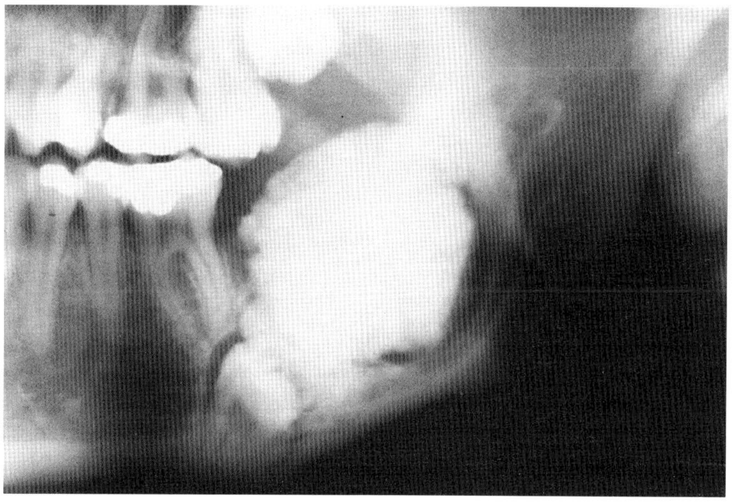

575 Komplexes Odontom im Kieferwinkel
Das von einer breiten Aufhellungszone umgebene Odontom deutet mit seinem gezackten Rand eine Übergangsform an. 25jährige Frau.

Hôpital Cantonal de Fribourg, Service de Radiologie

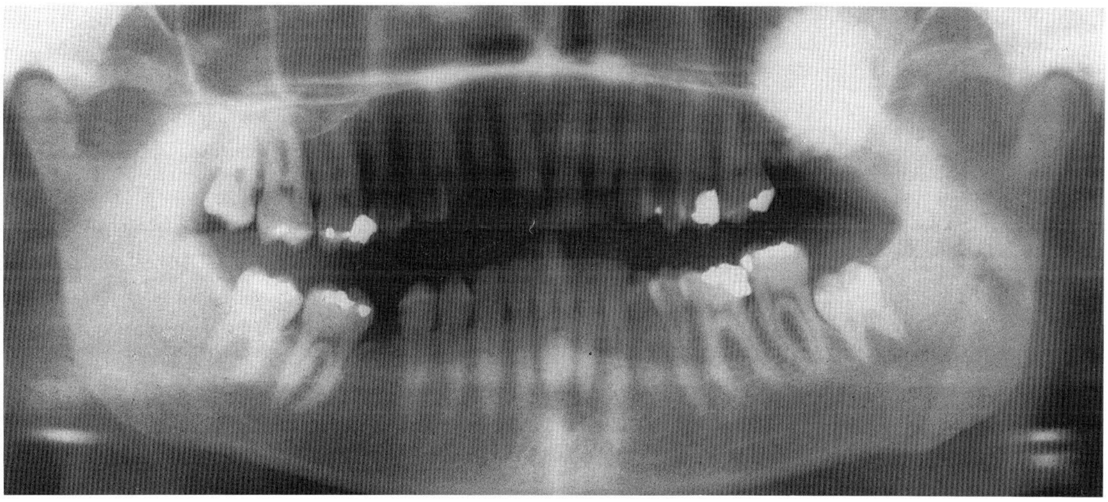

576 Komplexes Odontom im Tuber maxillae
Die Strahlendichte, die Größe, die gezackte Randkontur, die Lokalisation und das Geschlecht weisen auf eine Übergangsform zwischen dem komplexen und dem zusammengesetzten Odontom hin. 21jährige Frau.

Sammlung Dr. J.-P. Bernard, Genf

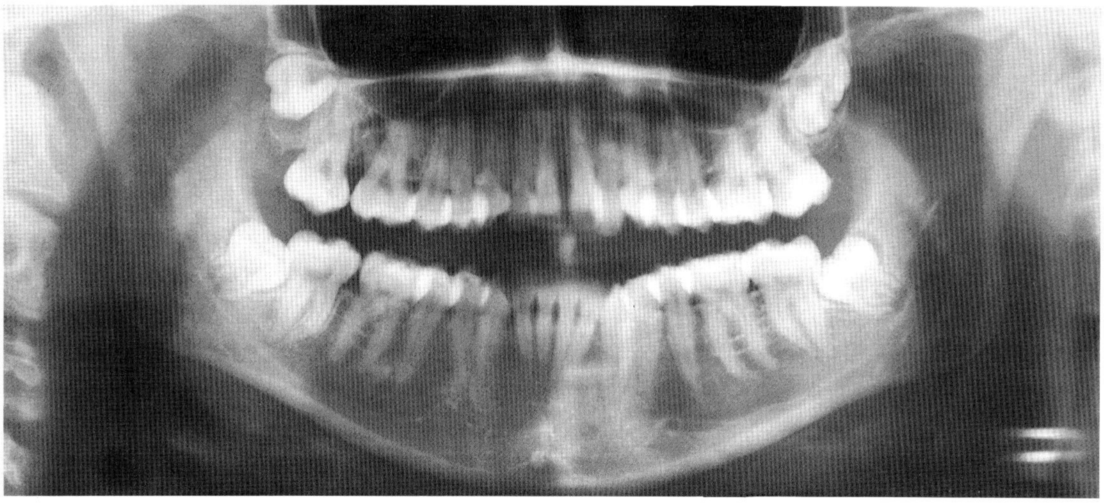

577 Zusammengesetztes Odontom im Tuber maxillae
Radiologisch zusammengesetztes Odontom bei einer 19jährigen Frau, das sich klinisch als „Verbund"-Odontom herausstellte. In dieser Lokalisation sind bis hin zum „Neuner" und „Zehner" zahlreiche Variationen möglich.

Zusammengesetztes Odontom und Fibroodontom

Charakteristisch ist die Anhäufung von vollausgebildeten Zähnen unterschiedlicher Größe und Zahl, umgeben von einem röntgentransparenten Saum. Diese Form des Odontoms ist meist in der Frontzahnregion des Unter- und Oberkiefers und in der Tuberregion lokalisiert. Das Odontom verdrängt Zähne, bildet Diastemata oder hindert reguläre Zähne an der normalen Eruption. Das seltene ameloblastische Fibroodontom stellt eine Sonderform der Odontome dar.

578 Entwicklung eines zusammengesetzten Odontoms
Das nach Zahnunfall aufgenommene erste Röntgenbild (*links*) zeigt neben Zeichen der Luxation an 11 eine nahezu vollständig transparente Aufhellung, die sich in 2½ Jahren zum zusammengesetzten Odontom entwickelt hat (*Mitte*). Man beachte das Diastema zwischen 12 und 11.

Sammlung Dr. W. Böse, Worpswede

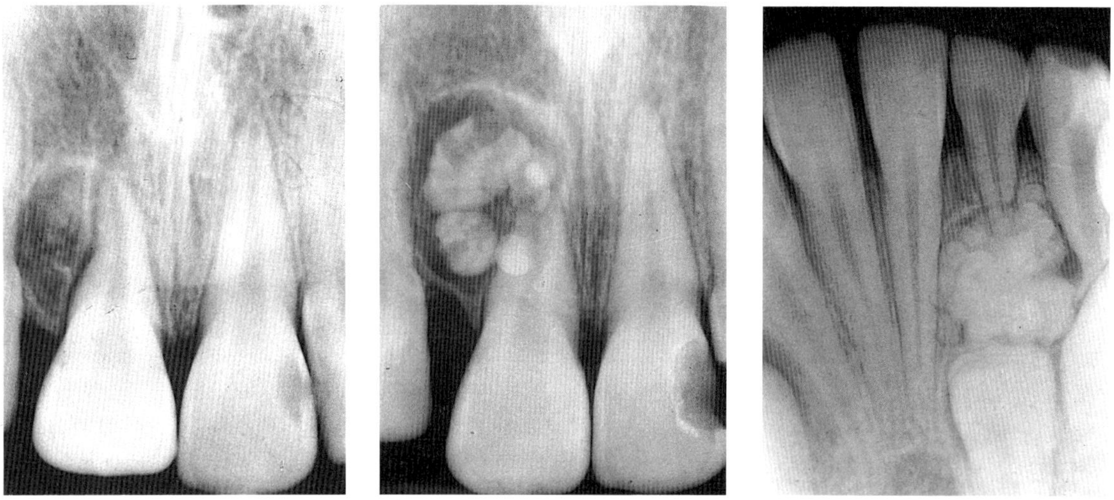

579 Zusammengesetztes Odontom zwischen 72 und 32
Die zur folgenden Orthopantomographie gehörige Zahnaufnahme (*oben rechts*) zeigt die Situation der Abb. 580 in einer Zielaufnahme.

580 Zusammengesetztes Odontom zwischen 72 und 32
Das Orthopantomogramm gibt die Gesamtsituation in der Übersichtsaufnahme wieder.

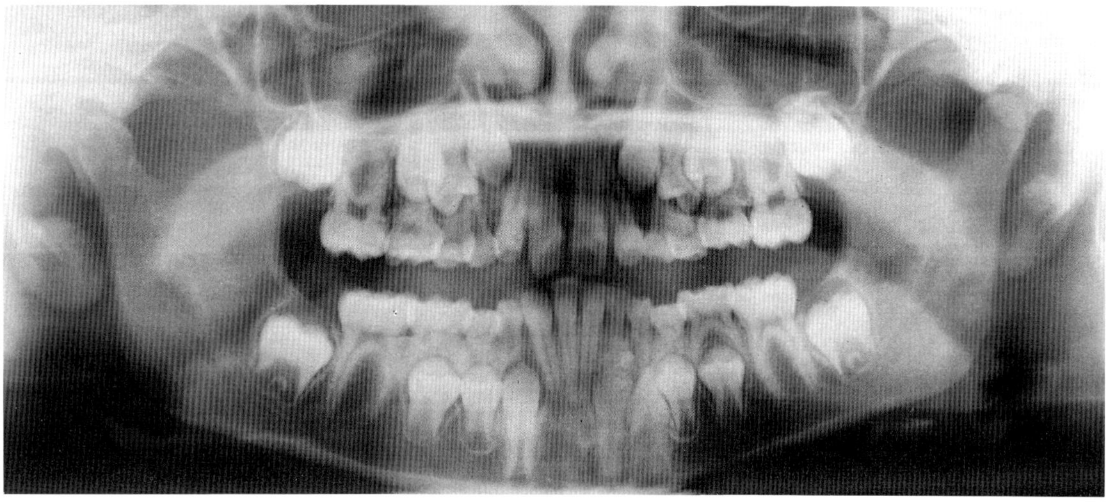

581 Ameloblastisches Fibroodontom
Bei einer 20jährigen Patientin zeigt der Tumor eine amorphe Verschattung neben unklar gezeichneten Zahnstrukturen. Nur beschränkt deutliche Begrenzung.

Sammlung Dr. Ph. Ledermann, Herzogenbuchsee

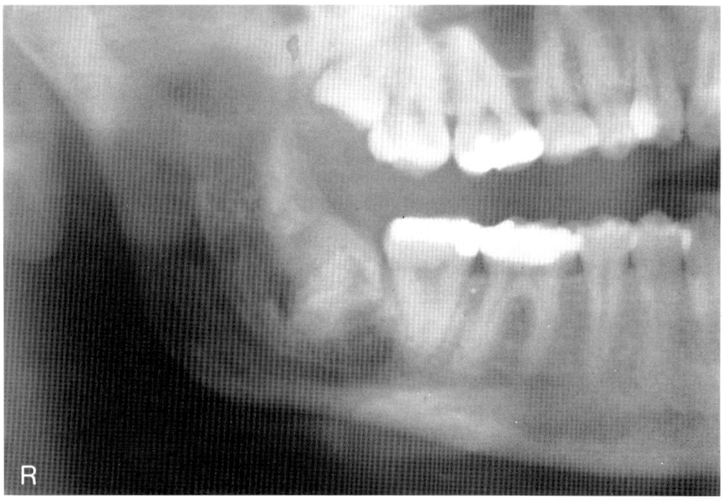

Nichtodontogene Tumoren und Pseudotumoren

Benigne Läsionen

Die oben verwendeten, vereinfachenden Begriffe wurden gewählt, um in diesem Kapitel eine Zusammenfassung der radiologischen Charakteristika der häufigsten gutartigen und bösartigen Tumoren, Granulomatosen und osteofibrösen Läsionen der Kiefer zu ermöglichen. Wie schon in den vorherigen Kapiteln soll auch hier wiederum deutlich gemacht werden, wie sehr das Ergebnis der radiologischen Befunderhebung von der Erfahrung des Interpreten abhängt, dem ja eine feingewebliche Artdiagnose grundsätzlich unmöglich ist. Alter und Geschlecht des Patienten sowie die Lokalisation der Läsion geben neben der unabdingbaren Kenntnis des klinischen Befundes wichtige Hinweise. Trotzdem wird es immer noch seltene Manifestationen rarer Erkrankungen und täuschende Imitationen scheinbar eindeutig klassifizierbarer Röntgenzeichen geben, die auch den Erfahrenen überraschen können. Vor einer vorschnellen radiologischen Artdiagnose sei daher ausdrücklich gewarnt.

Zentrales reparatives Riesenzellgranulom. Das im Knochen expansiv wachsende Granulom tritt häufiger bei Frauen unter 25 Jahren als bei Männern auf. Es ist durch eine asymptomatische Schwellung des betroffenen Kiefers, die schon äußerlich durch eine Gesichtsasymmetrie angezeigt wird, gekennzeichnet.

Lokalisation. Das zentrale reparative Riesenzellgranulom tritt meist im Unterkiefer und dort bevorzugt in der Prämolarenregion auf. Im Verhältnis 3 : 1 ist es seltener im Oberkiefer lokalisiert.

Untersuchungstechnik:
- Orthopantomographie,
- Unterkiefer p.-a. mit maximaler Mundöffnung,
- Unterkiefer-Aufbißaufnahme, halbseitig, mit reduzierter Belichtungszeit,
- CT bei Spätstadien und Lokalisationen im Oberkiefer.

Röntgenzeichen. Die mono- oder multilokulären Aufhellungen sind scharf begrenzt und weisen eine seifenblasenartige Zeichnung mit lobulären Randkonturen auf. Bei Spätfällen Vortreibung und Verdünnung der Kortikalis. Nicht leicht vom Ameloblastom zu unterscheiden.

Differentialdiagnose:
- Ameloblastom,
- eosinophiles Granulom,
- odontogene Zysten,
- aneurysmatische und solitäre Knochenzyste.

Peripheres reparatives Riesenzellgranulom. Es ist mehrheitlich bei jüngeren Frauen an der Gingiva zu finden. Klinisch handelt es sich um zahnfleischähnliche oder bräunliche bis bläuliche Wucherungen von derber oder weicher Konsistenz und begrenztem Umfang (bis 2 cm Durchmesser), die den Alveolarknochen erodieren können.

Lokalisation. Hauptsächlich betroffen ist die Unterkiefer- vor der Oberkieferfrontregion. Typisch ist das Vordringen der Läsion entlang der Desmodontalspalten.

Untersuchungstechnik:
- Orthopantomographie,
- ergänzende Zielaufnahmen mit Zahnfilmen mit reduzierter Belichtungszeit zur Darstellung der Zahnhalsregion.

Röntgenzeichen. Keilförmige Erweiterung des Desmodontalspaltes am Alveoleneingang; später lokaler schüsselförmiger Defekt.

Differentialdiagnose:
- marginale Parodontitis.

Histiozytosis X. Mit diesem Begriff werden drei unterschiedlich verlaufende Krankheitsbilder bezeichnet, denen histologisch Histiozytenproliferation und Lipidspeicherung gemeinsam sind. Man unterscheidet eine letal verlaufende Form bei Kleinkindern (Abt-Letterer-Siwe), eine chronisch verlaufende Form mit diffuser Ausbreitung, die Schulkinder befällt (Hand-Schüller-Christian), und eine gemäßigte lokale Form, das *eosinophile Granulom,* das bei jugendlichen, aber auch bei älteren Patienten zu Strukturauslöschungen und Zahnlockerungen vor allem im Unterkiefer führt. Extraktionswunden heilen auffallend schlecht.

Lokalisation. Neben möglichen wie ausgestanzten Herden an der Schädelkalotte finden sich im zahnärztlichen Bereich Läsionen vor allem im Unterkiefer.

Untersuchungstechnik:
- Orthopantomographie,
- ergänzende Zielaufnahmen mit Zahnfilmen.

Röntgenzeichen. Die pseudoparodontale Form beginnt mit scharfbegrenzten Aufhellungen in der Tiefe der interradikulären Septen. Die häufig im Molarenbereich des Unterkiefers einsetzende Strukturauflösung führt zum Verlust der Lamina dura, bildet konfluierende Osteolysen mit oft girlandenförmigen Begrenzungen und zeigt im Endstadium das typische Bild der „in den Aufhellungen schwebenden Zähne".

Differentialdiagnose:
- marginale Parodontitis,
- zentrales reparatives Riesenzellgranulom,
- Cherubismus.

Chondrom. Der benigne und knorpelbildende Tumor entsteht relativ häufig im Skelett und nur selten in den Kiefern bzw. im Kiefergelenk. Alle Altersstufen beider Geschlechter sind gleichmäßig betroffen. Allerdings scheinen das Chondrom, das Chondroblastom und das Osteochondrom besonders die Kiefergelenke jugendlicher Patienten zu bevorzugen.

Lokalisation. Vor allem betroffen sind die vorderen Anteile der Maxilla (Zwischenkiefer!), die Prämolarenregion des Unterkiefers (auch Sitz des Torus mandibularis) und die Umgebung der Gelenkfläche am Kondylus.

Untersuchungstechnik:
- Orthopantomographie,
- seitliches Fernröntgen,
- im Oberkiefer laterale und frontale spiralige Tomographien,
- CT bei großen Läsionen (Dichtemessung).

Röntgenzeichen. Scharf begrenzte Aufhellungen am Kondylus, im Kiefer häufig rundliche, stecknadelkopfgroße Verkalkungszentren in scharf begrenzten Aufhellungen. In Spätfällen ist die Kortikalis durchbrochen.

Differentialdiagnose:
- Osteochondrom,
- primäre Knochentumoren.

Osteochondrom. Ein im allgemeinen gutartiger Knochentumor ist auch das Osteochondrom, das bei einzelnen Autoren unter den kartilaginären Exostosen geführt wird. Mit stark spongiosahaltigen Partien simuliert der Tumor jedoch radiologisch gelegentlich ein trabekuläres Osteom. Das Wachstum der Läsion sistiert für gewöhnlich in der Pubertät, weiterwachsende Formen bei älteren Patienten sind in gewissen Lokalisationen (Oberkiefer!) suspekt auf maligne Entartung.

Lokalisation. Am Kiefergelenk zu Beginn des zweiten Dezenniums im Bereich der Gelenkfläche des Kondylus; seltener im Bereich der Sutura mediana und in der Prämolarenregion des Unterkiefers.

Untersuchungstechnik:
- Orthopantomographie in Normposition (Darstellung des Kondylus),
- seitliche Fernröntgenaufnahme der Maxilla,
- Aufbißaufnahmen Oberkieferübersicht,
- im Oberkiefer spiralige laterale und frontale Tomographien,
- CT.

Röntgenzeichen. Umschriebene, gut begrenzte Aufhellung ohne oder mit – gelegentlich dominierenden – Verschattungsarealen. Bei Lokalisationen in der Maxilla zeigt sich im Orthopantomogramm eine auffällige Verdickung und Verdichtung der Region um die Spina nasalis anterior.

Differentialdiagnose:
- bei kleineren Läsionen Arthrose des Kiefergelenkköpfchens,
- Torus palatinus,
- trabekuläres Osteom.

Nichtodontogenes (desmoplastisches) Fibrom. Es ist ein gutartiger, meist gut abgekapselter Bindegewebstumor ohne Zeichen von Verkalkungen, der im Skelett und seltener in den Kieferknochen jüngerer Patienten beiderlei Geschlechts oder auch bei älteren Erwachsenen gefunden werden kann.

Lokalisation: Die Molarenregion des Unterkiefers wird gegenüber dem Oberkiefer deutlich bevorzugt.

Untersuchungstechnik:
- Orthopantomographie,
- Unterkiefer p.-a. mit maximaler Mundöffnung,
- laterale spiralige Tomographien,
- im Oberkiefer CT.

Röntgenzeichen. Unilokuläre, manchmal multilokuläre, scharf begrenzte und nicht allzu transparente (Expositionsdaten!) Aufhellung ohne Verkalkungen. In Spätfällen mit vorgewölbter und verdünnter – gelegentlich durchbrochener – Kortikalis. Wurzelresorptionen werden beobachtet.

Differentialdiagnose:
- zentrales reparatives Riesenzellgranulom,
- Keratozyste,
- Residualzyste bei Zahnlosen.

Ossifizierendes Fibrom. Es kann als juveniles ossifizierendes Fibrom Kinder und Jugendliche unter 15 Jahren befallen. Als einer der häufigsten Tumoren der Kiefer wird die Läsion auch bei Erwachsenen aller Altersstufen, besonders im dritten und vierten Dezennium, beobachtet. Er befällt vor allem das weibliche Geschlecht und präsentiert sich gut abgegrenzt mit Verkalkungen und Verknöcherungen verschiedener Grade.

Lokalisation. Das juvenile ossifizierende Fibrom bevorzugt eindeutig die Maxilla. Das ossifizierende Fibrom des Erwachsenenalters ist häufiger in der Mandibula zu finden.

Untersuchungstechnik:
- Orthopantomographie,
- im Oberkiefer CT.

Röntgenzeichen. Die juvenile Form verdrängt bei guter Abgrenzung mit ihrem raumfordernden Wachstum die Strukturen des Oberkiefers und die Kieferhöhle. Das ossifizierende Fibrom ist radiologisch immer dann als solches zu vermuten, wenn sich neben milchglasartigen Trübungen auch Kalkeinlagerungen und Verknöcherungen zeigen.

Differentialdiagnose:
- fibröse Dysplasie (ihr fehlt die Abgrenzung),
- Osteoblastom in Spätstadien,
- Osteom.

Fibröse Dysplasie. Hierbei handelt es sich um eine anfangs schmerzhafte Knochenschwellung mit bindegewebigem Ersatz der Spongiosa, Markfibrosierung und Faserknochenbildung unterschiedlicher Ausprägung. Die Erkrankung befällt meist Kinder und Jugendliche zwischen 5 und 15 Jahren. Sie tritt monostotisch und polyostotisch auf und bietet radiologisch ein äußerst vielfältiges Bild. Eine seltene Sonderform bildet der sogenannte Cherubismus.

Lokalisation. Neben Rippen, Femur und Tibia sind am Schädel vor allem der Oberkiefer, der Unterkiefer oder beide zusammen befallen. Die Knochennähte werden im Oberkiefer nicht überschritten.

Untersuchungstechnik:
- Orthopantomographie,
- Aufbißaufnahmen zur Strukturanalyse,
- CT.

Röntgenzeichen. Beginnend mit ovalären Aufhellungen und Strukturtrübungen zeigt sich im Oberkiefer bald eine milchglasartige und orangenhautähnlich gefleckte Verschattung des Knochens mit Verdünnung der Kortikalis und Auftreibung. Im Unterkiefer herrscht meist ein Nebeneinander von zystoiden Aufhellungen und uniformen Verschattungen vor. Nach Ersatz durch Faserknochen dominieren sehr opake oder abnorm strukturierte Bezirke. Bei Vortreibung und Verdünnung der Kompakta sind die Abgrenzungen im Unterkiefer meist unklar.

Differentialdiagnose:
- rezidivierende chronische Osteomyelitis,
- ossifizierendes Fibrom,
- Osteom,
- Morbus Paget,
  um nur einige wenige Möglichkeiten zu nennen.

Osteoidosteom und Osteoblastom. Dies sind gutartige Tumoren aus Knochengrundsubstanz, die relativ selten vorkommen und dann entweder mehrheitlich bei Frauen unter 25 Jahren (Osteoidosteom) oder bei Erwachsenen über 40 Jahren als ausgereifte Osteoblastome gefunden werden. Frühe Stadien sind infolge der in Nativaufnahmen auftretenden Summationseffekte radiologisch kaum zu erfassen, lassen aber klinisch – je nach Lokalisation – einen lokalisierbaren oder diffusen Schmerz erkennen.

Osteoidosteom
Lokalisation. Die Läsion kommt im Corpus mandibulae häufiger vor als in der Maxilla.

Untersuchungstechnik:
- Orthopantomographie,
- spiralige Tomographien.

Röntgenzeichen: In der ovalären und nicht immer scharfbegrenzten Aufhellung, dem „Nidus“, ist eine unstrukturierte, kalkdichte Verschattung von bis zu 1 cm Größe zu beobachten. Manchmal ist in der Umgebung eine heftige reaktive Sklerose zu sehen.

Differentialdiagnose:
- Zementome,
- Osteom.

Osteoblastom
Lokalisation. Der Tumor kommt im Ober- und Unterkiefer und in allen Altersstufen Erwachsener vor.

Untersuchungstechnik:
- Orthopantomographie,
- zur Abgrenzung besonders im Oberkiefer CT.

Röntgenzeichen. Anfangs diffuse, schlecht abgrenzbare Aufhellung. Später im Durchmesser stets über 2 cm messende, an Dichte zunehmende, scharf begrenzte Läsion mit Aufhellungssaum, die benachbarte Zähne verdrängt und Wurzelresorptionen setzt.

Differentialdiagnose:
- Zementoblastom,
- komplexes Odontom,
- ossifizierendes Fibrom.

Osteom. Es ist als eigene Entität radiologisch nur schwer von anderen Läsionen mit ausgeprägter Ossifikation zu unterscheiden. Exostosen, Osteosklerosen und ähnliche Veränderungen werden daher im Anschluß an das Osteom besprochen. Osteochondrome oder gewisse Ausformungen der fibrösen Dysplasie können radiologisch ebenfalls differentialdiagnostische Schwierigkeiten bereiten. Osteome können in allen Altersgruppen auftreten, bevorzugen jedoch ältere Erwachsene. Sie machen klinisch durch Verdrängung der Umgebung meist erst sekundär Beschwerden.

Lokalisation. Periphere Osteome können sich solitär im Sinus frontalis, im Sinus maxillaris und an der Kompakta vor allem des Unterkiefers ausbilden. Zentrale Osteome können in den Kiefern solitär oder multipel – wie z. B. beim Gardner-Syndrom oder Morbus Paget – auftreten.

Untersuchungstechnik:
- Orthopantomographie,
- laterale oder frontale spiralige Tomogramme,
- CT im Oberkiefer und bei größeren Läsionen zur Abgrenzung.

Röntgenzeichen: Für gewöhnlich gut abgegrenzte und äußerst opake Läsion, die dann auch als kompaktes Osteom bezeichnet wird. Besonders im Unterkiefer und dort häufiger der Kompakta aufsitzend werden auch trabekuläre Formen beschrieben.

Differentialdiagnose:
- Enostosen,
- Zementom,
- komplexes Odontom,
- axial projizierter impaktierter Zahn oder Wurzelrest,
- fibröse Dysplasie,
- Osteochondrom,
- ossifizierendes Fibrom,
- Gardner-Syndrom,
- Morbus Paget.

Exostosen und Enostosen. Exostosen werden je nach Lokalisation und Ausformung auch als Osteome, Hyperplasien und Tori beschrieben, Enostosen können radiologisch als „Kompaktainseln“ unbekannter oder entzündlicher Genese beobachtet oder aus Summationseffekten fehlgedeutet werden. Stets denke man bei der Betrachtung einer Orthopantomographie daran, daß alle in der dritten Dimension außerhalb der Kiefer liegenden Verschattungen in diese hineinprojiziert werden können. Man denke nur an die mögliche Existenz von Sialolithen, Phlebolithen oder verkalkten Lymphdrüsen, die dann mit Hilfe des Aufbißfilms richtig diagnostiziert werden können.

Hyperostosen und Hypertrophien. Hyperostosen und Hypertrophien können gelegentlich auch in den Kiefern beobachtet werden. Ihre Ätiologie ist weitgehend ungeklärt.

Osteoporose. Für das Bild der Osteoporose charakteristisch ist die Transparenzerhöhung durch Abnahme der Knochendichte. Sie ist in einer – nicht überbelichteten – Orthopantomographie vor allem im Unterkiefer gut zu beurteilen. Das Röntgenbild der Kiefer gibt jedoch nur in Extremfällen einen oberflächlichen Anhaltspunkt und kann die notwendigen weiterführenden radiologischen Untersuchungen und Laborbefunde nicht ersetzen.

Altersatrophie. Sie tritt meist zusammen mit der senilen Osteoporose auf, die Frauen gewöhnlich etwa 5 Jahre früher als Männer befällt. Endokrine, metabolische und funktionelle Gründe sind dafür verantwortlich. Die restierende Knochenspange des Unterkiefers ist frakturgefährdet.

Knochenmarkinseln und Summationseffekte aller Art bilden vor allem in Orthopantomographien, aber auch in Zahnaufnahmen zahlreiche Möglichkeiten für Fehlinterpretationen.

Osteogenesis imperfecta und Osteopetrosis. Die Osteogenesis imperfecta und die Osteopetrosis oder Marmorknochenkrankheit entstehen auf der Grundlage einer anlagebedingten Störung der Osteoblastentätigkeit oder einer Osteoklasteninsuffizienz.
Die Osteogenesis imperfecta ist häufig mit einer gestörten Odontoblastenfunktion vergesellschaftet und zeigt entweder eine sehr frühe (congenita) oder später (tarda) einsetzende Neigung zu Spontanfrakturen im Skelett. Da die Kinder entweder bereits intrauterin oder in den ersten Lebensmonaten sterben, sieht der Zahnarzt nur abgeschwächte Formen. Auf dentogene Infekte antwortet der geschädigte Kieferknochen gern mit einer progressiven Form der Osteomyelitis, die an den Verlauf einer Radioosteonekrose erinnert.
Die Osteopetrosis oder Marmorknochenkrankheit (Morbus Albers-Schönberg), die autosomal rezessiv vererbt wird, zeigt dagegen eine strukturlose Opazität der Knochen mit Verödung der Markräume und verzögerter Dentition. Falls die Kinder lebend geboren werden, sterben sie meist schon in den ersten Lebensmonaten.

Ostitis deformans. Die Ostitis deformans (auch Osteodystrophia deformans oder Morbus Paget) ist eine seltene Knochenerkrankung unbekannter Genese, die vor allem Männer im sechsten und siebten Lebensjahrzehnt befällt. Die monostotisch oder polyostotisch auftretende Läsion befällt am Schädel hauptsächlich die Kalotte, die Felsenbeine und die Jochbeine, aber auch die Kiefer, vor allem den Oberkiefer. Neben Hyperzementosen lassen sich drei Entwicklungsstadien erkennen, die durch diffuse Aufhellungen mit rundlich-fleckigen Verschattungen und konfluierende, wolkig-wattige Verdichtungen der apikalen Bereiche gekennzeichnet sind. Der betroffene Kiefer zeigt eine abnorme Größenzunahme, und dentogene Infekte können eine rasch um sich greifende Osteomyelitis induzieren.

Lokalisation. Häufiger an der Schädelkalotte, am Felsenbein und in der Jochbeinregion zu beobachten; seltener in den Kiefern. Der Oberkiefer kann allein befallen sein. „Makrokranium“. „Leontiasis ossea“.

Untersuchungstechnik:
- Orthopantomographie,
- ergänzende Zielaufnahmen mit Zahnfilmen,
- seitliche Schädelübersicht (als Fernröntgen unvollständig),
- Schädelübersicht p.-a. (als Fernröntgen unvollständig),
- CT.

Röntgenzeichen. Hyperzementosen an den Zähnen, milchglasartige Trübungen, diffuse Aufhellungen in den apikalen Bereichen. Die Lamina dura ist nicht mehr nachweisbar. Wolkig-wattige Verschattungen (Cotton-wool-Effekt), die später konfluieren können. Unverhältnismäßige Zunahme der Opazität und der Größe des befallenen Knochens bei gestörter Kieferrelation im Schlußbiß.

Differentialdiagnose:
- rezidivierende chronische Osteomyelitis,
- multiple Zementome,
- periapikale zementale Dysplasie,
- Osteosklerosen.

Hämangiom. Das Hämangiom ist eine Blutgefäßgeschwulst, die in der Radiologie mit ihrer intraossären Form erhebliche diagnostische Schwierigkeiten bereiten kann. Die Läsion ist selten und wird meist erst im Erwachsenenalter gefunden. Frauen werden bevorzugt befallen. Die Erscheinungsform in den Kieferknochen ist sehr variabel und kann zahlreiche andere pathologische Veränderungen imitieren.

Lokalisation. Häufiger im Unterkiefer als im Oberkiefer anzutreffen.

Untersuchungstechnik:
- Orthopantomographie,
- CT mit Kontrastmittelfüllung (Allergieanamnese!).

Röntgenzeichen. Von einer unscharf begrenzten Osteolyse bis zu „seifenblasenartigen“ oder „radiärstrahligen“ Gebilden ist alles möglich. Kleine Läsionen zeigen Ähnlichkeit mit der honigwabenartigen Form des Ameloblastoms, große Veränderungen lassen eine Vortreibung und Verdünnung der Kortikalis erkennen, die aber nicht durchbrochen wird. Bei länger bestehenden Hämangiomen können Phlebolithen beobachtet werden.

Differentialdiagnose:
- zentrales Riesenzellgranulom,
- Ameloblastom,
- aneurysmale oder solitäre Knochenzysten,
- Chondromatosen.

Maligne Läsionen

Sarkome. Sarkome können je nach ihrem feingeweblichen Aufbau in osteoblastische, fibroblastische, chondroblastische und andere Sarkome eingeteilt werden. Die Tumorzellen des äußerst malignen *osteogenen Sarkoms* z. B. produzieren Knochengrundsubstanz, die nur dann röntgendiagnostisch verwertbar wird, wenn sie verkalkt. Oft finden sich jedoch neben Verkalkungen („Sklerosen“) auch Knorpel- oder Bindegewebseinlagerungen, die bei den relativ häufigen Mischformen als „Osteolysen“ am Bildaufbau beteiligt sind. Der häufigste maligne Tumor der Kiefer bevorzugt das männliche Geschlecht im dritten und vierten Dezennium mit einem Gipfel im zweiten Lebensjahrzehnt. Sarkome metastasieren hämatogen, und es scheint, daß sie bei älteren Jugendlichen aufgrund eines Traumas wie z. B. einer Fraktur, einer Infraktion oder einer Zahnextraktion entstehen können. Zahnlockerungen, Blutungen aus schlecht heilenden Wunden, Weichteilschwellungen und Parästhesien können klinische Leitsymptome sein.

Lokalisation. Hauptsächlich im Prämolaren-Molaren-Bereich des Unterkiefers, seltener in anderen Regionen der Kiefer.

Untersuchungstechnik:
- Orthopantomographie,
- Zielaufnahmen mit Zahnfilmen, Tomographien,
- CT zur radiologischen Tumorabgrenzung, die *nie* die Ausbreitung im Knochenmark wiedergeben kann.

Röntgenzeichen. In frühen Stadien sind evtl. erweiterte Desmodontalspalten zu beobachten. Zentrale Formen zeigen relativ früh die Destruktion der normalen anatomischen Strukturen (Mandibularkanal), unscharfe Grenzen, fleckige Sklerosen und Osteolysen. Sie durchbrechen die Kompakta und setzen parossale Knochenneubildungen mit „Spiculae“ („Sonnenstrahleneffekten“), die nur auf weichen Aufnahmen zu sehen sind.

Differentialdiagnose:
- andere primäre Knochentumoren,
- Osteomyelitis (Klinik!),
- nicht infizierte odontogene Tumoren und Zysten mit unklarer Begrenzung.

Ewing-Sarkom. Als äußerst maligner Tumor ist das im Kiefer allerdings seltene myelogene Ewing-Sarkom des Kindesalters zu erwähnen, das im Gegensatz zu anderen malignen Tumoren von schweren Allgemeinsymptomen wie Schmerzen, Weichteilschwellung, hohem Fieber, erhöhter Blutsenkung und Leukozytose begleitet wird. Befallen ist das erste bis dritte Lebensjahrzehnt mit einem Gipfel im zweiten Dezennium, bevorzugt ist das männliche Geschlecht.

Lokalisation. Vorwiegend Unterkiefer.

Untersuchungstechnik:
- Orthopantomographie,
- CT (wenn technisch möglich).

Röntgenzeichen. Mottenfraßartige Destruktion des Knochens mit millimetergroßen Osteolysen und unscharfen Konturen. Periostale Reaktionen wie Spiculae und zwiebelschalenartige Periostverkalkung geben neben der parossalen Ausbreitung typische Anhaltspunkte.

Differentialdiagnose:
- akute Formen der Osteomyelitis,
- osteogenes Sarkom.

Karzinome der Mundschleimhaut. Neben dem wohl äußerst selten vorkommenden primären intraossären Plattenepithelkarzinom der Kiefer, das möglicherweise aus Resten odontogenen Epithels entsteht, ist die radiologische Darstellung der Knocheninfiltration durch Karzinome der Mundschleimhaut für die Therapieplanung von einiger Bedeutung. Dies, obwohl man weiß, daß die Infiltration z. B. der lingualen Anteile des Alveolarfortsatzes mit Hilfe von Nativaufnahmen *erst sehr spät* erfaßt werden kann.

Lokalisation. Das Karzinom der Mundschleimhaut kann sowohl in den harten Gaumen als auch in den Alveolarfortsatz des Ober- und Unterkiefers infiltrieren.

Untersuchungstechnik:
- Orthopantomographie. Die in der dritten Dimension liegenden Veränderungen sind in Anfangsstadien nicht zu sehen!
- Ergänzende Aufnahmen mit dem Zahnfilm (wenn der Kieferkamm selbst erodiert ist),
- Aufbißaufnahme,
- CT.

Röntgenzeichen. Unterminierende Destruktion ohne scharfe Grenzen, die häufig intakte Knochenpartien stehen läßt. In der Aufhellung „schwebende“ und nichtverdrängte Zähne.

Differentialdiagnose:
- in Kenntnis der Klinik keine.

Mukoepidermoidtumor. Invasiv und infiltrierend kann auch der an sich gutartige Mukoepidermoidtumor in die Kieferknochen einbrechen. Er kann dort aber nicht nur als benigner Tumor, sondern auch mit allen radiologischen Zeichen malignen Wachstums auftreten. Als Speicheldrüsentumor von der Parotis, den Gaumendrüsen, der Submandibularis oder den Drüsen des Mundbodens ausgehend, kann er in dieser Reihenfolge den Ober- oder Unterkiefer befallen. Er wird öfter bei Frauen als bei Männern beobachtet und bevorzugt das dritte und vierte Lebensjahrzehnt. Der radiologisch äußerst variabel auftretende Tumor kann odontogene Zysten und mesenchymale Tumoren simulieren, maligne Ausformungen können metastasieren.
Anhand solcher und ähnlicher Fälle muß man sich bewußt werden, daß vom Röntgenbild und vom Radiologen keine histopathologische Artdiagnose verlangt werden kann.

Lokalisation. Häufiger im Unterkiefer als im Oberkiefer.

Untersuchungstechnik:
- Orthopantomographie,
- CT mit Dichtemessung.

Röntgenzeichen. Seifenblasenartige, girlandenförmig begrenzte und multizystische Aufhellungen können neben Knochendestruktionen beobachtet werden.

Differentialdiagnose:
- odontogene Zysten und Tumoren,
- benigne und maligne mesenchymale Tumoren.

Metastasen. Die Metastase ist der Satellit eines Primärtumors, der bei unterschiedlicher anatomischer Lokalisation den gleichen feingeweblichen Bau wie der Primärtumor aufweist. Bei hämatogener Aussaat ist der Unterkiefer im Verhältnis 4:1 zum Oberkiefer bevorzugt, weil dort vor allem das rote Knochenmark des Korpus, des Kieferwinkels und des aufsteigenden Astes befallen wird. Männer sind mit dem Bronchuskarzinom und dem Prostatakarzinom, Frauen hauptsächlich mit dem Mammakarzinom an den Kiefermetastasen beteiligt. Da sie langsam wachsen und kaum Beschwerden verursachen, wurden sie vor der Ära der Orthopantomographie meist erst nach einer Spontanfraktur entdeckt. Leichte Schmerzen und Parästhesien können jedoch ein Leitsymptom sein.

Lokalisation. Der Unterkiefer dominiert im Verhältnis zum Oberkiefer.

Untersuchungstechnik:
- Orthopantomographie.
- Szintigraphie (jedoch in etwa 5% der Fälle irrtümlich positiv),
- CT bei unklarem Befund vor allem im Oberkiefer.

Röntgenzeichen. Meist unscharf begrenzte Osteolyse, gelegentlich (bei Mammakarzinom) osteoblastische Areale oder (bei Prostatakarzinom) Sklerosen. Mottenfraßähnliche millimetergroße Aufhellungsareale sind ebenfalls möglich. Differentialdiagnostische Schwierigkeiten mit der Knochenmarkinsel im Prämolarenbereich des Unterkiefers.

Differentialdiagnose:
- Knochenmarkinsel,
- primäre Knochentumoren,
- Osteomyelitis.

Zentrales reparatives Riesenzellgranulom

Das hauptsächlich bei jüngeren weiblichen Erwachsenen mehrheitlich im Unterkiefer vorkommende zentrale Riesenzellgranulom bevorzugt als Lokalisation in erster Linie die Prämolarenregion und gelegentlich auch die Unterkieferfront. Die Läsion zeigt radiologisch eine meist scharfbegrenzte, seifenblasenartige Aufhellung mit verdünnter Kompakta in fortgeschrittenen Fällen und ist so kaum vom Ameloblastom – das allerdings eher die Molaren- und Kieferwinkelregion bevorzugt – oder von der solitären Knochenzyste zu unterscheiden.

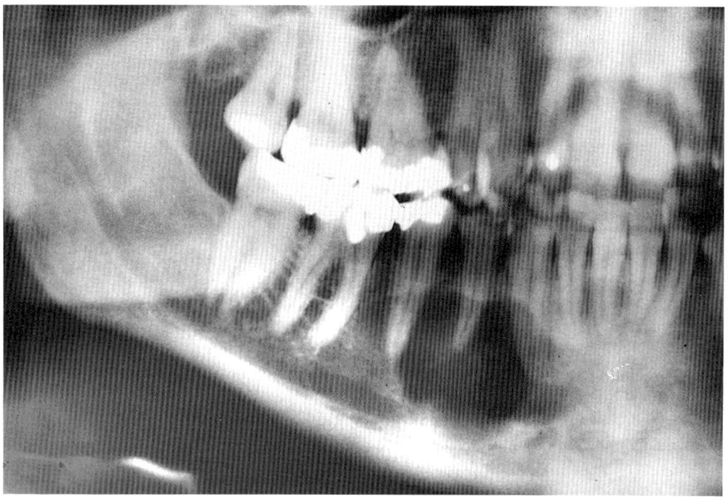
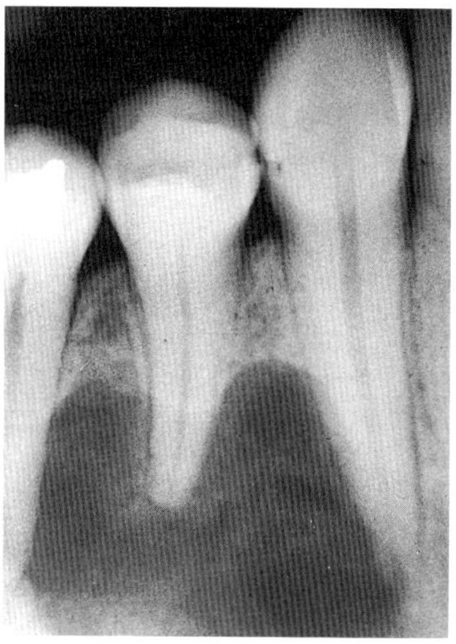

583 Zentrales Riesenzellgranulom
Im Orthopantomogramm (links) sieht man gut die seifenblasenartige Struktur, die die Verwechslung mit einem Ameloblastom möglich erscheinen läßt. Die Zahnröntgenaufnahme (rechts) kann keinen Überblick ermöglichen.

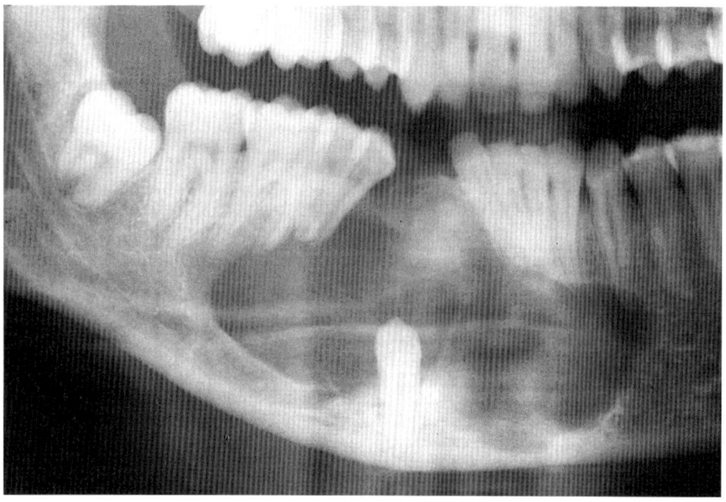

584 Zentrales Riesenzellgranulom
Der impaktierte und ankylosierte 43 und die Verdrängung der Zähne könnten auch für eine Follikularzyste sprechen, das zarte Septum und die seifenblasige Kontur für ein Ameloblastom.

Sammlung Dr. K. Weibel, Baden

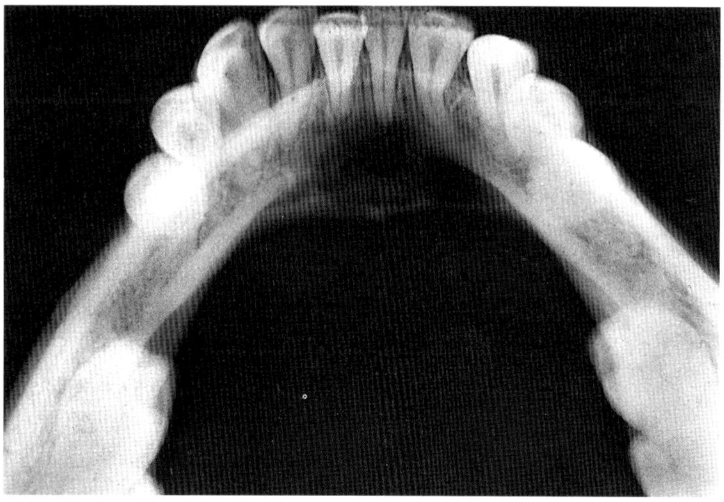
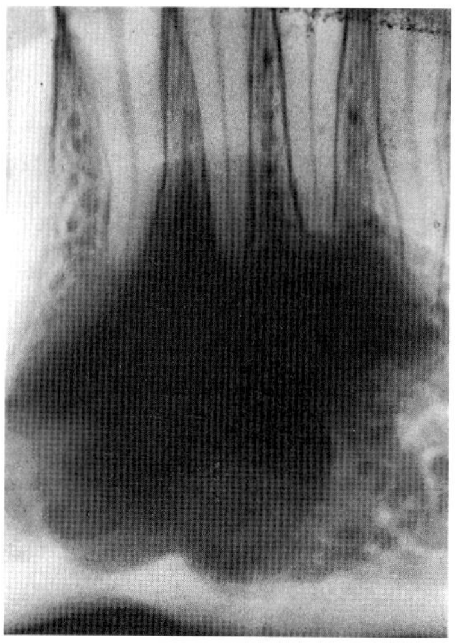

585 Zentrales Riesenzellgranulom
Die Aufbißaufnahme (links) und besonders die Zahnaufnahme (rechts) zeigen den multilokulären und seifenblasigen Charakter der Läsion. Man beachte die verdünnte und vorgetriebene Kompakta.

Peripheres reparatives Riesenzellgranulom

Das periphere reparative Riesenzellgranulom setzt an der Gingiva hauptsächlich jüngerer weiblicher Erwachsener Wucherungen von bis zu 2 cm Durchmesser, die radiologisch feststellbare Knochendefekte in der Frontregion des Unter- und Oberkiefers verursachen. Es wächst am Alveoleneingang entlang des Desmodontalspaltes ein, macht schüsselförmige Defekte am Alveolarkamm und rezidiviert gern bei unvollständiger Entfernung. Bei oberflächlicher Betrachtung des Röntgenbildes kann die Läsion mit einer parodontalen Erkrankung verwechselt werden.

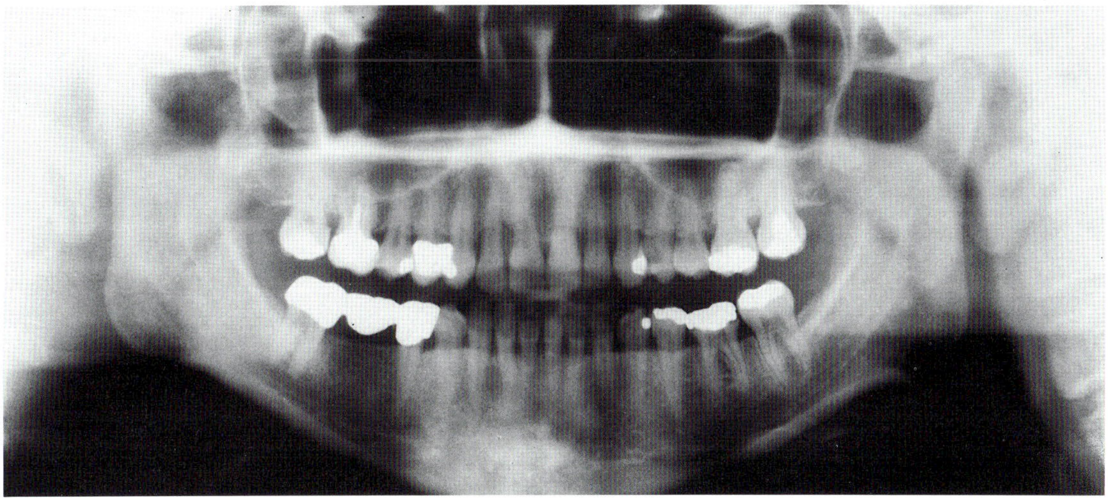

586 Peripheres Riesenzellgranulom
Das Orthopantomogramm zeigt ein peripheres reparatives Riesenzellgranulom mit schüsselförmigem Knochendefekt in der Region 12 bei einer 38jährigen Frau.

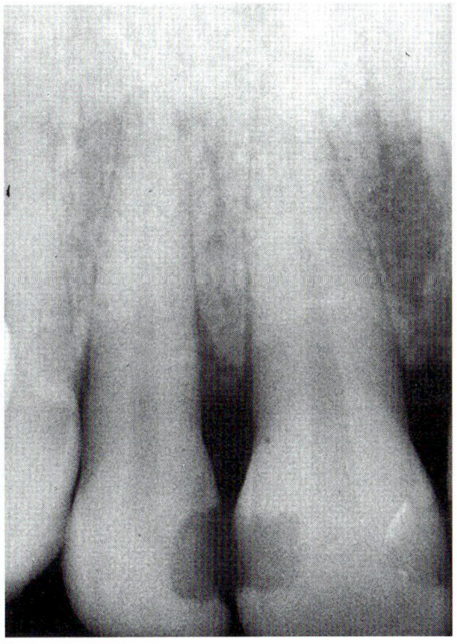

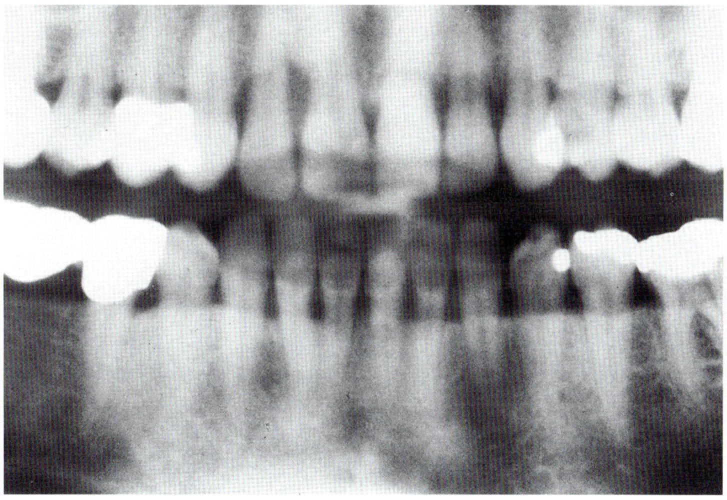

587 Peripheres Riesenzellgranulom
Der Ausschnitt aus dem obigen Orthopantomogramm (rechts) und die Zahnaufnahme (links) zeigen die Situation im Detail. Man beachte das Vordringen der Läsion entlang des Desmodontalspalts und die „manschetten"förmige Aufwölbung am Alveoleneingang.

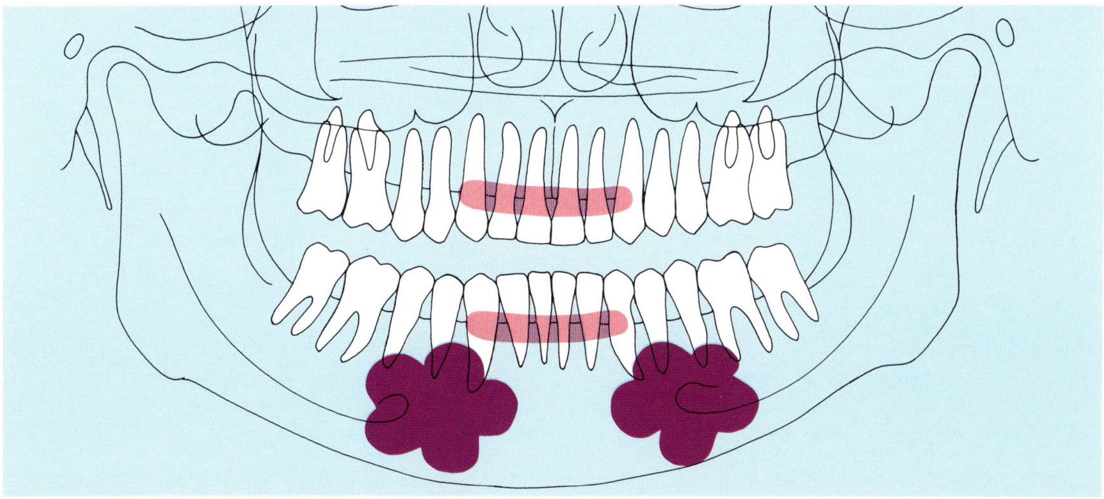

588 Die wichtigsten Lokalisationen des zentralen (dunkel) und des peripheren (hell) reparativen Riesenzellgranuloms

Histiozytosis X

Gemeinsam ist der unter dieser Bezeichnung zusammengefaßten Gruppe von Erkrankungen die Histiozytenproliferation. Im einzelnen handelt es sich um das eosinophile Granulom – das wegen einer besonders auffälligen Infiltration der eosinophilen Granulozyten in die Histiozytenwucherungen so genannt wird – um den Morbus Hand-Schüller-Christian und um den Morbus Abt-Letterer-Siwe. Das hier gezeigte eosinophile Granulom kann vom zweiten Dezennium an jede Altersstufe befallen und ist solitär oder multipel in den Kiefern anzutreffen.

Pathognomonisch sind die im Röntgenbild „wie in der Luft schwebenden" Zähne, während die Aufhellung gern eine leicht sklerosierte und girlandenförmige Knochenbegrenzung zeigt. Auf Zahnröntgenbildern können so gelegentlich Endphasen von marginaler Parodontitis vorgetäuscht werden, wobei klinisch zu beachten ist, daß die pathologische Zahnbeweglichkeit in diesen Fällen vor den eventuellen marginalen Veränderungen einsetzt und nicht umgekehrt. Als weiteres wichtiges klinisches Zeichen sei die schlechte Heilungstendenz nach Zahnextraktionen erwähnt.

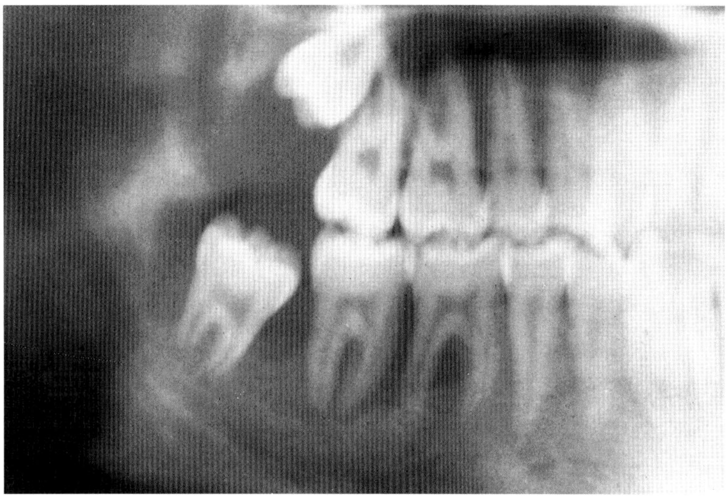

589 Eosinophiles Granulom
Der Ausschnitt aus einem Orthopantomogramm zeigt die rechte Molarenregion eines 17jährigen Jugendlichen.
Man beachte die frühe Ausprägung mit diffuser Aufhellung. Die teilweise noch stehengebliebenen Knochenwände lassen das klassische Bild der „schwebenden Zähne" noch nicht eindeutig sichtbar werden.

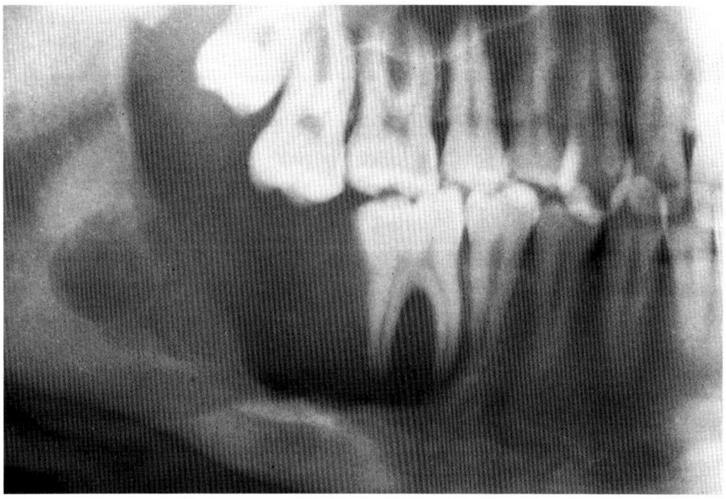

590 Derselbe Fall, zwei Jahre später
Das Bild zeigt nun die klassischen Röntgenzeichen. Die rundlichen Herde konfluieren, formen die girlandenförmige Begrenzung und lassen die Zähne „wie in der Luft schwebend" erscheinen. Die Extraktionslücken sind nicht verheilt, das Granulom expandiert.

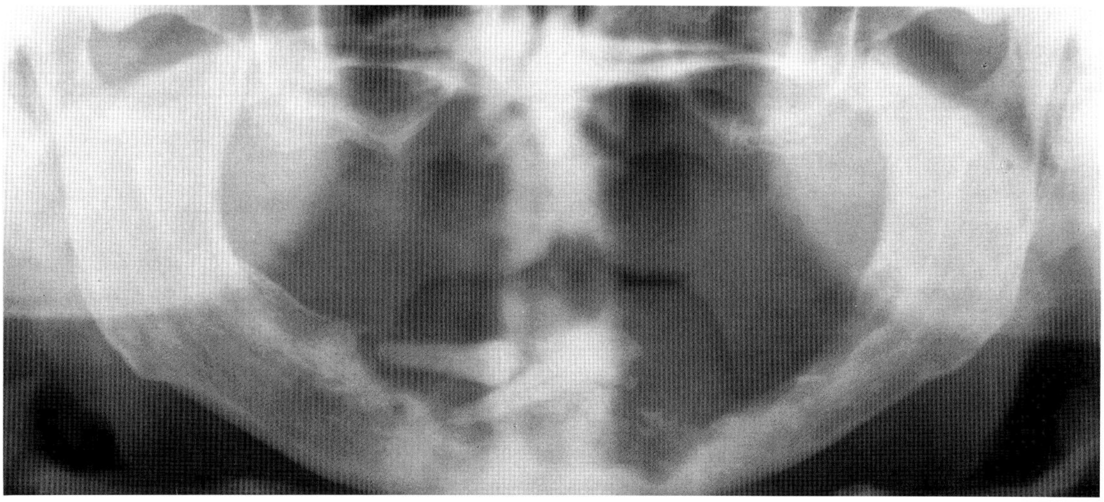

591 Eosinophiles Granulom
Orthopantomogramm eines 66jährigen Mannes. Das gelockerte Restgebiß ist unter dem Kaudruck umgekippt. Man beachte die girlandenförmige Begrenzung mit opaken Rändern.

Sammlung Prof. Dr. H. Matras, Salzburg

Chondrom

Chondrome können überall dort entstehen, wo Knorpelgewebe vorkommt oder entwicklungsgeschichtlich Knorpelreste lagern. So ist der vordere Anteil der Maxilla, der Bereich des Meckel-Knorpels und der Kondylus betroffen. Kalkeinlagerungen oder Neubildungen von spongiösem Knochen erschweren oft die radiologische Artdiagnose, weil der Tumor so als Verschattung auftreten kann. Das Chondrom oder das ihm nahestehende Osteochondrom kann (besonders in der Maxilla und bei älteren Männern) sarkomatös entarten.

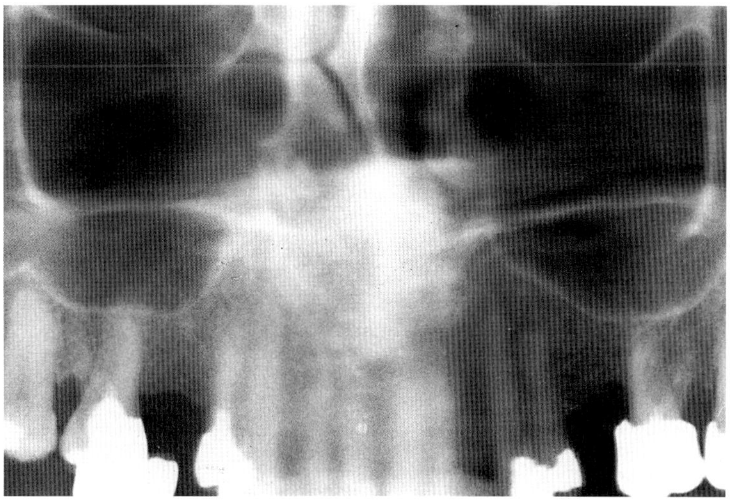

592 Chondrom im vorderen Bereich der Maxilla
Die Orthopantomographie gibt wegen der unregelmäßigen rundlichen Verkalkungen des Enchondroms nur eine unscharfe Verschattung wieder, weshalb in diesen Fällen die Aufbißaufnahme und eine Fernröntgenaufnahme zur Ergänzung einer Orthopantomographie empfohlen werden müssen.

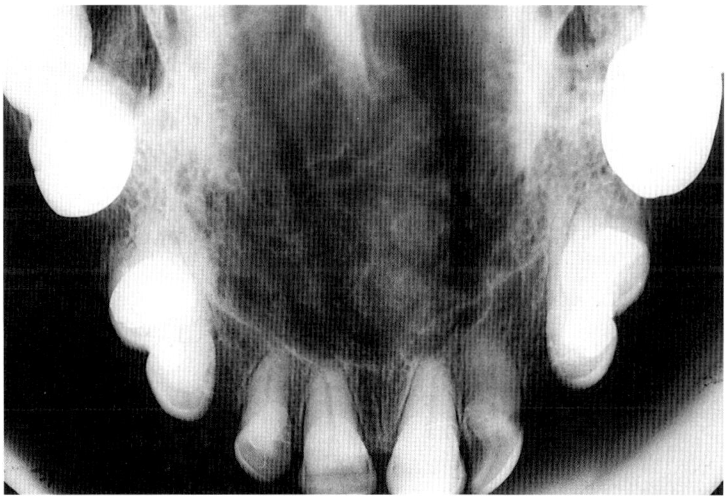

593 Derselbe Fall in einer Aufbißaufnahme
Jetzt sieht man die Transparenz, die aber außer von Nekrosen auch von rundlich-fleckigen Verkalkungen durchsetzt ist. Die Gaumennaht ist nur noch zwischen den zentralen Inzisiven nachweisbar.

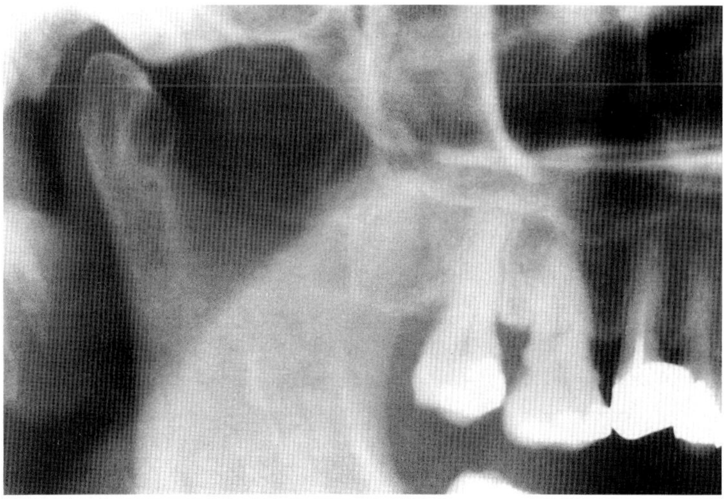

594 Chondrom des Kondylus
Der Tumor entsteht hier in der Nähe der Gelenkfläche. An derselben Stelle bildet sich gerne das nicht so seltene Osteochondrom. Je nach dem Anteil an knöcherner oder knorpeliger Substanz erscheint der Tumor als Verschattung oder Aufhellung. Nicht selten ist das zweite Lebensjahrzehnt (Kieferorthopädie!) betroffen.

Osteochondrom

Das Osteochondrom gehört als „osteochondrale Exostose“ zu den häufigsten Manifestationen gutartiger Tumoren des jugendlichen Skelettsystems. Am Kondylus gehört es zusammen mit dem Osteom (wohl eine stark ossifizierte Form) und dem Chondrom (wohl eine mehr kartilaginäre Form) zu den häufigsten benignen Tumoren. Das Osteochondrom kann demnach radiologisch knochendichte Verschattungen, Aufhellungen mit knochendichten Bezirken und scharfbegrenzte Transparenzen am Kondylus verursachen, die der Zahnarzt erst seit der Einführung der Orthopantomographie in der Praxis sehen kann.

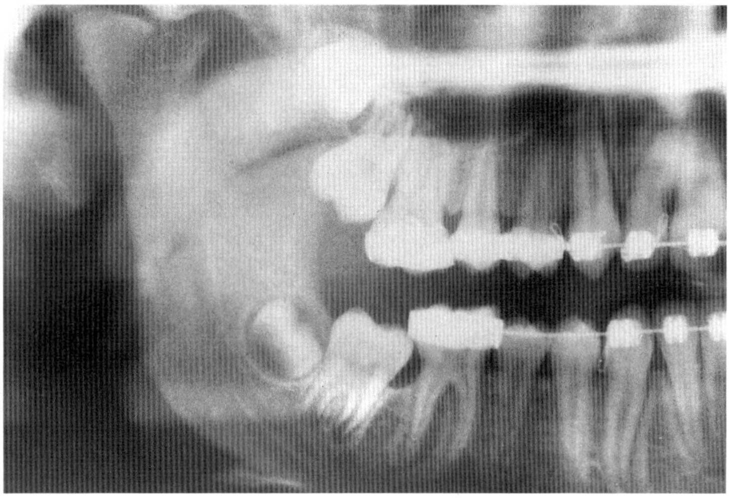

595 Osteochondrom des rechten Kondylus bei einem 12jährigen Jungen
Der hier osteoblastische Tumor hat sich an der anterioren Grenze der Gelenkfläche entwickelt. Auffällig ist die noch unscharfe Begrenzung bei aufgelockerter spongiöser Knochenstruktur.

Sammlung Prof. J. P. Joho, Genf

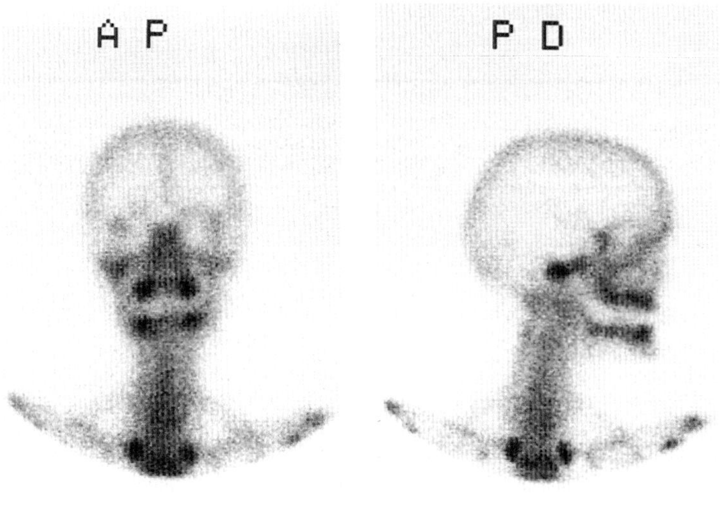

596 Szintigraphie desselben Falles
Sowohl in der a.-p. Aufnahme als auch im Profilbild zeigt sich am Kondylus eine auffällige Wachstumsaktivität (Markierung Technetium).

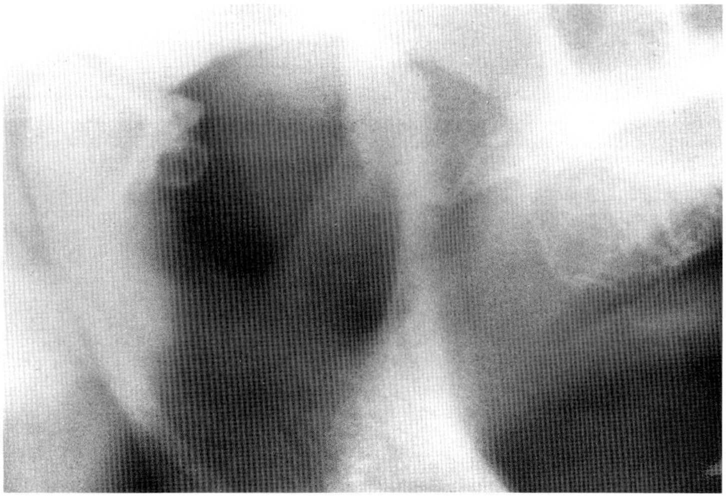

597 Osteochondrale Exostosen am Kondylus eines 67jährigen Mannes
Man beachte, daß der „Rabenschnabel“ häufig eine „Arthrose“ simuliert und kleinere Exostosen durch die fortwährende funktionelle Beanspruchung gelegentlich zu „freien Gelenkkörperchen“ werden können.

Hauptsächlich beim weiblichen Geschlecht kommt es am Kondylus zur Ausbildung eines außerordentlich großen Osteochondroms, das ventral der eigentlichen Gelenkfläche gelegen ist und zu grotesken Gesichtsasymmetrien führen kann. Die stets mit abgeflachter dorsaler Gelenkfläche abgebildete Eminentia articularis scheint den Beweis dafür zu liefern, daß der Tumor an der Wende zum zweiten Dezennium entsteht. Kleine Osteochondrome sind am Kondylus häufig, sie führen früher oder später zu traumatischen Diskusläsionen und Gelenkerkrankungen.

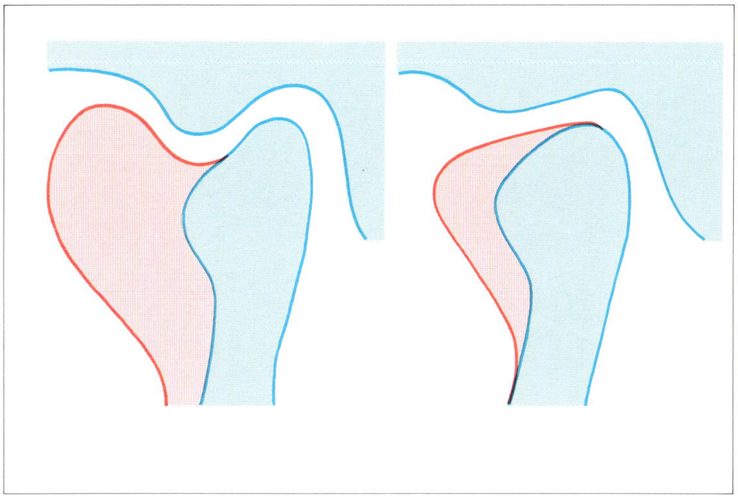

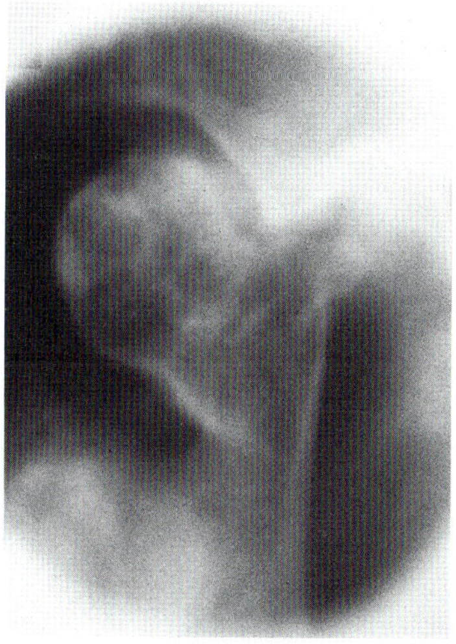

598 Osteochondrom
Deutlich zeigt der ansonsten scharf begrenzte Tumor in seinen chondralen Anteilen Aufhellungen. 34jährige Patientin mit ausgeprägter Gesichtsasymmetrie.
Die schematische Zeichnung (links) zeigt zwei Möglichkeiten zur Ausformung eines Osteochondroms aus der lateralen Sicht der Orthopantomographie.

Sammlung Prof. J.-M. Chausse, Genf

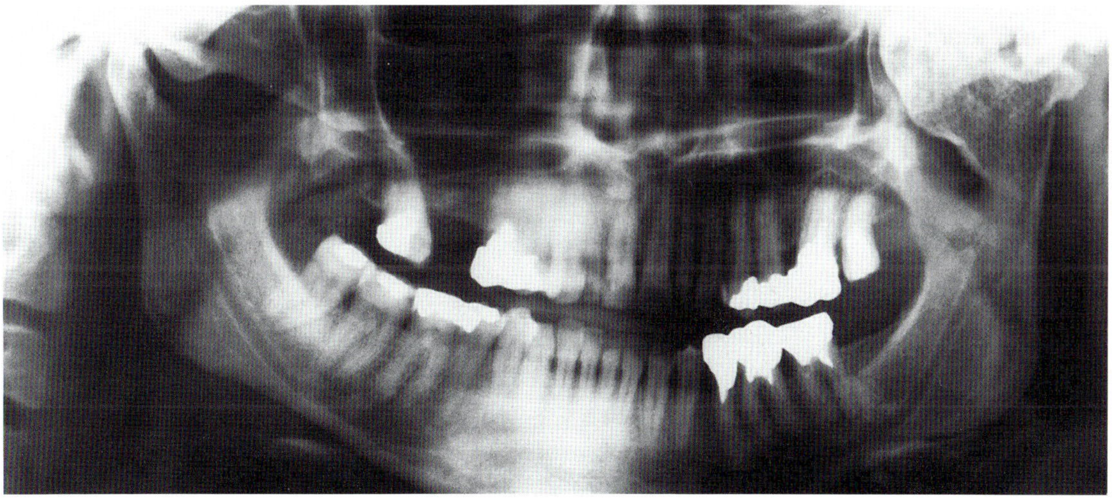

599 Osteochondrom des linken Kondylus
Läsion von außerordentlicher Größe und mit deutlich entwickelter Asymmetrie der Kiefer, die die außerordentliche kompensatorische Leistungsfähigkeit der Kaumuskulatur und des Stützapparates widerspiegelt. Man vergleiche mit Formen der sog. Hemihypertrophia faciei.

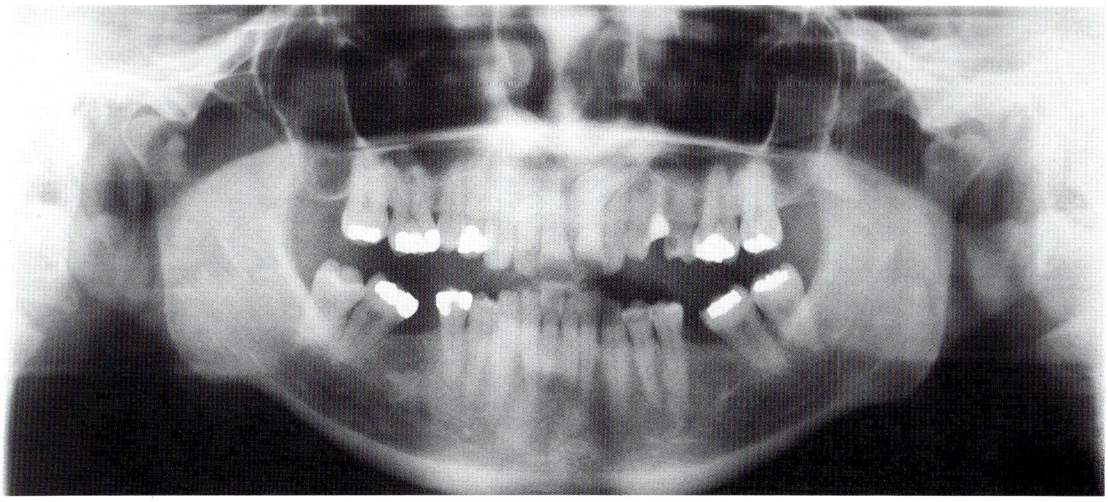

600 Kleines Osteochondrom
Am linken (und ebenfalls hypoplastischen) Kondylus sieht man an der anterioren Begrenzung der Gelenkfläche ein kleines Osteochondrom, das Kiefergelenkbeschwerden ausgelöst hat. 28jähriger Mann.

Desmoplastisches Fibrom

Desmoplastische oder (zum Zeitpunkt der Untersuchung) noch nicht ossifizierende Fibrome enthalten Bindegewebe oder eben noch nicht verkalktes Osteoid und bieten daher der diagnostischen Radiologie nicht geringe Schwierigkeiten. Sie präsentieren sich uni- oder multilokulär mit lobulären Ausbuchtungen der gewöhnlich scharfen Randkontur und können in Spätfällen die verdünnte Kortikalis durchbrechen. Dasselbe Resultat ergibt auch ein ossifizierendes Fibrom mit schwach verkalktem Knochen bei harter Aufnahme, weshalb die Artdiagnose nur mit feingeweblichen Untersuchungen geklärt werden kann.

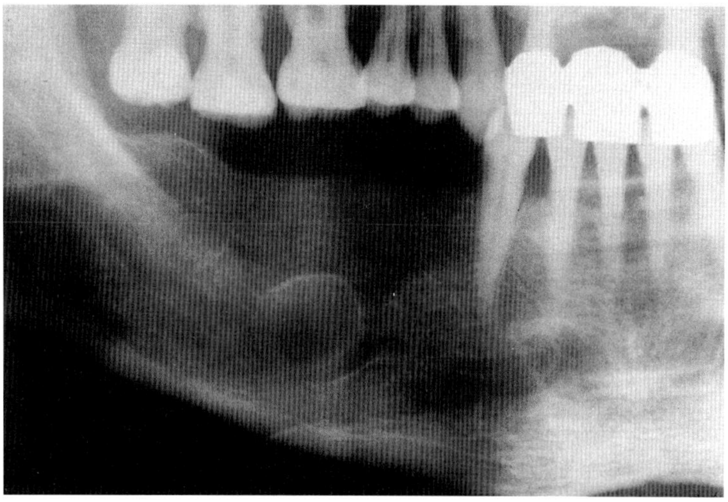

601 Nichtossifizierendes Fibrom bei einem 52jährigen Mann
Man beachte die scharfe Begrenzung dieser zystoiden rundlichen Aufhellung, deren Lokalisation und Konfiguration verblüffend an eine apikale residuale Zyste erinnert.

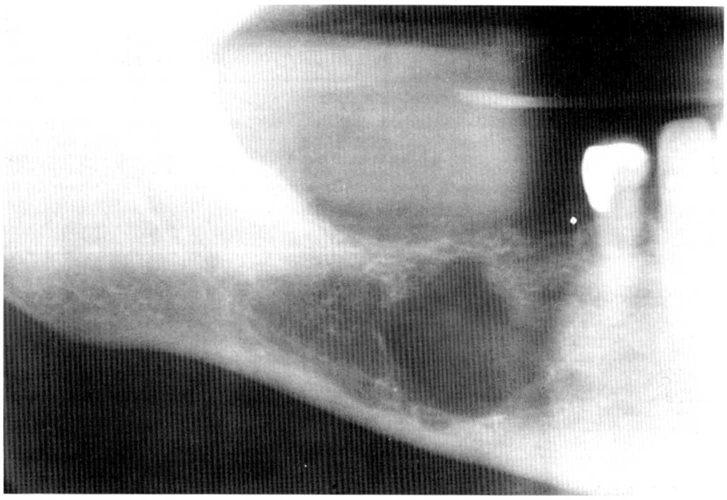

602 Rezidivierendes nichtossifizierendes Fibrom bei einem 46jährigen Mann
Man beachte den Verlust der regelmäßigen und scharfen Begrenzung, der an einen malignen osteolytischen Tumor erinnert. Die noch sichtbare multilobuläre Form ist charakteristisch für das desmoplastische Fibrom.

Sammlung Dr. Ph. Zimmerli, Cernier

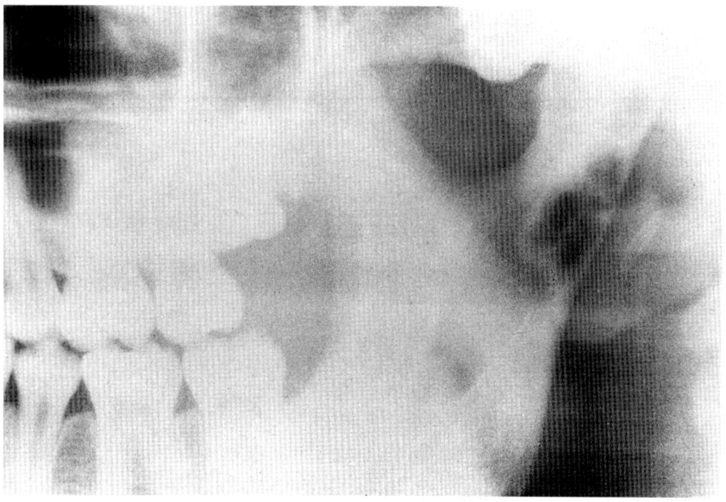

603 Seltenes nichtossifizierendes Fibrom im Processus articularis
Man beachte die blasige Ausformung, die an dieser Stelle an ein Riesenzellgranulom oder ein Myxom erinnert.

Sammlung PD M. Makek, Zürich

Ossifizierendes Fibrom

Beim Zahnlosen können die langsam wachsenden ossifizierenden Fibrome unbemerkt eine beträchtliche Größe erreichen und machen den Patienten – so sie Prothesenträger sind – von Zeit zu Zeit Schwierigkeiten. Das ossifizierende Fibrom des Oberkiefers, das in der Hauptsache Jugendliche befällt, kann auch ohne gravierende äußere Deformationen des Gesichts die Kieferhöhle und die Nasenhöhle verdrängen und so lange Zeit unbemerkt bleiben. Stark verknöcherte Ausformungen können in halbaxialen Aufnahmen breitflächig aufsitzende Osteome im Sinus maxillaris simulieren, die häufig sekundär zu Beschwerden führen können.

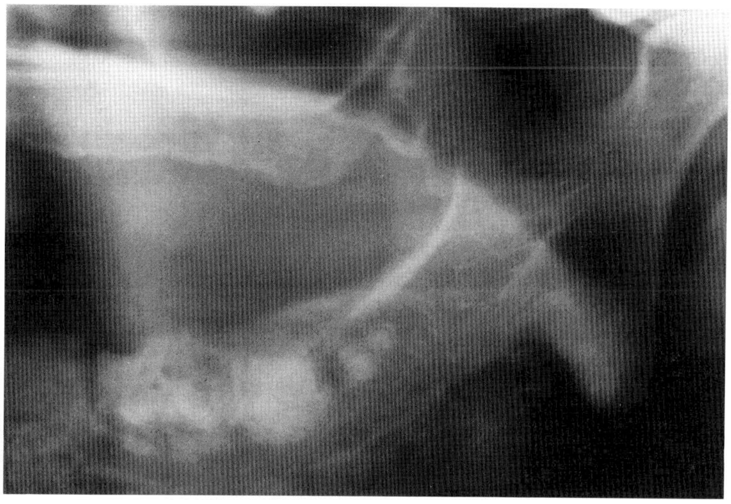

604 Ossifizierendes Fibrom bei einer 63jährigen Frau
Auch dem Histopathologen bieten sich in solchen Fällen bei der Klassifizierung große Schwierigkeiten: Zementbildende und ossifizierende Tumoren bilden das Spektrum der Möglichkeiten.

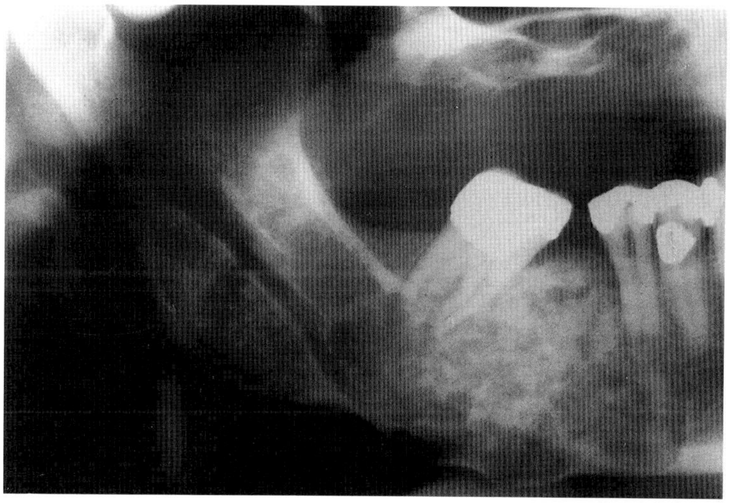

605 Ossifizierendes Fibrom des Unterkiefers
Das Bild zeigt eine scharfbegrenzte Aufhellung mit fleckigen Verkalkungen im Zentrum.

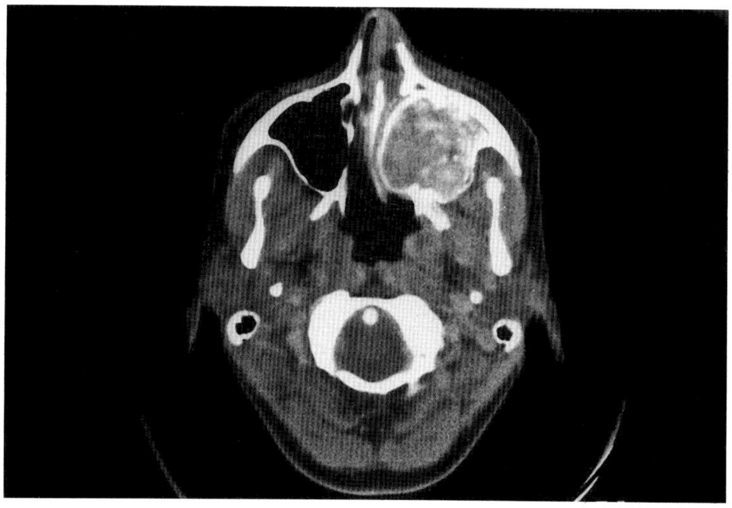

606 Ossifizierendes Fibrom des Oberkiefers bei einer 40jährigen Frau
Das axiale CT mit Weichteilfenster zeigt die Größe und die klare Abgrenzung mit Verdrängung des Sinus und der Nasenhöhle. Deutlich sind stärker verkalkte Herde sichtbar. Rezidive neigen zu sarkomatöser Entartung.

Sammlung Dr. Ph. Zimmerli, Cernier

Fibröse Dysplasie (Jaffé-Lichtenstein)

Die Krankheit, auch bekannt als Osteofibrosis deformans juvenilis (Uehlinger), beginnt im Alter von 5 bis 15 Jahren, befällt das weibliche Geschlecht etwa doppelt so häufig, verläuft weit über die Pubertät hinaus in Schüben und beruht auf einer Fehldifferenzierung der Knochenbildung mit dem anfänglichen Ersatz der Spongiosa und des Knochenmarks durch fibröse Grundsubstanz und späterer Ausbildung von Faserknochen. Spontanheilungen und Stagnation in der Pubertät sind möglich. Die Erkrankung verläuft monostotisch oder polyostotisch, der Oberkiefer ist häufiger befallen als der Unterkiefer, die Knochennähte werden nicht überschritten. Vortreibung und Verdünnung der Kortikalis sind besonders im Oberkiefer zu beobachten, so daß es zu erheblichen Gesichtsasymmetrien kommen kann, die der Umgebung auffallen. Im Unterkiefer ist das schlecht abgegrenzte Nebeneinander von „zystoiden“ Aufhellungen und graduell unterschiedlichen Verschattungen vorherrschend und erinnert stark an chronisch rezidivierende Formen der Osteomyelitis. Der neugebildete Faserknochen kann neben spongiösen Strukturen auch ausgesprochen opake Bezirke entwickeln.

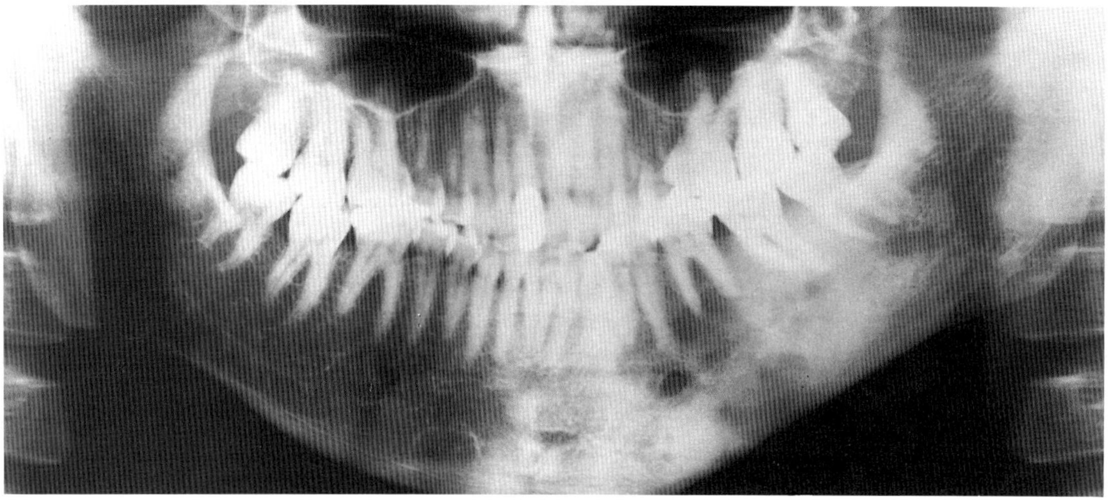

607 Fibröse Dysplasie im Unterkiefer eines 28jährigen Mannes
Neben der geringen Auftreibung des linken Unterkiefers beobachtet man eine milchglasartige Verschattung mit wabigen Aufhellungsbezirken. Das Bild ist radiologisch oft nur schwer von einer chronischen Form der Osteomyelitis zu unterscheiden.

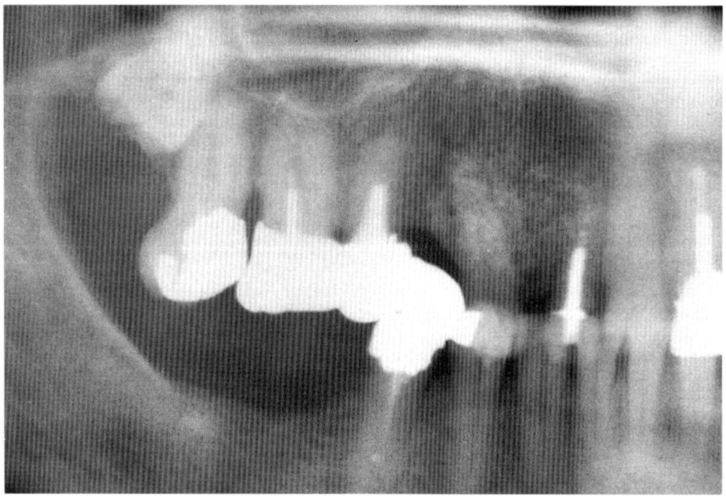

608 Fibröse Dysplasie im Oberkiefer einer 57jährigen Frau
Auch hier sind die Abgrenzungen zum gesunden Knochen fließend. Die Auftreibung ist lokal begrenzt und zeigt eine ungeordnete, spongiöse Knochenzeichnung.

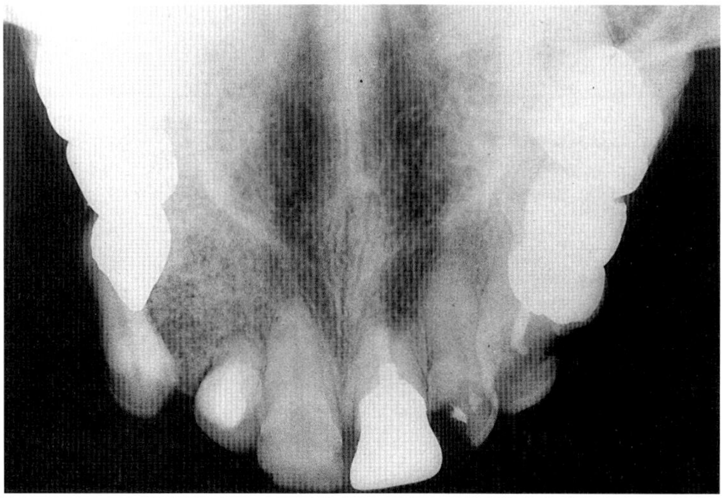

609 Derselbe Fall in einer Aufbißaufnahme
Die Auftreibung des Knochens, die andersartige Zeichnung der Spongiosa im betroffenen Bereich und die Verlagerung des 13 nach vestibulär sind deutlich sichtbar.

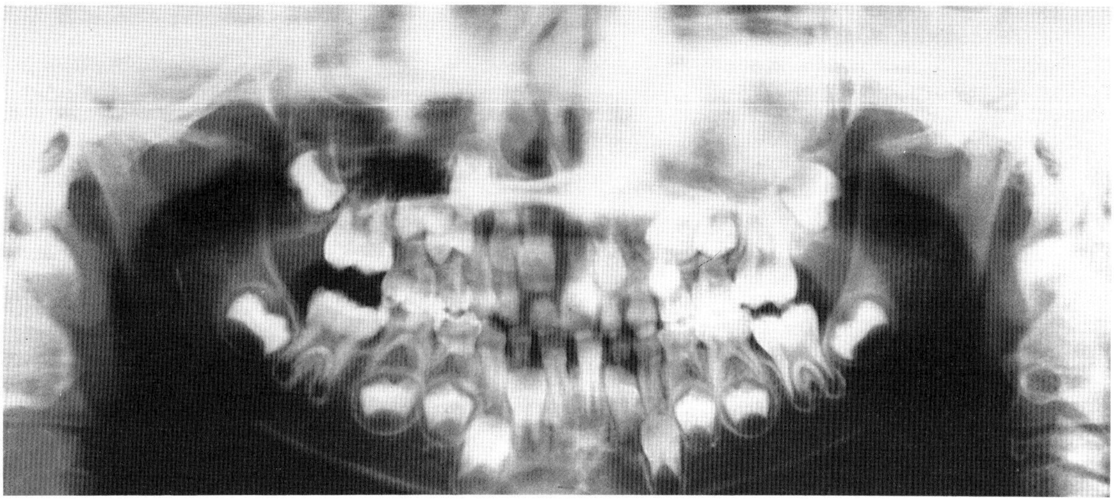

610 Fibröse Dysplasie im Orthopantomogramm eines 6jährigen Mädchens
Trotz harter Aufnahme zeigt sich der ganze linke Oberkiefer verschattet. Auf den raumfordernden Prozeß macht vor allem die Deplazierung der Zähne und der Zahnkeime aufmerksam. Ähnliche Verschattungen des Sinus maxillaris zeigt das ossifizierende Fibrom im Orthopantomogramm. Es tritt jedoch erst im Pubertätsalter auf.

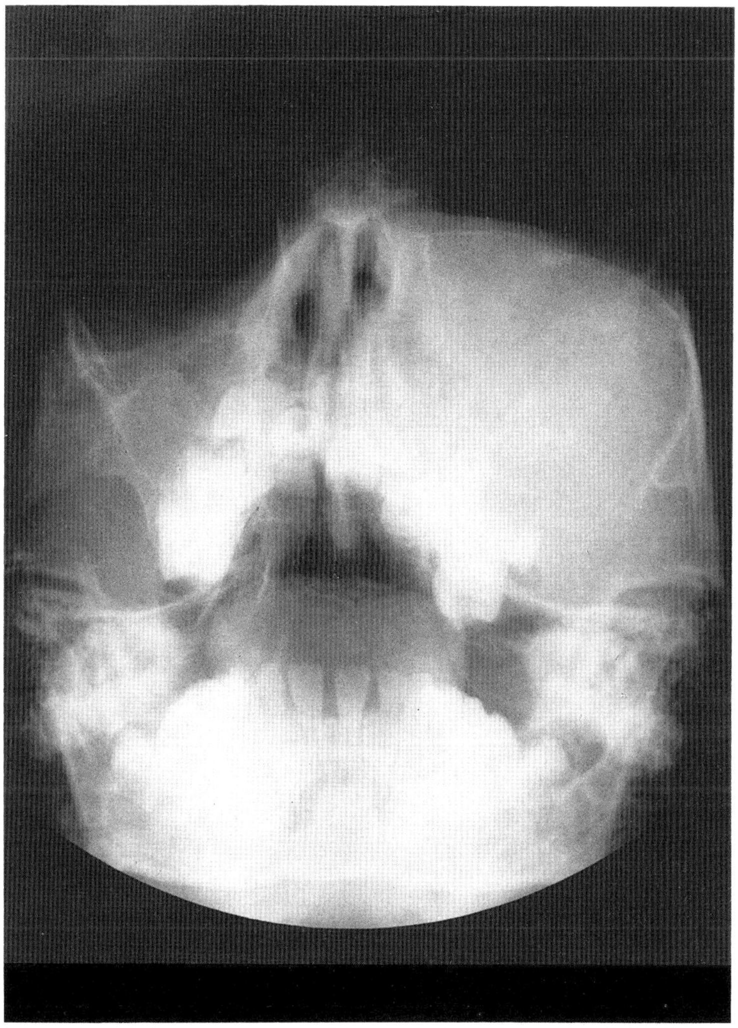

611 Derselbe Fall in einer halbaxialen Schädelaufnahme
Die Auftreibung des Oberkiefers und des Jochbeins hat die Kieferhöhle verdrängt und die Crista zygomaticoalveolaris vorgetrieben, aber nicht die Mediansagittalebene überschritten. Durch Markumwandlung erscheint die ehemalige Knochenstruktur nun milchglasartig.

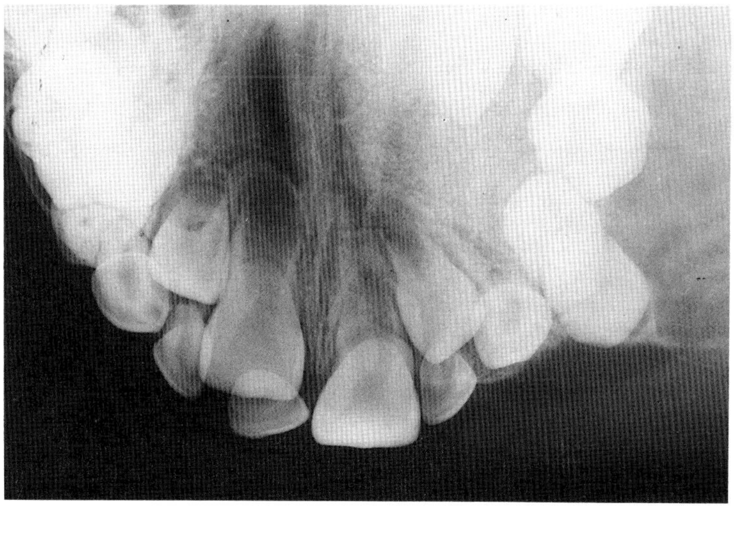

612 Derselbe Fall in einer Aufbißaufnahme
Man sieht deutlich die massive Auftreibung des Oberkiefers mit Verdrängung der Zahnkeime und der typischen milchglasartigen Struktur wie eine „Orangenhaut“. Man beachte, daß die Sutura mediana unangetastet geblieben ist.

Fibröse Dysplasie und Cherubismus

In den Kiefern zeigt die fibröse Dysplasie je nach Alter des Patienten recht unterschiedliche Röntgenzeichen, die differentialdiagnostisch meist große Schwierigkeiten bereiten. Unscharf begrenzte und auf eine Kieferhälfte lokalisierte Aufhellungen wechseln ab mit milchglasartigen, wabigen und bimssteinartigen Verschattungen. Eine Sonderform stellt der beidseitige Befall von Ober- und Unterkiefer dar, der sich mit polyzystischen unförmigen Auftreibungen besonders des Kieferwinkels und des Oberkiefers präsentiert und deshalb als Cherubismus bezeichnet wird.

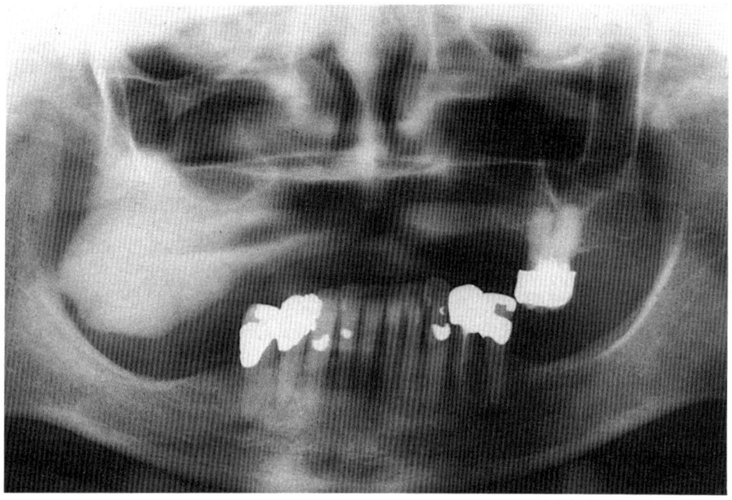

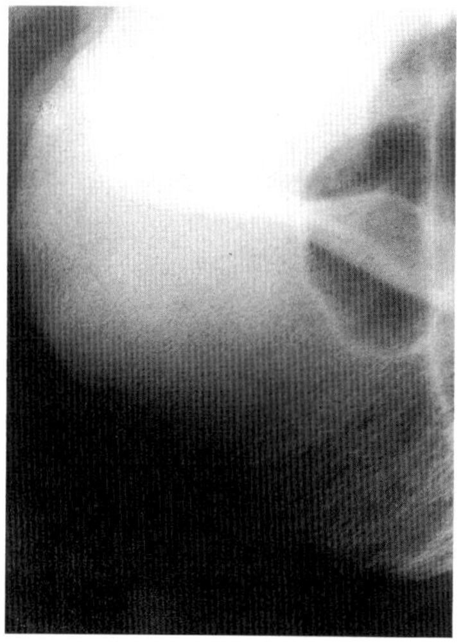

613 Fibröse Dysplasie im rechten Oberkiefer einer 56jährigen Frau
Orthopantomogramm (links) und Aufbißaufnahme (rechts). Die Bilder zeigen die mächtige Auftreibung mit Verdrängung der Kieferhöhle, die unscharfe Begrenzung und die typische uniform wirkende Verschattung durch Faserknochen.

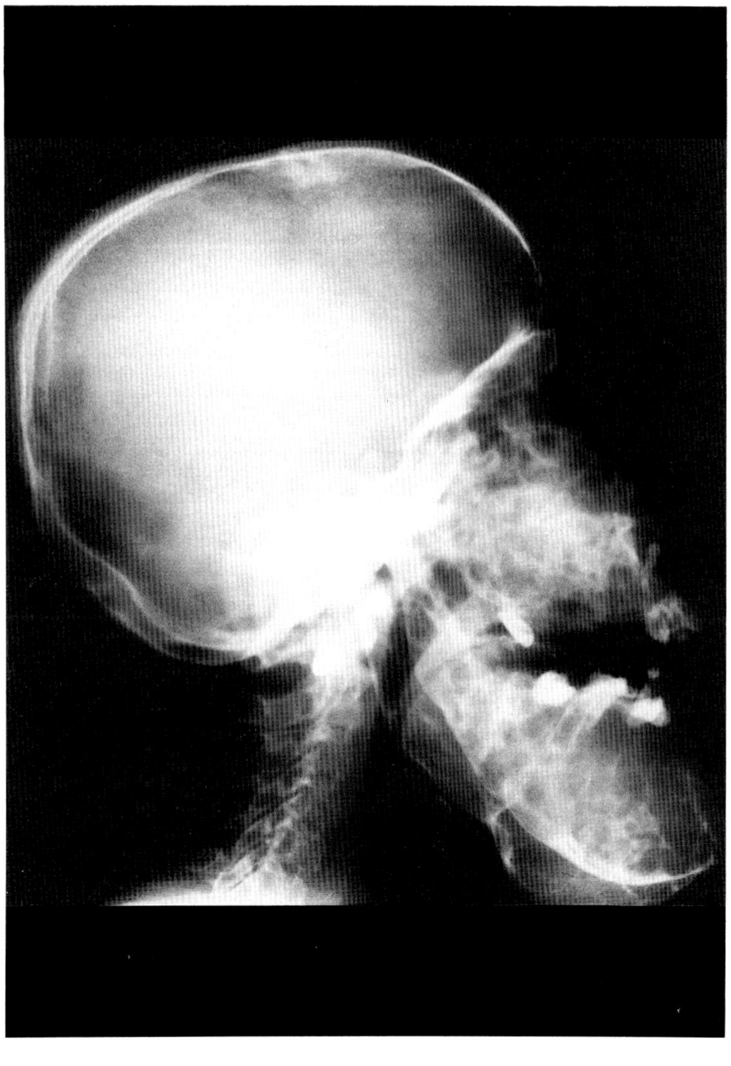

614 Cherubismus in einer seitlichen Schädelaufnahme
Im Vergleich zu den vorangegangenen Beispielen beobachtet man die polyzystische grenzüberschreitende Struktur, wie sie sonst nur im übrigen Skelett und besonders in den Rippen vorkommt. Auffallend ist auch die Verdickung der Schädelbasis. Fehlstellungen der Zähne und Retentionen der zweiten und dritten Molaren sind häufig zu sehen. Die Erkrankung setzt meist im ersten Lebensjahrzehnt ein.

Osteoidosteom, Osteoblastom

Das sehr seltene Osteoidosteom befällt eher die Mandibula, vor allem bei jüngeren Frauen. Es zeigt radiologisch einen opaken Kern in einer ovalären Aufhellung, dem Nidus. Die Läsion ist stets kleiner als 1 cm, die Umgebung zeigt häufig eine heftige reaktive Sklerose. Das ebenfalls seltene Osteoblastom ist ein osteoidbildender Tumor, der im Ober- und Unterkiefer Erwachsener vorkommt. Anfangs zeigt die Läsion eine diffuse Aufhellung, die später meist zu einer über 2 cm messenden kalkdichten Verschattung mit Randsaum heranreift.

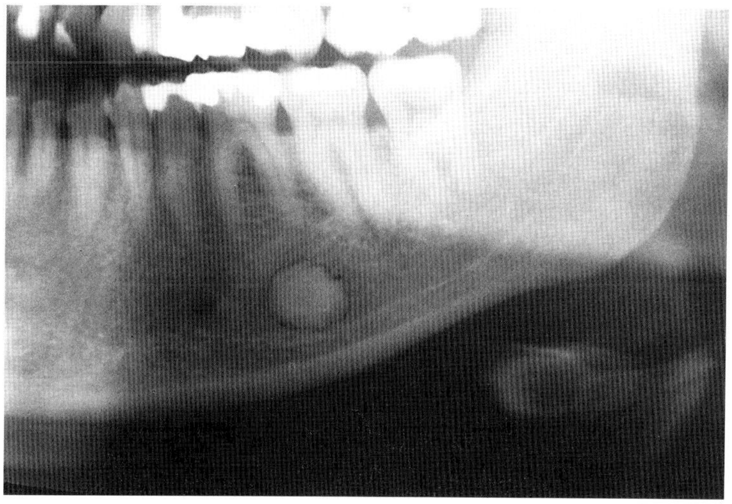

615 Osteoidosteom des Unterkiefers
Man beachte den „Nidus" mit verkalktem Kern und die noch breite Zone unverkalkten Osteoids. 29jährige Frau.

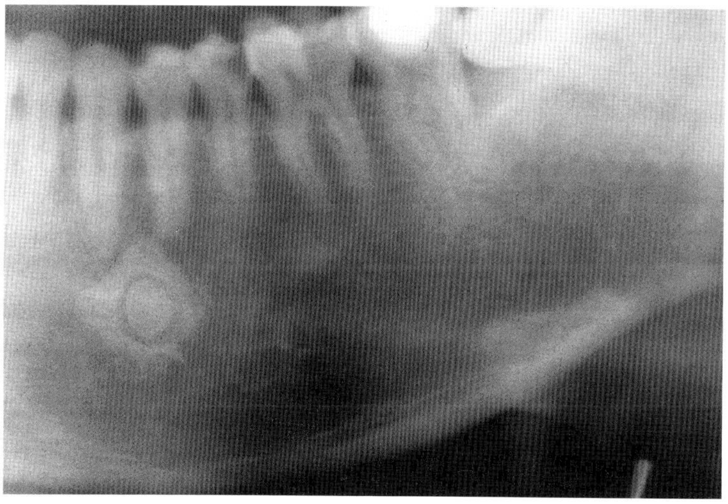

616 Osteoidosteom des Unterkiefers
Die sklerosierte Randzone verdeckt beinahe den typischen Nidus mit seiner transparenten Randzone. Der Durchmesser der Läsion ist selten größer als 1 cm. 43jähriger Mann.

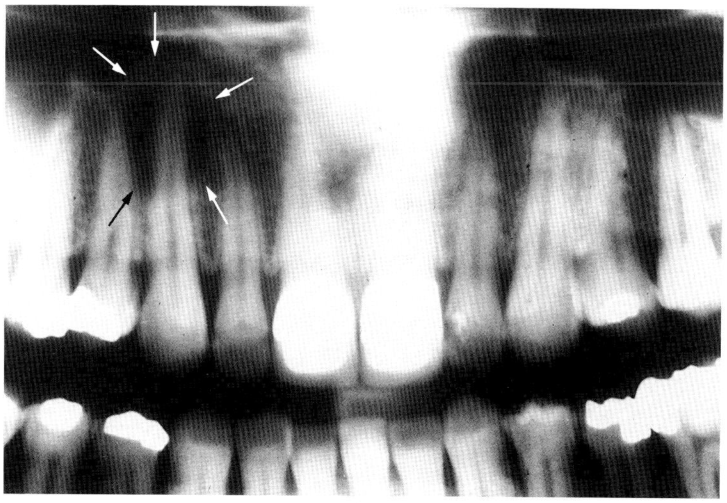

617 Osteoblastom des Oberkiefers
Man beachte die aus Osteoid gebildete, radiologisch transparente Läsion von etwa 1,5 cm Durchmesser bei einer 23jährigen Frau (klinisch: Schmerzen!), in der Region 14, 13 und 12 (Pfeile).

Sammlung PD J. Samson, Genf

Osteom

Das radiologisch nicht immer von anderen stark ossifizierenden und verkalkenden Läsionen differenzierbare Osteom kann zentral oder peripher entstehen. Der in allen Altersgruppen auftretende Tumor bevorzugt ältere Erwachsene. Er zeigt radiologisch entweder eine gut abgegrenzte und sehr dichte Verschattung (kompaktes Osteom) oder eine strukturell aufgelockerte trabekuläre Form (spongiöses Osteom). Osteome vom peripheren Typ findet man häufig im Sinus frontalis und maxillaris, seltener an der Kompakta des Kieferwinkels.

618 Zentrales Osteom
Auf der Höhe der Protuberantia mentalis kann man häufig Osteoidosteome und Osteome beobachten (Pfeile). 32jähriger Mann.

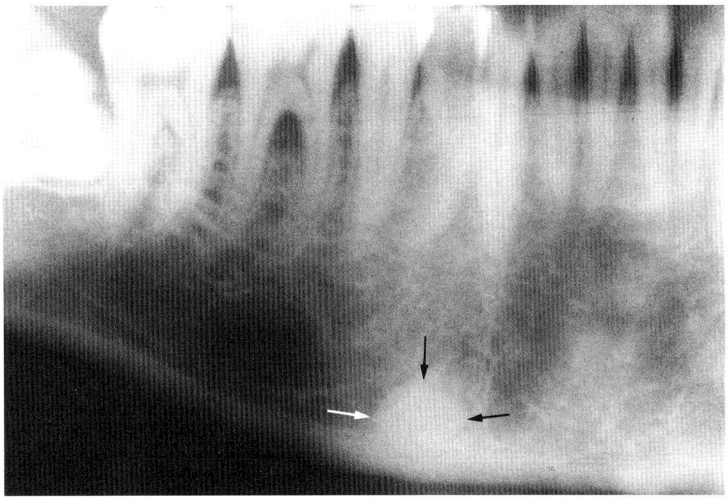

619 Zentrale Osteome
Die beiden Osteome vom kompakten Typ liegen hier vor dem Wurzelrest des 37.

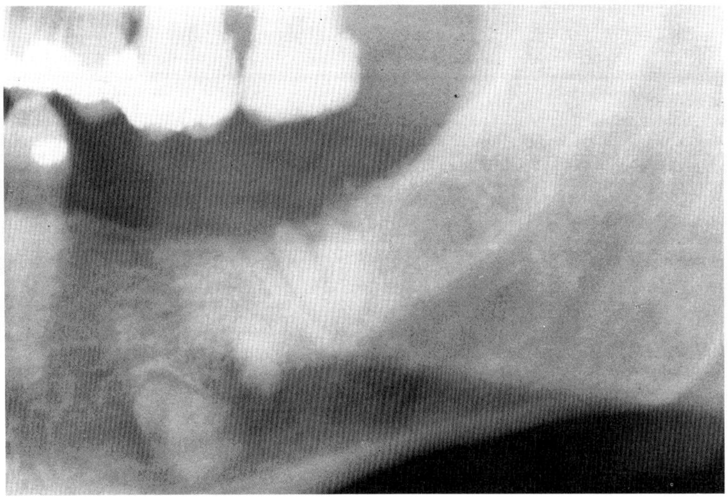

620 Multiple Osteome
Bei männlichen Patienten (vor allem der negroiden Rassen) ist beim Vorhandensein multipler Osteome an das Gardner-Syndrom zu denken, das von Dickdarmpolypen begleitet ist, die häufig maligne entarten. Die Krankheit ist autosomal dominant vererbbar.

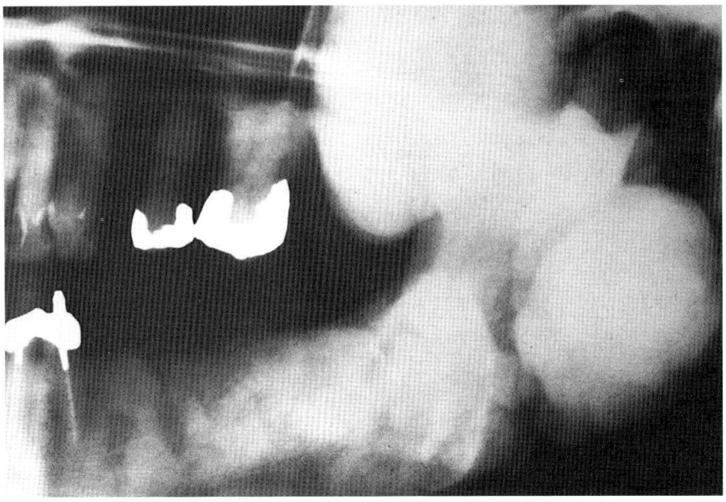

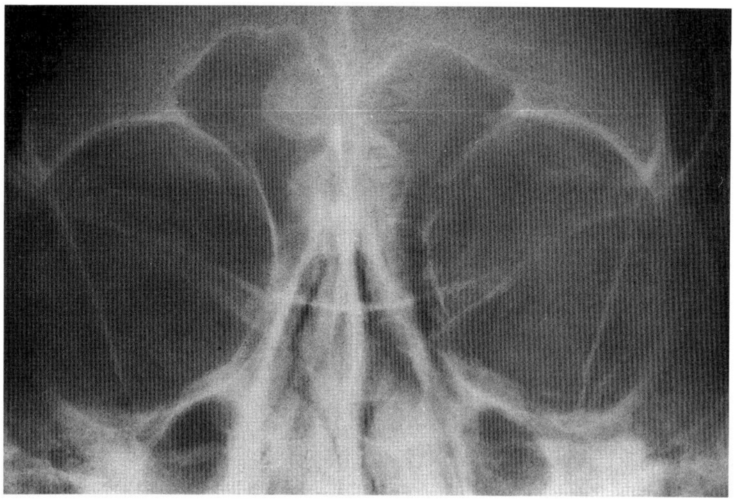

621 Peripheres Osteom
An der medialen Wand des rechten Sinus frontalis gelegen.

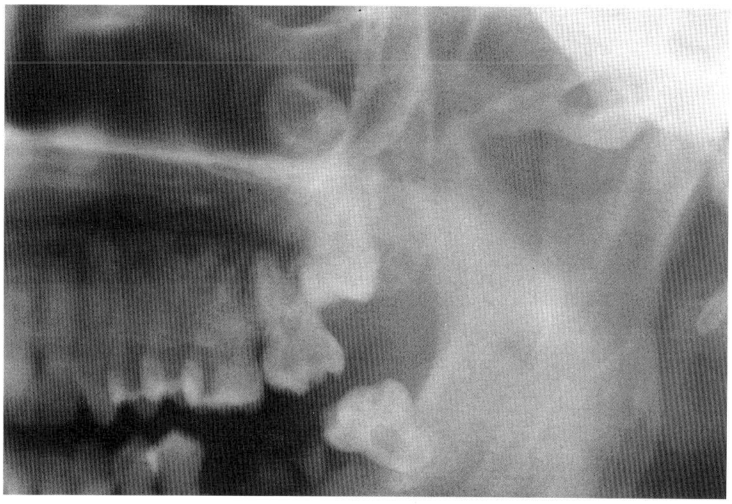

622 Peripheres Osteom
Etwa 5% der Osteome des Gesichtsschädels sind im Sinus maxillaris zu beobachten. Hier entstand das Osteom in der posterioren Bucht.

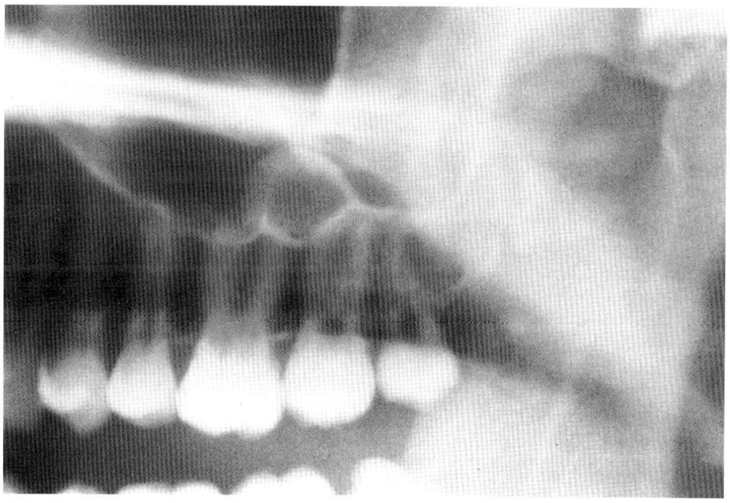

623 Peripheres Osteom
Die in der alveolären Bucht des Sinus maxillaris gelegenen Osteome werden in Orthopantomographien deutlich wiedergegeben.

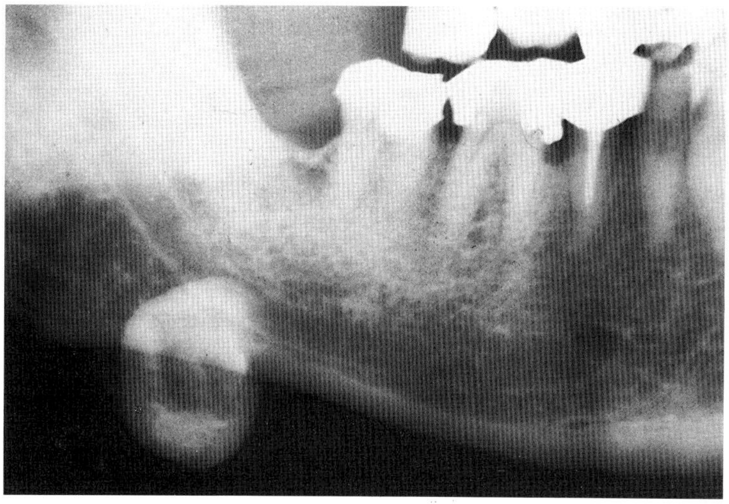

624 Peripheres Osteom im rechten Kieferwinkel
Das trabekulär gebaute periphere Osteom sitzt der Kompakta auf und kann radiologisch mit einem verkalkten Lymphknoten verwechselt werden.

Exostosen und Enostosen

Abnorme Vorwölbungen an der Protuberantia mentalis und der den Anatomen bekannte Processus angulus mandibulae können ebenfalls unter die Exostosen gerechnet werden. Interessant ist, daß am Entstehungsort des letzteren auch gerne ossifizierende Fibrome, periphere Osteome sowie die sog. latente Pseudozyste lokalisiert sind. Enostosen können von der Kompakta ausgehend in die Spongiosa hineinragen und werden röntgendiagnostisch gern als „Kompaktainsel" beschrieben. Sie können posttraumatisch-entzündlicher Genese sein oder aus der Umgebung in den Kiefer hineinprojiziert werden (Abb. 630).

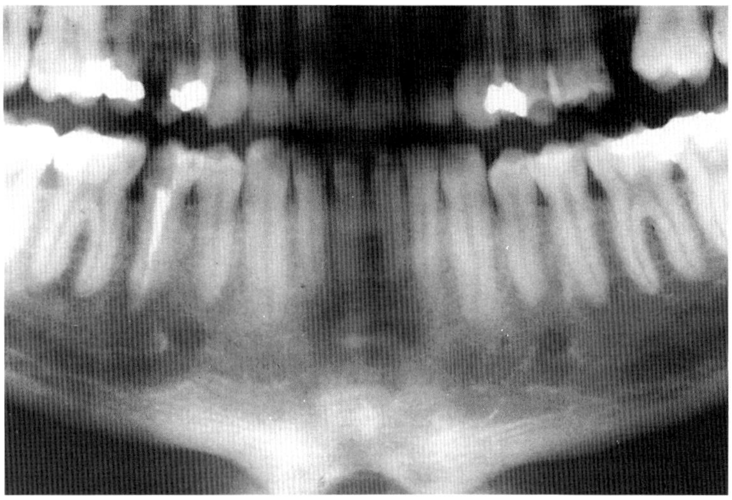

625 Exostosen der Protuberantia mentalis
Es ist bemerkenswert, daß an der gleichen Stelle auch Osteoidosteome und Osteome beobachtet werden können.

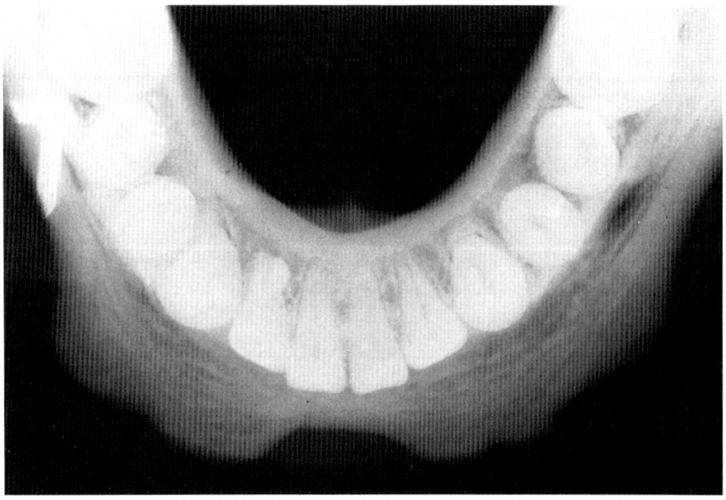

626 Multiple vestibuläre Exostosen
Sie treten gerne vestibulär der Oberkiefermolaren und der unteren Frontzähne auf und können mit orthoradialen Röntgenaufnahmen (Orthopantomogramm!) wegen ihrer meist stark aufgelockerten Struktur nur selten als Verschattung, eher als leichte Aufhellung dargestellt werden.

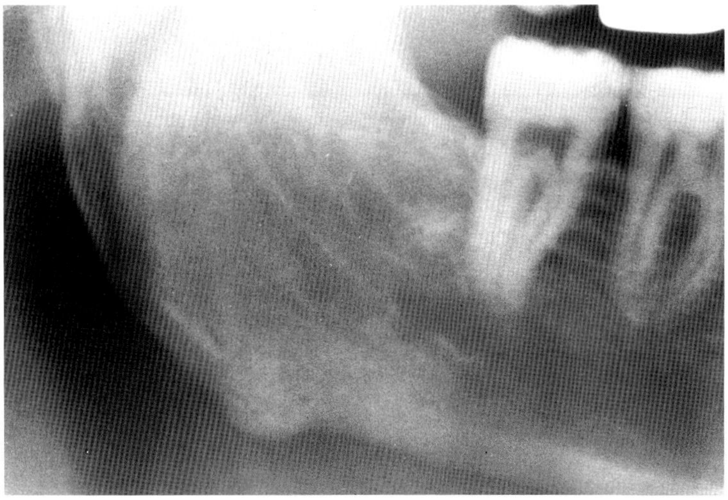

627 Exostose am Kieferwinkel
Die hier breitbasig ansetzende Exostose geht wie auch das periphere Osteom oder der Processus angulus mandibulae der Anatomen vom Ansatz der vorderen Partien des M. masseter aus.

Zu den Exostosen in den Kiefern zählen auch die Tori des Ober- und Unterkiefers. Am bekanntesten sind wohl der Torus mandibularis, der am besten mit Aufbißaufnahmen zu dokumentieren ist, oder der Torus palatinus, der bei entsprechender Größe in Orthopantomogrammen zu sehen sein kann. Weniger häufig sieht man im Ober- und im Unterkiefer die oft multiplen vestibulären Exostosen, die eher eine Aufhellung produzieren. Durch heterotope Verknöcherung der Muskelansätze kann die Spina mentalis zu einem bedeutenden Zapfen vergrößert sein und stört gelegentlich den Prothesenträger.

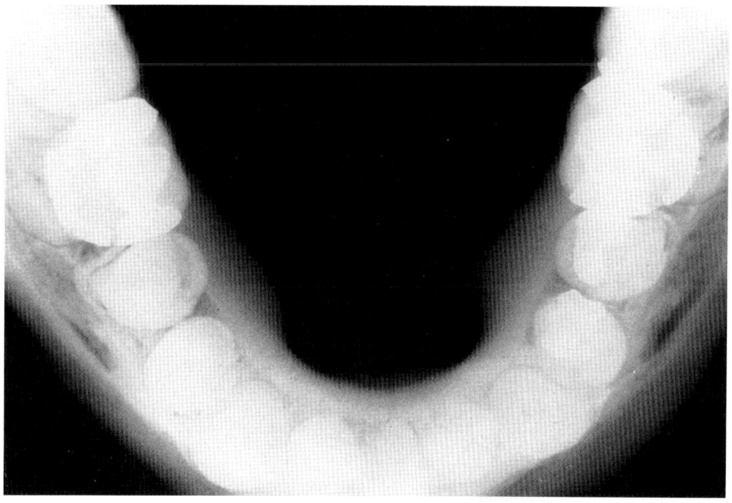

628 Torus mandibularis
Kleinere Exostosen sind radiologisch selbst mit Aufbißaufnahmen meist schlecht zu dokumentieren. Ihr Lieblingssitz ist die linguale Wand der Prämolarenregion. In Zahnfilmen und im Orthopantomogramm können sie „intraossäre" Verschattungen in der Prämolarenregion bewirken.

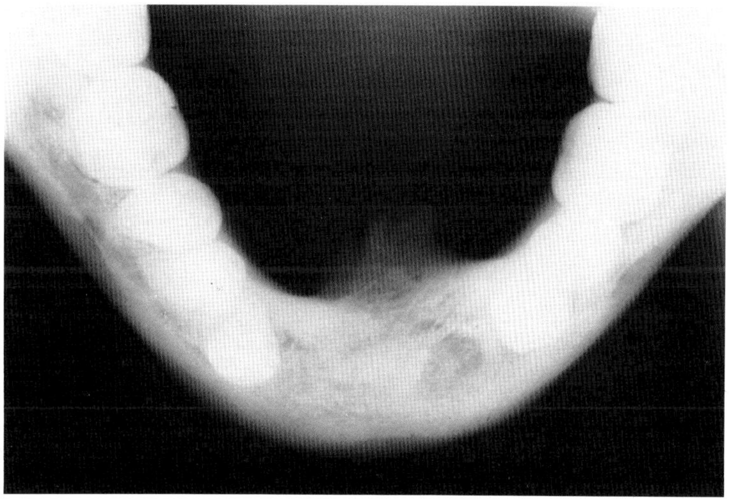

629 Verknöcherung der Muskelansätze an der Spina mentalis
Der M. genioglossus und der M. geniohyoideus können in ihren Ansätzen an der Spina mentalis zu einem vor allem Prothesenträger störenden Zapfen verknöchern. Möglicherweise handelt es sich in solchen Fällen um eine Abart der ätiologisch ungeklärten Myositis ossificans, einer heterotopen Knochenneubildung im Sehnenansatz der Muskulatur.

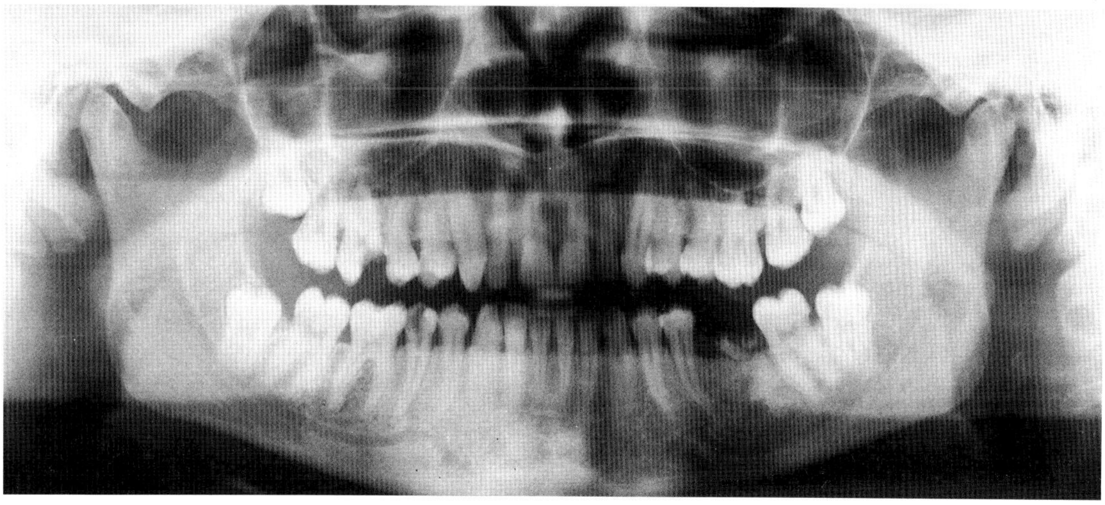

630 Enostose posttraumatisch-entzündlicher Genese
Hier offenbar nach der unvollständigen Extraktion des 36 entstanden. Derartige Enostosen zeigen eine mit zackigen Rändern versehene kompaktadichte Verschattung. Auch nach Dentitionsproblemen können solche Sklerosen im Knochen bestehen bleiben und werden gelegentlich als Knocheninfarkt beschrieben.

Hyperostosen und Hypertrophien

Hyperostosen findet man gelegentlich im retromolaren Bereich Zahnloser. Die Hypertrophien, besonders die halbseitigen progressiven Hypertrophien des Gesichtsschädels, gehören zu den ätiologisch noch ungeklärten Veränderungen. Gelegentlich kann man auch isolierte Hypertrophien des Processus coronoideus oder des Processus articularis mit Verriesung des aufsteigenden Astes und des Corpus mandibulae mit seitlich offenem Biß beobachten. Sie führen zu Gesichtsasymmetrien und sind wohl ursprünglich auf kondyläre Wachstumsstörungen zurückzuführen.

631 Symmetrische Kieferhyperostose im retromolaren Bereich
Die Ätiologie dieser Veränderung bei einem 73jährigen Mann ist ungeklärt. Möglicherweise haben jedoch die Kieferrelation und die Tragdauer der Vollprothesen zu einer statischen Anpassung geführt.

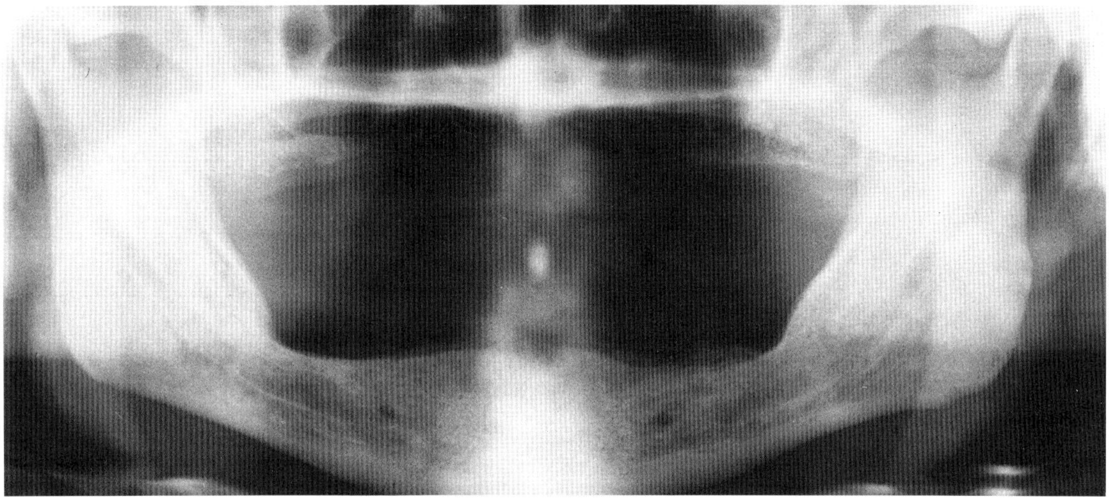

632 Doppelseitige Hypertrophie des Processus coronoideus
Möglicherweise hat die deutlich sichtbare Malokklusion zu einer Hyperaktivität des M. temporalis und damit zur abnormen Verlängerung des Processus coronoideus beigetragen. 44jährige Frau.

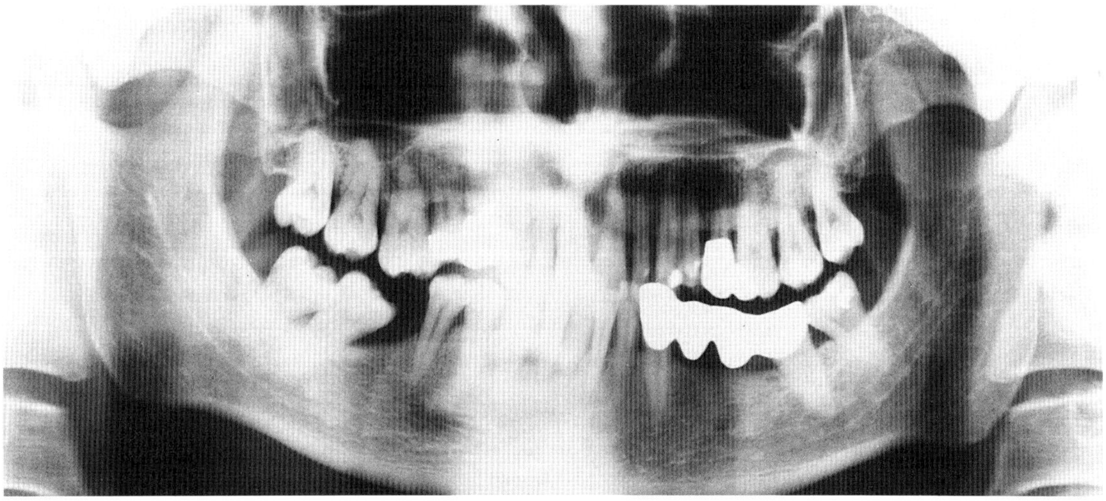

633 Kondylushypertrophie
Verlängerung des aufsteigenden Astes und Verdickung des Corpus mandibulae links bei einseitig offenem Biß. Hemihypertrophia faciei unbekannter Ätiologie.
Osteochondrale Exostose des Kindesalters?

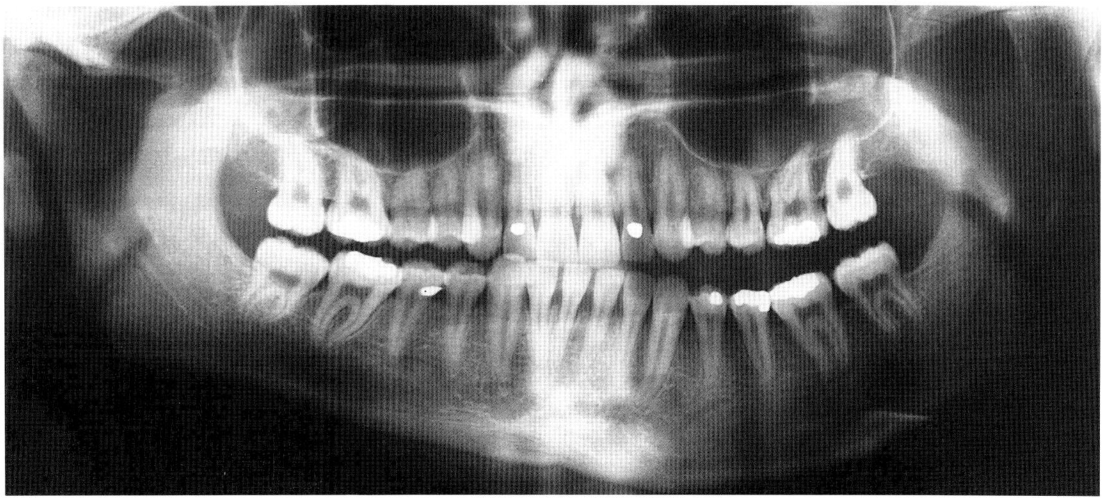

Osteoporose und Atrophien

Neben der Stützfunktion hat der Knochen noch eine Funktion als Mineralspeicher und bildet zusammen mit der Resorption und den Ausscheidungen von Niere und Darm ein System zur Regelung des Blutcalcium-, -phosphat- und -magnesiumspiegels. Das normale Gleichgewicht dieser Kräfte wird im Alter als senile Osteoporose defizitär und wirft zusammen mit der senilen Inaktivitätsatrophie der Kiefer kaufunktionelle Probleme auf, die an das Können des Zahnarztes und die Anpassungsfähigkeit des Patienten hohe Anforderungen stellen.

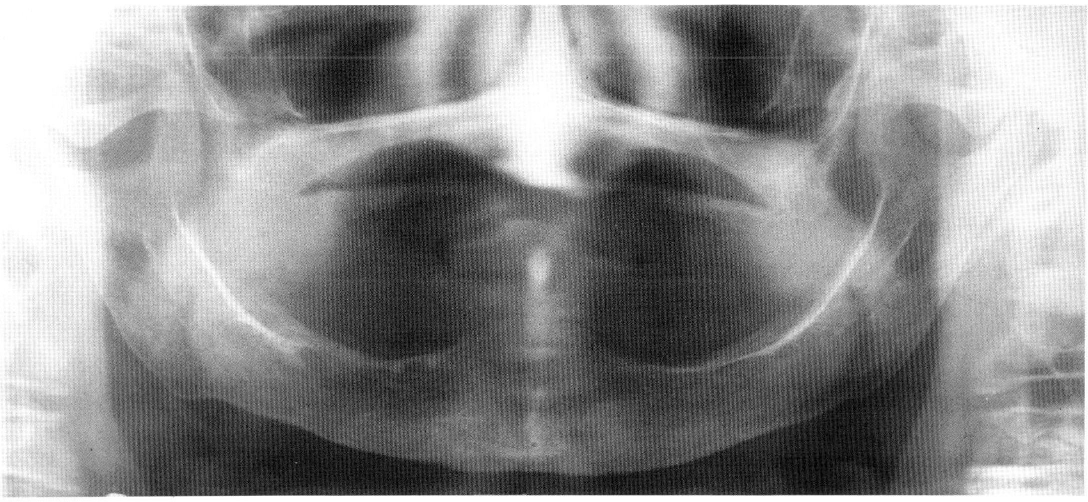

634 Senile Osteoporose bei einer 93jährigen Frau
Das Bild zeigt gut die erhöhte Strahlendurchlässigkeit der Kiefer und die Verdünnung der Kompakta. Die „Linea obliqua" (hier gebildet von der Crista temporalis) erscheint dominant.

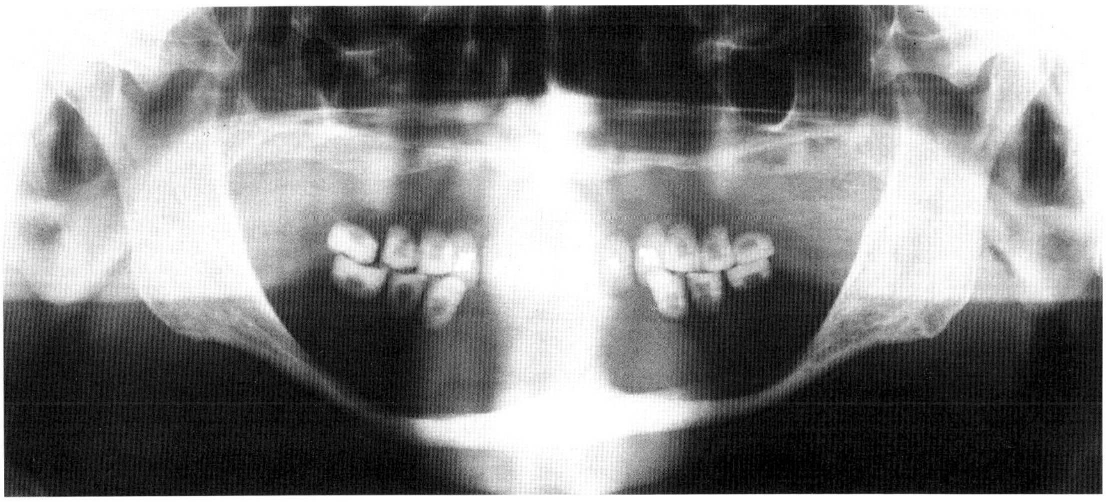

635 Hochgradige Altersosteoporose mit Altersatrophie
Das Orthopantomogramm eines 79jährigen Mannes zeigt im Unterkiefer nur eine dünne Spange. An den aufsteigenden Ästen sind fleckförmige Osteoporosen und eine Verdünnung der Kompakta mit Ausnahme der Linea obliqua zu erkennen, die stets deutlich hervortritt.

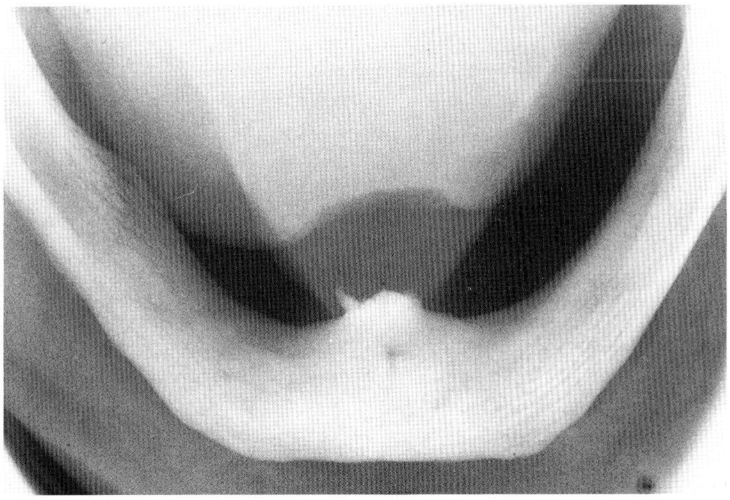

636 Derselbe Fall aus axialer Sicht in einer Aufbißaufnahme
Die Breite der im Orthopantomogramm so dünn erscheinenden Knochenspange wird als „Prothesenbett" gut wiedergegeben. Durch Verknöcherung der Muskelansätze wird die Spina mentalis zur Exostose, die manchmal sporenförmige Spieße entwickelt.

Knochenmarkinseln und Fehlinterpretationen

Unterhalb der Prämolaren-Molaren-Gruppe des Unterkiefers und im Kieferwinkel zeigen sich bei mehr als 40jährigen Patienten (vor allem bei Frauen) häufig Aufhellungen, die unklar begrenzt und arm an Spongiosazeichnung sind. Diese strukturarmen Knochenmarkinseln können differentialdiagnostisch (Metastasen) Schwierigkeiten bereiten. Additionseffekte, verursacht vom Zungengrund und dem weichen Gaumen, lassen im Kieferwinkel eine „technisch bedingte Aufhellung“ entstehen. Operationsdefekte und Knochendepressionen führen in Zahnaufnahmen zu Aufhellungen und damit zu Fehlinterpretationen.

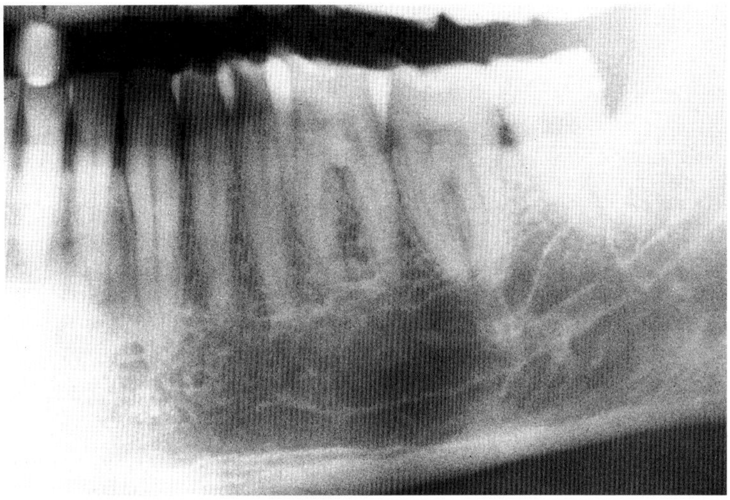

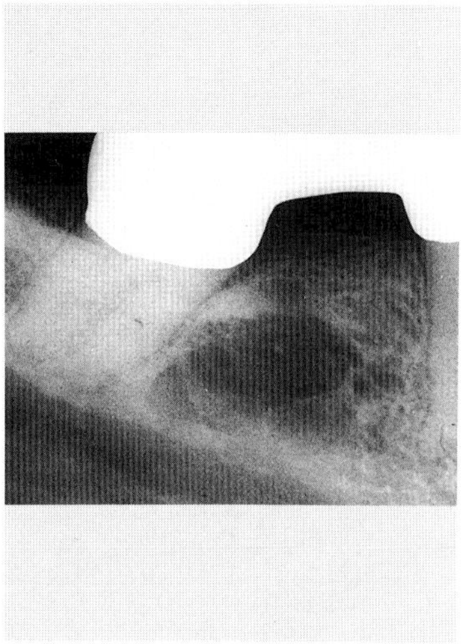

637 Knochenmarkinsel
Die an dieser Stelle schwache Trabekelstruktur beeinflußt auch die Sichtbarkeit des Daches des Mandibularkanals. Der „Defekt“ vergrößert sich häufig nach Zahnextraktion.

638 Knochenmarkinsel
Zahnaufnahme nach der Extraktion von 46 und 47 (rechts).

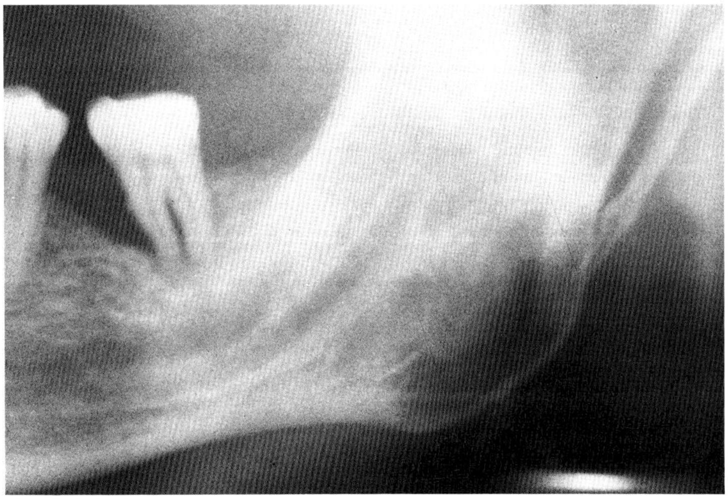

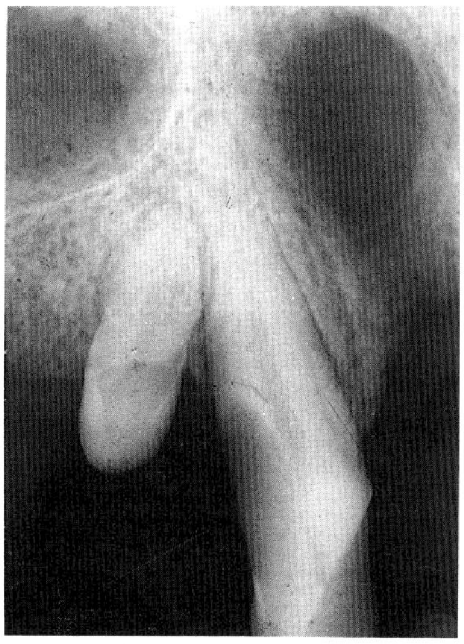

639 Knochenmarkinsel im Kieferwinkel
Die ovale Aufhellung im Kieferwinkel zeigt eine rarefizierte Trabekelstruktur und eine weniger dicke Kompakta als Begrenzung.

640 Tunnelierender Defekt nach operativem Eingriff bei 12
Nach Wurzelspitzenresektion können zurückbleibende Operationsdefekte zu Fehlinterpretationen führen (rechts). Hier im direkten Vergleich mit der anterioren Bucht des Sinus maxillaris über dem rudimentären Prämolaren.

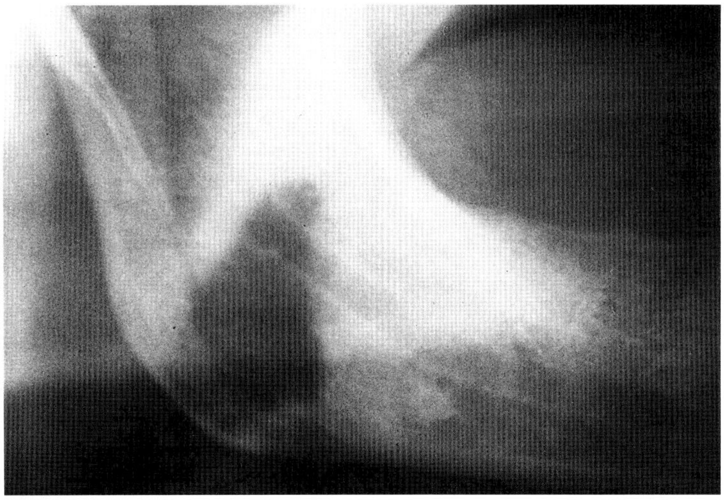

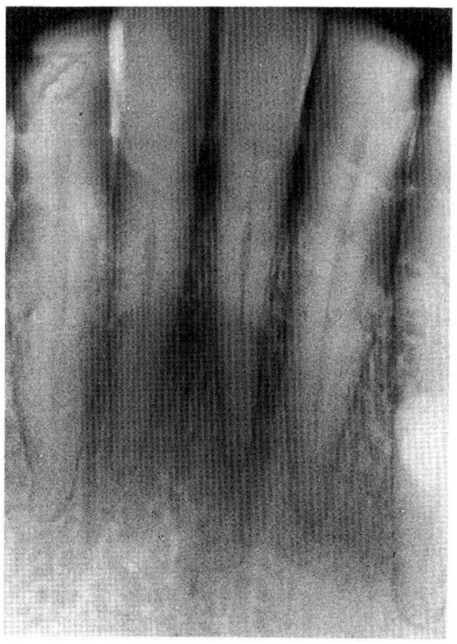

641 Scheinbare Aufhellung im Kieferwinkel, bedingt durch die Additionseffekte von Weichteilen
Der Zungengrund und der weiche Gaumen begrenzen die technisch bedingte „Aufhellung“.

642 Zystoide Aufhellung
Die Aufhellung ist durch die Fovea mentalis hervorgerufen (rechts), die als Knochendepression einen „Subtraktionseffekt“ hervorruft.

Osteogenesis imperfecta und Osteopetrosis

Die angeborene Dysfunktion der Osteosynthese durch die anlagebedingte Funktionsunfähigkeit der Osteoblasten und der Odontoblasten führt zum klinischen Bild der Osteogenesis imperfecta, die sehr häufig mit der Odontogenesis imperfecta kombiniert ist. Damit verbunden ist eine abnorme Frakturneigung im kindlichen Skelett. Eine angeborene Entwicklungsstörung des Skeletts führt durch Osteoklasteninsuffizienz zur Osteosklerose (Osteopetrosis) des Knochens mit je nach Fall graduell unterschiedlicher Verödung der Markräume, was zu Anämien führt und die Gefahr der Osteomyelitis erhöht.

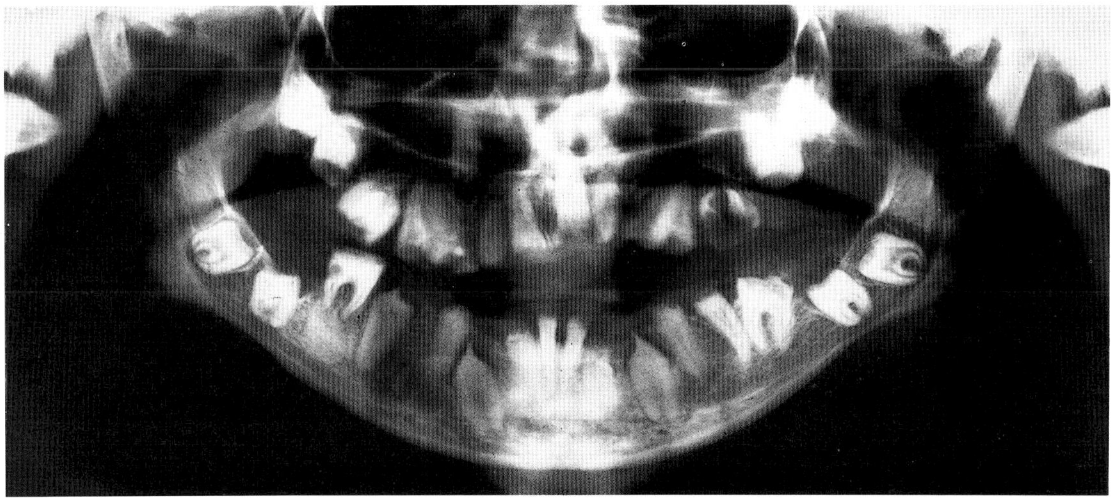

643 Odontogenesis imperfecta mit Osteogenesis imperfecta
Vielfache Zahnretentionen und Obliteration der Pulparäume.

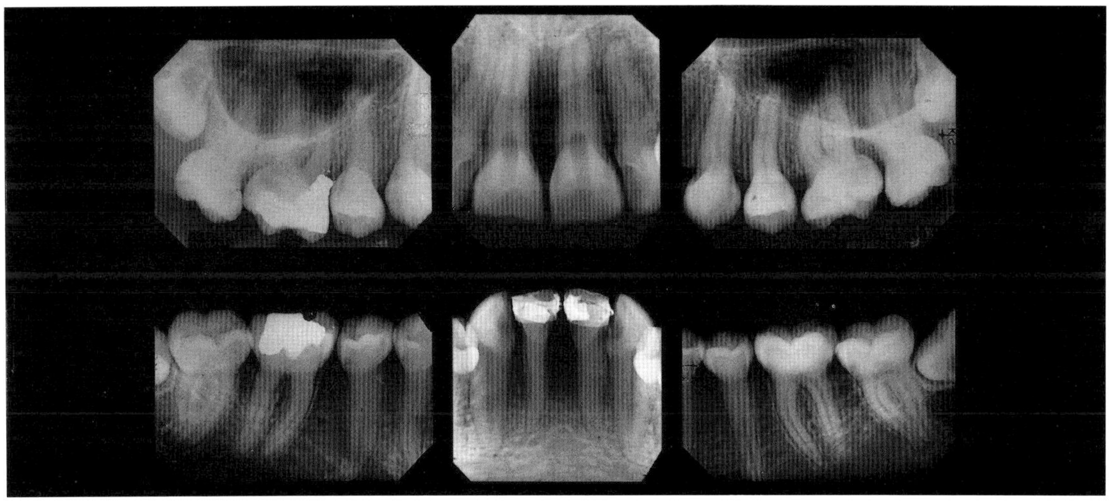

644 Osteogenesis imperfecta mit Dentinogenesis imperfecta
Bei dem 14jährigen Mädchen wurden die dentogenen Manifestationen mit einem 6-Bilder-Status nach Hotz dokumentiert. Zahlreiche Frakturen im Skelett.

Sammlung Prof. P. Stöckli, Zürich

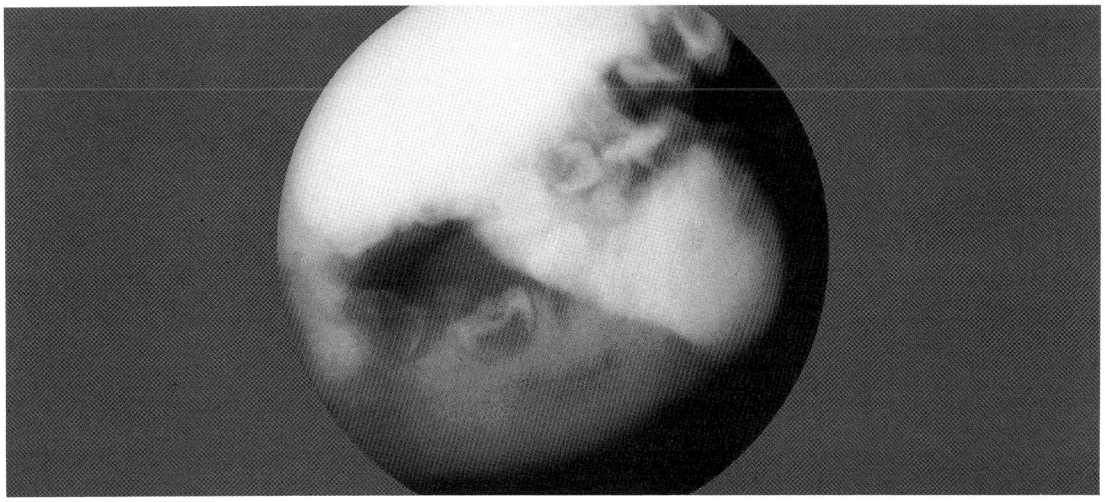

645 Osteopetrosis oder Marmorknochenkrankheit (Albers-Schönberg)
Die autosomal dominant vererbbare Krankheit zeigt bei frühmanifesten Formen am Kiefer eine dichte Sklerosierung des Knochens mit Verödung der Markräume, Verlust der Kortikalis und Störungen der Zahnentwicklung. 1jähriger Knabe.

Aufnahmetechnik: Unterkiefer seitlich getrennt.

Ostitis deformans (Morbus Paget)

Die im 6. und 7. Dezennium meist bei Männern beobachtete Knochenerkrankung unbekannter Ätiologie tritt mehrheitlich polyostotisch auf und befällt vor allem die Wirbelsäule, die Oberschenkel und das Schädeldach, weniger häufig die Schädelbasis und nur in etwa 20% der Fälle die Kiefer. Dort sieht man in frühen Stadien diffuse Osteolysen, die bald von osteoblastischen Phasen gefolgt werden. Dann überwiegen fleckigwolkige Verdichtungen (Cotton-wool-Effekt), die später konfluieren. Die Zähne können bei milden Formen nur Hyperzementosen zeigen.

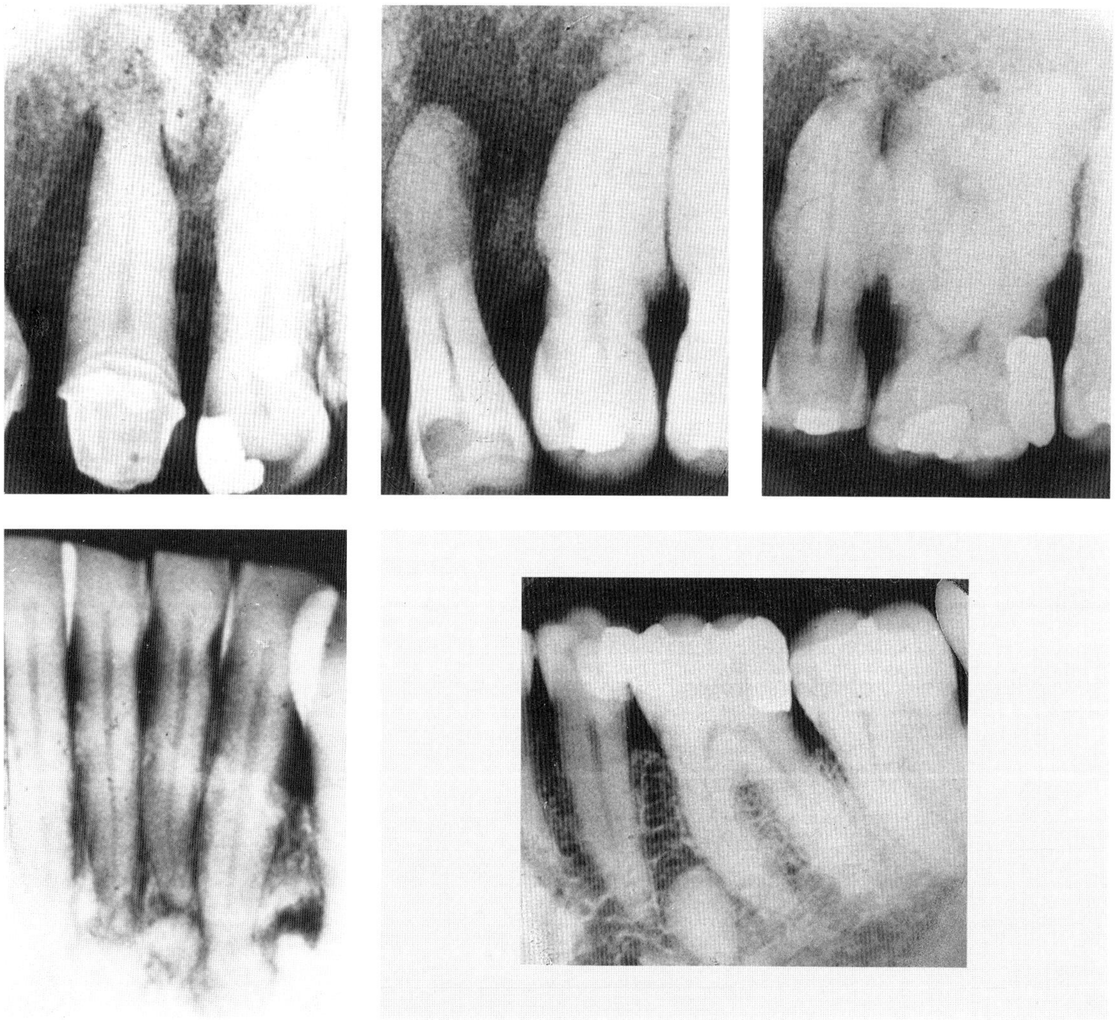

646 Ostitis deformans Paget
Die Zahnröntgenaufnahmen aus einem Status zeigen den typischen „Cotton-wool-Effekt" um die Zähne mit unregelmäßigen Aufhellungen im Sinne einer Osteoporosis circumscripta. Die Erkrankung läßt in einem zweiten Stadium fleckige und rundliche Verschattungen erkennen, die langsam konfluieren. Etwa 1% der Fälle neigen zur Ausbildung eines Osteosarkoms.

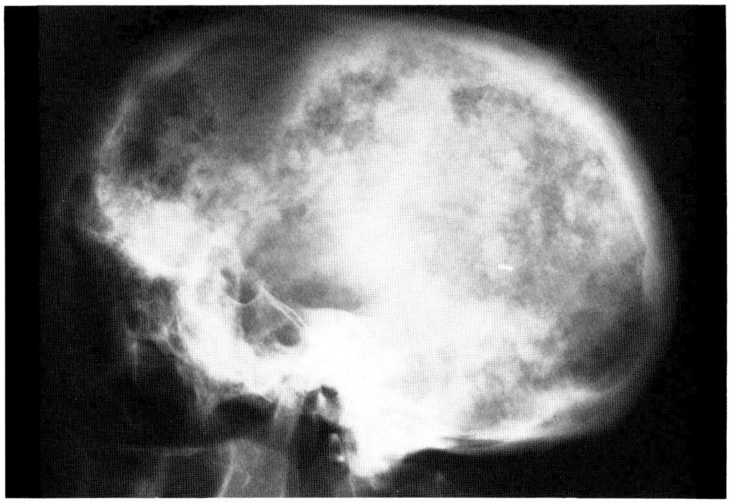

647 Ostitis deformans Paget
Die seitliche Schädelaufnahme zeigt einen typischen Befund mit erheblicher Verdickung der gesamten Kalotte und der Schädelbasis.

Sammlung Prof. Dr. M. Galanski, Prof. Dr. P. E. Peters, Institut für klinische Radiologie der Universität Münster

Hämangiom

Das an sich seltene zentrale Hämangiom der Kiefer ist häufiger im Unter- als im Oberkiefer anzutreffen und befällt vorzugsweise das weibliche Geschlecht. Es kann radiologisch eine außerordentliche Variabilität des Erscheinungsbildes zeigen. Seifenblasen, Verkalkungen, Osteolysen, Sonnenstrahlen und abnorme Knochenstrukturen mit Verformungen der Kortikalis sind anzutreffen; die Begrenzung ist unklar. Gelegentlich können Phlebolithen beobachtet werden. Die Diagnose kann durch Angiographie gesichert werden.

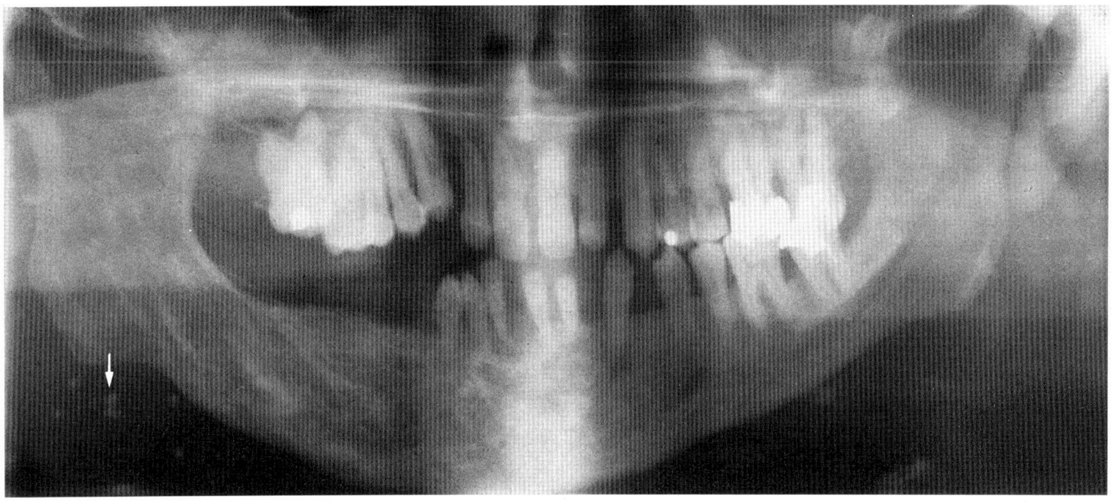

648 Zentrales Hämangiom im rechten Unterkiefer
Das Hämangiom reicht von der Incisura semilunaris bis in die Region des 43. Man vergleiche die strähnige Knochenstruktur mit der gesunden Seite, und man beachte die zahlreichen Phlebolithen unterhalb des Kieferwinkels (Pfeil).

Sammlung Prof. Dr. Dr. E. Steinhäuser, Erlangen

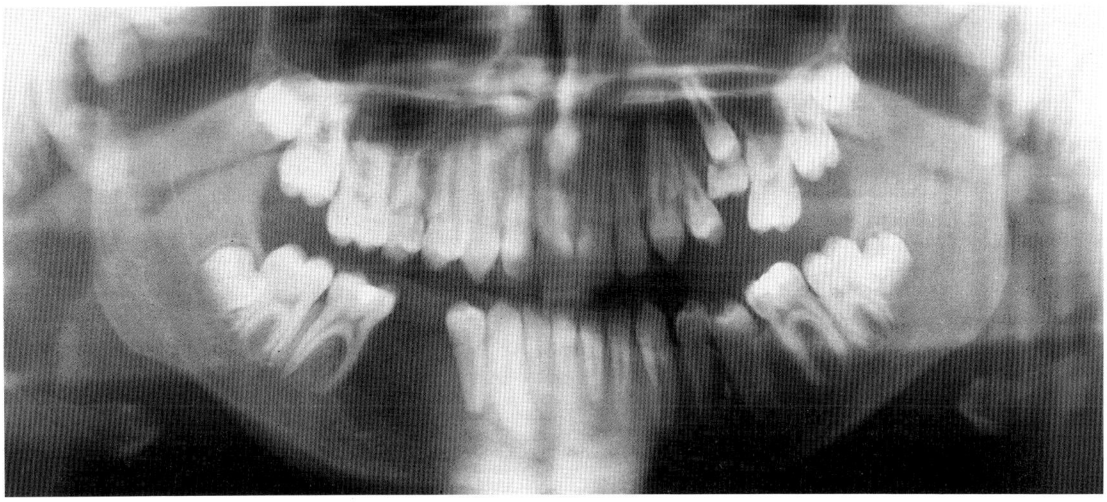

649 Zentrales Hämangiom in der Region 45 mit Osteolyse und unscharfen Grenzen
Unscharf begrenzte Osteolyse. Die Kompakta zeigt eine lamelläre Periostreaktion und eine leichte Ausbuchtung.

Sammlung Prof. Dr. Dr. E. Steinhäuser, Erlangen

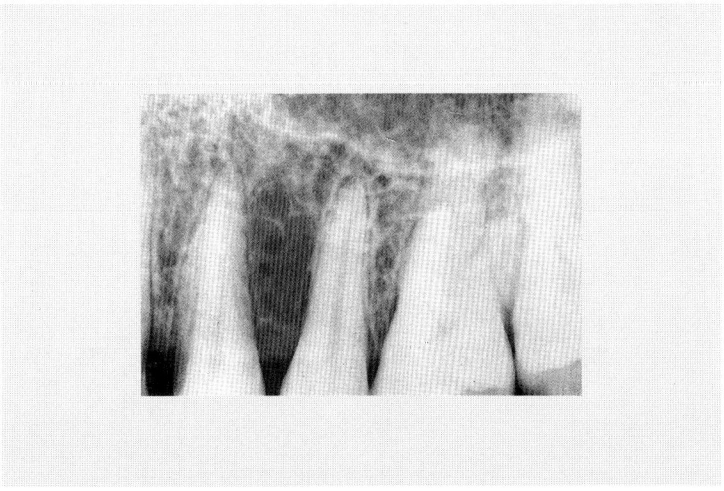

650 Kleines zentrales Hämangiom
Die Zahnaufnahme zeigt gut die bläschenbildende Struktur zwischen 24 und 25, die etwas an die Honigwabenzeichnung der Ameloblastome erinnert. Die Verbreiterung des Desmodontalspaltes entspricht klinisch der abnormen Zahnbeweglichkeit in solchen Fällen. 21jährige Patientin.

Sarkom

Der Tumor, der Männer doppelt so häufig befällt wie Frauen, bevorzugt den Unterkiefer und kommt dort häufig in einer osteoblastisch-osteolytischen Mischform des osteogenen Sarkoms vor. Da das Sarkom, ähnlich wie das infiltrativ einbrechende Karzinom oder auch die Osteomyelitis, den Mandibularkanal zerstört, gehören Parästhesien zu den klinischen Leitsymptomen. Radiologisch sieht man Knochendestruktion, Neoformation, Osteolyse, Zerstörung und Durchbruch der Kompakta mit „Spiculae" (d.h. „Sonnenstrahleneffekten") an den Begrenzungen zu den Weichteilen.

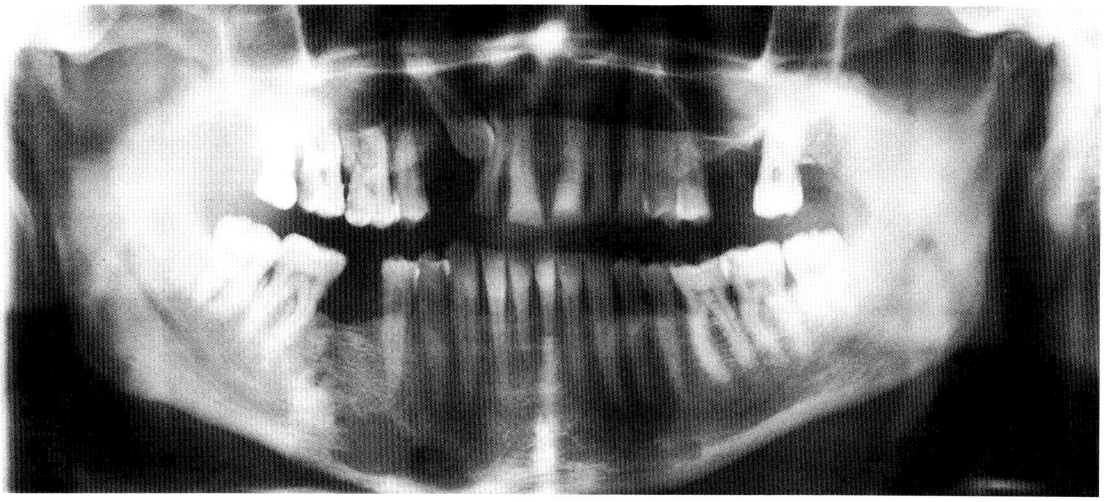

651 Osteosarkom
Man erkennt deutlich die unregelmäßigen Osteolysen und die gezackten osteoblastischen Neoformationen an der Extraktionsstelle des 46. 50jähriger Mann.

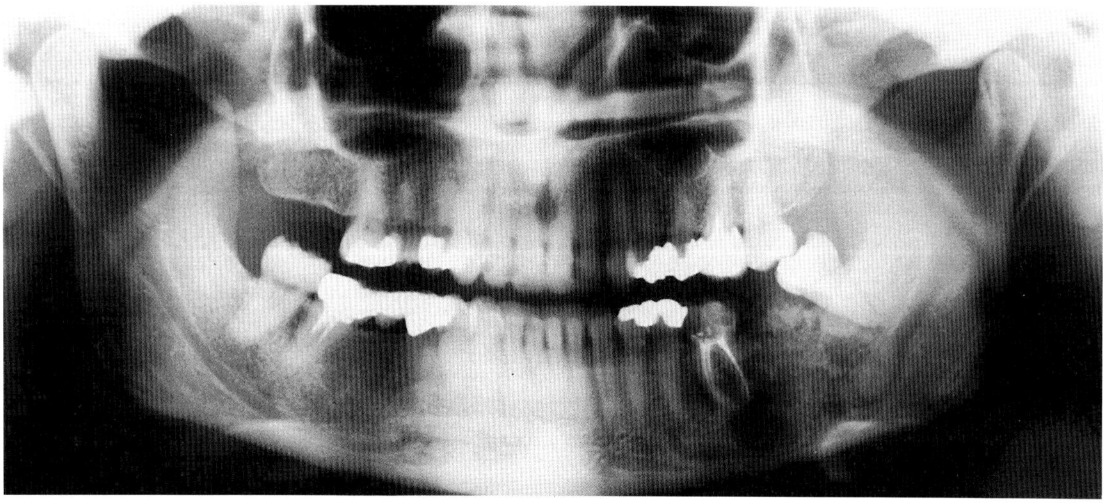

652 Osteosarkom
An der Extraktionsstelle des 37 hat sich eine Mischform des Osteosarkoms gebildet. Man sieht die den Alveolarkamm überwuchernde, unregelmäßig und fleckförmig ossifizierte Neoformation neben Osteolysen. 38jährige Frau.

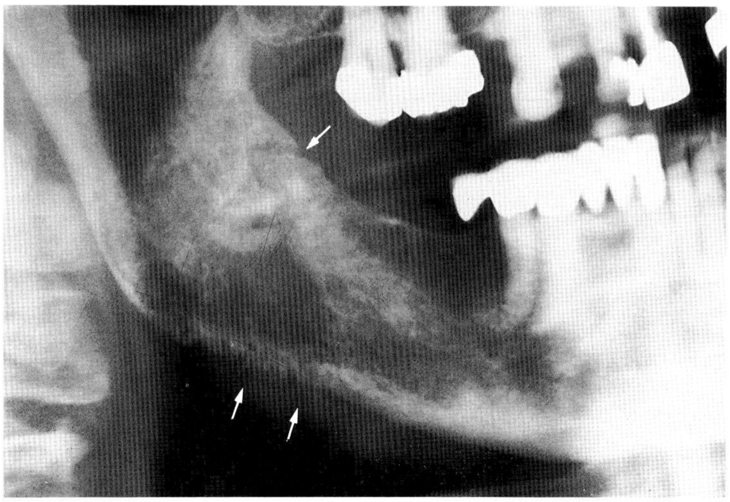

653 Osteosarkom
Mischform. Neben Knochenneubildung sind Osteolysen und die Zerstörung der Kompakta zu beobachten. Bildung von „Spiculae" (Pfeile). Spontanfraktur (Pfeil).

Sammlung Dr. K. Weibel, Baden

Der maligne Tumor, der meist solitär vorkommt und gerne in die Lungen metastasiert, kann sich auch sekundär durch Entartung auf dem Boden sonst gutartiger Tumoren entwickeln. Das auf dieser Seite gezeigte osteogene osteoblastische Sarkom der Maxilla hat sich so mit aller Wahrscheinlichkeit auf dem Boden eines Osteochondroms gebildet. In einer Orthopantomographie im Bereich der Spina nasalis anterior auftretende unklare Verdichtungen sollten daher immer durch Aufbißaufnahmen und eine Fernröntgenaufnahme ergänzt werden, um Strukturveränderungen und ein abnormes Wachstum kontrollieren zu können.

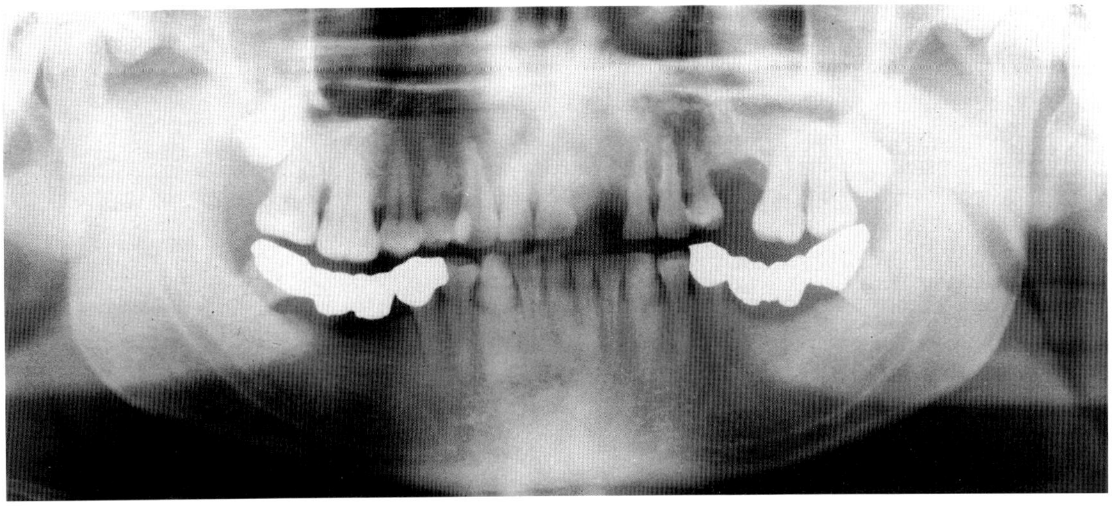

654 Osteosarkom in den vorderen Anteilen der Maxilla
In der gleichen Region gelegen wie ein Osteochondrom, zeigt sich der Tumor im Orthopantomogramm lediglich als unklare Verschattung im Bereich der Spina nasalis anterior bei einem 40jährigen Patienten.

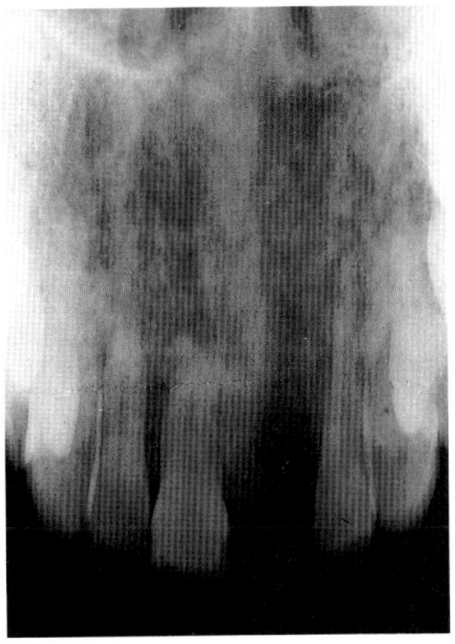

655 Osteosarkom, derselbe Fall in einer Aufbißaufnahme
Die Aufnahme veranschaulicht gut die alle anatomischen Strukturen zerstörende Wachstumstendenz, die sich in einer unruhigen, mottenfraßähnlichen Strukturzeichnung ausdrückt.

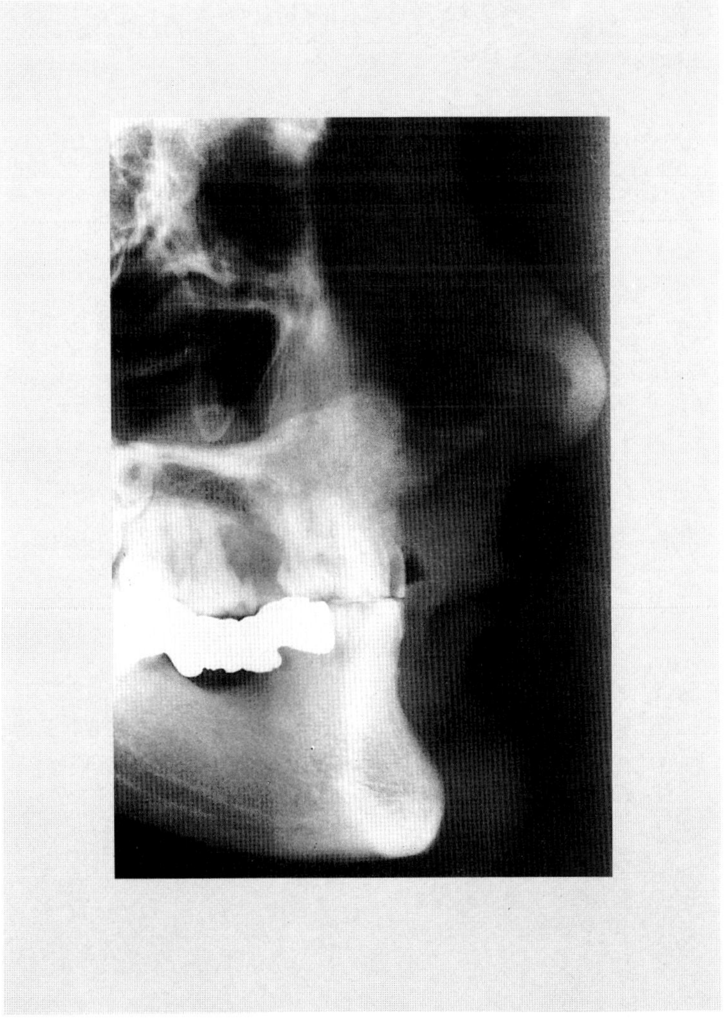

656 Osteosarkom der Maxilla, derselbe Fall
Das seitliche Fernröntgenbild enthüllt die knollige Form der unregelmäßig strukturierten und unscharf begrenzten Verschattung.

Karzinogene Infiltration

Im Gegensatz zu benignen Läsionen verdrängen maligne Tumoren wegen ihres invasiven und raschen Wachstums keine Zähne. Verlust der Lamina dura und Verbreiterung des Desmodontalspaltes zeigen vor anderen Röntgenzeichen das den Zahn umgreifende Tumorwachstum an. Neben Defektbildung sind unregelmäßige Osteolysen typisch, die von der normalen Strukturzeichnung des Knochens, der mottenfraßähnlich und unterminierend befallen wird, abweichen. Zerstörungen des Mandibularkanals und des Foramen mentale (Folge Parästhesien!) sind deutlich sichtbar.

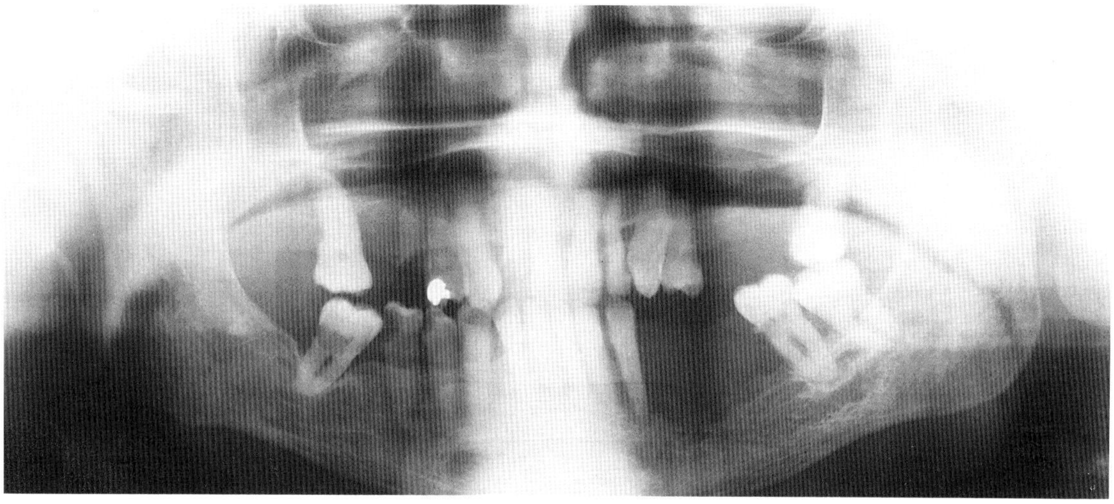

657 Infiltrierendes Karzinom der Mundbodenschleimhaut
Die Region 34, 35 und 36 zeigt einen Knochendefekt mit fleckförmigen Osteolysen im Corpus mandibulae. Bei oberflächlicher Betrachtung und in Unkenntnis der Klinik kann ein derartiger Fall zur Diagnose „marginale Parodontitis im Endstadium" führen.

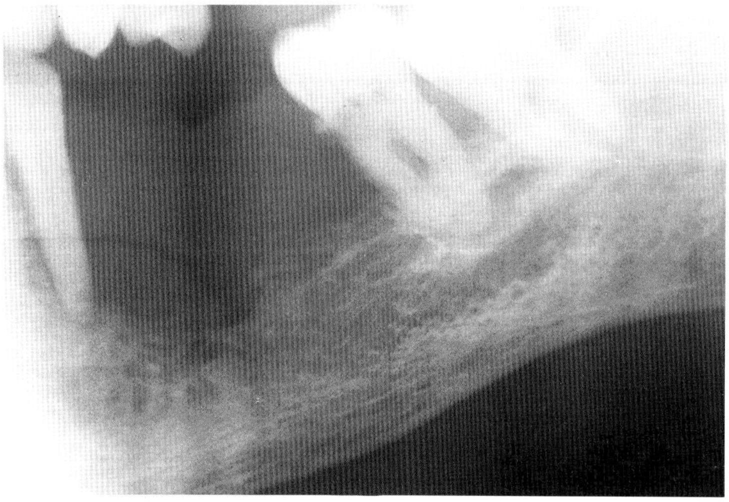

658 Ausschnitt aus der Orthopantomographie desselben Falles
Die Aufnahme zeigt die Zerstörung des Mandibularkanals und des Foramen mentale. Strähnige Auflösung der Kompakta ohne Reaktion. Mottenfraßähnlich befallener Abschnitt distal des 33.

Sammlung Dr. K. Weibel, Baden

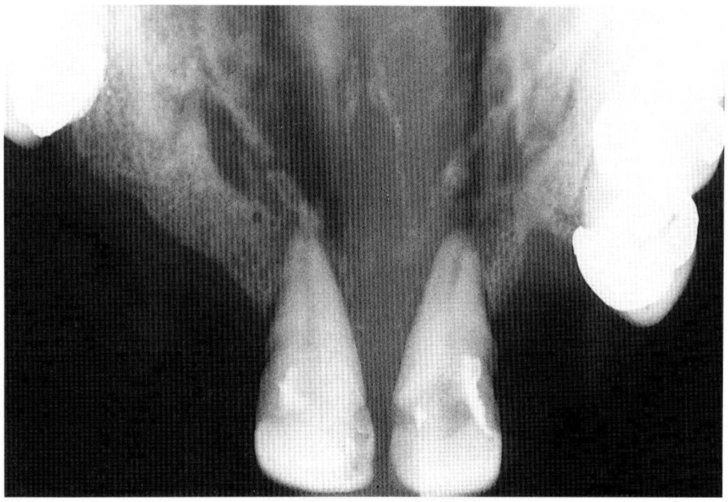

659 Infiltrierendes Karzinom der Gaumenschleimhaut in einer Aufbißaufnahme
Der Tumor hat sämtliche normalanatomischen Strukturen im vorderen Bereich des Oberkiefers zerstört. Die Zähne scheinen in der Osteolyse „zu schweben". Während benigne Läsionen die Zähne langsam verdrängen (Ausnahme eosinophiles Granulom), bleiben sie bei rasch um sich greifenden malignen Tumoren weiterhin an ihrem Platz.

Mukoepidermoidtumor

Obwohl dieser Tumor weder in die Gruppe der odontogenen noch der mesenchymalen Tumoren der Kiefer gehört, wird er hier gezeigt, um eine weitere Invasionsmöglichkeit durch Gewebe aus der Umgebung der Kiefer vorzustellen. Der Tumor kann aus den großen und kleinen Speicheldrüsen infiltrierend in die Kiefer einwachsen und dort klinisch und radiologisch die Zeichen benignen oder malignen Wachstums zeigen. Er simuliert radiologisch die verschiedensten Arten von Zysten und Tumoren, ist differentialdiagnostisch von Bedeutung und zeigt damit auch die Problematik der radiologischen Artdiagnose auf.

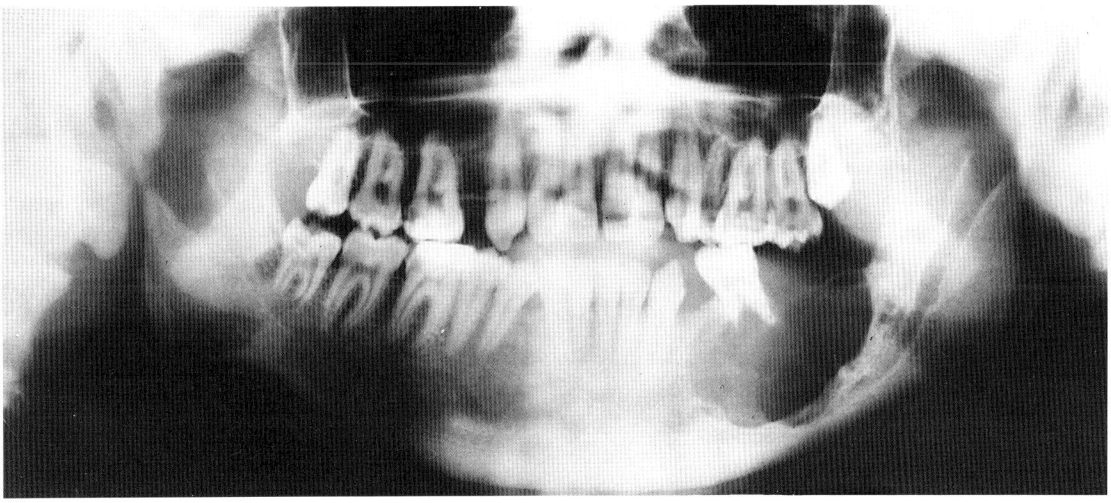

660 Mukoepidermoidtumor von – radiologisch – benignem Charakter
Seifenblasenähnliche gelappte Ränder, ein Ameloblastom oder ein Riesenzellgranulom imitierend.

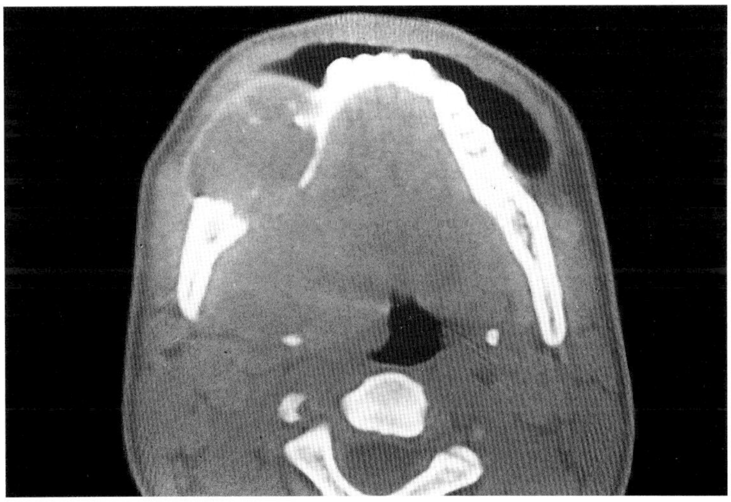

661 Mukoepidermoidtumor im axialen CT mit Knochenfenster
Hier sieht man, daß der „Hohlraum" von Weichgewebe ausgefüllt ist.

Hôpital Cantonal de Lausanne

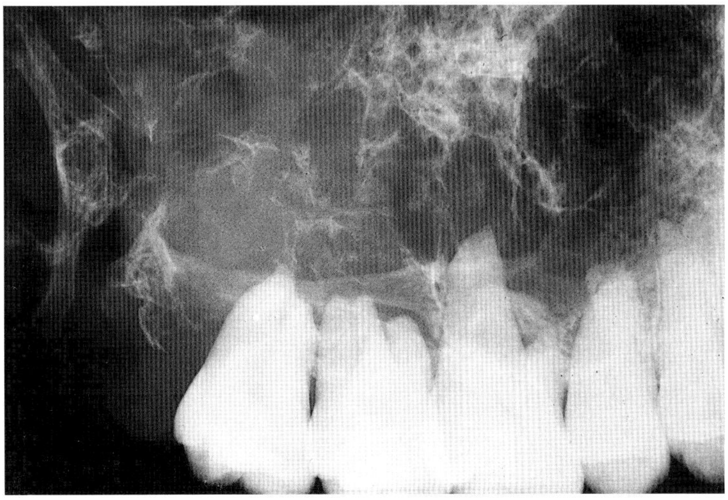

662 Mukoepidermoidtumor in einer klinisch und radiologisch malignen Ausformung
Die Röntgenzeichen in dieser Abbildung erinnern wohl an ein Myxom (S. 203), zeigen aber hier ein unterminierend-infiltratives Wachstum mit malignem Charakter.

Metastasen

Definition: Die Metastase ist der Satellit eines Primärtumors und weist trotz unterschiedlicher anatomischer Lokalisation den gleichen feingeweblichen Bau wie dieser auf. Da Metastasen klinisch oft lange symptomlos bleiben, erreichen sie beträchtliche Größen und wurden vor der Ära der Orthopantomographie häufig erst aufgrund einer Spontanfraktur entdeckt. Typische Röntgenzeichen sind mottenfraßähnliche oder fleckige Osteolysen mit unscharfen und unterminierten Rändern, doch kommen auch arttypische Verkalkungen vor. Der Unterkiefer ist viermal häufiger befallen als der Oberkiefer.

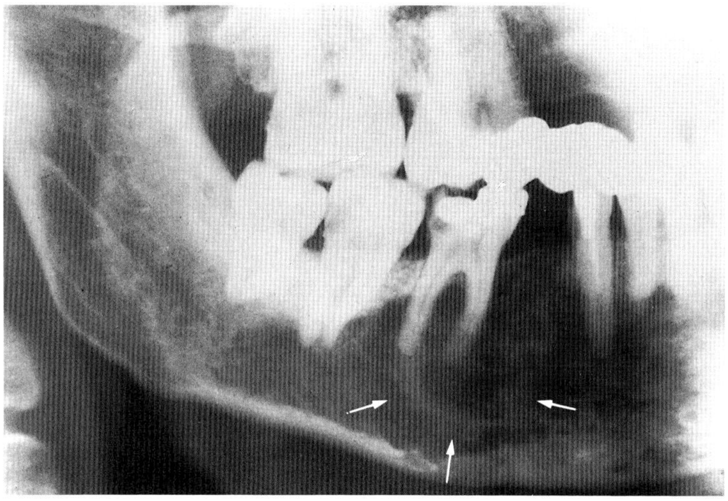

663 Metastase eines Mammakarzinoms
Das enossale Wachstum hat zu einer Zerstörung der Laminae durae und zu einer ausgedehnten Osteolyse mit unscharfen Rändern geführt. Pathognomonisch für das Mammakarzinom sind Verkalkungsareale (Pfeile).

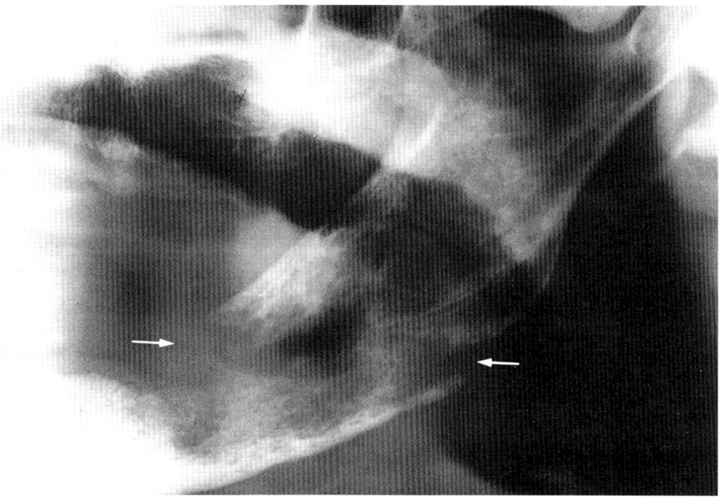

664 Metastase eines Bronchuskarzinoms mit pathologischer Fraktur
Die Destruktion des Knochens reicht vom Foramen mentale bis zur Incisura semilunaris und hat zu einer totalen Zerstörung des Mandibularkanals geführt. Spontanfraktur (Pfeile).

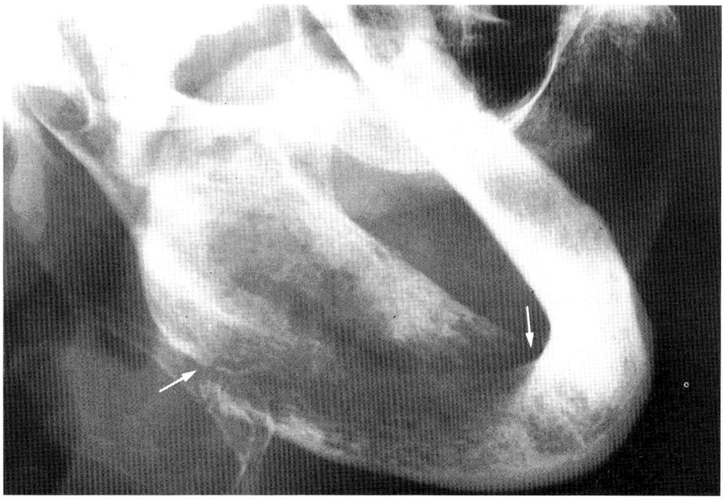

665 Metastase eines Bronchuskarzinoms mit pathologischer Fraktur
Man beachte die stecknadelkopfgroßen mottenfraßartigen Osteolysen in dieser Aufnahme „Unterkiefer seitlich getrennt". Spontanfraktur (Pfeile).

Traumatologie

In der Traumatologie spielt das Röntgenbild eine besondere Rolle und muß verschiedene Ansprüche erfüllen, da es nicht nur der Befunderhebung, sondern auch der Dokumentation für Patient, Arzt und Versicherung dient. Zu der vom Strahlenschutz geforderten medizinischen tritt gleichberechtigt die forensische Indikation.

Dies gilt in der Zahnmedizin bereits für Bagatellunfälle, da selbst bei scheinbar banalen Ereignissen häufig unerwartete Spätfolgen aufzutreten pflegen, die einen Rapport an die zuständige Versicherung notwendig machen. Man bedenke, daß z. B. Frakturspalten jedwelcher Lokalisation im Röntgenbild nur dann mit Sicherheit diagnostizierbar sind, wenn der Frakturspalt parallel zum eingestellten Zentralstrahl verläuft oder Dislokationen deutlich dargestellt werden.

Kann radiologisch kein Nachweis für das Bestehen einer Fraktur erbracht werden, so ist ihre Existenz noch nicht ausgeschlossen. Dem Zahnarzt sei empfohlen, auch bei klinisch unkompliziert scheinenden Zahnunfällen von Kindern die Orthopantomographie einzusetzen, um die auch klinisch schwer erkennbaren Kollumfrakturen und Infraktionen (Grünholzfrakturen) zumindest aus Versicherungsgründen aufzusuchen und zu dokumentieren. So können Fehlbeurteilungen, die zu späteren Zahnverlusten und Wachstumsstörungen führen können, vermieden werden. Generell kann die Orthopantomographie bei Frakturverdacht zur Darstellung von Zahn- und Kondylusfrakturen in der Normposition angefertigt werden, doch empfiehlt sich z. B. bei Dislokationen eine Aufnahme im Schlußbiß. Sowohl durch den Unfall selbst als auch durch den sekundär einsetzenden Muskelzug sind, besonders im Unterkiefer, Dislokationen zu erwarten, die im Orthopantomogramm aufgrund von Überlagerungseffekten in der dritten Dimension nicht immer sichtbar werden. Da die dritte Dimension uns häufig nicht beantwortbare Fragen offenläßt, sind ergänzende Aufnahmen in verschiedenen Projektionsebenen unerläßlich. Ferner gilt es zu beachten, daß stets mit geeigneten Weichteilaufnahmen nach Glassplittern gesucht werden muß (S. 68 und 88). Die Vitalität verletzter Zähne ist nach dem Unfall obligatorisch während sechs Monaten zu überprüfen, um Spätfolgen erfassen zu können.

Die heute so häufigen Verkehrsunfälle provozieren nicht selten Mehrfachverletzungen. Polytraumatisierte oder bewußtlose Patienten können wegen der auftretenden Lagerungsprobleme bei der Erstuntersuchung meist nicht mit konventionellen Methoden umfassend untersucht werden, weshalb man genötigt sein kann, die Perfektionierung der Befunderhebung in einem zweiten Untersuchungsgang nachzuholen. Erst die Computertomographie, mit der vor allem Verletzungen in der Tiefe des Gesichtsschädels besser dargestellt werden können, und der Zonarc (S. 23) haben neue Möglichkeiten eröffnet.

Nur gründliche Kenntnisse der Anatomie und der technischen Möglichkeiten führen in der Frakturdiagnostik zum Erfolg.

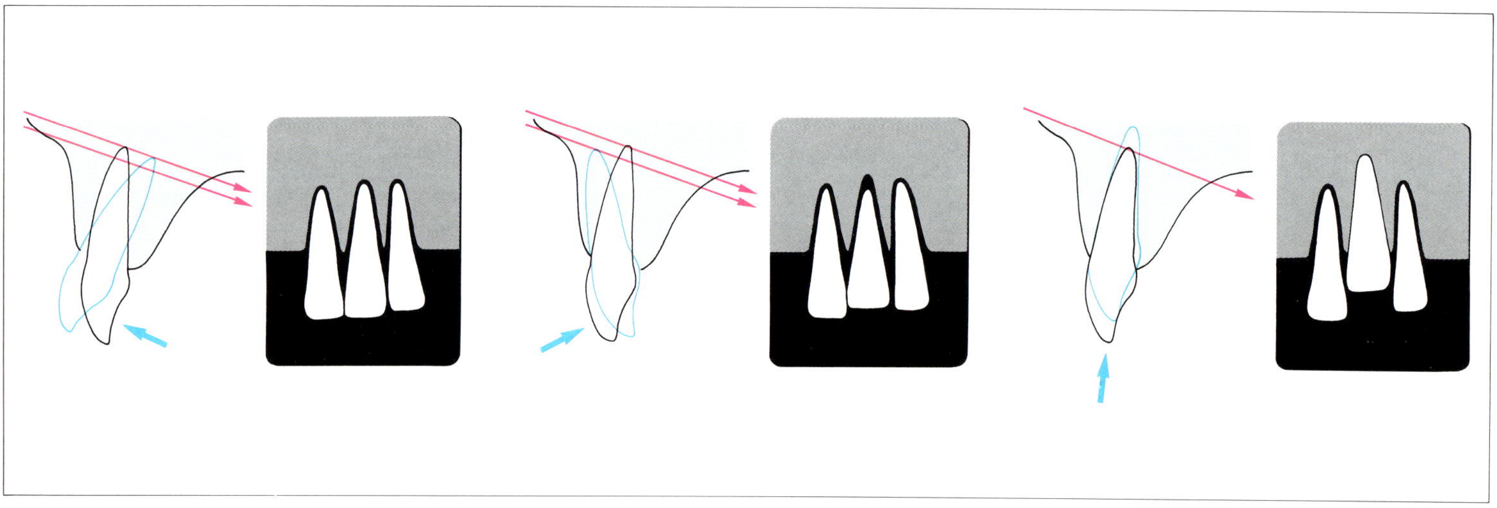

666 Röntgenzeichen der Subluxation schematisch
(Text S. 249)

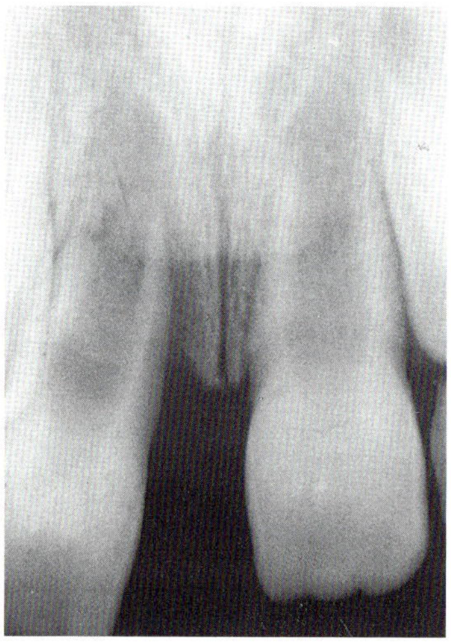

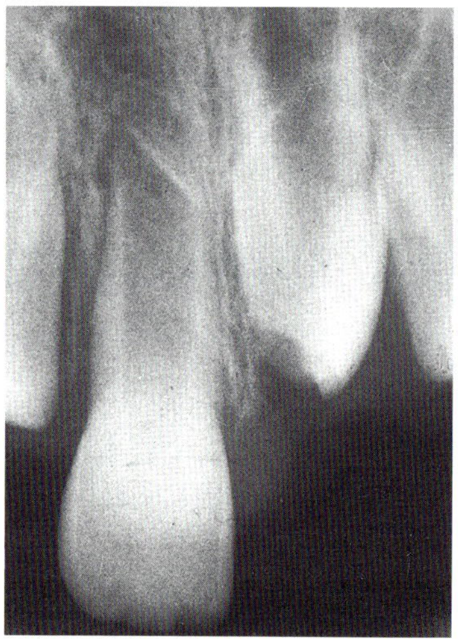

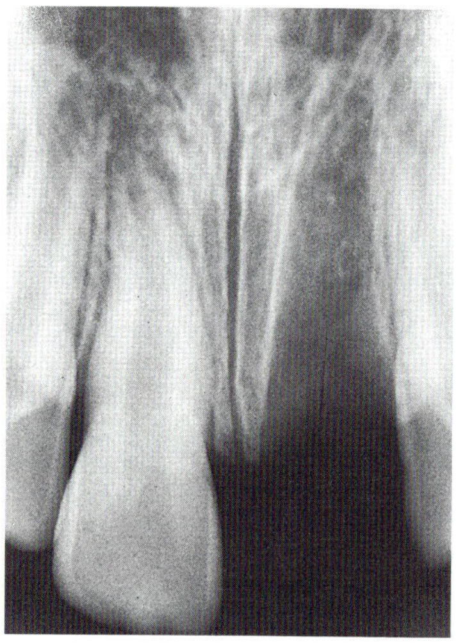

667 Subluxation eines 11 mit Wurzelfraktur

668 Zentrale Luxation eines 21 mit Kronenfraktur

669 Subluxation von 11 und totale Luxation von 21

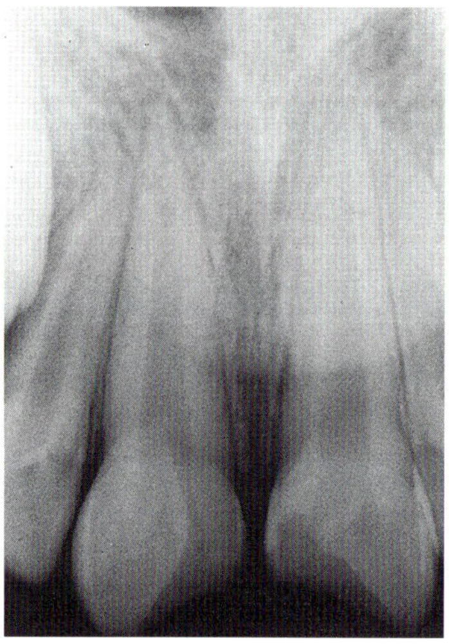

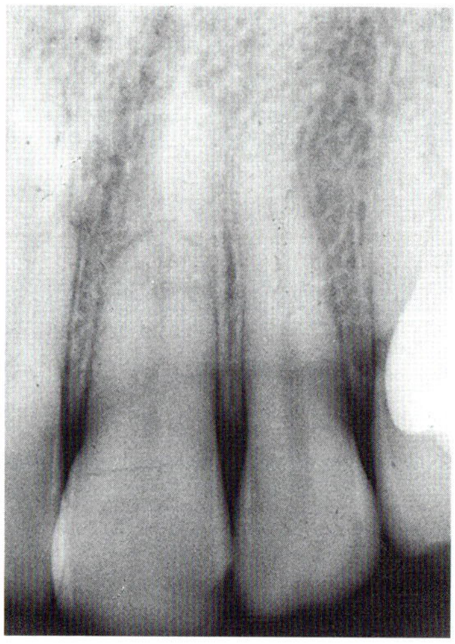

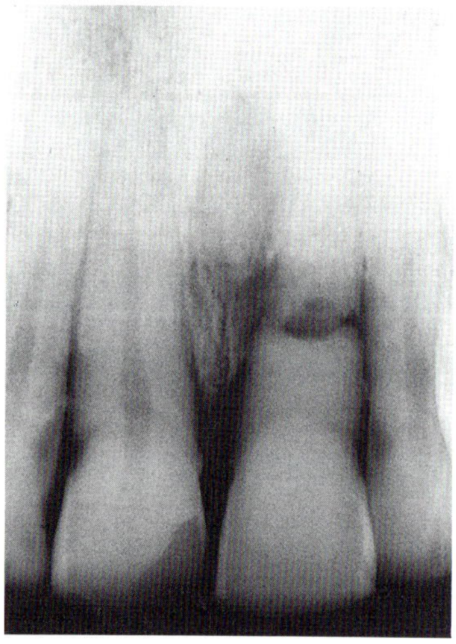

670 Kronenfraktur von 11 und 21 mit Pulpaeröffnung

671 Abgeheilte Wurzelquerfraktur an einem vital gebliebenen 21

672 Spätfolge einer Wurzelquerfraktur von 21 mit Obliteration des Pulpakanals

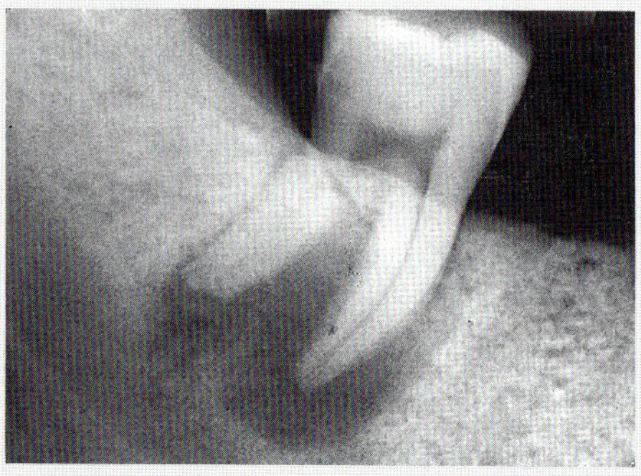

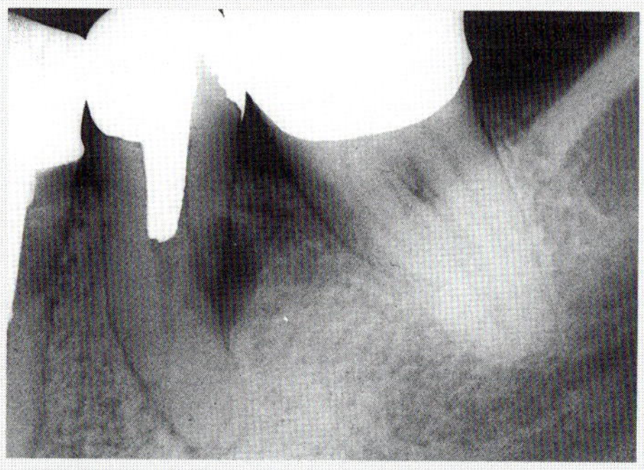

673 Spätfolgen einer unerkannt gebliebenen Wurzelquerfraktur an 47

674 Wurzellängsfraktur nach forciertem Einsetzen eines Stiftaufbaus

Röntgenzeichen der Subluxationen

Die Abb. 666 demonstriert schematisch die Möglichkeiten der Subluxation von oberen Frontzähnen und den üblichen Strahlengang mit dem Ergebnis bei der Anfertigung von Röntgendokumentationen. Subluxationen im Unterkiefer sind sinngemäß zu beurteilen.

- *Links:* Wird der Zahn durch den Unfall mit seiner Krone nach vestibulär luxiert, so wird die Wurzel nach palatinal deplaziert. Mit der üblichen Strahlenführung zeigt sich keine oder eine im Vergleich zum klinischen Bild nur geringe Subluxation.
- *Mitte:* Wird der Zahn durch den Unfall mit seiner Krone nach palatinal luxiert, so wird die Wurzel nach vestibulär deplaziert. Mit der üblichen Strahlenführung zeigt sich eine deutliche Subluxation an.
- *Rechts:* Wird der Zahn beim Unfall in die Alveole hineingetrieben, so steht die Wurzel mit ihrem Apex im Röntgenbild über der Apexlinie der Nachbarzähne. Eine Alveole mit Desmodontalspalt und Lamina dura ist in diesen Fällen nicht mehr nachweisbar.

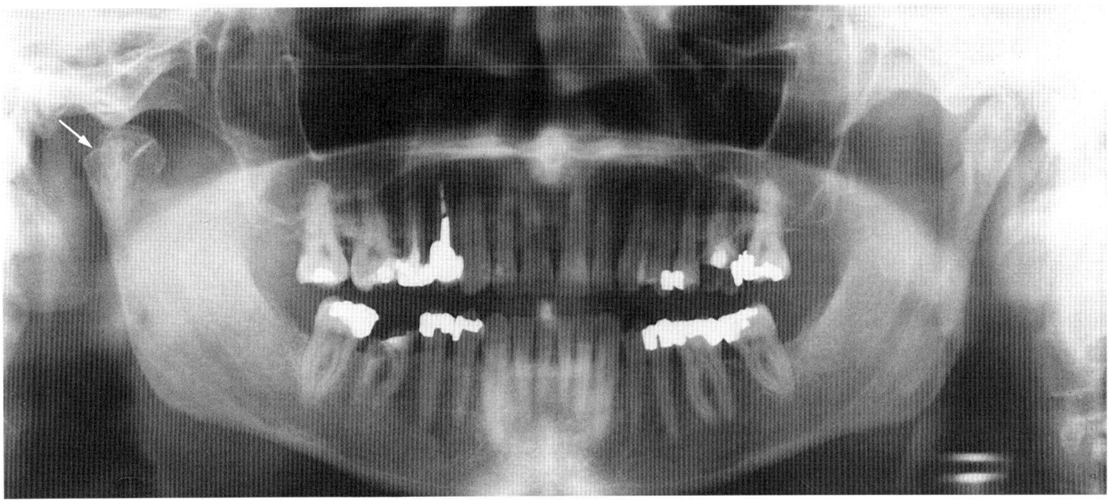

675 Kronenfraktur von 15, 26, 34 und 46 mit hoher Kollumfraktur rechts (Pfeil)
Das Beispiel zeigt, daß auch bei banalen Zahnfrakturen häufig mit Kondylusfrakturen zu rechnen ist. Die Fossa rechts ist leer.

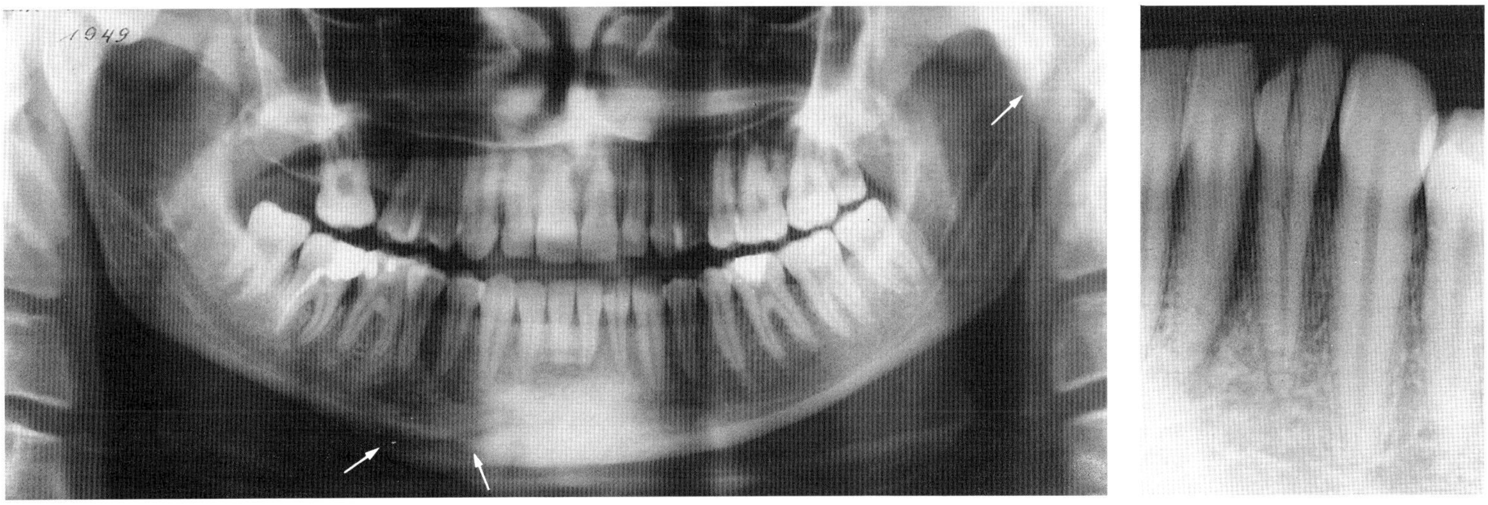

676 Längsfraktur von 32 mit Unterkieferquerfraktur (Pfeile) und Kondylusfraktur links
Die Gewalteinwirkung hat den 32 gespalten (Zahnaufnahme) und eine schräge Querfraktur von 45 bis zur distalen Alveolenwand des 31 sowie eine Kollumfraktur links verursacht (OPG).

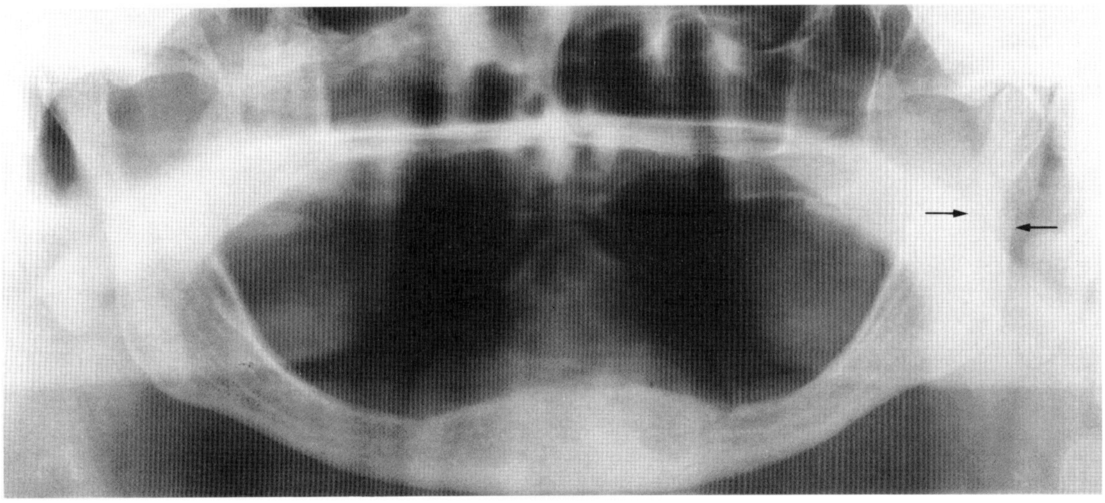

677 Tiefe Kollumfraktur links
Der Kondylus ist nicht am Platz, und man sieht eine deutliche Stufe am dorsalen Rand des aufsteigenden Astes (Pfeile). Bei posttraumatischer Schwellung der Weichteile und entsprechender Verschattung kann die Erkennung von Kollumfrakturen erschwert sein.

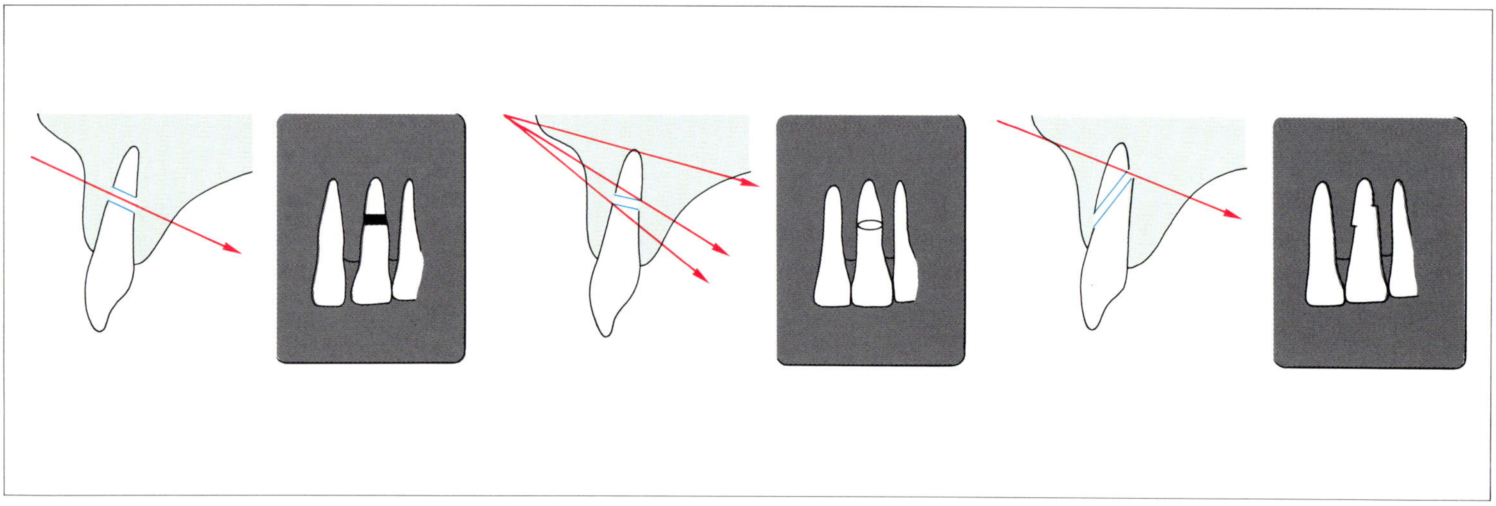

678 Röntgenzeichen bei Zahnfrakturen schematisch
(Text S. 251)

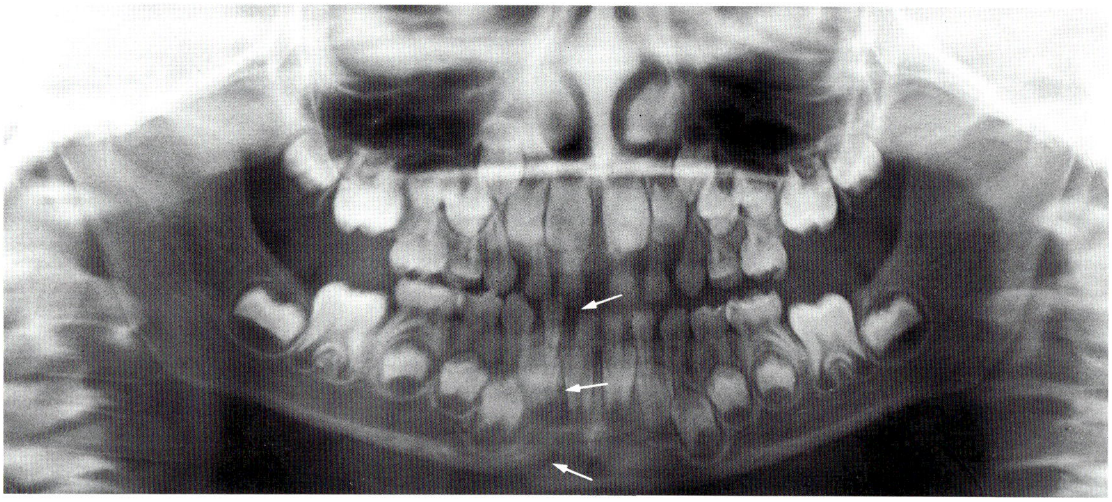

679 Unterkieferquerfraktur
Stufenbildung in der unteren Frontzahnreihe und Dislokation der Fragmente (Pfeile) bei einem 5jährigen Mädchen.

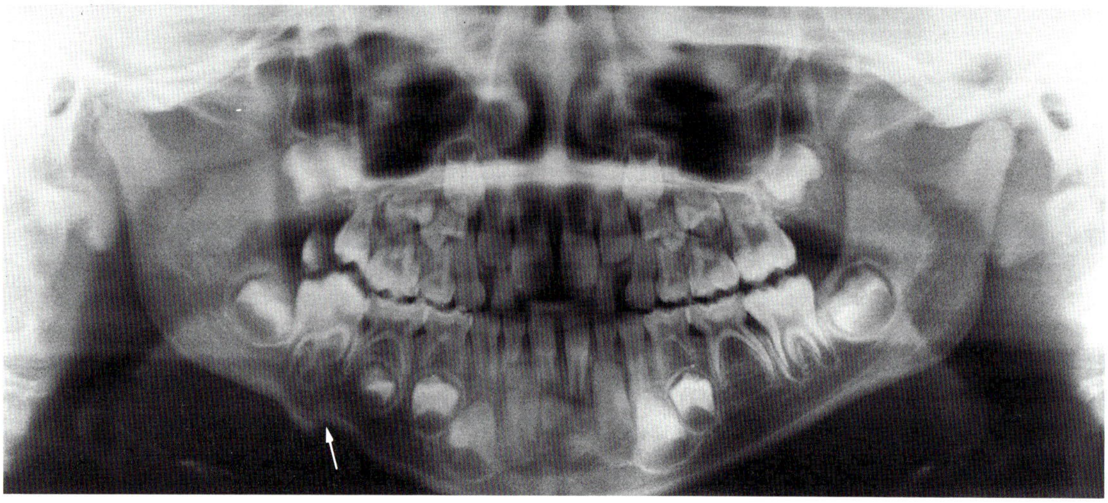

680 Untersuchung eines 6jährigen Jungen nach Bagatellunfall
Die Doppelzeichnung von 17, 16 und 46 weist darauf hin, daß es sich bei der „Stufenbildung" in der Kompakta um einen Artefakt durch Bewegung während der Exposition und nicht um eine Unterkieferquerfraktur handelt (Pfeil).

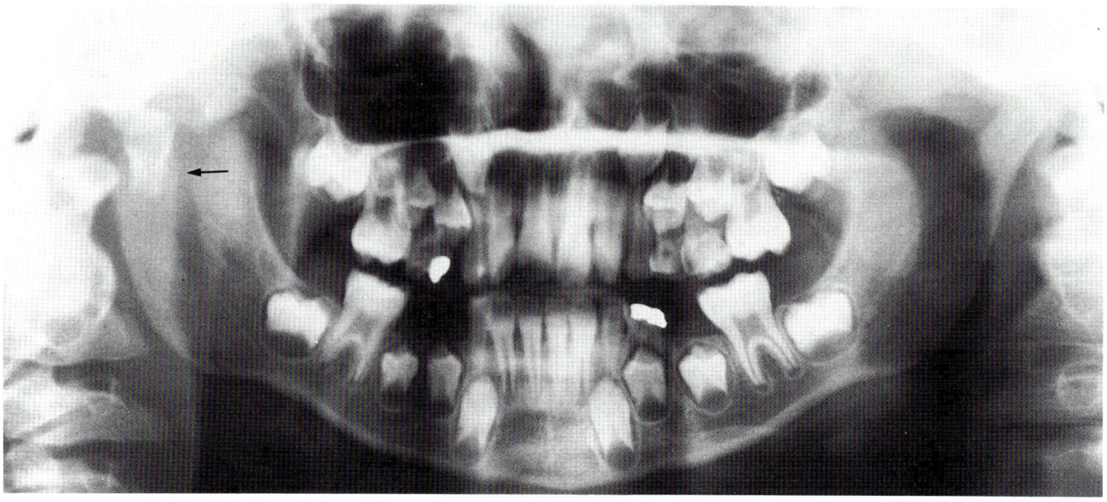

681 Köpfchenhalsfraktur rechts (Pfeil)
Dislokation des kleinen Fragments nach lateral und frontal. Man beachte, daß der Kondylus und das Kollum nicht verbreitert zu sehen sind. 7jähriger Junge.

Röntgenzeichen bei Zahnfrakturen

Die Abb. 678 demonstriert schematisch drei der am häufigsten vorkommenden Wurzelfrakturen bei oberen Frontzähnen sowie das Ergebnis bei der Anfertigung von Zahnaufnahmen mit den üblichen Möglichkeiten der Strahlenführung (von *links* nach *rechts*).

- Nur wenn der Zentralstrahl zufällig exakt durch den Frakturspalt geführt wird, zeichnet sich dieser klar ab.
- Wird der Zentralstrahl zufällig schräg zum Frakturspalt geführt, so erscheinen mehrere „Bruchlinien" im Bild und simulieren eine „komplizierte" Fraktur.
- Schrägfrakturen vom Typ der Abscherungsfraktur zeigen häufig kaum Röntgenzeichen einer Fraktur. Oft sieht man erst mit Hilfe der Lupe winzige Stufenbildungen entlang der mesialen oder der distalen Wurzeloberflächen und/oder einen schwach erkennbaren Additionseffekt, gebildet durch die übereinandergeschobenen Wurzelfragmente. Für der Länge nach frakturierte Zähne gelten die gleichen Regeln: Die Fraktur ist nur dann sichtbar, wenn der Frakturspalt zufällig parallel zum Zentralstrahl steht.

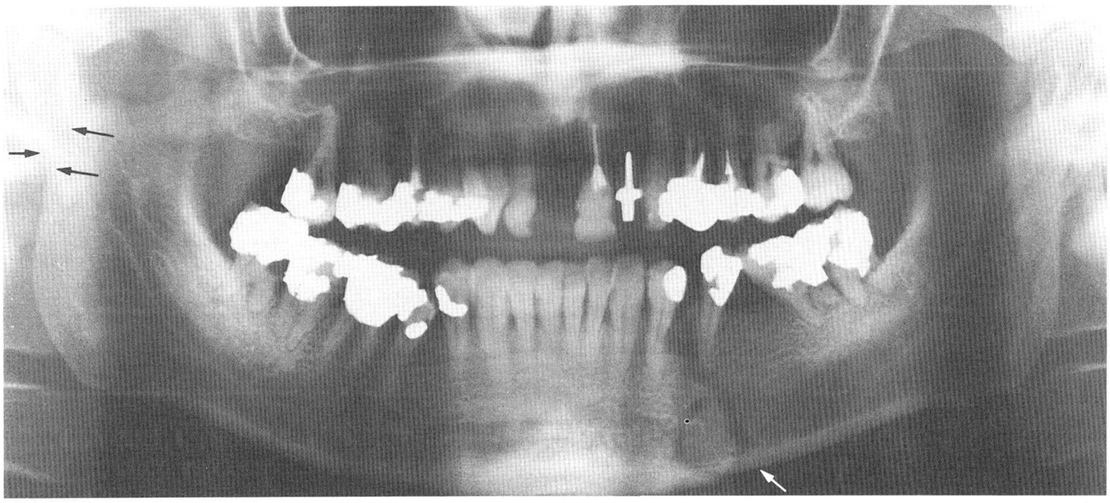

682 Unterkieferquerfraktur mit Kollumfraktur
Überlappende Frakturspalten (scheinbare Ansprengungsfraktur) und Köpfchenhalsfraktur rechts (mit Additionseffekt der sich überlagernden Fragmente, Pfeile).

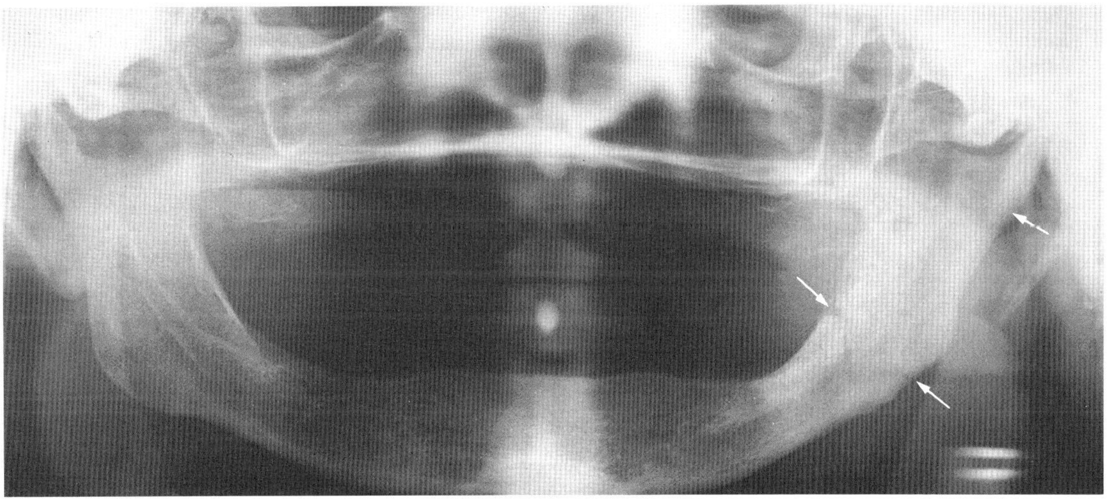

683 Kieferwinkelfraktur mit Kollumfraktur links (Pfeile)
Primär chronische Osteomyelitis (sog. Bruchspaltostitis) im aufsteigenden Ast links. Man vergleiche mit der gesunden Seite. Zur Überprüfung einer möglichen Dislokation ist in solchen Fällen eine Schädelaufnahme „Unterkiefer p.-a." mit maximaler Mundöffnung anzufertigen.

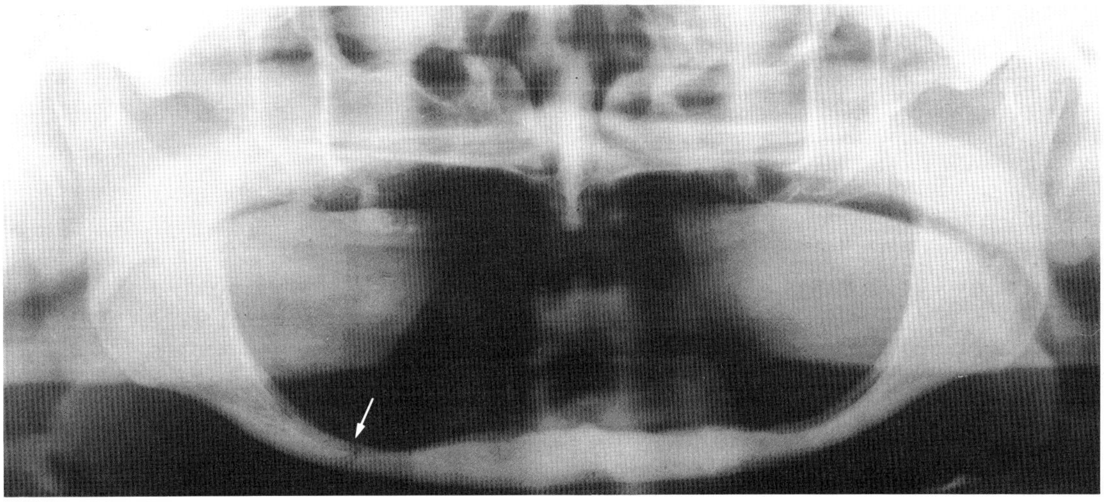

684 Spontanfraktur im Unterkiefer rechts
Hochgradige Altersatrophie bei einem 68jährigen Mann.

Röntgenzeichen bei UK-Frakturen

Verlauf der Frakturspalten, Dislokation der Fragmente und Einfallsrichtung des Zentralstrahls bestimmen die bildliche Wiedergabe. Drei schematisch gezeichnete Abschnitte des Korpus (Ia, IIa) und des Ramus (IIIa) zeigen drei häufige Frakturlinien im OPG (grau). Bei Ia liegt klinisch eine glatte Querfraktur (Ib) oder eine Dislokation in der dritten Dimension (Ic) vor. Bei IIa liegt eine Schrägfraktur (IIb) oder eine solche mit Dislokation – wie oben – vor (IIc). Bei IIIa kann eine Dislokation des kleinen Fragments sowohl nach lateral (IIIb) als auch nach medial (IIIc) vorliegen (Abb. 685).

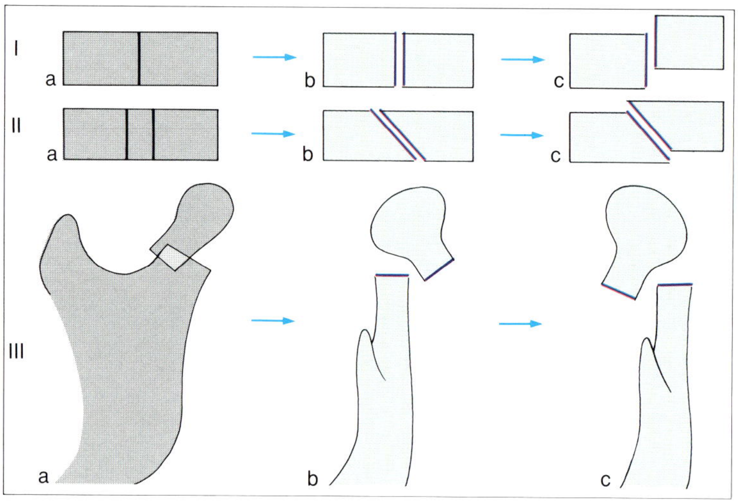

685 Röntgenzeichen bei Kieferfrakturen schematisch
(s. obiger Text)
Die Kontrolle von Frakturlinien in der dritten Dimension ist unabdingbar.

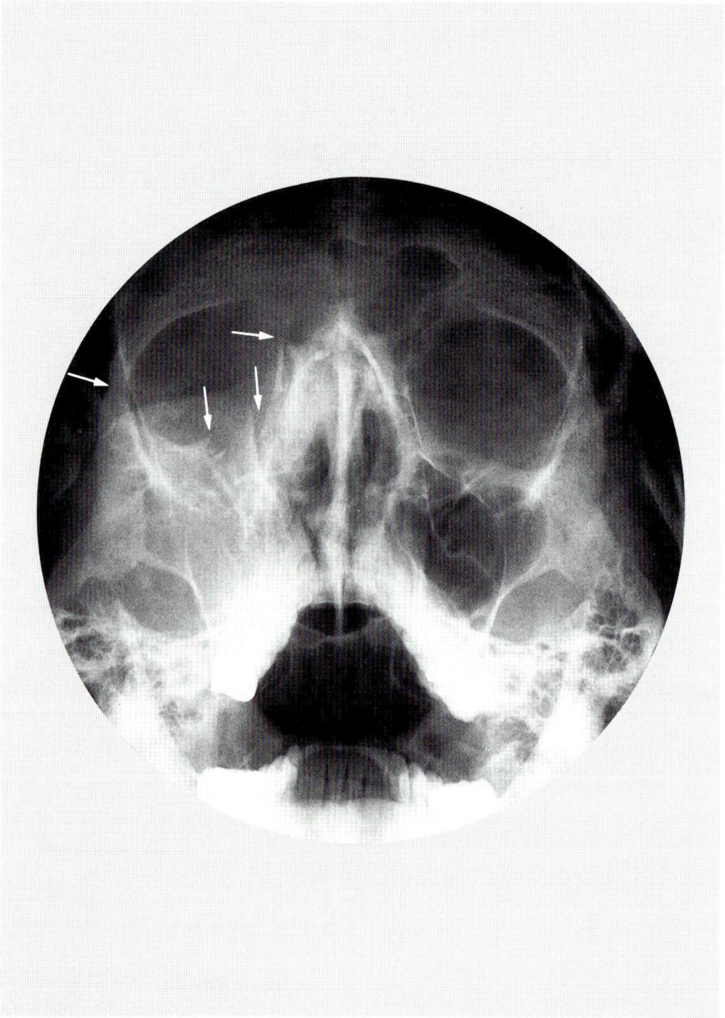

686 Jochbein-Impressionsfraktur mit Trümmerfraktur im Bereich der rechten Orbita (Pfeile)
Die verschatteten Sinus maxillaris und Sinus ethmoidalis rechts zeigen die Existenz eines sog. Hämatosinus an.

687 Derselbe Fall in einer der ergänzenden frontalen Tomographien
Darstellung des Frakturverlaufs in der Orbita rechts (Pfeile).

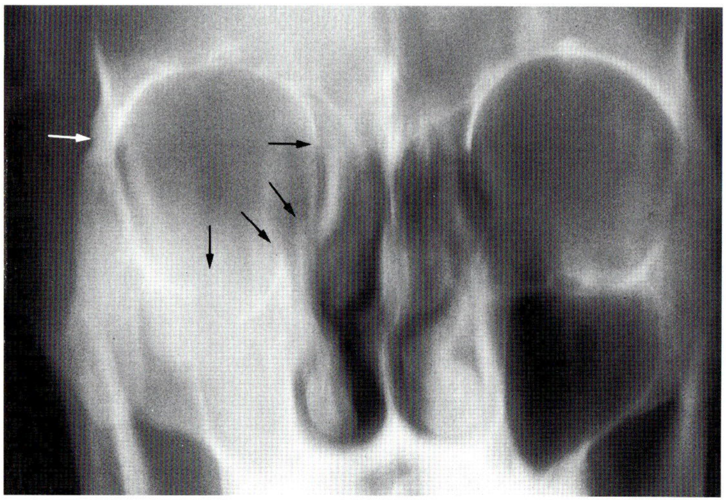

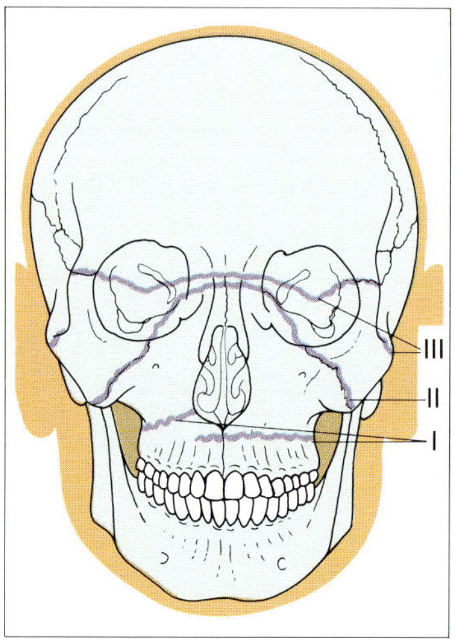

688 Bruchlinieneinteilung nach Le Fort (1869–1951, Paris)
Die schematische Zeichnung zeigt die klassische Einteilung. Variationen ergeben sich durch verschiedene Kombinationsmöglichkeiten.
I links: Alveolarkammfraktur
rechts: Le Fort I
II: Le Fort II
III: Le Fort III

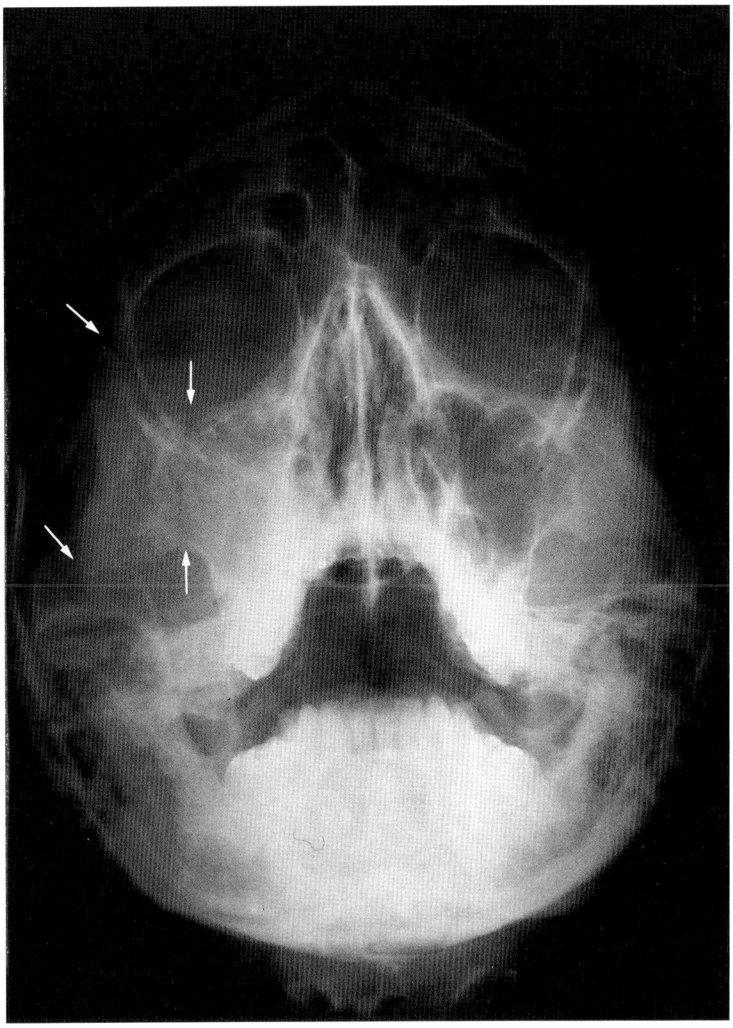

689 Jochbein-Jochbogen-Fraktur rechts (Pfeile)
Der Patient zeigte später eine deutliche Mundöffnungsbehinderung, weshalb eine Untersuchung mit CT erfolgte.

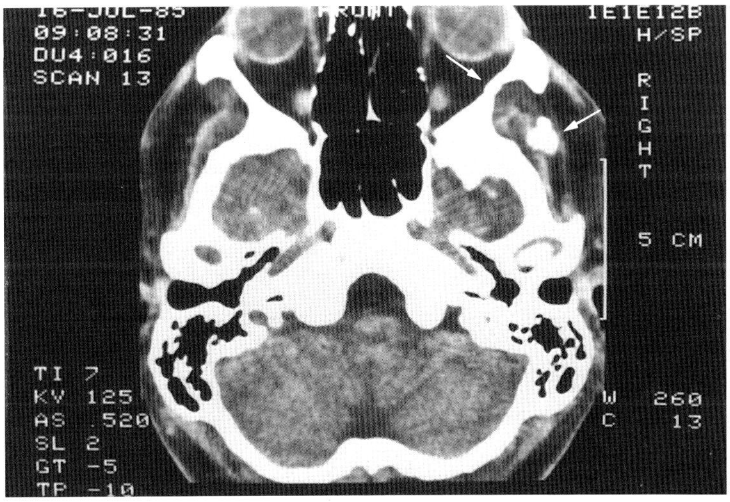

690 Derselbe Fall im Scan 13
Zeichen der Jochbeinfraktur (Pfeil) und Bewegungseinschränkung des Processus coronoideus durch die Jochbogenfragmente (Pfeil).

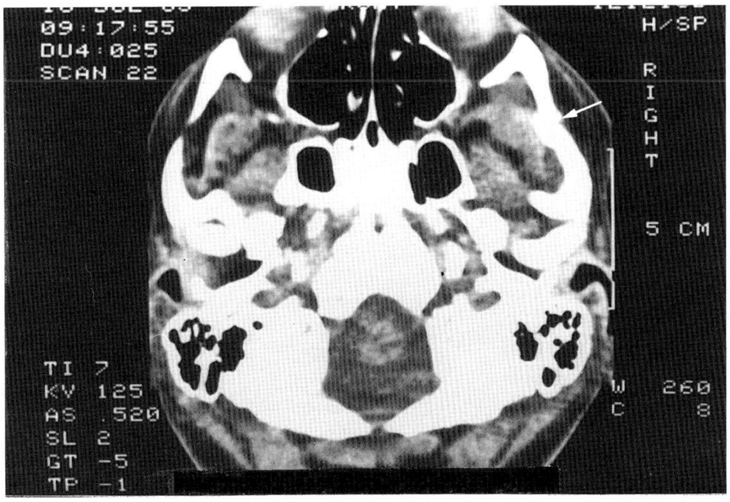

691 Derselbe Fall im Scan 22
Mediale Stellung der Jochbogenfragmente (Pfeil). Die gleichzeitig versuchte Öffnungsbewegung zeigt den rechten Kondylus in blockierter Position.

Sammlung Kantonsspital Winterthur

UK-Frakturen im Wechselgebißalter

Durch die zunehmende Zahl der Verkehrsunfälle sind auch Frakturen im Wechselgebißalter häufiger geworden. Dabei muß bedacht werden, daß die Kiefer in der Situation des Zahnwechsels sehr verletzlich sind. Die nahe beieinander und übereinander liegenden Desmodontalspalten der Milchzähne und der bleibenden Zahnkeime schwächen den Kiefer je nach Fortschritt der Dentition und bilden typische Frakturmöglichkeiten aus. Die Region der Eckzähne, der Kieferwinkel und das Kollum sind besonders gefährdet. Abb. 692 zeigt mögliche Frakturlokalisationen schematisch.

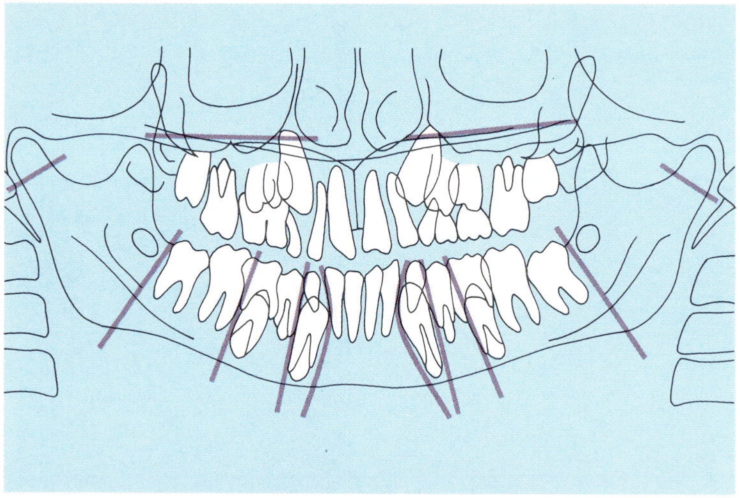

692 Möglichkeiten der Unterkieferfrakturen im Wechselgebißalter schematisch

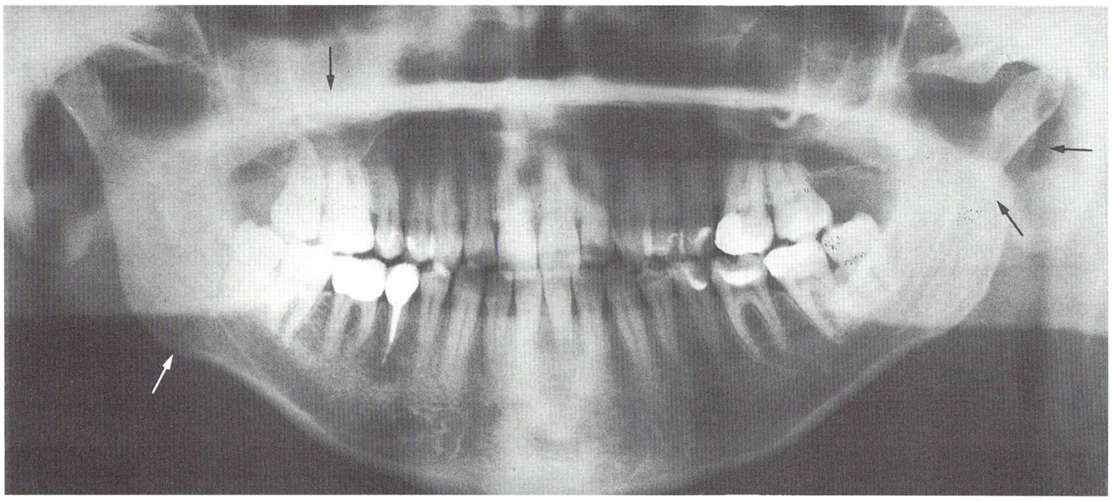

693 Zustand nach Unfall im Orthopantomogramm
Man erkennt die Dislokation des linken Kondylus (Pfeile), eine zarte Frakturlinie im rechten Kieferwinkel (Pfeil) und eine massive Verschattung des rechten Sinus (Pfeil).

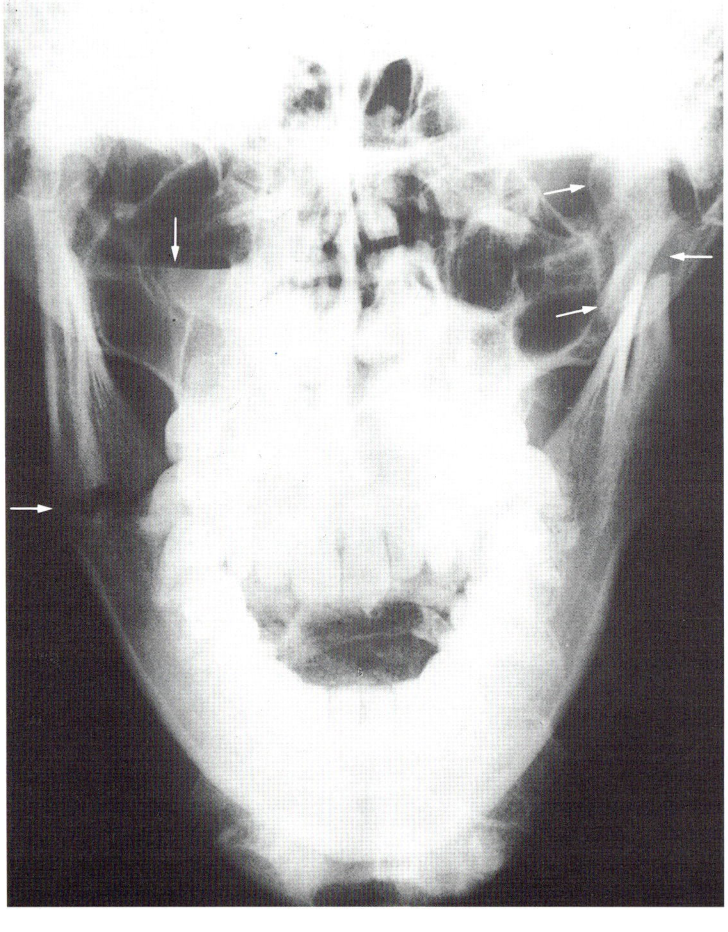

694 Derselbe Fall, ergänzt durch eine Unterkieferaufnahme p.-a.
Die Aufnahme mit der obligaten maximalen Mundöffnung zeigt die Dislokation des linken Kondylus (Pfeile), den Frakturspalt im Kieferwinkel rechts (Pfeil) und den „Spiegel“ des Hämatosinus rechts (Pfeil) bei zusätzlicher Oberkieferfraktur.

Fremdkörper und postoperative Zustände

Durch Unfälle und therapeutische Eingriffe können Fremdkörper im Gesichtsschädel oder in den Weichteilen deponiert und dann bei Röntgenaufnahmen durch Superposition in die Kiefer hineinprojiziert werden. Ebenso kann man hier auch alle Fremdkörper einordnen, die durch nachlässige Vorbereitung des Patienten für die Röntgenaufnahme in der Kopf- und Halsregion am Platz belassen wurden („Qualitätsmindernde Fehler in der Aufnahmetechnik" S. 91 ff.). Andererseits können auch therapeutische Eingriffe selbst in Spätfolgen ihre Spuren hinterlassen. Alle diese Erscheinungen müssen meist im Rahmen besonderer Befunderhebungen, die häufig in das besondere Fachgebiet der forensischen Zahnmedizin fallen, gedeutet werden. Da der Patient dem Gutachter unter gewissen Umständen nicht mehr für eine klinische Untersuchung zur Verfügung steht, seien hier einige typische Beispiele vorgestellt.

Fremdkörper können bei allen Arten von Arbeits-, Verkehrs-, Sport- oder Jagdunfällen in den Kiefern oder in den Weichteilen deponiert werden. Da Anlagen für die Xeroradiographie nur in den seltensten Fällen zur Verfügung stehen, sind Glassplitter in tangentialen Weichteilaufnahmen mit extrem niedrigen Expositionsdaten zu dokumentieren. Auch gewebefreundliches Füllmaterial aus kosmetischen Eingriffen (wie z. B. Wangenkorrekturen oder Profilverbesserungen) erscheinen gelegentlich in weichen Orthopantomographien und können Additionseffekte verursachen.

Die Palette der im Rahmen von Behandlungen deponierten Materialien ist ebenfalls breit: Füllungsmaterialien aller Art finden sich z. B. häufig auf Kontrollaufnahmen nach Langzeitbehandlungen unter Lokalanästhesie, und gelegentlich sind auch Reste von zahnärztlichen Bohr- und Handinstrumenten zu lokalisieren. Die Nuklearmedizin verwendet zur interstitiellen Radiotherapie mit Iridium oder Cäsium gefüllte Hohlnadeln (sog. Spickung), die gelegentlich in Orthopantomographien zu beobachten sind. Mehr und mehr ist auch die Lage von Implantaten oder Osteosynthesematerialien zu beurteilen. In diesem Zusammenhang interessieren dann häufig etwaige Reaktionen aus der Umgebung solcher therapeutisch gesetzter Fremdkörper. Sie laufen meist nach dem Schema der chronischen Entzündung unter Gewebeverlusten ab. Auf eine Darstellung der verschiedenen in Verwendung stehenden Systeme kann hier nicht eingegangen werden.

Die Suche nach Wurzelresten in den Kiefern und im Sinus sowie Lagebeurteilung von Aussprengungsfrakturen und Sequestern nach komplizierten Zahnextraktionen geben weitere Anlässe zur Röntgenuntersuchung. Typische Defektheilungen nach Wurzelspitzenresektionen und anderen operativen Eingriffen seien angefügt, um vor allem den nicht im Fachgebiet der Zahnmedizin tätigen Kollegen Hinweise für Beurteilungsmöglichkeiten aus radiologischer Sicht zu geben.

Verschiedene therapeutische Materialien im Röntgenbild

Wurzelfüllmaterialien gelangen gelegentlich auch durch Perforation des Bodens des Pulpakavums oder über den Apex in die Umgebung des Zahnes. Gar nicht so selten wird bei Wurzelfüllungen des unteren Weisheitszahnes Füllmaterial im Canalis mandibulae deponiert. Füllmaterialien bei kosmetischen Operationen oder Hohlnadeln bei lokalen nuklearmedizinischen Anwendungen können sich im Orthopantomogramm abbilden und dementsprechende Fragen aufwerfen.

695 Perforation der Furkation und Depot von Wurzelfüllmaterial

696 Überfüllung des mesialen Kanals eines 48 mit Depot von Wurzelfüllmaterial am Dach des Mandibularkanals

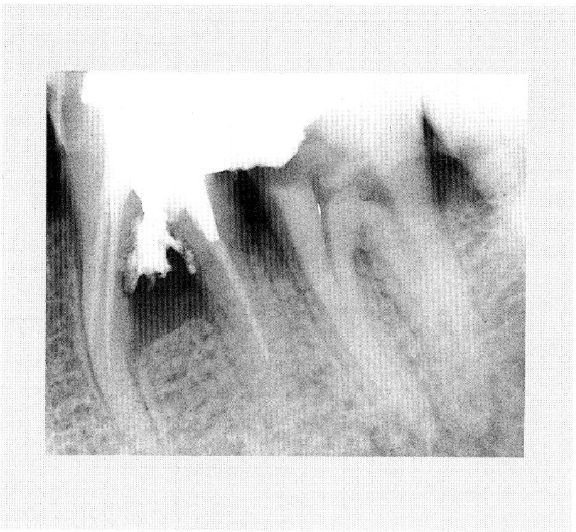

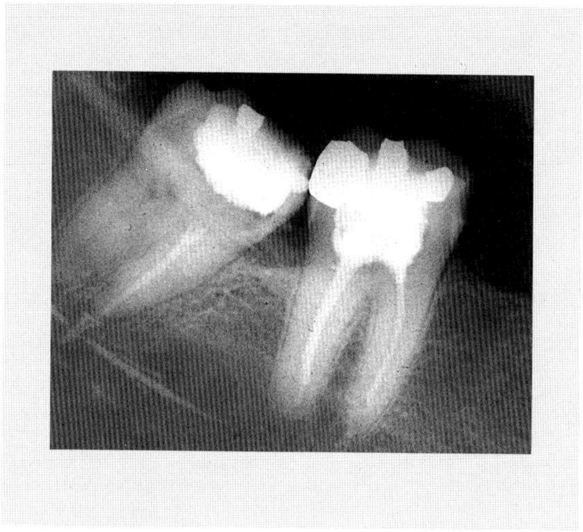

697 Deposition von Füllmaterial bei kosmetischer Wangenkorrekturoperation
Das rundliche Füllmaterial erinnert entfernt an Phlebolithen, die in ähnlichen Lokalisationen beobachtet werden können.

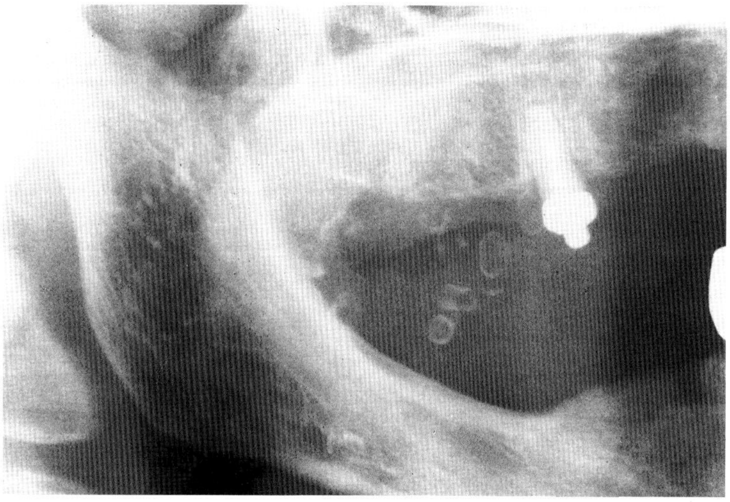

698 Hohlnadeln zur Radiotherapie bei Parotistumor
Die „Spickung" mit cäsium- oder iridiumgefüllten Hohlnadeln erfolgt bei interstitieller Radiotherapie.

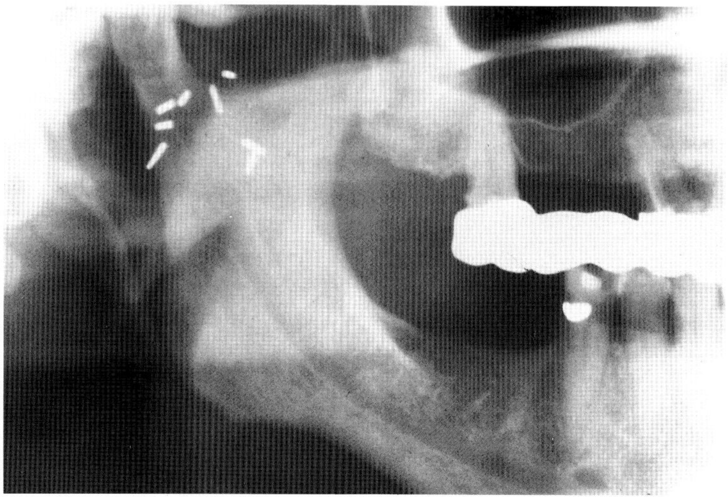

Unfälle, Osteosynthesematerial und Implantate

Metallsplitter projizieren sich häufig nach Unfällen in die Kiefer und müssen gegebenenfalls mit Aufnahmen aus verschiedenen Projektionsrichtungen lokalisiert werden. Glassplitter sind mit der Xeroradiographie oder mit tief exponierten Weichteilaufnahmen zu erfassen. Osteosynthesematerial und Implantate aller Art können durch die auf den Gegenkiefer projizierten Verschattungen die vollständige Abbildung der Gewebe stören. Auch im CT sind unter solchen Umständen störende Artefakte zu erwarten.

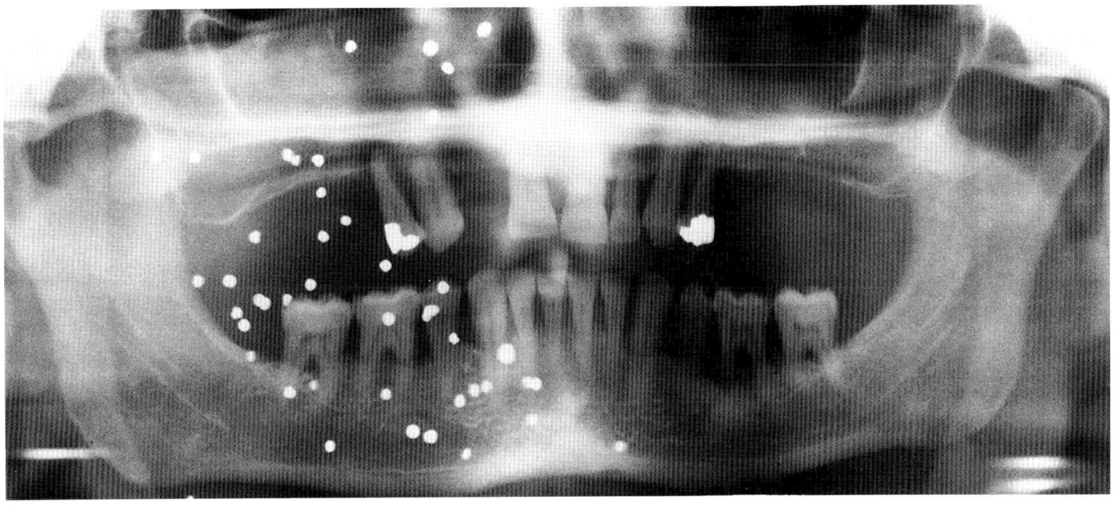

699 Zustand nach Jagdunfall
Bei größeren Schußentfernungen bleiben die Schrotkugeln meist in den Weichteilen stecken und projizieren sich in die Kiefer. Stark gefährdet sind vor allem die Augen.

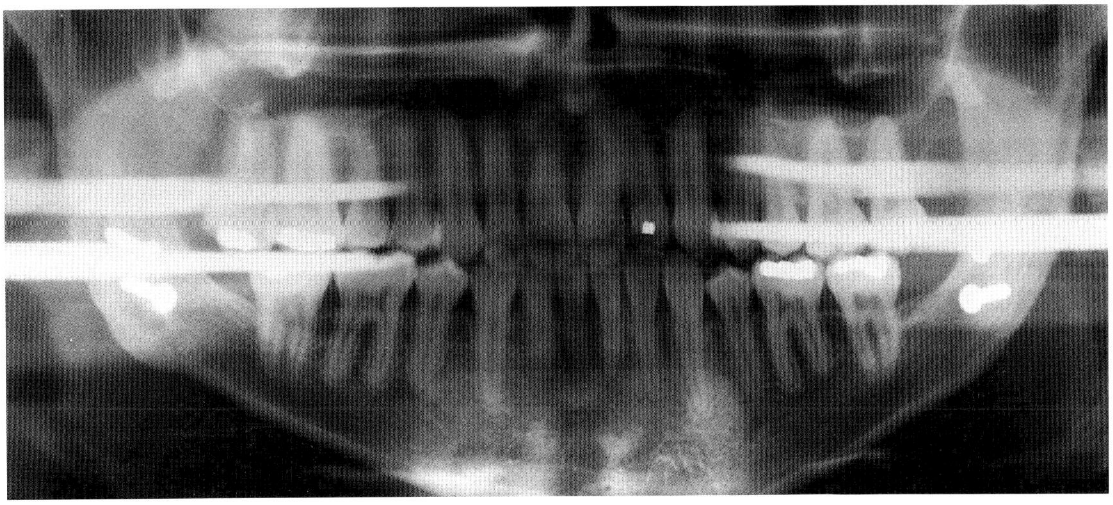

700 Osteosynthesematerial
Material aller Art bildet sich an der Operationsstelle und häufig auch als störende Verschattung im Gegenkiefer ab.

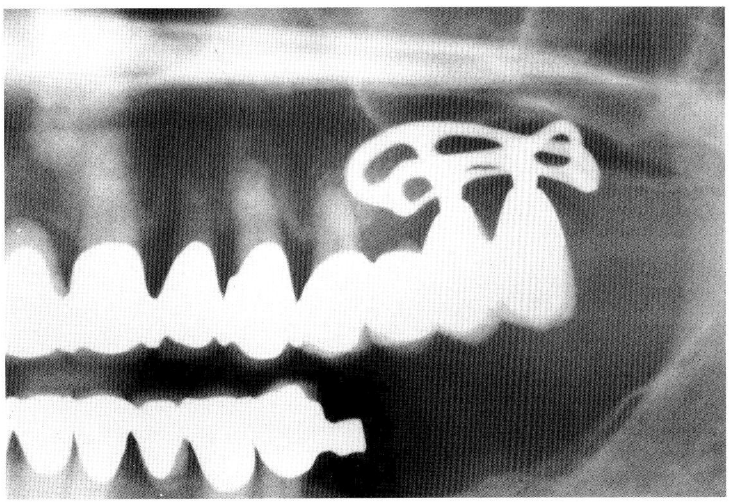

701 Subperiostales Implantat aus einer Kontrollaufnahme
Das Implantat befand sich 34 Jahre am Platz und wurde zweimal als Brückenpfeiler verwendet.

Deposition von Füllungsmaterialien

Vor der Kombination von Füllungs- und Extraktionsbehandlungen in der gleichen Sitzung und unter derselben Anästhesie sei gewarnt, weil so gerne Füllungsmaterialien unbemerkt in leeren Alveolen deponiert werden können. Überschüssiges Wurzelfüllmaterial kann im Unterkiefer enossal oder im Oberkiefer frei oder submukös im Sinus maxillaris liegenbleiben. Das Wurzelfüllmaterial, anfangs mit dem gefüllten Zahn im Kontakt verbleibend, entfernt sich mit der Zeit von seinem Platz und ist gelegentlich Anlaß zur Ausbildung einer sog. Aspergillose im Sinus, einer Pilzerkrankung, die in Orthopantomographien gut zu erkennen ist (S. 169 f.).

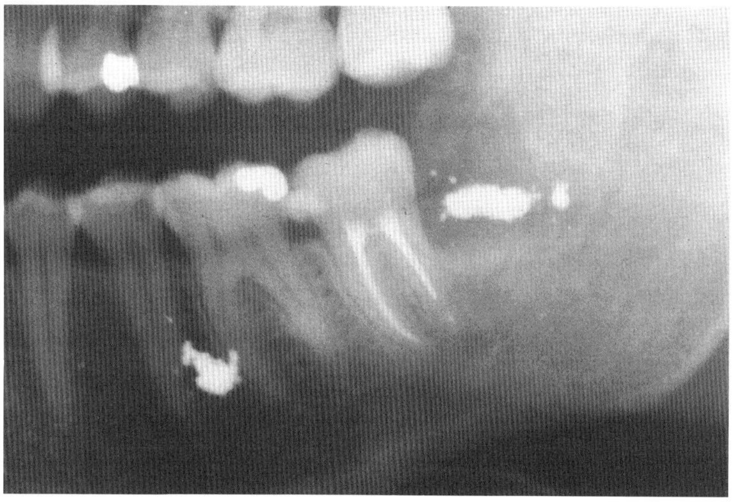

702 Deposition von Füllungsmaterial in der Umschlagfalte (bei 35) und in der leeren Alveole von 38
Man beachte die unscharfe Begrenzung der Alveolenwände und die reaktive Sklerose des umgebenden Knochens als Ausdruck der gestörten Wundheilung.

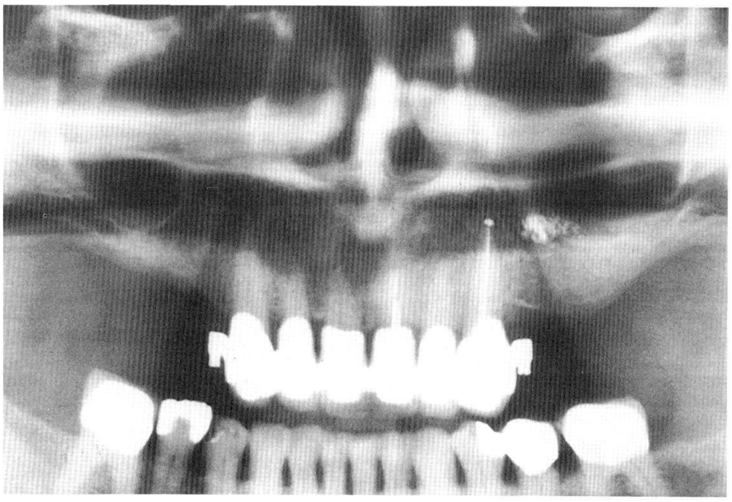

703 Deposition von Wurzelfüllmaterial im Sinus nach Wurzelfüllung von 23
Das überschüssige Wurzelfüllmaterial hat sich bereits vom Apex entfernt.

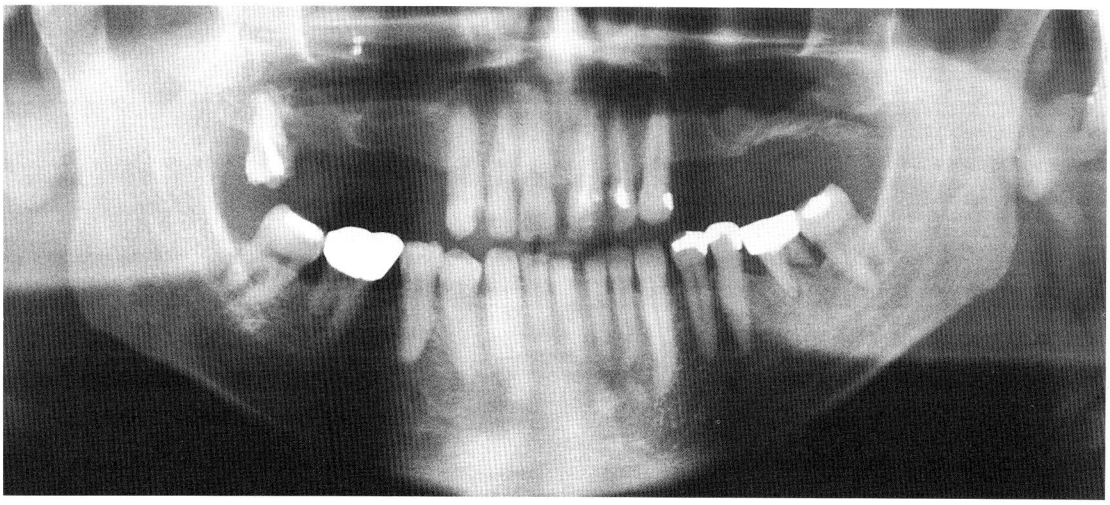

704 Bildung einer Aspergillose nach Depot von Wurzelfüllungsmaterial im Sinus
Man beachte die Abbildung der mykotischen Massen um den Wurzelfüllungsrest im rechten Sinus.

Zeichen eines Wurzelrestes

In der Alveole

- Wurzelrest am anatomisch richtigen Platz innerhalb der „Apexlinie“ der Nachbarzähne (Ausnahme: Wurzelreste von retinierten oder inkludierten Zähnen).
- Desmodontalspalt und Lamina dura sind erhalten (Ausnahme: chronische apikale Parodontitis).
- Der Canalis pulpae ist in den meisten Fällen sichtbar (Ausnahme: Wurzelreste von Zähnen mit obliteriertem Wurzelkanal).

Außerhalb der Alveole

- Wurzelrest *nicht* am anatomisch richtigen Platz innerhalb der „Apexlinie“ der Nachbarzähne (Ausnahme: Wurzelreste von retinierten oder inkludierten Zähnen).
- Desmodontalspalt und Lamina dura sind *nicht* sichtbar.
- Der Canalis pulpae ist in den meisten Fällen sichtbar (Ausnahme: Wurzelreste von Zähnen mit obliteriertem Wurzelkanal).

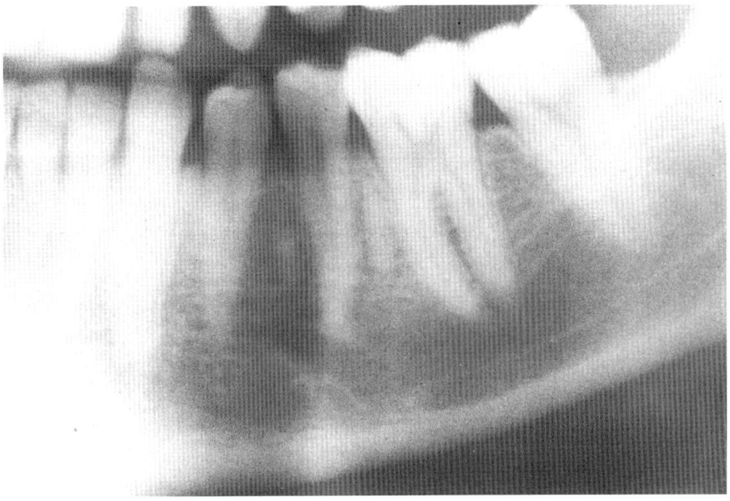

705 Wurzelreste des 75 beiderseits des 35 bei einem 26jährigen Mann

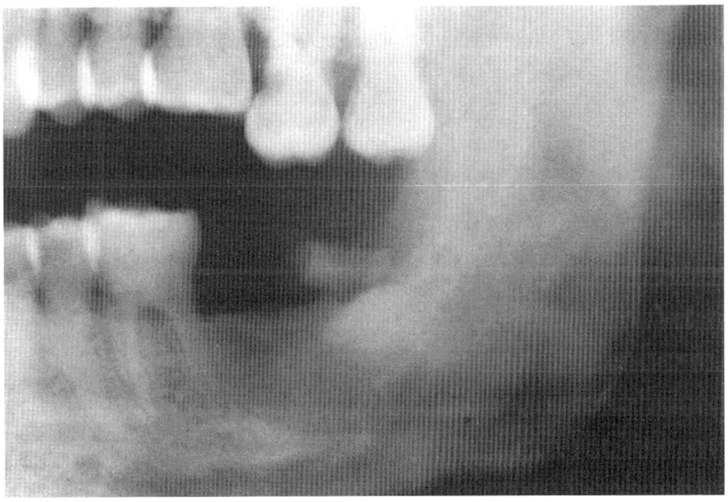

706 Wurzelrest eines 38
Chronisch entzündlich veränderte Umgebung, weshalb die Lamina dura fehlt!

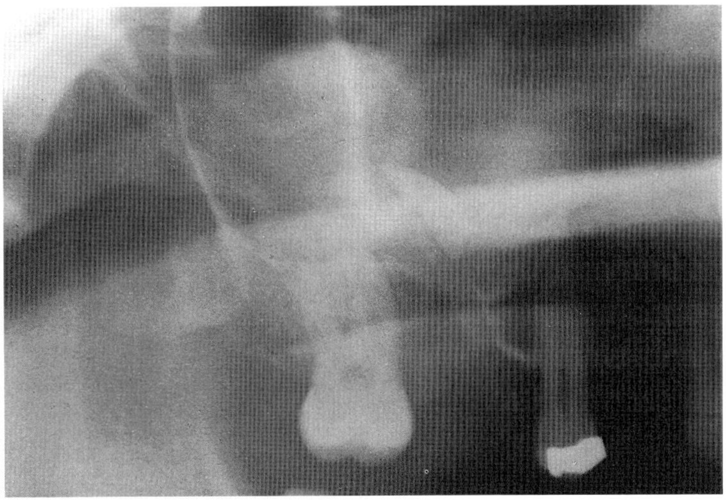

707 Wurzelrest eines 16 im Sinus
Der Wurzelrest befindet sich quer über der „Apexlinie“ und zeigt keine Lamina dura. Es besteht eine Mund-Antrum-Fistel. Der Sinus ist durch Schleimhautschwellungen verschattet, weshalb auch der Canalis pulpae im Wurzelrest verschattet wird.

Zahnextraktion und Wurzelreste

Die Integrität der verdichteten und vom Röntgenstrahl tangential getroffenen Alveolenwände, der sog. Lamina dura, ist ein wichtiges diagnostisches Zeichen für die Gesundheit des betroffenen Zahnes und seiner unmittelbaren Umgebung. Nach der Zahnextraktion werden durch den Zustand der Lamina dura und der Alveole Heilung, Alveolitis oder Heilungsstörungen signalisiert und die Notwendigkeit von eventuellen chirurgischen Revisionen, u. U. mit Entfernung eines Wurzelrestes, begründet. Überschießende Knochenproduktionen im Fundus der Alveole können noch lange nach der Extraktion die Existenz von Wurzelresten vortäuschen. Tatsächlich vorhandene Wurzelreste können aber auch durch eine umgebende Sklerose überlagert werden.

708 Leere Alveole mit normaler Zeichnung nach Extraktion eines 36
Man beachte die intakte und scharf begrenzte Lamina dura.

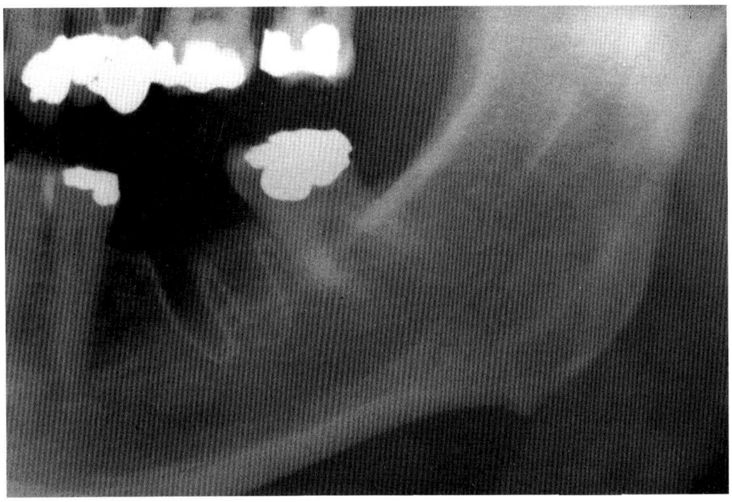

709 Alveole und Lamina dura bei Alveolitis sicca
Man beachte die unscharf wirkenden Alveolenwände mit reaktiver Sklerosierung der Umgebung.

710 Überschießende Reossifikation der Alveole eines 24
Zum Teil erhaltene Lamina dura als Ausdruck einer Heilungsstörung.

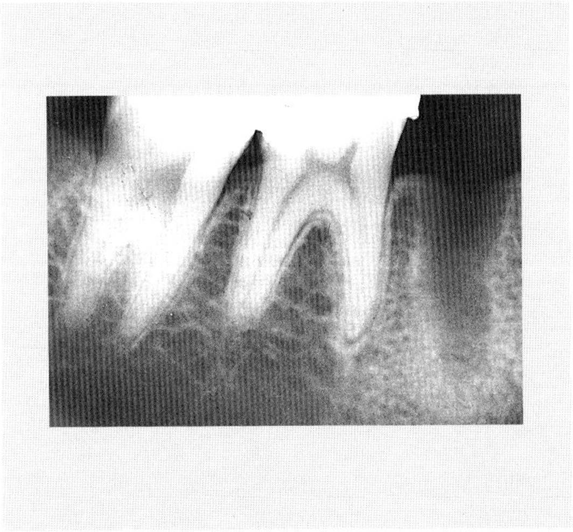

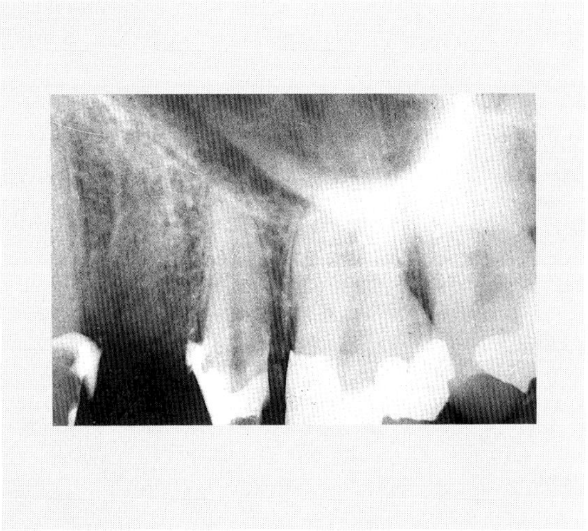

711 Wurzelrest eines 15
Entzündlich veränderte Umgebung bei Alveolitis sicca.

712 „Eingeheilter“ Wurzelrest eines 11
Man beachte die rundum erhaltene Lamina dura.

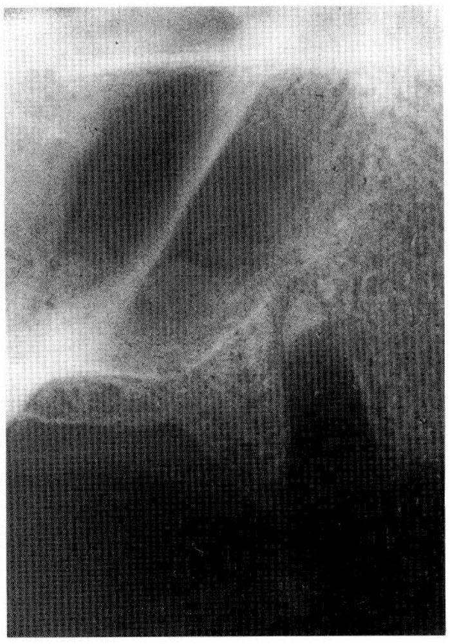

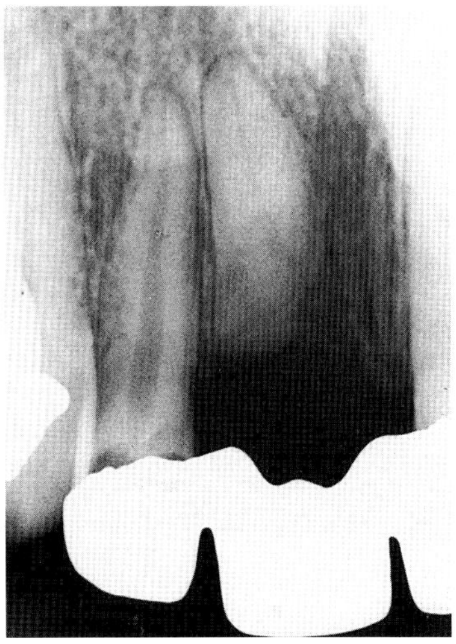

Aussprengungsfrakturen und Sequester

Aussprengungsfrakturen sind bei komplizierten operativen Zahnextraktionen zwar nicht ein alltägliches, aber doch ein häufiges Ereignis. Das interradikuläre Septum und der Alveolenrand sind bei Hebelextraktionen oft gefährdet. Sie frakturieren, bleiben als Sequester liegen und verursachen Heilungsverzögerungen im Sinne einer Alveolitis sicca. Durch Überlagerungseffekte sind sie in den ersten Tagen radiologisch häufig nur schwer identifizierbar und werden erst durch die einsetzende Demarkation sichtbar.

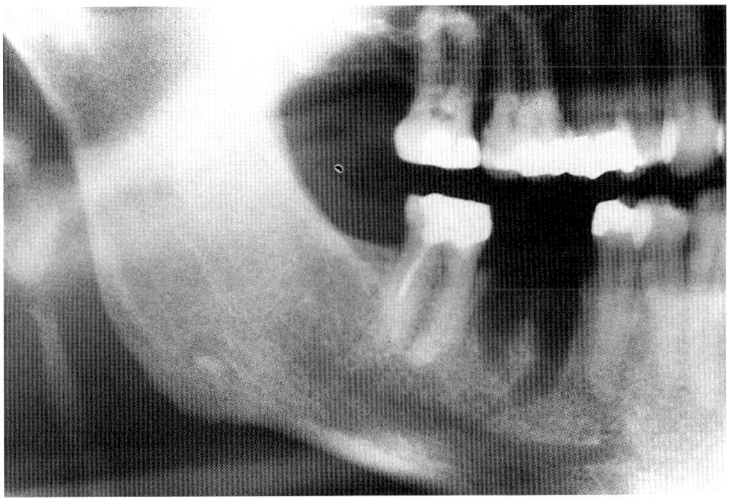

713 Aussprengungsfraktur des interradikulären Septums bei der Extraktion eines 46

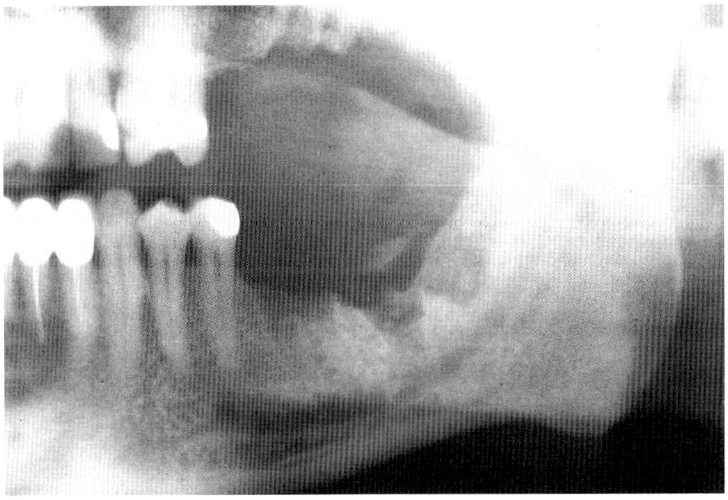

714 Aussprengungsfraktur des Alveolenrandes bei der Extraktion der 37 und 38

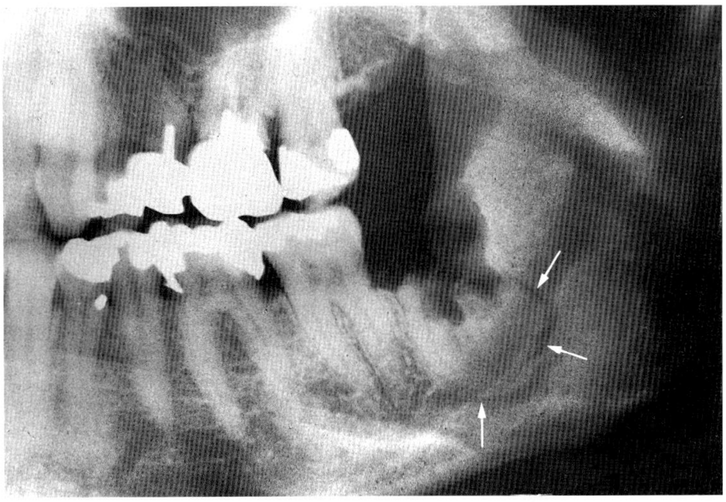

715 Aussprengungsfraktur beim Versuch, den 38 operativ zu entfernen (Pfeile)
Man achte auf die Lage des Mandibularkanals.

Erfolge und Mißerfolge bei Wurzelspitzenresektionen

Radiologisch ist der Erfolg oder der Mißerfolg einer Wurzelspitzenresektion nicht immer mit letzter Sicherheit zu deuten. Vollständige Reossifikation, tunnelierende Defekte mit radiär angeordneter Randstruktur und das Zurückbleiben eines nur millimeterdicken scharfen Aufhellungssaumes, der „bindegewebigen Narbe“, gelten als Zeichen der Heilung. Dicke Aufhellungssäume, unscharfe oder mit reaktiver Sklerose umgebene Aufhellungen gelten im allgemeinen als Röntgenzeichen des Mißerfolges.

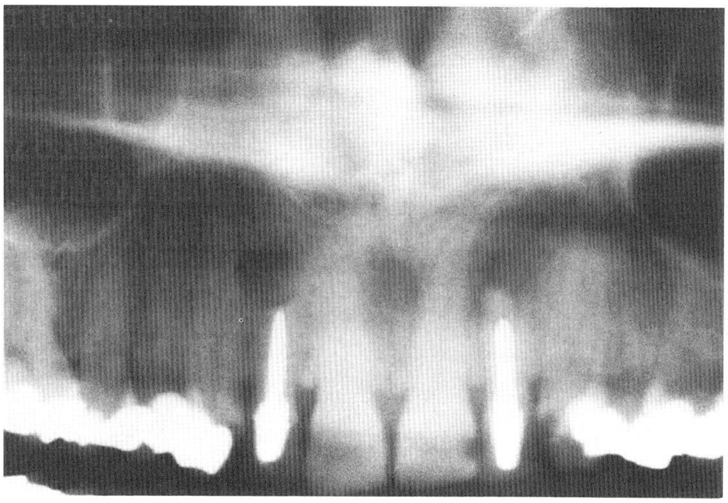

716 Erfolg und Mißerfolg bei der Wurzelspitzenresektion
Schon die Orthopantomographie zeigt vage die scharfen Begrenzungen und den tunnelierenden Defekt am 12 und die unscharf begrenzte Aufhellung am 22. Hier sind ergänzende Zahnaufnahmen indiziert.

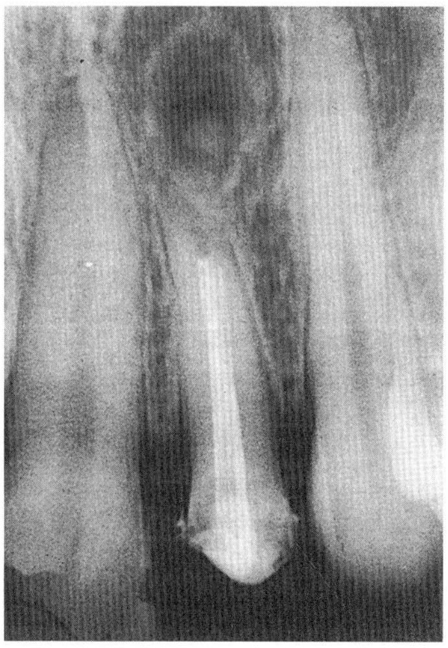

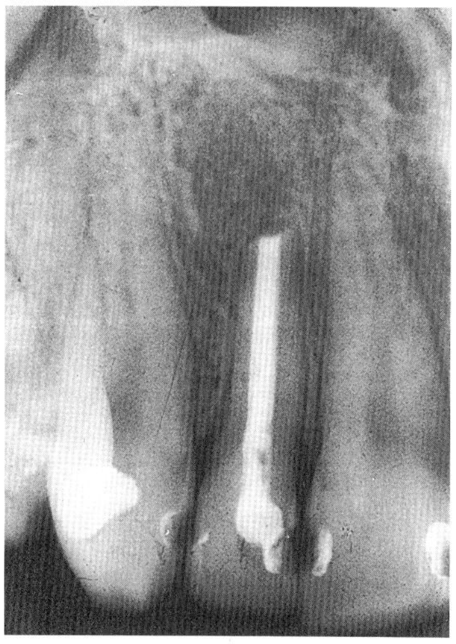

717 Mißerfolg einer Wurzelspitzenresektion
Unvollständige Entfernung der Wurzelspitze mit Aufhellung und reaktiver Sklerose als Zeichen der bestehenden chronischen Entzündung.

718 Erfolg einer Wurzelspitzenresektion
Vollständige Reossifikation und kleine „bindegewebige“ Narbe.

Literaturverzeichnis

A

Adler, C.-P.: Knochenkrankheiten. Thieme, Stuttgart 1983
v. Albertini, A., Roulet, F. C.: Histologische Geschwulstdiagnostik. Thieme, Stuttgart 1974

B

Becker, R., Morgenroth, K.: Pathologie der Mundhöhle, 2. Aufl. Thieme, Stuttgart 1986
Bergerhoff, W.: Atlas normaler Röntgenbilder des Schädels. Springer, Berlin 1961
Bergerhoff, W.: Atlas anatomischer Varianten des Schädels im Röntgenbild. Springer, Berlin 1964
Beyer, D., Herzog, M., Zanella, F. E., Bohndorf, K., Walter, E., Hüls, A.: Röntgendiagnostik von Zahn- und Kiefererkrankungen. Springer, Berlin 1987

D

Dixter, Ch., Langlais, R. P., Lichty, G. C.: Intraorale Röntgendiagnostik III. Thieme, Stuttgart 1983
Doerr, W., Uehlinger, E.: Spezielle pathologische Anatomie. Springer, Berlin 1966

E

Eder, M., Gedigk, P.: Lehrbuch der allgemeinen Pathologie und der pathologischen Anatomie. Springer, Berlin 1975
Etter, L. E.: Atlas of Roentgen Anatomy of the Skull. Thomas, Springfield Ill. 1970
Eversole, L. R.: Clinical Outline of Oral Pathology. Lea & Febiger, Philadelphia 1984

F

Felix, R., Ramm, B.: Das Röntgenbild einschließlich Computertomographie, Nuklearmedizin, Ultraschall, MRT, Thermographie, Digitale Radiographie, Strahlenbiologie, Strahlenschutz, Neue RöV, 3. Aufl. Thieme, Stuttgart 1988
Freyschmidt, J.: Knochenerkrankungen im Erwachsenenalter. Springer, Berlin 1986

G

Gerhardt, P., Frommhold, W.: Atlas of Anatomic Correlations in CT und MRI. Thieme, Stuttgart 1988
Goaz, P. W., White, S. C.: Oral Radiology. Mosby, St. Louis 1982
Greulich, W. W.: Radiographic Atlas of Skeletal Development of the Hand and Wrist. Stanford University Press, Stanford/Ca. 1950

H

Hüls, A., Walter, E., Schulte, W., Süß, Ch.: Zur Darstellung des Discus articularis im Computertomogramm. Dtsch. zahnärztl. Z. 40:326, 1985

K

Katzberg, R. W., Schenck, J., Roberts, D., Tallents, R. H., Manzione, J. V., Hart, H. R., Foster, Th., Wayne, W. S., Bessette, R. W.: Magnetic resonance imaging of the temporomandibular joint meniscus. Oral Surg. 59:332, 1985

L

Langlais, R. P., Kasle, M. J.: Intraorale Röntgendiagnostik. Thieme, Stuttgart 1980
Langland, A. E., Langlais, R. P., Morris, Ch. R.: Principles and Practice of Panoramic Radiology. Saunders, Philadelphia 1982
Laudenbach, P., Bonneau, E., Korach, G.: Radiographie panoramique dentaire et maxillo-faciale. Masson, Paris 1977
Lauenberger, Th.: Leitfaden der medizinischen Röntgentechnik. Deutscher Ärzte-Verlag, Köln 1977
Lorenz, R.: Röntgendiagnostik des Schädels, 2. Aufl. Thieme, Stuttgart 1971

M

Makek, M.: Clinical Pathology of Fibro-Osteo-Cemental Lesions in the Cranio-Facial and Jaw Bones. Karger, Basel 1983
Marsland, E. A., Browne, R. M.: Atlas der oralen Histopathologie. Urban & Schwarzenberg, München 1976
Mittermayer, C.: Oralpathologie, 2. Aufl. Schattauer, Stuttgart 1984

P

Pasler, F. A.: Zahnärztliche Radiologie, 2. Aufl. Thieme, Stuttgart 1989
Pindborg, J. J., Hjorting-Hansen, E.: Atlas of Diseases of the Jaws. Munksgaard, Copenhagen 1974
Potter, G. D.: Sectional Anatomy and Tomography of the Head. Grune & Stratton, New York 1971
Poyton, G.: Oral Radiology, Williams & Wilkins, Baltimore 1982
Prein, J., Remagen, W., Spiessl, B., Uehlinger, E.: Atlas der Tumoren des Gesichtsschädels. Springer, Berlin 1985
Psenner, L. B.: Differentialdiagnose der Erkrankungen des Schädelskeletts. Thieme, Stuttgart 1973

R

Reisner, K., Gosepath, J.: Schädeltomographie. Thieme, Stuttgart 1973

S

Schroeder, H. E., Pathobiologie oraler Strukturen. Karger, Basel 1983
Sicher, H., Tandler, J.: Anatomie für Zahnärzte. Springer, Berlin 1928
Stafne, E. C.: Röntgendiagnostik des Mundes und der Zähne. Medica, Stuttgart 1977
Steinhardt, G.: Untersuchungen über Beanspruchung der Kiefergelenke und ihre geweblichen Folgen. Dtsch. Zahnheilkd. 91:1, 1934

T

Taybi, H.: Radiologie der Syndrome. Thieme, Stuttgart 1981
Trapnell, D. H., Bowerman, J. E.: Dental Manifestations of Systemic Disease Butterworth, London 1973

Sachverzeichnis

Die **halbfetten** Ziffern weisen auf Abbildungsnummern hin.

A

B

C

D

E

F

G

H

K

L

M

O